TRAITÉ

DE

DIAGNOSTIC MÉDICAL

OU

GUIDE CLINIQUE

POUR L'ÉTUDE

DES SIGNES CARACTÉRISTIQUES DES MALADIES

PAR

V. A. RACLE

MÉDECIN DES HÔPITAUX DE PARIS

Professeur agrégé de la Faculté de médecine

TROISIÈME ÉDITION

revue, augmentée et contenant

UN PRÉCIS DES PROCÉDÉS PHYSIQUES ET CHIMIQUES

D'EXPLORATION CLINIQUE.

———

Avec Figures intercalées dans le texte.

PARIS

J. B. BAILLIÈRE et FILS

LIBRAIRES DE L'ACADÉMIE IMPÉRIALE DE MÉDECINE

Rue Hautefeuille, 19.

Londres	Madrid	New-York
HIPPOLYTE BAILLIÈRE	C. BAILLY-BAILLIÈRE	BAILLIÈRE BROTHERS

LEIPZIG. E. JUNG-TREUTTEL, QUERSTRASSE, 10

1864

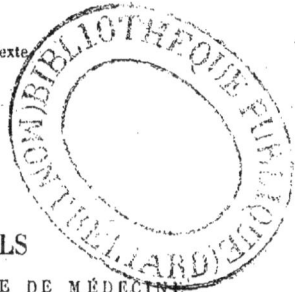

PRÉFACE.

Ce livre, qui était à l'origine un résumé de nos Cours de Diagnostic, a pris dans cette troisième édition des développements nouveaux qui complètent le cadre que nous nous étions tracé il y a bientôt dix ans.

Nous avons conservé le plan de la première édition, en y ajoutant beaucoup. Sans méconnaître l'utilité et l'importance d'un livre de diagnostic comme celui qu'a publié notre savant collègue des hôpitaux, M. le docteur Woillez, et où la *nomenclature pathologique* a été adoptée, nous croyons que l'ordre méthodique dans lequel nous avons exposé l'*histoire des signes* qui servent à faire reconnaître les maladies, répond mieux aux besoins de la clinique.

Dans la première édition, nous n'avons traité que des signes actuels des maladies *locales* ; dans la seconde nous avons ajouté les signes commémoratifs.

La troisième édition que nous présentons aujourd'hui aux praticiens a reçu, à son tour, de nombreuses et importantes additions. Nous signalerons en première ligne des considérations d'ensemble sur le diagnostic des *maladies générales* et des *fièvres*, travail que nous croyons éminemment utile au point de vue clinique, et qu'on chercherait vainement ailleurs.

Nous mentionnerons encore d'une manière spéciale un livre tout nouveau sur *quelques procédés et recherches physiques et chimiques*, faciles à appliquer en clinique. Nous avons réuni les notions élémentaires et indispensables au lit du malade pour reconnaître la nature et la cause de la maladie, au moyen de l'*ophthalmoscope*, du *laryngoscope*, du *microscope* et de l'*analyse chimique :* nous espérons que cette tentative, dont nous ne connaissons pas d'exemple dans notre littérature médicale, sera appréciée comme un utile complément, et qu'elle engagera les médecins à entrer dans une voie nouvelle.

Il convient en effet que le médecin puisse se suffire à lui-même, et sache au besoin faire une recherche physique ou chimique sans invoquer le secours des hommes spéciaux.

Nous ne parlerons pas des modifications de détail qui nous permettent de présenter notre livre comme le résumé des travaux les plus récents sur le diagnostic.

Nous avons, comme dans les précédentes éditions, puisé aux sources les plus autorisées, et nous sommes particulièrement heureux de pouvoir dire que nous devons beaucoup aux savantes leçons de M. le professeur Trousseau.

Encouragé par le bienveillant accueil qui a été fait à ce livre par les médecins et par les élèves, nous nous proposons de lui donner une suite naturelle dans une publication nouvelle qui aura pour sujet la THÉRAPEUTIQUE, but réel et fin *utile* du DIAGNOSTIC.

V. A. RACLE.

Hôpital des Enfants malades, octobre 1863.

TRAITÉ

DE

DIAGNOSTIC MÉDICAL

CONSIDÉRATIONS GÉNÉRALES SUR LE DIAGNOSTIC.

1. *Définition.* La science du diagnostic est celle qui a pour objet de faire connaître l'existence, le siége et la nature des maladies, ainsi que le degré auquel elles sont parvenues, et leur état de simplicité ou de complexité.

2. *Le diagnostic comprend deux opérations.* Le diagnostic se compose de deux parties distinctes : l'une consiste à chercher et à étudier les caractères ou signe des maladies ; l'autre, à apprécier ces caractères et à leur attribuer, d'après leur manière d'être et leur réunion avec d'autres, une valeur diagnostique.

La recherche et l'étude des signes constitue la partie matérielle du diagnostic, l'*art*, si l'on veut ; l'interprétation de ces mêmes phénomènes en est la partie intellectuelle, la partie de raisonnement, la *science*. On pourrait appeler l'une *séméiotechnie*, l'autre *séméiologie*, et réserver à l'ensemble le nom de *science du diagnostic*. Cette distinction de l'art et de la science, du procédé d'application et de la spéculation intellectuelle, est la même que celle qui existe dans toutes les branches des connaissances humaines, mais avec cette différence qu'ici leur liaison est plus intime, plus indispensable que partout ailleurs. On peut, en effet, étudier isolément la physique spéculative et la physique d'application, la chimie théorique,

indépendamment de la chimie pratique ; mais il n'en est pas
de même en médecine : peut-on raisonner en effet, dans la
science des maladies, si l'on n'a sous les yeux des phénomènes
propres à fixer l'attention ; et, d'un autre côté, quand ces phénomènes se montrent, quel intérêt peut-on avoir à en constater l'existence, si ce n'est pour les interpréter et en tirer des
déductions pratiques ?

3. *Ordre de succession de ces deux opérations.* Ces deux
opérations sont nécessairement liées et doivent se succéder
dans l'ordre que nous avons assigné. Cependant, quand on
enseigne le diagnostic au lit des malades, on est obligé,
dans les premiers temps au moins, de les séparer l'une de
l'autre, mais seulement pour en rendre la connaissance plus
facile.

Nous agissons de la sorte depuis que nous pratiquons cet
enseignement. Pendant quelques jours, nous faisons constater
à nos élèves un certain nombre de phénomènes ou de signes
morbides, en les engageant à ne pas en chercher la signification ou la valeur. Nous les habituons ainsi à reconnaître
les caractères de ces phénomènes, à les distinguer de ceux
qui présentent avec eux quelques ressemblances, enfin à
les rechercher et à les trouver toutes les fois qu'ils existent ;
et ce n'est que quand cette éducation des sens est assez
avancée, que nous leur présentons l'interprétation de ces faits
et que nous leur enseignons à en tirer toutes les conséquences diagnostiques. Mais, lorsque les élèves ont déjà une
certaine habitude de l'examen des malades, nous ne sépa-
rons plus l'étude des symptômes de leur interprétation.
Dans un livre, cette séparation n'est pas praticable ; aussi,
chaque fois que nous étudierons un phénomène, nous en
tirerons immédiatement les déductions qu'il sera possible d'en
obtenir.

Nous n'avons pas besoin d'ajouter que les élèves ne doivent
entreprendre l'étude du diagnostic et de la clinique, que lorsqu'ils possèdent la connaissance théorique la plus exacte de
toute la *Pathologie.*

4. *Le diagnostic est une double opération matérielle et intellectuelle dont le résultat dépend de l'observateur.* On voit,

d'après ce que nous venons de dire, que le diagnostic, double opération à la fois matérielle et intellectuelle, est essentiellement propre au médecin, et étrangère au malade ; et l'on peut aussi remarquer que le résultat dépend de la manière dont l'observateur aura recueilli et interprété les faits. Le diagnostic est donc une affaire toute personnelle au médecin, et qui ne fournit de résultats légitimes qu'à la condition que l'observateur aura l'habitude de l'examen des malades, un jugement sain, et une méthode logique rigoureuse.

5. *Nécessité du diagnostic.* Nous ne chercherons pas à prouver la nécessité du diagnostic. Qui ne voit, en effet, qu'en se livrant à cette étude, le médecin cesse d'être un observateur passif de l'évolution d'une maladie, pour devenir actif et intervenir dans le cours et le développement de cette affection ; car le dernier terme, l'aboutissant du diagnostic, n'est-ce pas en réalité l'application de la thérapeutique ? Il est bien vrai qu'il nous conduit quelquefois à reconnaître des affections incurables, au-dessus des ressources de l'art ; mais il n'est pas moins important de savoir déterminer les cas où il faut s'abstenir que de reconnaître ceux où il est nécessaire d'agir.

6. *De la méthode du diagnostic.* Quand on est auprès d'un malade et qu'on veut savoir ce qu'il a, on peut procéder de différentes manières. On peut commencer par une série d'hypothèses ; se demander d'abord s'il n'est pas affecté de telle ou telle maladie, et rechercher s'il ne présente pas, en effet, les symptômes qu'on sait être propres à ces affections ; si ces premières hypothèses ne se vérifient pas, on passe à d'autres, et ainsi successivement, jusqu'à ce qu'on arrive à supposer une maladie à laquelle conviennent, en effet, tous les symptômes qu'on observe actuellement. Cette méthode a un résultat immanquable, mais elle est longue, arbitraire, et elle suppose une mémoire prodigieuse. On a donc cherché à procéder d'une manière plus simple et plus directe. Avec un peu d'habitude, on ne tarde pas à reconnaître que les maladies ne se traduisent à l'extérieur que par un petit nombre de phénomènes, et que ces phénomènes varient avec les affections

auxquelles ils se rattachent. Ces phénomènes ne sont ni tous
semblables pour toutes les maladies, ni tous différents pour
chacune d'elles; chacun d'eux est commun à un petit groupe
de maladies seulement. Il résulte de là que, quand on trouve
chez un malade un symptôme prédominant, l'attention se
trouve tout de suite et tout naturellement attirée sur le groupe
dans lequel ce phénomène est commun, et l'on peut déjà
écarter toutes les affections dans lesquelles on ne l'observe
pas d'habitude. Cette première opération, qui a pour résultat
de concentrer l'attention sur un petit nombre d'affections,
étant terminée, on recherche si ce symptôme n'a pas quelques
caractères qui conviennent mieux à l'une de ces maladies
qu'aux autres : on ne tarde pas à obtenir ce renseignement ;
la maladie se trouve ainsi découverte, et l'on termine son
opération en recherchant si les autres phénomènes concomitants confirment ou infirment le résultat obtenu. Bien employée, cette méthode a des résultats certains; de plus, elle
est rapide, précise ; elle ne procède pas par une série d'hypothèses arbitraires, puisqu'elle est déterminée par la nature
même des phénomènes présentés par le malade. Ce n'est
point une méthode artificielle, car elle ne commence pas rigoureusement par un fait déterminé, unique, toujours le
même, et que, d'un autre côté, elle n'arrive à une conclusion
qu'après que l'étude de tous les autres phénomènes a confirmé
les premiers aperçus. D'ailleurs, ce n'est pas toujours d'un seul
fait, mais souvent de plusieurs que l'on part pour arriver au
but cherché.

En procédant comme nous venons de le dire, on arrive plus
rapidement à la solution désirée que par tout autre moyen.
C'est donc là la véritable méthode qui convient au diagnostic.

Voyons maintenant quelles sont les sources où il puise.

7. *Sources du diagnostic*. Les phénomènes éprouvés par le
malade, et ceux perçus par le médecin sont les premiers et les
plus importants éléments du diagnostic. Mais on doit consulter
aussi des faits d'un autre ordre, et indépendants de la maladie, tels que : l'âge et le sexe du malade, l'influence de l'hérédité, de la profession, des maladies antérieures, etc. Au premier abord, on serait tenté de croire que les caractères fournis

par les phénomènes d'une maladie doivent l'emporter sur ceux qui résultent de l'âge, du sexe, etc. ; ce serait cependant une erreur dans beaucoup de cas, comme les exemples suivants le démontrent. Un enfant présente des courbures des os, des déformations du squelette : c'est du rachitisme, parce que, jusqu'à présent, on n'a pas encore vu, à cet âge, d'autre cause du ramollissement des os ; s'agit-il, au contraire, d'un adulte, d'un vieillard, c'est de l'ostéomalacie, parce que le rachitisme est inconnu à cette période de la vie. Autre exemple : on observe chez un malade des accidents graves du côté du larynx, une menace d'asphyxie : s'il s'agit d'un enfant, on pensera surtout au croup; s'il est question d'un adulte, on supposera plutôt une affection tuberculeuse ou syphilitique.

Ainsi, il faut faire entrer dans le diagnostic d'une maladie des éléments de deux ordres : les caractères de la maladie elle-même et les conditions au milieu desquelles se trouve le malade.

8. *Éléments du diagnostic ou signes.* D'après ce que nous venons de voir, le diagnostic découle des renseignements fournis et par les caractères de la maladie et par les conditions indépendantes de celle-ci. Or, les indications tirées de ces deux ordres de faits ont reçu le nom commun de *signes* des maladies, de *signes diagnostiques.* Un signe est donc toute circonstance, de quelque nature qu'elle soit, qui peut aider, contribuer à établir le diagnostic. Mais cependant, quoiqu'on ait réuni sous cette même dénomination les éléments provenant de ce double point de départ, on n'en a pas moins conservé la trace de leur origine, en divisant les signes en deux ordres. On distingue, en effet, dans toute maladie, des signes *anamnestiques* ou *commémoratifs* et des signes *actuels* ou *présents.*

Les signes *actuels* ou *présents* sont ceux qui existent au moment de la maladie, qui en sont le résultat, qui ont commencé avec elle, et qui finiront avec elle ; en un mot, ce sont les symptômes. Ce sont bien des signes présents et actuels, puisqu'ils dureront autant que le mal, et qu'ils ne persisteront plus une fois que celui-ci aura disparu ; et ce sont aussi, comme nous l'avons déjà donné à entendre, les plus impor-

tants moyens du diagnostic, puisqu'ils se rattachent directement à la maladie, et font corps avec elle. En conséquence,
ce sont ceux que l'on consulte d'abord quand on examine un
malade, et à la constatation desquels on consacre le plus de
temps.

On donne, au contraire, le nom de signes *anamnestiques*
ou *commémoratifs* à toutes les conditions qui sont distinctes
des symptômes de la maladie elle-même. Cette dénomination
est fort heureuse, à notre avis, car elle rappelle que toutes ces
conditions sont antérieures au développement du mal, et que
l'observateur n'en a connaissance qu'en faisant appel à la mémoire du malade.

Or, un très-grand nombre de conditions peuvent être commémoratives. Nous avons déjà indiqué l'âge, le sexe, la profession, l'hérédité, les maladies antérieures. Ajoutons encore
celles-ci : le tempérament du malade, l'influence des traitements qu'il a pu subir, et celles du pays, du climat, de la saison ; les circonstances d'endémie, d'épidémie aident encore
puissamment au diagnostic.

9. *Création des signes.* Le diagnostic s'établit donc d'après
des signes. Mais on ne peut pas donner indifféremment le
nom des *signes* à toutes les circonstances symptomatiques ou
autres que l'on recueille auprès d'un malade. Les signes ne
sont pas tout formés ; ils se créent, pour ainsi dire, et sont le
produit d'un travail de l'esprit, ainsi que nous allons le montrer. Prenons d'abord pour exemple les symptômes des maladies.

On constate une douleur chez un malade ; mais ce fait, par
lui-même, ne signifie absolument rien, tant que l'on ne connaît pas les conditions de sa production, son siége, etc. Que
si, au contraire, on parvient, en prenant en considération sa
nature, son intensité, ses caractères, sa cause, à déterminer le
lieu où elle se produit, la lésion anatomique qui la détermine,
on aura fait de ce symptôme, d'abord sans valeur, un *signe* de
cette lésion, de cette cause. Ainsi, on aura transformé un fait
brut et insignifiant en un fait indicateur, significatif. Les signes n'existent donc pas par eux-mêmes ; ils n'existent que
dans l'esprit de l'observateur, et par suite d'une opération intellectuelle accomplie par lui.

Ce que nous disons des signes présents, nous pouvons le dire aussi des signes anamnestiques, qui exigent la même opération de l'esprit.

Il résulte de là que la recherche et la création des signes demandent deux opérations successives : l'une consiste à recueillir un fait purement et simplement, l'autre à l'interpréter.

10. *Ordre à suivre dans l'exposition des signes diagnostiques des maladies.* Quand on veut faire connaître la science du diagnostic, on n'a qu'une voie à suivre : il faut décrire les signes, considérés en eux-mêmes, et indépendamment des maladies dans lesquelles ils se rencontrent. Ainsi, on indiquera d'abord la manière de les rechercher, de les trouver; ensuite on enseignera à les interpréter, à en rechercher la valeur.

Le plan d'un cours ou d'un livre de diagnostic ressort tout entier de cette considération. En effet, un livre, conçu dans cet esprit, présentera les faits dans l'ordre même où on en a besoin au lit du malade. Est-on embarrassé par un phénomène, on a recours au chapitre du livre où ce phénomène est décrit : là on trouve les moyens d'en constater clairement l'existence; et ensuite une discussion approfondie permet d'en rattacher la présence à telle maladie plutôt qu'à telle autre.

Telle n'est pas cependant la marche adoptée dans la plupart des traités de diagnostic. On n'y étudie généralement pas les signes considérés en eux-mêmes; mais on présente un tableau succinct de chaque maladie avec l'énumération des phénomènes les plus caractéristiques qu'elle peut présenter. Mais à quoi peut servir une telle marche quand on est auprès d'un malade; on n'a jamais sous les yeux une maladie dans toute son évolution, mais seulement des signes momentanés de maladie : ce qui importe donc, c'est d'avoir la description de ceux-ci, non de celle-là. Un livre de diagnostic, écrit de cette manière, n'a du diagnostic que le nom; au fond, ce n'est qu'un traité de nosographie, avec cette différence qu'on n'y étudie ni anatomie pathologique, ni étiologie, ni traitement. Chaque science a ses règles, sa classification qu'il faut respecter, et l'on ne peut jamais la détourner de la méthode qui lui convient, sans lui faire perdre à l'instant son caractère et son utilité.

On ne doit jamais isoler une maladie des circonstances au milieu desquelles elle se présente, car la considération des conditions dans lesquelles elle survient peut avoir déjà une grande valeur diagnostique. Ainsi, on aura toujours présents à l'esprit les faits relatifs au pays et au climat où l'on se trouve, à la saison, à l'état endémique ou épidémique de la contrée, etc., etc.

Quand on arrivera auprès du malade, on s'informera tout de suite des principaux caractères anamnestiques ; on constatera l'âge, le sexe, le tempérament et la constitution ; on verra si l'on a affaire à une maladie primitive ou à une affection secondaire développée dans la convalescence d'une autre maladie. Puis on prendra des informations précises sur les premiers phénomènes que la maladie actuelle a présentés, sur sa marche, le mode de succession de ses symptômes, sur sa cause présumée, sur le traitement qu'on a déjà pu mettre en usage et sur les résultats qu'il a eus. Tous ces faits fournissent des renseignements très-utiles et quelquefois suffisants pour dévoiler la nature de l'affection.

Néanmoins, il faut toujours procéder à un examen plus approfondi destiné à faire connaître exactement l'état actuel.

On jettera donc un coup d'œil d'ensemble sur le malade, de façon à reconnaître si l'on a affaire à une affection aiguë ou chronique de longue ou de courte durée. L'apparence extérieure du corps suffit, en effet, pour indiquer si l'économie souffre depuis peu de temps ou depuis longtemps, si l'individu est affaibli, exténué par des maux prolongés, etc. On devra aussi, et pendant qu'on interroge le malade, consulter la température de la peau et l'état du pouls, pour savoir si l'on a sous les yeux une maladie fébrile ou apyrétique. Enfin, on s'informera des souffrances actuelles, non pas en demandant au malade ce qu'il a, mais où il a mal; quelquefois ses réponses suffiront pour faire apprécier la nature, l'étendue de la maladie. Ainsi, par exemple, dans une névrose comme l'épilepsie, la description des accidents, faite par le malade, sera assez ordinairement suffisante. Néanmoins il est toujours bon d'explorer directement les organes, afin de savoir s'il n'est pas resté quelque lésion consécutive à l'attaque de la maladie nerveuse, ou même s'il n'existe pas quelque affection d'organe qui ait pu en être au contraire le point de départ.

Mais trop souvent les réponses du malade sont insuffisantes, vagues, contradictoires ou nulles, soit en raison du désir de tromper le médecin, du défaut d'intelligence du malade, de l'absence de toute sensation prédominante, ou enfin d'un état de délire, de perte de connaissance, soit pour tout autre motif. Il faut alors procéder à l'examen des organes et des fonctions, comme on le fait dans l'art vétérinaire, à l'égard des animaux.

On constate, à l'aide des différents procédés physiques d'exploration, l'état des organes, et l'on peut dire alors qu'on possède tous les éléments nécessaires pour établir un bon diagnostic.

Mais il faut maintenant mettre en œuvre ces matériaux; c'est au tour de l'intelligence, qui était jusque-là restée à peu près passive, à entrer en activité et à assigner à chaque symptôme sa valeur véritable, ainsi que nous l'avons déjà dit plusieurs fois.

La nature du raisonnement et son point de départ variant dans chaque circonstance particulière, nous ne saurions donner ici aucun exemple applicable à la majorité des cas; néanmoins nous recommandons la manière suivante de procéder.

En réalité, en examinant un malade, on n'a aucune maladie sous les yeux, on n'a que des symptômes. On s'attachera à celui qui est dominant; on se demandera à quelle maladie il appartient, et l'on recherchera s'il ne présente pas les caractères de l'une d'entre elles seulement; après avoir fait un choix parmi celles-ci, on verra si les autres symptômes concomitants lui conviennent. On ne se prononcera affirmative-

1.

ment que si l'ensemble ou la plus grande partie des phénomènes observés se rapportent réellement à la maladie que l'on
suppose.

Ici nous avons à présenter une remarque capitale. Quoique
nous conseillions de prendre un symptôme important pour
point de départ, nous ne disons nullement qu'il faille le regarder comme le fait essentiel, le pivot du diagnostic, et qu'on
doive admettre pour cela une des maladies auxquelles il se
rapporte d'habitude. Quelquefois, en effet, un phénomène
existe sans qu'il y ait une seule des maladies qu'il caractérise
ordinairement ; et quelquefois une des maladies en question
existe sans être accompagnée de cet accident. Il résulte donc
de là qu'un diagnostic n'est bon et légitime, que quand il est
établi sur un ensemble de symptômes et non sur un seul. Si
nous conseillons de prendre un seul phénomène pour point
de départ, c'est afin d'avoir un motif pour rechercher dans
tel sens plutôt que dans tel autre ; c'est un moyen, ce n'est
pas un but. Pour nous résumer, nous empruntons à M. Isidore
Geoffroy Saint-Hilaire une heureuse expression, qui s'applique
aussi bien à la médecine qu'à l'histoire naturelle : Pour caractériser une maladie, il faut *prendre la moyenne* de tous les
phénomènes accusés par le malade.

Ceci nous mène à parler d'une méthode fort généralement
mise en usage, et qui consiste à examiner tous les malades
de la même manière, à leur poser toujours les mêmes questions dans un ordre déterminé, et à explorer tous les organes
les uns après les autres, également dans un ordre fixé
d'avance. Cette méthode nous paraît très-bonne pour compléter un diagnostic, pour le confirmer même, et aussi pour faire
connaître toutes les petites particularités accessoires que l'organisme peut présenter à côté d'une maladie principale ;
mais il ne nous semble pas absolument exempt de reproches.
En effet, on ne rencontre presque jamais le point important
au commencement de l'examen ; on n'y arrive que par une
espèce de hasard, c'est-à-dire au moment où l'on s'occupe de
l'organe ou de la fonction dont ce fait dépend ; et il est alors
perdu au milieu d'une foule d'autres renseignements sans valeur et qui fatiguent l'esprit ; ensuite, si ce phénomène peut

acquérir de l'importance par son rapprochement avec d'autres, on saisit difficilement ce lien, puisque ceux-ci ne sont constatés que beaucoup plus tard, et après qu'un grand nombre de faits intermédiaires ont fait perdre de vue le premier. Voilà, ce nous semble, des inconvénients assez graves. Nous concluons de là qu'il est préférable de commencer par établir une sorte de diagnostic préventif, à l'aide des caractères saillants de la maladie, sauf à revenir ensuite confirmer ou infirmer cette première vue à l'aide de la méthode longue et minutieuse dont nous venons de parler.

Nous ne pouvons pas terminer ces remarques sans faire aux personnes qui commencent à se livrer à l'examen clinique la recommandation suivante : c'est le médecin qui doit diriger le récit, le rapport que les malades font sur leur maladie ; le médecin doit poser des questions qui ne seront jamais complexes, qui ne porteront jamais sur plusieurs sujets à la fois ; il devra exiger des réponses précises et faites en peu de mots ; il évitera tout ce qui n'a pas trait au sujet tout à fait particulier qui fixe son attention. Il empêchera le malade de se livrer aux récits qu'il est toujours disposé à faire, et qui se terminent en divagations sans aucune utilité. Enfin, quand il commencera à se former une opinion probable sur une espèce particulière de maladie, il rassemblera, groupera toutes les questions qui se rattacheront directement à ce sujet, afin d'avoir sur-le-champ un faisceau de renseignements positifs ou négatifs.

DIVISION DE L'OUVRAGE.

Cet ouvrage se divise en deux parties : l'une comprend l'étude des signes commémoratifs ou anamnestiques ; l'autre, celle des signes présents ou actuels des maladies. Ces derniers, étant incontestablement les plus importants, méritent, à tous égards, d'être décrits d'abord et avec les plus grands détails. L'histoire des signes actuels constituera donc la première partie de ce livre ; la seconde partie sera consacrée aux signes anamnestiques.

PREMIÈRE PARTIE

SIGNES ACTUELS OU PRÉSENTS DES MALADIES.

En divisant le sujet de nos études en maladies de la *tête*,
de la *poitrine* et de l'*abdomen*, nous croyons avoir adopté
l'ordre d'exposition le plus clair et le meilleur. Mais, dans
ces limites, on ne trouve que difficilement l'occasion de faire
connaître dans leur ensemble les maladies générales et les
fièvres ; en conséquence nous avons consacré à ces dernières
un chapitre spécial, qui doit naturellement figurer en tête de
cette *première partie*.

CONSIDÉRATIONS GÉNÉRALES SUR LE DIAGNOSTIC
DES FIÈVRES.

Lorsque le médecin constate, chez un malade, le phénomène si frappant de la fièvre, il songe tout de suite à en trouver l'origine et le point de départ. Au milieu des préoccupations
anatomiques qui constituent le caractère de notre époque,
on recherche de préférence la cause de la fébrilité dans une
lésion d'organe, et le diagnostic semble assuré dès qu'on a pu
rapporter la fièvre à une bronchite, à une entérite, à une
pneumonie, etc., en un mot, à une localisation matérielle
appréciable dans l'un quelconque des organes ou des systèmes d'organes de l'économie.

Assurément il n'y aurait rien que d'utile à agir de la sorte,
si toute fièvre se trouvait sous la dépendance directe et nécessaire de troubles matériels de cette nature, mais il n'en

est pas ainsi. La fièvre peut coexister avec des lésions bien réelles et manifestes, mais sans en être le produit; elle les accompagne à titre de phénomène parallèle, non à titre d'effet; fièvre et lésions sont sœurs jumelles, nées d'une mère commune, d'une cause générale qui a frappé l'organisme. D'autres fois la fièvre s'accompagne de lésions tellement médiocres et insignifiantes, qu'il est manifeste qu'elle ne saurait dépendre d'une semblable cause; quelquefois les lésions sont consécutives et, par conséquent, étrangères à toute imputation de causalité. Enfin, comme dans les névroses, la fièvre peut être consécutive à des troubles purement fonctionnels.

Nous ne voulons pas ici tirer de ces remarques la moindre conséquence doctrinale; nous conclurons simplement à l'essentialité de certaines fièvres, et à la conservation dans le cadre nosologique de cette immense division connue depuis l'antiquité sous le nom de *pyrétologie*.

Or, s'il en est ainsi, s'il y a des fièvres indépendantes, s'il y a des pyrexies où la fièvre ne se subordonne et n'obéit à aucune lésion, s'il y a, en un mot, des *entités fébriles*, il importe de les diagnostiquer *en tant que fièvres*, et non comme manifestations d'une lésion souvent insuffisante et souvent aussi contestable.

Nous allons donc tenter de montrer comment on diagnostique une fièvre, c'est-à-dire indiquer la série des opérations par lesquelles l'esprit doit nécessairement passer avant d'arriver à la notion de fièvre essentielle, en présence d'un malade. Et d'abord établissons que le problème est plus complexe qu'en présence d'une maladie locale, parce qu'il faut apprécier les symptômes locaux et généraux, et leur attribuer exactement leur importance relative; parce qu'il faut tenir compte de la marche de la maladie; enfin, parce que souvent il y a absence de toute espèce d'indice symptomatique local ou général suffisamment significatif, et que même le phénomène fondamental, la fièvre, peut manquer.

D'après ce que nous venons de dire, il est évident qu'on n'arrive que par des acheminements et des tâtonnements successifs, d'abord à l'hypothèse, puis à la recherche d'une pyrexie. Il faut, pour arriver au diagnostic d'une fièvre essentielle : 1° opérer un travail *d'élimination* à l'égard des maladies locales ; 2° rechercher si les symptômes observés *s'adaptent au type* le plus ordinaire de la pyrexie que l'on peut soupçonner ; 3° dégager les symptômes fondamentaux des accidents accessoires ; 4° observer si la marche et l'évolution successive des phénomènes justifient le jugement provisoire qu'on a porté sur la nature de la maladie.

Ces opérations indispensables demandent souvent un temps fort long, et elles justifient le classique *videbitur infra* que répète souvent le médecin prudent et jaloux de son diagnostic ; c'est, en effet, dans cette réserve prudente mais non stérile, que se trouve, en mainte occasion, son *criterium* définitif.

Revenons sur ces points.

1° Élimination des maladies locales. — Au lit du malade, en présence de l'état fébrile, la première pensée du médecin doit être de rechercher s'il n'existe pas une lésion locale, inflammatoire, congestive ou autre, capable par sa violence ou par son siége d'avoir causé cette fièvre et de l'entretenir encore. La science moderne a la gloire d'avoir poussé les recherches à cet égard jusqu'à leur dernière limite, et d'avoir réduit le nombre des fièvres essentielles dont la pathologie était encombrée. Du temps même de Pinel, la classe des fièvres adynamiques contenait une immense collection d'espèces qui, aujourd'hui, ne peuvent plus être considérées que comme des maladies locales.

La détermination des maladies de ce dernier ordre est, en général, assez facile, mais elle comprend diverses sortes de faits qu'il faut séparer.

Si la maladie locale a des éléments manifestes et facilement appréciables, rien n'est plus aisé que de la reconnaître et d'écarter, en conséquence, l'idée de fièvre essentielle. Ainsi, par exemple, le malade accuse un point de côté et de la toux, la percussion révèle de la matité, et l'auscultation du râle crépitant et du souffle, il n'y a pas à s'y tromper, c'est

d'une pneumonie qu'il s'agit. Ici en général, toute hésitation
disparaît, et la pensée d'une fièvre ne se présente même pas ;
la lésion est suffisante par sa nature, par l'importance de
l'organe affecté pour expliquer la fébrilité, quelque intense
qu'elle puisse être. Mêmes conclusions s'il s'agit de toute autre
lésion évidente et frappant ou un organe important ou une
grande surface : une métrite, une angine, une fracture,
un érythème par insolation , expliquent d'une manière
satisfaisante le mouvement fébrile qui les accompagne. On
peut, on doit même s'en tenir à cette appréciation. Aller au
delà et poursuivre la pensée d'une maladie plus générale,
serait faire preuve d'un mauvais esprit, curieux de la bizar-
rerie et de l'état anormal plutôt que de la vérité commune.

Mais il y a des cas plus difficiles. Souvent, après les premières recherches, on ne trouve pas l'explication de la fièvre,
en ce sens qu'il n'y a pas d'affection organique manifeste.
Il ne faut pas sur-le-champ perdre espoir et se rattacher à
une fièvre essentielle. Il importe de rechercher s'il n'existe
pas une de ces lésions profondes, obscures, difficiles à apprécier parce que leurs symptômes sont peu accentués, ou parce
qu'elles sont rares et moins habituellement présentes à la
pensée du médecin. Dans les cas de ce genre on n'est presque
jamais dépourvu de tout indice; ce sera, par exemple, une
névralgie rebelle et sujette à récidive, une douleur sourde,
permanente, inamovible, un trouble viscéral quelconque, ou
bien encore il y aura eu antérieurement un dépérissement
de la santé, faiblesse et amaigrissement progressif. Dans ces
cas, la fièvre n'est souvent qu'un symptôme nouveau, aigu,
témoignant de l'activité que vient de prendre tout à coup le
travail morbide. Que de fois on voit la fièvre servir d'avertisse-
ment et de signal d'une lésion organique non soupçonnée, et
qui encore, après cette admonition, reste difficile à spécifier.
Souvent on prend pour fièvre typhoïde la manifestation
fébrile de la tuberculisation aiguë des poumons ou des
méninges; pour fièvre intermittente une phthisie encore peu
développée. Nous avons vu soupçonner de fièvre typhoïde
un malade qui joignait à une fièvre intense une forte douleur
dans la fosse iliaque droite; au bout de quelques jours, il fut

facile de reconnaître un abcès par congestion dépendant d'un *mal de Pott*.

Parmi les lésions profondes qui peuvent faire prendre le change, signalons principalement les suppurations profondes, les maladies osseuses et la tuberculisation.

A cet ordre de faits appartiennent les prétendues *maladies latentes* dont la nosographie de Pinel est encore malheureusement encombrée, sous le nom de fièvres adynamiques. Pour qui sait explorer, à l'aide des nouveaux procédés de recherches, le nombre des cas de ce genre diminue tous les jours.

Nous supposons maintenant que l'on a parcouru toute la série des hypothèses possibles et permises à l'égard des maladies locales, et que l'on n'en a point trouvé de traces. Est-il permis alors d'expliquer la fièvre, les troubles généraux de l'économie par une nouvelle hypothèse, celle d'une pyrexie proprement dite. A notre avis, ce moment n'est pas encore arrivé. Une lésion inappréciable aujourd'hui peut se révéler demain : une pneumonie centrale ne se manifeste, par des phénomènes stéthoscopiques, que quand elle a gagné la surface du poumon; la pleurésie diaphragmatique ou interlobaire reste longtemps inaperçue. Dans ces cas, ce qui engage surtout à réserver le diagnostic à l'égard d'une pyrexie, c'est qu'il y a des phénomènes locaux très-accentués quoique non significatifs ; le malade se plaint de douleur et d'oppression, circonstances qui attachent invariablement l'esprit à une localisation qui ne rentre pas dans le type habituel des fièvres.

Dans cette recherche un écueil se présente, non pas au point de vue du fait en lui-même, mais au point de vue de l'appréciation. On a rencontré une lésion ; cette lésion est-elle la cause de la fièvre ? A cet égard il faut se rappeler les relations si diverses des lésions locales et de la fièvre symptomatique, et le peu d'accord apparent qui existe souvent entre elles. Un malade a une fièvre violente et une otite externe, cette dernière a-t-elle provoqué la première ? Cela est probable. Malgré le peu d'étendue de l'inflammation, on doit avoir égard à son intensité, à la violence de la douleur, à l'espèce d'étranglement qui résulte de la rigidité des tissus affectés, et il n'y aura aucune improbabilité à croire que la gravité de la réaction fébrile résulte de ces causes réunies. Si aucun autre symptôme ne vient attirer l'attention sur un organe éloigné, on devra s'en tenir à cette explication suffisamment justifiée. Au bout de peu de temps, la cessation de la fièvre et la production d'un écoulement purulent confirmeront définitivement cette appréciation. Mais il n'en serait plus de même si la lésion observée était, par l'exiguité de son développement ou le peu d'importance de la partie, en désaccord avec la réaction concomitante : une angine simple ne saurait expliquer une fièvre grave ; elle ne doit pas être considérée comme la localisation vraie et comme cause suffisante de la fièvre ; c'est simplement un élément, un des matériaux de la maladie, non la maladie elle-même. En conséquence l'esprit doit passer outre et chercher mieux et ailleurs. Quelquefois on est obligé de porter le même jugement à l'égard d'une localisation plus étendue et plus importante, et cela parce que cette localisation n'a pas coutume de développer une réaction semblable à celle que l'on observe. Ainsi, une fièvre intense ne saurait trouver son explication dans un embarras gastrique, parce qu'il n'est pas dans l'essence de ce trouble fonctionnel d'éveiller une forte fébricitation ; on doit alors penser à une *synoque*, à une *fièvre typhoïde* ou à la *fièvre gastrique* (Monneret). Il est évident encore qu'une bronchite, une diarrhée, une indigestion, une suppression menstruelle ne sauraient être considérées comme jouant un rôle important à l'égard d'un état fébrile intense, parce que habituellement ces accidents n'ont point coutume de troubler l'économie à un pareil degré. Et néanmoins il sera important de prendre en considération l'idiosyncrasie du malade. Quelques sujets, en effet, supportent mal la moindre lésion, fébricitent et délirent pour une cause légère. Il faut savoir tenir compte de ces dispositions individuelles.

Puis enfin, il ne faut pas s'en laisser imposer par des circonstances étrangères à la maladie, qui viennent se jeter à la traverse, faire nombre avec les éléments de celle-ci et compliquer le problème. C'est surtout chez les enfants et chez les femmes que se présentent des difficultés de ce genre. Chez l'enfant, les accidents prémonitoires d'une fièvre éruptive peuvent être attribués à la dentition, et on sera surpris par une éruption inattendue. Une femme atteinte de fièvre peut attirer exclusivement l'attention sur une céphalalgie, une névralgie ou une gastralgie horriblement douloureuse ; or, la fièvre ne dépend d'aucun de ces éléments, sa cause est plus générale. Ces accidents qui ont fait prendre le change à l'observateur, sont simplement des accidents habituels, qui, sous l'influence de l'invasion d'une pyrexie, ont tout à coup pris un développement exagéré et inaccoutumé. Nous aurons l'occasion de revenir sur ces faits.

On voit, par ce qui précède, combien il importe d'apprécier à sa juste valeur une localisation morbide, en présence d'un état fébrile.

A la suite de l'examen minutieux dont nous venons de donner un aperçu, voici la situation d'esprit dans laquelle nous nous trouvons. Nous sommes en présence d'un malade affecté de fièvre, de troubles généraux de l'organisme d'une part, de quelques accidents locaux d'autre part. Nous n'avons voulu attribuer à ces derniers aucune influence dans la production de l'état morbide général, parce qu'ils ne sont ni assez importants, ni assez étendus, ou parce qu'il ne leur appartient pas habituellement de produire de tels effets. Arrivé à ce point dans nos recherches, nous sommes dans la meilleure position possible pour remonter à une cause plus élevée et plus générale ; bien plus, nous sommes autorisé à céder à cette pensée, et obligé par la force même des choses à donner suite à cette hypothèse. Dans le paragraphe suivant, nous allons voir comment elle se justifie, et dans quel sens elle doit être posée et poursuivie.

2° **Hypothèse d'une fièvre. — Le malade en présente-t-il les symptômes typiques ?**— Nous ne nous sommes pas arrêté à l'idée d'une maladie locale, parce que aucune des localisations ne nous a satisfait pour expliquer les phénomènes généraux. C'est alors que notre pensée a été saisie de l'idée d'une pyrexie. Ce qui autorise cette supposition, c'est non seulement l'insuffisance des manifestations, mais c'est encore leur multiplicité et leur dissémination. Car, si chacune d'elle est, de soi, insignifiante, incomplète, d'un faible développement, elles valent par leur ensemble, et il ne faut pas dédaigner de les additionner. Or, en marchant dans cette voie, on est de plus en plus frappé de leur importance : ce que chacune d'elles perd en signification partielle, elle le gagne en signification générale.

Parvenu à ce point, nous devons fixer notre attention sur les phénomènes les plus saillants, sur ceux qui habituellement sont de la plus grande valeur diagnostique ; c'est désigner les symptômes propres à telle ou telle maladie, à l'exclusion des phénomènes communs. Ainsi nous accorderons peu d'importance à la céphalalgie, phénomène banal, mais nous en attribuerons une bien plus grande à la rachialgie, à l'angine, au coryza et au larmoiement, parce que ce sont des accident plus étroitement liés à telle ou telle fièvre bien spécifiée. Cependant, au lieu de consulter un symptôme en lui-même, nous aurons quelquefois à en apprécier la marche : le retour périodique de la fébricitation, par exemple, vaudra un symptôme pathognomonique.

Dès lors notre pensée se portera sur l'espèce particulière de fièvre à laquelle se rapporte habituellement le groupe de symptômes observés, et nous chercherons si le cas que nous avons sous les yeux peut être assimilé au *type* de cette fièvre. Mais ici quelques mots d'explication sont nécessaires pour faire comprendre ce que nous entendons par cette expression.

Une même maladie a plusieurs types : ces types diffèrent entre eux par des points importants et quelquefois par presque tout leur ensemble ; cependant ils répondent à une donnée générale et commune. S'agit-il d'une fièvre typhoïde ? ce nom emporte avec lui l'idée d'une maladie de longue durée, à marche fatale, épuisant les forces de l'économie, laissant une convalescence prolongée, suivie d'un changement quelquefois radical dans l'organisme, et liée d'ailleurs à des lésions anatomiques de l'intestin grêle et des ganglions mésentériques correspondants. Au-dessous de cette idée typique générale se rangent des *types secondaires*, que nous n'avons qu'à rappeler sous les noms de *formes inflammatoire, ataxique, adynamique, bilieuse, muqueuse, latente,* etc.

Or, on doit se demander si le malade actuellement en observation répond d'abord au type général, puis à l'un des types subordonnés. Ici nous avons à procéder à une véritable *superposition* du cas particulier au tableau ou au modèle que nous avons dans l'esprit ; et, si la concordance est exacte, il n'y a aucun motif sérieux pour ne pas poser tout de suite le diagnostic.

Cependant, pour que l'opération soit légitime, il faut que la plupart des éléments, sinon tous, ne laissent aucune obscurité, aucun doute. C'est ici qu'il ne faut rien atténuer, rien exagérer ; il ne faut pas vouloir que tel symptôme existe alors qu'il est seulement rudimentaire. Si le malade n'accuse pas un phénomène auquel vous pensez et qui est nécessaire à votre diagnostic, n'essayez pas de lui persuader qu'il l'éprouve. Voyez les phénomènes tels qu'ils sont, non tels que vous désirez qu'ils soient.

Et par opposition, ne repoussez pas un symptôme, et spécialement ceux qui ne concordent pas avec l'hypothèse que vous venez de former. Si le malade accuse des phénomène, que la maladie dont vous vous préoccupez ne comporte pas, gardez-vous de les négliger, de les amoindrir, de les oublier. Ces phénomènes n'existent pas pour rien ; ils signalent quelque chose à quoi vous n'avez pas pensé ; ils accusent l'insuffisance de votre diagnostic ; ils protestent contre l'étroitesse de votre manière de voir.

Nous n'avons pas besoin d'insister sur l'importance de cette confrontation entre le cas soumis à l'observation et le type connu de la maladie à laquelle vous le comparez ; nous ne nous arrêterons pas non plus sur la méthode selon laquelle on doit procéder, méthode variable d'ailleurs ; disons seulement que l'intérêt du malade et du médecin exigent que cette comparaison soit faite avec calme et sévérité ; le médecin ne doit jamais mettre ce qu'il pense à la place de ce qui est.

3° Dégagez la maladie principale des phénomènes accessoires. — Ce n'est pas sans difficultés que le jeune praticien parvient à isoler le groupe des phénomènes caractéristiques d'une maladie, de la masse souvent énorme de symptômes accusés par le malade. Si l'observateur consentait à prendre en considération tout ce qui lui est énoncé, il pourrait ou renoncer à diagnostiquer quoi que ce soit, ou, avec un peu de bonne volonté, construire trois ou quatre maladies avec la totalité des symptômes qu'on lui présente. Il doit faire un choix raisonné.

Tout d'abord, il rejettera les symptômes d'une banalité évidente, tels que la céphalalgie, la lassitude, la courbature, la soif, l'anorexie, l'insomnie, etc., à moins que l'un d'eux ne présente quelque condition inaccoutumée, et par conséquent digne d'intérêt. Il négligera aussi, au moins d'une manière provisoire, ceux qui se rattachent à une maladie antérieure : des traces d'éruption, quelques douleurs vagues, un reste de pâleur ou de faiblesse dénotent une affection accomplie. Ces vestiges du passé ne doivent point compter au nombre des signes d'une maladie actuelle. N'appartiennent légitimement à la maladie présente que les accidents simultanés ou successifs, aigus, forts ou faibles qui ont constitué le début ou les prodromes, ou qui sont survenus depuis cette date. Nous ne voulons pas que l'on néglige les accidents prémonitoires des maladies, tels que la faiblesse et la langeur qui précèdent souvent la fièvre typhoïde, mais nous les considérons comme des phénomènes d'*imminence morbide*, et nullement comme des accidents *propres* à la maladie.

4° La marche ultérieure de la maladie peut seule justifier le diagnostic. — On voit tous les jours, en clinique, des symptômes habituellement fort significatifs ne pas être suivis de la maladie qu'ils semblaient annoncer; des accidents initiaux redoutables aboutissant à une indisposition, et des phénomènes légers démasquant une maladie grave.

On ne fait donc pas toujours instantanément un diagnostic, le temps est un des éléments essentiels de cette opération.

C'est particulièrement aux fièvres que cette proposition est applicable, car, à quelques exceptions près, leur début ne se signale guère que par des phénomènes communs, tandis que les maladies locales s'affirment assez habituellement par des phénomènes très-particularisés.

Maintenant, si nous voulions présenter le diagnostic des fièvres, en suivant le plan adopté dans ce livre pour les maladies locales, nous devrions étudier isolément chacun des symptômes communs à toutes les pyrexies, ou propres à quelques-unes d'entre elles, et en exposer les caractères et la valeur. Ce travail serait long et peut-être infructueux, car ce qui sert à caractériser une fièvre, c'est moins les symptômes en eux-mêmes, que leur réunion ou leur groupement et leur mode de succession. Aussi est-il facile de voir qu'on apprend mieux ce diagnostic dans la clinique que dans les livres didactiques. Ce qu'il importe de voir, en effet, c'est le tableau d'ensemble du malade, et la *physionomie* de la maladie.

Considérant donc le peu de profit qu'il y aurait à morceler ainsi les grandes entités fébriles, nous abandonnons le projet d'en présenter l'analyse diagnostique ; nous essayerons seulement de tracer à grands traits la *physionomie clinique* des principales fièvres, et la scène mobile et changeante de leur évolution.

A FIÈVRES CONTINUES.

Fièvre éphémère. — Sujet habituellement bien portant, pris brusquement de courbature et de fièvre assez vive. Toute la série banale des accidents de la fébrilité : céphalalgie, quelquefois épistaxis, brisement des membres, soif, anorexie langue blanche, indigestion ; quelquefois frisson, nuit mauvaise, peau sèche et brûlante, puis sueurs. Le lendemain, impossibilité de travailler, tournoiements de tête en marchant, vertiges, syncopes ; la fièvre persiste ; sueurs, urines brûlantes, en petite quantité, rouges, déposant un sédiment briqueté (urate acide d'ammoniaque). Constipation quelquefois suivie de diarrhée.

Quelquefois localisation légère et passagère : coryza, angine, bronchite.

En remontant aux causes, on trouve presque toujours : fatigue, travail forcé, marche prolongée, veilles, excès de table ou autres, insolation, etc; en un mot, une cause commune de dépression ou d'excitation, ayant amené une réaction générale temporaire, mesurant par sa durée et son intensité la puissance d'action de la cause elle-même.

Début presque toujours la nuit ou le matin; durée, vingt-quatre ou quarante huit heures. Rarement une crise; quelquefois *herpès labialis*.

Incertitude du diagnostic tant que la fièvre n'a pas cessé, parce que ce peut être le début d'une autre fièvre ou d'une maladie locale. Prendre en considération la cause, la rapidité du début, les autres fièvres ayant une invasion moins inopinée. Si le retour des forces et de l'appétit n'a pas lieu rapidement, réserver encore le diagnostic, s'informer des habitudes morbides du malade, et s'il n'est pas sujet à fébriciter de la sorte dans des circonstances analogues.

En conséquence, expectation, pour ne point troubler une autre maladie qui pourrait débuter sous le masque d'une fièvre éphémère.

Chez les enfants, la *fièvre de croissance*, sorte d'*éphémère prolongée*, dure de trois à huit jours. Moins accentuée que la précédente, *fébricule* le plus souvent, elle se caractérise par l'absence de localisations, par des douleurs articulaires et musculaires, des pandiculations, et un état catarrhal plus ou moins généra-lisé que l'on traite à tort d'entérite, de bronchite, etc.

Synoque (*Synochus imputris*). **Fièvre éphémère prolongée.** — Début moins rapide que dans le cas précédent, mêmes symptômes de fébrilité. Les différences consistent dans la tendance aux déterminations locales, circonstance de nature à faire croire à la maladie d'un organe (*fébri-phlegmasie*); mais on remarque qu'elles ont particulièrement le caractère de localisations critiques. De là, un nombre considérable de variétés.

Une synoque dure un septénaire et quelquefois plus.

Variétés de la synoque. — *Forme inflammatoire; fièvre angioténique de* Pinel. — Épistaxis, tendance aux hémorrhagies
actives; chez les femmes, métrorrhagie; congestion de la peau,
état sudoral léger; pouls large, plein, sans dureté, rarement
au-dessus de 90. Localisations franches, mais passagères; point
pleurétique ou pneumonique; bronchite, entérite vraies; phénomènes de dyssenterie. Heureux effet des délayants, de la
diète et des antiphlogistiques, dont l'emploi n'est cependant
pas indispensable. Se montre dans toutes les saisons.

Forme muqueuse; fièvre catarrhale. — Prédominance des
phénomènes de sécrétion; sueurs profuses, urines abondantes;
flux muqueux intestinal ou bronchique, sans inflammation
correspondante; points douloureux et douleurs rhumatoïdes
déjà signalés par Stoll. Fièvre très-modérée le matin, avec
redoublements le soir et la nuit (c'est une variété des *fièvres
rémittentes* des anciens pyrétologistes). Utilité des amers, des
toniques, des opiacés; alimentation, etc. Les débilitants, les
émollients, nuisibles.

La *grippe* doit être considérée comme une forme grave
de la fièvre catarrhale. Au début, elle affecte les allures d'une
bronchite ou d'une broncho-pneumonie. État d'enchifrènement bronchique considérable, point de côté, suffocations,
crachats gommeux; fièvre vive, mais avec faiblesse et fréquence
modérée du pouls. État sudoral. Ensuite les localisations s'affaiblissent, mais sans se terminer franchement. Douleurs vagues, quelquefois névralgies violentes. Deux caractères principaux servent au diagnostic : la faiblesse musculaire profonde,
non justifiée par les lésions d'organes; le découragement et
l'affaissement moral porté au plus haut degré. — Durée longue,
rechutes faciles et graves, quelquefois bronchite capillaire ou
pneumonie mortelles. — Épidémicité. — Printemps et automne froids et humides.

Forme bilieuse. — Ne pas confondre avec l'embarras gastrique simple, produit par des excès alimentaires. — Fièvre
avec manifestations gastro-hépatiques : enduit limoneux
jaune ou vert de la langue, goût amer et pâteux de la bouche;
éructations, nausées, vomissements et diarrhée bilieuse, etc.
Fréquence modérée du pouls, redoublements le soir (autre

variété de *fièvre rémittente*); peau sèche, terreuse; teinte bilieuse légère des ailes du nez, des conjonctives, de la face inférieure de la langue et du plancher de la bouche. Urines jaunes foncées, ardentes. — Émétiques et éméto-cathartiques, utiles. — Épidémicité. — Printemps et automne chauds et secs.

C'est à cette variété qu'il convient de rapporter l'*embarras gastrique fébrile*, et la *fièvre gastrique bilieuse* (Monneret).

A côté de ces variétés bien tranchées, il s'en présente beaucoup d'autres auxquelles la disposition individuelle donne une modalité particulière. Les unes sont accompagnées d'éruptions fugaces ou persistantes, telles que les *taches ombrées* (Voyez ce mot à l'article *Éruptions.* — *Maladies de l'abdomen*) ; les autres ont plus particulièrement un caractère rhumatismal, angineux, ophthalmique, névralgique, etc. Au fond, il s'agit toujours d'une *fièvre saisonnière* que l'habitude et l'épidémicité feront facilement reconnaître.

Le diagnostic de la synoque présente plusieurs difficultés : il faut la distinguer des fièvres éruptives, de la fièvre typhoïde et des fièvres intermittentes.

A l'égard des premières, bien qu'elles présentent au début quelques caractères assez significatifs, il n'est pas toujours possible d'en prévoir l'apparition. Il faut donc attendre jusqu'au troisième ou quatrième jour pour voir s'il survient une *éruption*; passé ce terme, limite extrême de la plus tardive (variole), on devra penser que l'on a à faire à une fièvre continue ou à une intermittente ; et encore faut-il noter qu'on a vu des varioles n'apparaître que le huitième jour.

L'hypothèse d'une *fièvre intermittente* se formule en présence des accidents de *rémittence* si fréquents dans les formes muqueuse et bilieuse. Elle peut se trouver confirmée si l'observateur est placé dans un climat où les fièvres périodiques sont endémiques, et où toutes les maladies empruntent à l'influence paludéenne l'élément de l'intermittence. Mais si l'on observe dans nos climats, dans les grandes villes, à Paris surtout, on devra presque toujours écarter cette supposition. D'abord, les fièvres intermittentes primitives sont, dans ces localités, sinon inconnues, du moins infiniment rares. Ensuite, si une fièvre présente des apparences d'intermittence et que les accès soient *quotidiens*, croyez que ce n'est pas une intermittente vraie; les quotidiennes sont rares, surtout au début. Enfin, et ceci est le caractère le plus saillant et le moins trompeur, la périodicité, *dès le début*, éloigne l'idée de maladie palustre; les intermittentes ne se *règlent* qu'au bout de plusieurs jours, et après avoir débuté par une fièvre erratique ou continue.

Mais le diagnostic entre la synoque et la *fièvre typhoïde* est bien autrement difficile, et, à vrai dire, il ne s'établit que par la différence de durée : quand une fièvre continue se termine au huitième ou neuvième jour, pour ne plus revenir, on dit que c'est une synoque et non une fièvre typhoïde ; nous ne possédons guère d'autre moyen effectif de diagnostic. Ce fait est si vrai que, lorsque les partisans du traitement abortif de la fièvre typhoïde présentent des cas de guérison en un septénaire, les adversaires répondent qu'on a eu affaire à des synoques. Cependant, ce diagnostic serait possible si la connaissance des phénomènes critiques était plus répandue. La synoque marche par petites périodes de trois jours, et tend à se juger par des crises (jours judicatoires); souvent ces crises sont annoncées (jours décrétoires). Cette marche, essentiellement propre à cette maladie, la sépare profondément de la fièvre typhoïde. Dans celle-ci, en effet, point de temps d'arrêt, de soubresauts, d'efforts critiques. Pendant les premiers jours rien n'égale la continuité, la *tension permanente* de l'état fébrile, circonstance qui a valu à cette fièvre le nom de *continue continente*, par excellence (Borsieri) ; Corvisart disait aussi de la *fièvre putride* que c'est une *fièvre continue* qui *continue*.

Fièvre typhoïde. — Lorsque l'on croit être aux prises avec cette grande maladie, la maladie grave par excellence, la maladie endémique et populaire, qui est aux contrées tempérées ce que sont les maladies pestilentielles pour les pays chauds, c'est de loin et de haut qu'il faut poser les premiers jalons du diagnostic. Nous ne croyons pas que l'on doive se préoccuper d'abord des questions de détail.

La pensée d'une fièvre typhoïde ne peut naître que dans les

climats tempérés, dans la région moyenne de l'Europe ; sous les latitudes chaudes de cette partie du monde elle semble céder la place aux *fièvres palustres, pernicieuses,* au *typhus;* sous les parallèles froids elle est remplacée par le *typhus fever* (Angleterre, Irlande), et le *typhus abdominal* (Allemagne, Suède, Russie).

D'un autre côté, on doit considérer qu'elle se présente dans deux conditions différentes de genèse, à l'état endémique et sous forme épidémique. Endémique, c'est ainsi qu'elle se voit, en permanence, dans toutes les grandes villes, dans toutes les localités à population nombreuse et agglomérée. Épidémique, elle sévit, par intervalles, dans les villes où elle règne habituellement; on voit alors s'élever rapidement le chiffre de la mortalité, et la plupart des autres maladies disparaître ou, au moins, se perdre et se noyer dans le flot montant de la maladie prédominante. C'est presque exclusivement alors que cette fièvre s'étend sur les campagnes où elle n'avait pas apparu depuis longtemps, qu'elle les explore et les décime. Cette donnée est d'une haute importance, car, s'il est toujours permis de songer à une fièvre typhoïde dans les villes, il n'en est plus de même dans les campagnes. Ici, en effet, en présence d'un cas de fébrilité continue, on ne doit arrêter sa pensée sur la dothiénenterie que si la maladie est signalée comme épidémique dans la localité; à moins, bien entendu, que l'on n'assiste précisément à la première apparition du fléau.

Prévenons tout de suite une objection, ce qui nous fournira l'occasion de signaler un nouvel élément de diagnostic. Si l'on doit attendre l'établissement bien incontestable de l'épidémie pour se permettre de juger un fait isolé, on est exposé à méconnaître les premiers cas, ceux de la période d'invasion de cette épidémie, et à laisser le mal s'étendre et faire des ravages avant d'avoir osé lui donner un nom. En fait, c'est ce qui arrive, au moins pour les maladies rares et de nature pestilentielle. Mais, pour ce qui est de la fièvre typhoïde, une telle inattention n'est pas possible.

Il ne faut pas oublier, en effet, que la fièvre typhoïde sévit sous forme d'*épidémies saisonnières* ou *annuelles.* Il est des

périodes ou le *génie morbide* d'une contrée *maintient* la fièvre
typhoïde et la fait peser, pendant des années, sur les campagnes ; cela dure jusqu'à ce qu'un jour, sans que l'on puisse
en saisir la raison, la maladie disparaît d'une manière absolue.
Or, n'est-il pas évident que l'esprit de l'observateur, toujours
tendu vers le fait de la constitution épidémique subsistante,
ne saurait, dans tel cas particulier, laisser échapper la caractéristique de la maladie du moment ; il est même à craindre
qu'il ne voie une fièvre typhoïde où il n'y en a pas, plutôt que
d'en laisser échapper un seul exemple.

Pour ce qui est des fièvres saisonnières, la difficulté n'est
guère plus grande. Tout esprit vraiment médical interroge les
périodes de l'année et devance, par la pensée, l'éclosion et le
renouvellement des maladies ; vers l'automne, on attend les
rhumatismes et les affections catarrhales ; en hiver, les inflammations parenchymateuses, telles que la pneumonie ; vers
le printemps, on prévoit l'apparition prochaine des affections
vermineuses, des fièvres erratiques, de la fièvre typhoïde. En
conséquence, au premier exemple qui s'en présentera, nulle
surprise ; le fait était prévu.

De ces faits généraux, si nous descendons aux cas individuels
et concrets, nous verrons que le diagnostic de la fièvre typhoïde présente les oppositions les plus complètes de facilité
et de difficulté.

Il est à peu près impossible de ne pas appliquer ce nom à
une maladie qui se présente sous les traits suivants : prodromes
très-longs : depuis quinze jours ou un mois, affaiblissement
et perte des forces, amaigrissement, inappétence ; puis, début
par céphalalgie, épistaxis, fièvre intense ; diarrhée, ballonnement du ventre ; douleur, tension, gargouillement dans la fosse
iliaque droite ; délire léger, la nuit ; stupeur légère, indifférence aux choses extérieures ; la probabilité est plus grande
encore si le malade est âgé de 18 à 20 ans, et récemment arrivé
dans une grande ville.

Dans cette première période, on peut confondre la maladie
avec une fièvre éruptive ou une synoque. A l'égard des premières, on les élimine facilement par l'absence des phénomènes
prodromiques spéciaux, et par une temporisation qui ne peut

guère se prolonger au delà de quatre jours. Pour la synoque nous avons dit qu'elle n'a pas cette continuité et cette tension fébrile que nous avons signalée.

Mais si la maladie se prolonge et dépasse un septénaire, la synoque étant écartée, il se présente de nouvelles difficultés de diagnostic. La *méningite* et la *phthisie aiguë* entrent en ligne dès ce moment, et il n'est pas facile de les éliminer.

La *méningite granuleuse* a le privilége de simuler la fièvre typhoïde, par le délire, la fièvre, et surtout l'état d'abattement et de stupeur qu'elle détermine chez le malade. Comme signes diagnostiques nous invoquerons : la chaleur du front, quelques vomissements, la constipation, la rétraction du ventre, les variations du pouls, enfin l'absence de phénomènes thoraciques et d'éruption rosée lenticulaire.

La *phthisie aiguë* ou *granuleuse* simule encore davantage la fièvre typhoïde ; elle s'en distingue par une gêne de la respiration qui n'est pas habituelle dans cette fièvre, par une sub-matité générale de la poitrine et des râles abondants et exagérés ; enfin par un état de sub-asphyxie accusé par la teinte violacée de la figure, des lèvres et des ongles.

Ce sont là les questions capitales du diagnostic, parce qu'en somme il faut donner un nom à la maladie, et, à aucun prix, ne la confondre avec aucune autre maladie étrangère. Mais il est une foule de questions de détail que le médecin doit apprécier avec une grande délicatesse, sous peine de ne savoir quel traitement instituer.

Nous voulons parler d'abord des *formes de la* maladie typhoïde. Ici, en vérité, nous ne pouvons qu'en signaler les noms et les phénomènes caractéristiques principaux.

L'état de réaction inflammatoire franche et l'heureux effet des antiphlogistiques caractérisent la *forme inflammatoire* ou *angioténique*. Les phénomènes bilieux ou muqueux et la rémittence fébrile signalent les formes *bilieuse* et *muqueuse*. La fièvre typhoïde *adynamique* se reconnaît à l'excessive prostration des forces, aux évacuations involontaires, fétides, aux hémorrhagies passives, aux escarres. Enfin la fièvre est dite *ataxique* quand il y a une grande mobilité nerveuse, un délire violent, des crampes, des phénomènes convulsifs et un

2.

grand désaccord dans les manifestations morbides des différents appareils. Nous le répétons, la thérapeutique est essentiellement intéressée au diagnostic des formes, car les indications fondamentales en dérivent.

Mais ce n'est pas tout : il faut savoir deviner la fièvre typhoïde sous les apparences anormales qu'elle peut revêtir, et
lui enlever son masque.

On voit des malades fébriciter pendant quelques septénaires
sans se coucher, puis être pris des affreux accidents d'une
péritonite suraiguë : ils ont eu une fièvre typhoïde *latente,* qui
s'est terminée par la perforation de l'intestin.

Certaines épidémies, particulièrement chez les enfants,
présentent, comme symptôme anormal, une *constipation opiniâtre.*

D'autres présentent comme phénomènes initiaux, dans presque tous les cas, une *fièvre rémittente* parfaitement bien caractérisée, mais contre laquelle échoue le sulfate de quinine.

Il nous suffit d'avoir signalé ces faits ; ils mettront l'observateur en garde contre les surprises, et lui inspireront la pru-
dence et la réserve, dans le diagnostic des cas qui s'éloignent
de ce que l'on voit habituellement dans la clinique.

B. FIÈVRES ÉRUPTIVES.

Rien ne ressemble aux fièvres continues comme les fièvres
éruptives ; si l'on voilait l'éruption, on pourrait confondre la
variole avec la fièvre typhoïde, la rougeole avec la fièvre
éphémère ou la synoque, etc. La variole offrirait seulement,
dans son évolution, le tableau d'une fièvre qui se suspend trois
ou quatre jours pour éclater avec une nouvelle violence
(fièvre secondaire) ; mais d'ailleurs le délire, la prostration,
les congestions viscérales, établiraient une similitude presque
parfaite avec la fièvre typhoïde. Mais démasquez le tégument,
et toutes les analogies s'effacent à la vue de l'éruption. Or, s'il
en est ainsi, on conçoit toutes les difficultés du diagnostic
avant la production de l'éruption ; en effet, dans cette période
prodromique, il y a principalement des phénomènes de fébrilité ; ils dominent, on doit le reconnaître, les accidents dif-

férentiels propres à chaque espèce. C'est pourtant sur ces accidents subordonnés que nous devons porter notre attention.

Variole. — Les varioles régulières sont précédées de quelques symptômes assez caractéristiques pour qu'il soit possible de les soupçonner quelquefois. Si nous n'apprenons rien à nos lecteurs en leur indiquant, ainsi que tous les auteurs, les épistaxis, les vomissements bilieux, la douleur lombaire (*rachialgie*), nous espérons cependant leur être utile en leur recommandant instamment de ne jamais négliger de semblables indices. Vous avez affaire à un fébricitant, et, après une exploration minutieuse, vous ne trouvez aucune lésion d'organe ; il a un violent mal de tête et des épistaxis, mais sans gargouillement dans la fosse iliaque, sans ballonnement du ventre, sans bronchite ; en toute raison, pouvez-vous penser à une fièvre typhoïde ? Il vomit et n'a que très-incomplétement les signes de l'embarras gastrique ; pouvez-vous imaginer un embarras de l'estomac ; et d'ailleurs pareille fièvre accompagne-t-elle cette légère affection ? Enfin la douleur lombaire, même légère, n'est point, une courbature ; elle est trop fixe, trop localisée pour cela. En sorte que l'analyse de chacun de ces points vous rapproche, à chaque instant, de la vérité. Il est vrai que chacun de ces indices est peu significatif, mais ils acquièrent de la valeur par leur association, et convergent vers une unité morbide qui, n'étant pas une lésion d'organe, ne peut être qu'une fièvre. Si le malade présentait, par hasard, quelques vestiges d'une maladie antérieure, nous espérons bien qu'on ne les fera pas entrer en ligne de compte avec ces symptômes nouveaux tout récents et vivants d'actualité.

Si l'on rencontrait, fait moins commun qu'on ne le pense, une éruption pointillée ou d'un *rouge* uniforme dans la cavité buccale, on l'associerait aux symptômes précédents à titre de renseignement additionnel.

Au reste, il y a, à l'égard de la variole, des difficultés que nous ne prétendons pas nier, et nous voudrions que l'on jugeât moins sévèrement qu'on n'a coutume de le faire le médecin qui hésite et s'arrête en quelque sorte au seuil de ces cas ardus de diagnostic. Une chose est incontestable, en effet, c'est que, en présence de certains fébricitants, toute appréciation formelle et décisive est impossible. Pour aucun motif il n'est permis de dire qu'une variole va se développer. Mais là ne s'arrête pas le médecin clinicien ; s'il ne sait pas dire, C'est une variole, il vous dira fort bien, par contre, Ce n'est: ni une fièvre typhoïde, ni une pneumonie, parce qu'il y a dans l'état du fébricitant quelque chose qui répugne à ces hypothèses. Or, nous demandons si l'on peut faire autre chose ou mieux. Avoir posé comme règle de conduite l'attente, l'expectative, avoir inspiré le soupçon, est suffisant ; car il ne faut pas oublier que la clinique des fièvres est tout particulièrement le terrain du mobile et du variable.

Et maintenant que nous reste-t-il à ajouter ? Vous attendez, et ; vers le deuxième ou troisième jour, vous voyez apparaître à la face quelques rougeurs boutonneuses. Le diagnostic est établi : c'est une *variole* et vous pouvez ajouter une variole *discrète*. Si l'attente se prolonge jusqu'à quatre ou cinq jours, la variole sera *confluente*.

Mais ces cas sont trop faciles. Quelquefois, du deuxième au quatrième jour le délire éclate, le malade éprouve une oppression et une anxiété alarmantes. Alors la face et la peau se couvrent de taches sombres, rouges ou livides, fugaces, qui rétrocèdent et vous enlèvent l'espoir d'une éruption prévue. Que devez-vous penser ? Mais il est clair qu'il s'agit d'un *effort éruptif*, et, si vous avez le courage d'ouvrir la veine, vous verrez en peu d'heures une éruption confluente apparaître et le malade sortir de cet état d'oppression qui menaçait de l'emporter.

D'autres fois l'éruption se compose de fortes papules blanches, larges, étalées comme celles de l'urticaire. On ne peut douter que ce soit de la variole bien qu'insolite, aucune maladie ne présentant de semblables caractères.

L'éruption accomplie, le diagnostic est désintéressé dans la question de la variole. C'est à la clinique à enseigner la distinction de la *variole confluente* et de la *variole bénigne*, la différence des *éruptions papuleuses, siliqueuses, cristallines*, et enfin celle de la *varioloïde* et de la *varicelle*. Nous renvoyons

pour toutes ces questions aux traités de pathologie et aux
monographies spéciales.

Rougeole.— Chez les enfants, depuis l'âge de un à deux ans
jusqu'à 12 ou 14, on doit toujours penser à la rougeole, alors
même que le sujet en aurait déjà été atteint une ou deux fois.
Les épidémies commencent, à Paris particulièrement, au mois
de février, et se répètent plusieurs fois dans l'année.

Dans les cas réguliers, le petit malade commence par être
affecté d'une laryngo-bronchite, avec *toux férine*; les yeux
s'injectent et deviennent brillants et larmoyants; il y a des
éternuments et une fièvre plus ou moins forte. Souvent une
diarrhée muqueuse complète le tableau de la *fièvre catarrhale*
qui fait le fond de la rougeole. Si l'on pense à cette maladie,
on pourra, en examinant la bouche et la gorge, trouver des
plaques rouges, ou un pointillé, ou une rougeur diffuse, véritable *énanthème* prémonitoire. — Quelquefois le début est
beaucoup plus brusqué : l'enfant est grognon et fébricitant,
sans autre signe bien accusé; la nuit est agitée, et le lendemain l'éruption rubéolique, non prévue, se manifeste.

La rougeur des boutons est vive et claire, disposée en pointillé ou en petites plaques. Quelquefois papuleuse; la peau
est mince et souple. L'éruption se fait d'abord au dos, puis
elle s'étend. La fièvre s'apaise en 24 ou 48 heures; la toux
persiste assez longtemps; la diarrhée cesse; l'appétit et la
gaieté reparaissent. La convalescence est nulle ; mais on voit
persister longtemps aux avant-bras et quelquefois aux cuisses
des marbrures grises, ou bleues, ternes, ne s'effaçant pas sous
la pression du doigt, sortes *d'ecchymoses dermiques*. Rarement
desquamation furfuracée. Suites souvent graves, tendance à
la tuberculisation.

Scarlatine. — Ce n'est pas seulement une fièvre éruptive de
l'enfance; elle frappe fréquemment l'adulte. Elle règne par
épidémies, mais plus rarement que la rougeole; ces épidémies
sont de gravité variable, les unes bénignes, les autres meur-
trières; elles accompagnent, précèdent ou suivent des angines
simples, pultacées ou diphthéritiques.

L'éruption suit le début à un si court intervalle (48 ou 24 heures et quelquefois moins), qu'on a rarement l'occasion de présager la nature de la maladie pendant les prodromes. On doit la craindre quand un fébricitant a un violent mal de gorge, simple ou avec sécrétion pultacée, la langue d'un rouge vineux, comme vernissée, une sensation de picotement et de fourmillement à la peau et spécialement aux doigts, avec gonflement des mains et roideur des articulations. M. le professeur Trousseau a, dans ces derniers temps, insisté avec raison sur la fréquence extrême du pouls, qui monte dès le début à 130 et 140, même chez l'adulte. L'éruption est facile à distinguer de celle de la rougeole ; elle envahit médiocrement la face, mais couvre le dos, l'abdomen, les cuisses, de larges plaques d'un rouge sombre, framboisé, uniforme ; la chaleur est âcre et mordicante ; la peau a perdu sa souplesse, elle est dure, épaisse et fait corps avec le tissu cellulaire ; cet état d'induration, prononcé surtout dans le sens de la flexion des articulations, gêne les mouvements, et occasionne des plicatures à la peau. L'éruption n'a point la persistance de celle de la rougeole ; elle est fugace ; elle se déplace pour revenir dans le lieu primitivement occupé. La durée éruptive est très-variable : terminée, dans quelques cas, en 48 heures, l'éruption peut se reproduire à plusieurs reprises pendant huit jours ; nous l'avons vue se continuer par des rougeurs érythémateuses pendant trois semaines.

La scarlatine est encore reconnaissable à ses suites, lorsque l'éruption est passée. La desquamation par larges plaques est connue, mais nous devons surtout signaler comme moins appréciés les phénomènes suivants : persistance des fourmillements aux pieds et aux mains, quelquefois avec engourdissement et obtusion extrême de la sensibilité ; couleur violacée et livide de la peau ; chaleur locale, retour d'érythèmes, suivis à plusieurs reprises de desquamation foliacée ; enfin, persistance de l'induration du tissu cellulaire aux pieds, aux mains, au pli des articulations, à la partie interne des cuisses, aux fesses, aux épaules ; toutes les parties indurées sont douloureuses et gênent le décubitus. La fièvre persiste souvent longtemps. — Enfin d'autres symptômes plus éloignés, hématurie, albuminurie, anasarque, convulsions viennent encore aider à poser ce diagnostic rétrospectif.

Roséole, rubéole, éruptions intermédiaires. — Toutes les fièvres éruptives ne doivent pas être forcément comprises dans la dualité de la rougeole et de la scarlatine; de même que toutes les fièvres ne rentrent pas dans la fièvre typhoïde et la synoque. Il est des éruptions hors rang et qui ont à peine reçu des noms. Avec un appareil de fièvre éruptive, ces petites maladies aboutissent à une éruption insignifiante que l'on nomme *roséole, rubéole*, et que les auteurs allemands qualifient de *rötheln*. Sans gravité, non contagieuses, ces affection seraient insignifiantes, si on n'était pas exposé à les confondre avec la rougeole ou la scarlatine; en effet la forme de l'éruption et sa couleur sont assez variées pour faire penser tantôt à l'une, tantôt à l'autre de ces affections ; enfin elles ont quelquefois des caractères assez bizarres pour ne ressembler à rien de connu et de dénommé.

Éruptions additionnelles, variolous rash. Complication de fièvres éruptives. — On voit quelquefois l'éruption *pustuleuse* de la variole accompagnée d'une éruption *erythémateuse* claire ou sombre, pointillée ou disposée par plaques. Il est venu à la pensée de quelques médecins que c'était une complication de rougeole ou de scarlatine. Cette hypothèse anti-médicale se ruine elle-même par ses propres excès, car on a publié cette énormité d'un cas de *variole* accompagnée de *rougeole*, de *scarlatine* et de *purpura*.

De pareilles associations répugnent à l'esprit, car on ne conçoit pas qu'un malade puisse servir de terrain d'évolution à plusieurs maladies simultanées, ni que plusieurs maladies puissent se développer librement dans une économie dont elles doivent emprunter, pour s'exprimer ensemble, et les mêmes organes et les mêmes puissances fonctionnelles. Nous nous associons de tout cœur à M. le professeur Trousseau lorsqu'il juge la question dans les termes suivants : « J'avoue que je comprends peu comment des hommes graves, des médecins d'hôpital, qui occupent dans notre art une position éminente, peuvent tous les jours dire et imprimer que, dans les cas cités, la variole a été compliquée de *scarlatine*. Erreur déplorable de l'école anatomique, qui, ne jugeant une maladie que par une de ses manifestations extérieures, ne tient pas compte des éléments qui la constituent, éléments dont le faisceau représente l'unité morbide telle qu'on doit la concevoir (1). »

Lors donc que l'on voit s'associer à l'éruption variolique des rougeurs *morbilliformes* ou *scarlatiniformes*, on doit penser que ces érythèmes sont des expressions du virus varioleux, engendrées par la même action congestive qui produira ou qui produit les pustules, et rien de plus. Si l'on nous dit que cette éruption est antipathique à la variole, qu'elle s'oppose à la pustulation et en empêche la confluence, et que ces caractères témoignent d'un autre génie morbide, nous répondrons que ces raisons sont sans valeur; il est bien facile de comprendre, en effet, que l'effort variolique s'épuise dans cette efflorescence congestive, et qu'il peut demeurer incapable d'une pustulation confluente. Mais, d'ailleurs, si l'on suit l'évolution de ces éruptions, on ne tarde pas à perdre toute pensée de comparaison avec la rougeole et la scarlatine. Depuis longtemps notre observation personnelle nous a montré que les érythèmes qui accompagnent la variole n'ont point la marche des fièvres morbilleuse et scarlatineuse : elles durent plus longtemps, elles ont des décroissances et des retours alternatifs ; elles reparaissent dans la convalescence, et entretiennent alors ces suppurations intarissables, auxquelles on doit les marques profondes, les difformités, les ravages cicatriciels de la variole. Et, d'un autre côté, voit-on ces rougeoles ou scarlatines ajouter aux phénomènes de la variole le cortége de leurs accidents propres, fièvre catarrhale, angines, anasarque, etc. ? Jamais! Et il ne saurait en être autrement puisque ce sont de fausses rougeoles et de fausses scarlatines.

Nous n'admettons donc pas les complications de fièvres éruptives.

Dans ces dernières années, on a importé d'Angleterre la dé-

---

(1) *Clinique médicale de l'Hôtel-Dieu*, 2e édit., t. I, p. 30. Paris, 1863.

nomination de *rash* pour caractériser ces érythèmes concomitants de la variole et des autres fièvres éruptives. Il ne faut pas s'en laisser imposer par ce mot étrange ; il convient de lui conserver la signification modeste que Th. Dimsdale lui a donnée à l'origine (1772). Sous le nom de *variolous rash*, cet auteur entendait une *ébullition variolique*. Au reste il y a longtemps que le nom de *roséole variolique* est consacré par les autres médecins.

Parmi les auteurs modernes qui entendent la question comme nous, nous citerons particulièrement notre honorable collègue M. Delpech (1), M. le professeur Trousseau (2), M. le Dr Guéniot (3) et M. le Dr J. Alméras (4) qui, dans une thèse intéressante, a résumé toutes les connaissances actuelles sur ce sujet.

C. FIÈVRES INTERMITTENTES.

Sous cette dénomination on comprend toutes les fièvres qui naissent sous l'influence des conditions paludéennes, mais on aurait grand tort de croire qu'elles ont toujours le caractère de l'intermittence : en effet, si les unes ont une marche franchement *périodique*, d'autres sont *rémittentes*, d'autres enfin, à forme *continue (pseudo-continues)*, ne retiennent plus, comme caractère de leur classe, que la propriété d'être influencées par le quinquina, d'où le nom de *fièvres à quinquina*.

Dans les contrées marécageuses ou dans celles qui, sans présenter de *marais-type*, réunissent les *conditions maremmatiques* (F. Jacquot), on ne méconnaît aucun cas de fièvre intermittente. L'habitude qu'on a de les voir affecter les masques les plus divers les fait soupçonner partout, ét la prompte administration du quinquina achève un diagnostic fondé sur une simple présomption.

Les pays non marécageux ne voient pas naître primitive-

---

(1) *Gazette des Hôpitaux*, 30 mars 1858.
(2) *Clinique de l'Hôtel-Dieu*, 2e édition, t. I, page 300, Paris, 1864.
(3) *De certaines éruptions dites miliaires et scarlatiniformes des femmes en couches, ou de la scarlatinoïde puerpérale*. Thèse, Paris, 10 janvier 1862.
(4) *Des Rash ou exanthèmes scarlatiniformes confondus avec les scarlatines*. Thèse. Paris, 29 août 1862.

ment les intermittentes, et c'est à peine si, dans ces contrées,
l'esprit du médecin s'arrête quelquefois sur ce genre de
maladie; c'est un tort, car on a fréquemment à soigner des
accidents contractés dans une contrée paludéenne. Pas de
difficulté si le malade, intelligent ou instruit par le mal antérieur, vous renseigne bien ; difficultés quelquefois grandes
dans le cas contraire. On doit donc savoir reconnaître les fièvres intermittentes, sans le secours des commémoratifs.

Mais, s'il est important de reconnaître une fièvre intermittente quand elle existe réellement, il n'est pas moins essentiel
de ne pas considérer comme telle une maladie qui n'est pas
de cet ordre : c'est par ce point capital que nous commencerons le diagnostic.

Beaucoup de maladies simulent la fièvre intermittente, et
sont l'occasion de nombreuses erreurs de diagnostic. On peut
même affirmer que, dans les pays non paludéens, il se diagnostique plus de fièvres intermittentes sur des malades qui
n'en ont pas que sur ceux qui en sont réellement affectés ; en
sorte que tous les termes de la question sont pervertis et ren-
versés : tel phthisique est accusé de fièvre périodique, et prend
sans utilité du sulfate de quinine, parce qu'il a des accès ré-
mittents, et tel fiévreux à maladie réellement palustre est
traité comme chlorotique, cachectique, comme atteint d'affection de foie, etc.

Pour ne point errer dans une semblable recherche diagnostique, il faut bien connaître le *processus* et l'évolution des
fièvres de marais.

Les fièvres intermittentes n'affectent pas l'intermittence
tout d'abord : elles débutent en fièvre erratique ou continue,
et ne prennent que graduellement le caractère de la *périodicité*. C'est là un point capital de leur histoire. Il en résulte que,
par la force même des choses, il faut attendre un nombre
quelquefois considérable de jours, non pas pour se prononcer
sur une fièvre de cette nature, mais même pour la soupçonner. Aussi, une maladie qui se caractérise dès le début par des
accès périodiques doit, par cela même, être exclue de la classe
des intermittentes. Cette périodicité est un masque sous
lequel se cache une maladie d'un tout autre caractère.

Un autre fait important est relatif au type : la forme quotidienne n'appartient que très-rarement aux maladies paludéennes, au moins primitivement. Donc un malade ayant
une fièvre quotidienne doit être soupçonné de quelque maladie larvée, et non point d'une intermittente vraie.

Ces réserves faites, le diagnostic devient facile, au moins
pour les formes communes et d'intensité moyenne.

Si le malade est pris tous les deux jours, le soir ou le matin,
de céphalalgie, de frissons forts ou faibles, de courbature, de
fièvre ; si ces accidents se terminent au bout de dix ou douze
heures par de la sueur ou simplement de la moiteur, croyez à
une fièvre intermittente légitime. Dans le cas dont nous parlons, elle sera *tierce ;* s'il y avait deux jours d'apyrexie, elle
serait *quarte.* Les intervalles peuvent être moindres sans que
la maladie cesse d'appartenir à l'un de ces deux types ; c'est
quand les *accès* sont *doubles.* La fièvre est *double-tierce* lorsqu'il y a accès tous les jours ; alors le premier et le troisième
sont semblables par l'intensité et la durée ; le deuxième et le
quatrième se ressemblent ; la maladie paraît composée de
deux tierces chevauchant l'une sur l'autre. Dans la *double-
quarte,* il y a deux jours fébriles et un seul jour interca-
laire, etc.

Mais on ne doit pas oublier surtout les formes si communes
où la fièvre est rémittente et pseudo-continue ; c'est ici que la
sagacité du médecin doit être tout entière employée a reconnaître les faibles rémissions et les retours à peine accentués
des paroxysmes : là, en effet, se trouvent les éléments du diagnostic et le salut du malade. Enfin, n'oublions pas deux autres indices de la nature de la maladie, le gonflement de la
rate et l'heureuse action du quinquina.

Mentionnons encore les *fièvres larvées,* dans lesquelles un
accident non fébrile, une *douleur,* une *névralgie,* une *hémorrhagie* sont, par leur retour intermittent, les seuls indices d'une
fièvre réellement paludéenne.

Le diagnostic des *fièvres pernicieuses* est, de tous, le plus
important, car l'existence du malade est menacée dès le second accès, surtout quand la marche de la maladie est *sub-
intrante,* c'est-à-dire que les accès empiètent les uns sur les

autres. Nous n'avons qu'un mot à en dire. Dans les conditions où on peut soupçonner une fièvre intermittente, il ne
faut pas hésiter à le faire, en présence d'un cas d'*algidité*, d'*apoplexie*, de *choléra*, de *dyssenterie* et même de *pleurésie* ou de
pneumonie, formes sous lesquelles se manifestent le plus ordinairement les pernicieuses. On portera ce jugement ou, au
moins, on formulera ce soupçon si l'accident est inopiné, et,
s'il se présente en dehors des conditions où il se manifeste en
quelque sorte normalement ; ainsi, une attaque de choléra en
dehors de toute épidémie ou endémie, et indépendante de
toute cause de refroidissement ou d'écart de régime ; une attaque apoplectiforme chez un jeune homme, seront justement
attribuées à une fièvre pernicieuse, dans un pays palustre. Aucun inconvénient ne peut résulter de là ; le malade en sera
quitte pour une forte dose de quinquina, qui le guérira si le
diagnostic est juste, et qui ne compromettra pas son existence,
dans le cas contraire.

LIVRE PREMIER

MALADIES DE LA TÊTE ET DU SYSTÈME NERVEUX.

Sous cette dénomination, nous comprenons les maladies des centres nerveux crâniens et des méninges, et un certain nombre d'affections qui, sans se rattacher à des lésions spéciales du cerveau, sont cependant sous la dépendance du système nerveux, et qu'on ne pourrait d'ailleurs rapporter à d'autres organes : nous voulons parler de l'hystérie, de l'hypochondrie, de l'épilepsie; en un mot, d'un certain nombre d'affections qu'on appelle névroses.

Toutes ces maladies donnent lieu à des symptômes de deux ordres, et que nous appelons symptômes *immédiats* et symptômes *médiats*. Nous nommons immédiats ceux qui sont immédiatement et directement sous la dépendance, sous l'influence de l'encéphale, comme les troubles de l'intelligence, du sentiment et du mouvement, du sommeil, ou des troubles observables du côté de la tête elle-même; et par symptômes médiats, nous entendons ceux qui se montrent dans les différents organes ou appareils, ou dans l'ensemble de l'économie. Les symptômes immédiats sont ceux que, dans d'autres parties du corps, on nommerait symptômes locaux : ici, ils ne peuvent prendre ce nom, puisqu'ils se montrent le plus ordinairement loin du cerveau. Les phénomènes médiats sont de deux ordres, qui mériteraient d'être étudiés à part, si leur nombre était considérable. En effet, les uns sont localisés dans certains organes, et reçoivent le nom de symptômes éloignés. Les autres sont généraux, non localisés par conséquent; mais, comme ils sont peu nombreux, nous ne les séparerons pas les uns des autres. C'est à l'aide de ces symptômes de différents ordres, isolés ou réunis, qu'on peut arriver au diagnostic des affections cérébrales. On tire aussi quelques renseignements de l'habitude extérieure des malades. En conséquence, nous allons étudier successivement et dans autant de chapitres : les caractères fournis par *l'habitude extérieure du corps,* les *symptômes directs* ou *immédiats,* et les *symptômes indirects* ou *médiats, locaux* et *généraux.* Enfin, dans un chapitre accessoire, nous donnerons très-succinctement les caractères des maladies qui auront été étudiées par parties, si nous pouvons ainsi dire, dans les divisions précédentes.

CHAPITRE PREMIER

HABITUDE EXTÉRIEURE DU CORPS. — FACIES. — DÉCUBITUS.

Il y a souvent, dans les affections cérébrales, quelques manières d'être de l'ensemble du corps, qui fixent l'attention, qui frappent un médecin exercé, et le mettent, avant qu'il ait étudié aucun symptôme en particulier, sur la voie de l'affection à laquelle il a affaire. Ce sont ces apparences que nous nommerons, avec tous les médecins, l'habitude extérieure du corps.

Dans toutes ou presque toutes les affections lentes et chroniques, les malades peuvent se lever, marcher et vaquer plus ou moins à leurs occupations ; c'est ce qu'on voit particulièrement dans le ramollissement ; les épanchements chroniques, les produits étrangers, dans la folie, la démence, etc. Ils sont obligés de se coucher, dans les maladies aiguës, comme la congestion, la méningite, l'apoplexie, le delirium tremens. Mais ce qu'il y a de remarquable, c'est qu'ils se relèvent au bout de peu de temps, de moins de temps qu'il n'en faut pour la guérison spontanée d'une fièvre typhoïde par exemple, d'une pneumonie. Ainsi, on guérit rapidement d'une attaque de congestion, de delirium tremens ; une apoplexie légère tient le malade au lit huit, dix, quinze jours au plus. Il semble donc que ces affections oppriment les forces au lieu de les anéantir, comme font les maladies des autres organes.

Chez les malades couchés, le décubitus est variable. Dans

les maladies avec perte de connaissance, le corps est jeté sur
le lit comme à l'abandon ; les malades tombent quelquefois à
terre, surtout quand il y a des convulsions (éclampsie, méningite), circonstance qui ne se remarque dans aucune maladie aiguë des autres organes du corps, à moins qu'il n'y ait
une complication cérébrale. Souvent ils glissent vers le pied
du lit. Ceux qui souffrent de la tête d'une manière permanente se ramassent, se roulent sur eux-mêmes, se tiennent
sur un côté, les membres serrés contre le corps. Quelquefois
il y a une certaine roideur musculaire générale ; cela se remarque surtout chez les enfants affectés de méningite chronique et d'épanchement dans les ventricules, ou chez ceux
qui ont des tubercules cérébraux ; et, quoique ce caractère ne
soit pas pathognomonique, c'est un indice très-précieux pour
ceux qui ont l'habitude d'observer les enfants.

Les hydrocéphales aiment à avoir la tête plus basse que le
corps, ou bien soutenue de tous côtés, comme s'ils étaient
gênés par son poids ; ils la cachent souvent aussi dans leurs
oreillers.

, Les malades affectés de méningite chronique, de ramollissement, de lypémanie, passent des journées entières dans une
immobilité absolue, qui détermine, à la longue, des contractures des muscles et une position fixe et invariable de certaines articulations (fausses ankyloses).

La face est amaigrie, crispée, souffrante dans la méningite
chronique ; les traits sont dans un état d'expansion, les yeux
sont largement ouverts, la figure exprime l'étonnement et la
stupeur, dans les épanchements non inflammatoires ; elle est
rouge et injectée dans la congestion de la tête, animée avec les
yeux brillants et humides dans le delirium tremens ; quelquefois violette, souvent pâle dans l'apoplexie, quoique cette différence ne puisse pas servir à caractériser telle forme d'apoplexie plutôt que telle autre. On a signalé les alternatives de
rougeur et de pâleur de la face comme caractère différentiel
entre la méningite tuberculeuse et la méningite simple. Le
strabisme, le clignotement, le prolapsus des paupières, l'impossibilité de les élever sans relever en même temps le sourcil,
indiquent aussi des affections de tête.

L'expression de la face est très-variée et utile à consulter. Quelquefois elle révèle la colère, la fureur ; les malades ont l'air fâché, boudeur ; ils sont tristes, sombres : ordinairement dans ce cas ils refusent de répondre aux questions qu'on leur adresse. D'autres fois la physionomie est douce, affectueuse, exprime des sentiments tendres. Il y a des malades qui ont sur les traits une expression voluptueuse ou extatique. Chez ceux-ci les yeux sont hagards, chez ceux-là tous les traits sont immobiles et expriment l'indifférence ; chez d'autres enfin la figure est hébétée, stupide, idiote. Rien n'est plus utile pour le diagnostic de l'encéphalite que la disposition des traits ; il n'y a plus de pensée ni de mémoire, et la face, miroir fidèle de l'âme, n'ayant plus rien à retracer, à réfléchir, tombe dans un état d'immobilité, de dégradation qui fait peine à voir ; les traits sont lisses, les sillons et les rides disparaissent; il ne reste qu'un masque, qui ne vit plus que comme matière. Quelques malades rient et pleurent sans motif. Les hystériques ont souvent un clignement palpébral très-rapide et fatigant pour l'observateur. Il n'y a pas jusqu'à la couleur de la face qui ne serve quelquefois de signe ; souvent les apoplectiques, les déments, les aliénés, les malades affectés de ramollissement ont un teint jaune, blafard, uniforme.

Les changements de l'intelligence, du caractère ou de l'humeur des malades ont aussi une valeur diagnostique. Au début de beaucoup d'affections, mais surtout des méningites, les enfants perdent leur gaieté, cessent de jouer. Quelques malades deviennent faibles de caractère, ou brusques, emportés, d'une humeur inégale, difficile, tracassière ; d'autres deviennent doux et débonnaires. Ici l'intelligence s'affaiblit, là elle s'exalte ; la mémoire se perd. Le changement du caractère devra donc toujours faire craindre une affection cérébrale.

On reconnaît souvent, au premier abord, une maladie de cette espèce, quand les réponses deviennent brusques, brèves, monosyllabiques.

Les membres sont quelquefois immobiles, d'autres fois ils exécutent des mouvements variés ; si ces mouvements sont involontaires et ont lieu dans un état de somnolence, ils constituent la carphologie ou le crocidisme. Quelquefois les mains sont fermées convulsivement, ce qui constitue la contracture des extrémités, caractère qui appartient à diverses maladies, quoiqu'on ait voulu en faire un symptôme de l'induration du cerveau. Nous passons sous silence la paralysie, la contracture, les troubles de la sensibilité, qu'on peut apercevoir au premier abord, car nous devons étudier tous ces phénomènes avec détail.

La tête est quelquefois dans un état de mouvement ou d'oscillation continuels qui a une certaine valeur. Enfin la marche est caractéristique : un individu traîne une jambe; le bras et l'épaule du même côté sont pendants, ou l'avant-bras est soutenu par une écharpe; la paralysie du bras est plus prononcée que celle de la jambe : le malade est certainement hémiplégique, soit par hémorrhagie cérébrale, soit par toute autre cause.

M. Cruveilhier a signalé aussi l'incertitude de la marche, la titubation, comme phénomènes de prodromes de quelques genres de méningite et d'encéphalite commençantes. Il est donc toujours nécessaire de faire lever les malades et d'observer leur marche, quand on soupçonne une affection cérébrale; lorsqu'ils sont couchés, rien ne peut faire prévoir que la musculation est déjà compromise.

On remarque, d'un autre côté, que la respiration se fait irrégulièrement et qu'il y a souvent de longs intervalles entre deux respirations consécutives, les autres étant plus ou moins rapprochées. L'abdomen est plus ou moins excavé, en bateau; il y a des vomissements, de la constipation, des troubles du côté de l'excrétion de l'urine. Quelquefois la circulation est ralentie; si l'on trace des raies sur la peau avec les ongles, on voit ces raies rougir et conserver cette coloration pendant une demi-heure, une heure (Trousseau).

Parmi tous les accidents compris dans cette longue liste, il y en aura toujours bien un ou deux qui frapperont le médecin, quand il approchera du malade, et qui le forceront à concentrer son attention sur les centres nerveux. Aucun de ces caractères n'est pathognomonique, il est vrai, mais ce sont des renseignements précieux qui mettent d'abord sur la voie d'une affection cérébrale, et qui ensuite en signalent toujours

3.

une de préférence aux autres ; c'est alors au tour des autres symptômes à venir jouer leur rôle, en infirmant ou en confirmant la première idée qu'on a pu se faire sur la nature de la maladie.

Comme on le voit, il résulte des faits précédents que les affections cérébrales donnent toujours à la physionomie, à la manière d'être de tout le corps, un cachet particulier qui peut et doit frapper le médecin, et qui lui épargnera de longs tâtonnements, s'il veut bien se pénétrer de ces caractères et de leur importance. Mais, comme on a pu le voir aussi, il y a une grande variété dans ces phénomènes. Cependant ils se groupent et s'associent toujours dans un certain ordre, de sorte que l'on peut établir quelques types faciles à retenir, et que nous nommerons *types cérébraux*, comme nous nommerons plus tard *type cardiaque*, *type abdominal*, l'habitude extérieure du corps chez les malades affectés de maladies du cœur, de l'abdomen, etc.

Un des premiers est le type délirant. Les malades sont agités, furieux ; ils crient, vocifèrent, profèrent des injures ; la face est animée, les yeux sont brillants, injectés ; il y a des mouvements perpétuels des membres, une grande agitation ; la peau est chaude, rouge, couverte de sueur ; le pouls est fort, fréquent, agité ; on est obligé de retenir le malade par des entraves, autrement il se suiciderait ou se livrerait à des actes de colère, dangereux pour les autres personnes. Ce sont là les caractères des maladies aiguës, congestives, avec excitation.

D'autres malades ont du délire, mais tranquille : c'est le subdelirium, la typhomanie, propre aux légères congestions cérébrales, à la fièvre, etc.

Quelquefois la raison est conservée, mais le caractère est devenu tranchant, bizarre, les réponses sont brèves : premier degré du délire furieux.

Il y a des types tristes, lypémaniaques, celui de la démence, de l'imbécillité.

Nous distinguons aussi le type comateux, et enfin celui avec hémiplégie, paralysies diverses, etc.

Toutes les fois qu'on voit un malade présenter l'une quelconque de ces apparences, on peut et l'on doit, avant toutes choses, interroger les centres nerveux. De ce côté se trouvera toute la maladie ou au moins une complication importante d'une autre affection. Citons au moins un exemple à l'appui de ces remarques.

Nous avons eu longtemps sous les yeux, dans le service de M. le professeur Bouillaud, une jeune fille qui présentait un *type cérébral* marqué au plus haut degré. Toutes les parties du corps trahissaient une lésion du côté de la tête.

Cette jeune fille avait dix-huit ans ; elle était de grande taille, un peu voûtée ; sa tête se penchait en avant ; quand elle marchait, elle boitait de la jambe gauche, mais légèrement ; le membre était bien conformé, et la claudication était survenue depuis quelques mois et spontanément. Le bras gauche était habituellement rapproché du corps, l'avant-bras fléchi, les mains appuyées contre l'épigastre et fermées ; le pouce recouvert par les autres doigts, le poignet fléchi. La face était jaunâtre, immobile ; il y avait un peu de strabisme divergent et supérieur de l'œil gauche, prolapsus incomplet de la paupière supérieure ; légère déviation de la face à droite, se prononçant davantage quand la malade souriait ; pupilles dilatées ; intelligence faible, caractère doux ; air réfléchi, concentré ; indifférence pour les choses et les objets environnants ; légère surdité ; réponses faciles, mais hésitation dans la parole. Comme on le voit, rien ne manquait pour attirer l'attention sur une maladie cérébrale ; rien ne la caractérisait cependant. Néanmoins, sa marche et quelques autres accidents plus prononcés firent soupçonner une tumeur tuberculeuse du cerveau. La malade mourut, et le diagnostic fut trouvé exact. Nous aurons occasion de rappeler plus loin quelques autres phénomènes constatés chez cette jeune fille.

CHAPITRE II

SIGNES DIRECTS OU IMMÉDIATS.

Nous désignons sous ce nom les symptômes qui sont immédiatement sous la dépendance du système nerveux, et qui sont constitués, soit par des troubles des organes exclusivement affectés à ce système, comme les organes de la sensibilité et du mouvement, quel qu'en soit d'ailleurs le siége, soit par des modifications de l'intelligence, soit enfin par quelques phénomènes physiques locaux, tels que des altérations de volume et de forme de la tête, etc. Nous réservons, au contraire, le nom de symptômes *indirects* ou *médiats* à ceux qui se manifestent dans des organes affectés à des fonctions spéciales, distinctes des fonctions nerveuses proprement dites, comme les organes de la digestion, de la respiration, de la circulation. Un exemple fera comprendre facilement notre distinction. La paralysie musculaire est un symptôme immédiat ou direct, parce qu'elle affecte une fonction essentiellement nerveuse, et qu'elle frappe un organe qui ne sert pas à autre chose qu'à la manifestation des actes cérébraux ou cérébro-spinaux; un vomissement, au contraire, même lorsqu'il dépend d'une maladie de la tête, n'est qu'un symptôme médiat ou indirect : en effet, ce n'est qu'un acte secondaire et de deuxième main, si nous pouvons ainsi dire, car il ne se manifeste que par l'intermédiaire d'un organe qui a une fonction spéciale, la digestion, et qui ne sert pas à exprimer ou à traduire habituellement les fonctions encéphaliques. La distinction que nous établissons a une très-grande importance pratique, car il n'y a pas de comparaison à établir entre la valeur des symptômes de la première et ceux de la seconde espèce. Les symptômes que nous appelons indirects peuvent fournir des renseignements précieux, surtout au début des affections cérébrales; mais ils n'ont rien de caractéristique, et ils sont sans valeur quand ils ne sont pas associés aux symptômes directs, tandis que ceux-ci, même isolés, sont de la plus haute importance, et en réalité seuls caractéristiques des maladies du cerveau.

On doit diviser les symptômes directs en symptômes *physiques* et symptômes *fonctionnels*; l'importance de ces derniers nous engage à les étudier d'abord.

Art. I. — Symptomes fonctionnels.

On peut les diviser en plusieurs groupes, suivant qu'ils

affectent la *sensibilité générale,* les *organes des sens,* le *mouvement,* l'*intelligence,* le *sommeil.*

§ I. — Symptômes fonctionnels dépendants de la sensibilité générale.

La sensibilité générale peut être exaltée, abolie ou transformée en état morbide, c'est-à-dire devenue douleur. Celle-ci
peut être bornée à la tête où elle prend le nom de *céphalalgie,*
ou bien occuper différents points indéterminés du corps, et
constituer des *douleurs vagues.* Lorsque la sensibilité est seulement exaltée, qu'elle ne cause pas de douleurs spontanées,
et qu'elle ne s'éveille que par le contact d'excitants de diverses natures, on dit qu'il y a *hyperesthésie* ; lorsqu'elle est abolie, cela constitue l'*anesthésie ou l'analgésie.*

I. — DE LA DOULEUR DE TÊTE.

Synonymie. Céphalalgie, céphalée, migraine, hémicranie,
mal de tête, lourdeur, pesanteur de tête.

On donne ces différents noms à la douleur spontanée qui a
son siége à la tête.

Très-mal connue sous le rapport de son siége anatomique,
de sa nature, de ses causes immédiates, la douleur de tête
n'en est pas moins un symptôme précieux pour le diagnostic.
Il est vrai qu'elle se montre dans un si grand nombre d'affections, qu'on ne saurait en tirer aucun caractère utile si on
la considérait seule ; mais sa coïncidence avec d'autres symptômes lui donne une très-grande importance.

Les caractères de ce symptôme varient avec les causes qui
le font naître. La douleur qui le constitue est, suivant les cas,
générale ou localisée. Dans cette dernière circonstance, elle
peut occuper une moitié latérale de la tête (hémicranie), la
région frontale ou occipitale (céphalalgie frontale, sus-orbitaire, occipitale), le vertex, ou bien un seul point, quelquefois très-limité (clou, *clavus, ovum*). Elle a un degré d'intensité variable ; elle est aiguë ou sourde, passagère ou continue.
Les malades la peignent par mille comparaisons : pour les

uns, c'est une constriction ; pour les autres, des éclairs de
douleur ; pour ceux-ci, c'est une pesanteur, la sensation d'un
poids, d'un liquide qui se déplace et ballotte dans la tête;
pour d'autres, la tête est légère et comme vide. En général,
on réserve le nom de céphalalgie pour les douleurs aiguës et
fugaces, celui de céphalée pour la douleur sourde et chronique. Quelquefois la douleur est assez vive pour faire pousser
des cris aux malades. La tête a besoin d'être portée dans les
mains ou soutenue; les malades pressent le front ou les
parties douloureuses, l'appuient sur du marbre ou des corps
froids, etc.

Il est rare que la douleur de tête ne s'accompagne pas de
troubles du côté des organes des sens : bourdonnements, sif-
flements d'oreilles, dureté d'ouïe, etc.; la vue est plus ou
moins troublée, les pupilles dans un état de dilatation ou de
contraction anormale; il y a quelquefois diplopie, hémiopie,
crainte de la lumière ou affaiblissement très-fort de la vue ;
la sensibilité cutanée est plus ou moins altérée par de l'hyperesthésie ou de l'analgésie.

Les premières voies sont aussi troublées : la bouche est
mauvaise, la langue blanche ou chargée ; il y a dégoût pour
les aliments; quelquefois des vomissements bilieux, abondants et répétés.

Dans tous les cas, il y a un sentiment de malaise, de l'inaptitude au travail, le besoin de repos, de tranquillité; les
malades sont mieux couchés que levés ; ils désirent surtout le
silence ; les mouvements, l'ébranlement produit par les voi-
tures sont très-pénibles, et, s'il survient de la fièvre, elle augmente le mal de tête; les épistaxis le diminuent.

Après les accès douloureux, les malades ont de la courbature, sont maussades et ne se remettent qu'au bout d'un
temps plus ou moins long.

Causes et siége. Le point de départ de la douleur de tête
se trouve quelquefois dans la peau et les tissus sous-jacents;
d'autres fois dans les nerfs du cuir chevelu, dans les os, dans
les méninges, dans les centres nerveux eux-mêmes; dans le
plus grand nombre des cas, il est impossible d'en indiquer
précisément le point de départ : c'est cette forme, dont le

siége est indécis, qui reçoit plus particulièrement le nom de céphalalgie ; elle a été cependant localisée dans l'iris (Piorry), mais sans preuves suffisantes.

Maladies dans lesquelles on rencontre la douleur de tête.
Valeur diagnostique.

La céphalalgie se rencontre dans beaucoup d'affections des centres nerveux eux-mêmes, et aussi dans les névroses, dans les fièvres, dans les affections d'organes éloignés de la tête, dans les altérations du sang et divers empoisonnements. Nous allons, en conséquence, en étudier les caractères, la marche, la manière d'être, dans ces diverses catégories d'affections ; ce n'est que par l'étude comparative de tous ces cas que l'on pourra arriver, par voie d'élimination, à reconnaître qu'une céphalalgie a pour point de départ une maladie cérébrale proprement dite.

Un cas de douleur de tête étant observé, on doit rechercher si la douleur a son point de départ à la tête même, soit dans son intérieur, soit à l'extérieur, ou si elle ne dépend pas de quelque affection plus éloignée. Nous allons, en conséquence, passer en revue toutes les formes principales de la céphalalgie par cause locale d'abord, et par cause éloignée ensuite.

1° Douleur de tête par affection du cuir chevelu et des os du crâne.

Ces affections sont l'érysipèle, les névralgies et le rhumatisme du cuir chevelu, le clou hystérique, les maladies des os, les lésions syphilitiques du crâne, les lésions de quelques autres parties.

Érysipèle du cuir chevelu. Cette affection s'annonce d'abord par une douleur de tête ordinaire, semblable à celle qui accompagne la fièvre ; mais, au bout de quelque temps, et à mesure que se produit la tension congestive de la peau, la douleur change de caractère et devient tensive, gravative ; elle est tout à fait superficielle et devient très-vive par la pression ; le malade se retire et crie, comme quand on touche un phlegmon sous-cutané, et ce caractère attire alors l'attention vers la peau elle-même. On recherche alors s'il existe de l'empâtement œdémateux du cuir chevelu, de l'engorgement aigu, douloureux des ganglions cervicaux et sous-maxillaires; quelquefois on remarque une coloration rougeâtre au haut du front, et qui semble descendre du cuir chevelu, et une espèce de bourrelet formé, à la naissance des cheveux, par la peau tuméfiée, ou des stries rouges (angioleucite) sur le front lui-même; mais on ne doit pas s'attendre à rencontrer de coloration rouge du cuir chevelu, cette portion de la peau conservant toujours sa teinte blanche, dans toutes les formes de l'érysipèle.

Dans quelques cas, il y a absence de douleurs, et ce n'est que d'une manière accidentelle qu'on découvre l'érysipèle du cuir chevelu, ou par son extension au col, au visage, etc.

Névralgies du cuir chevelu. La cinquième paire (branches frontales, auriculaires), le nerf sous-occipital, sont fréquemment le siége de névralgies.

Les douleurs de cette espèce se montrent par accès; elles occupent à peu près constamment et d'une manière fort exacte une moitié de la tête (hémicranie), circonstance facile à comprendre par la distribution des nerfs. La douleur est superficielle; les malades sentent et disent très-bien qu'elle est au dehors de la tête et dans les parties molles; la pression l'augmente quelquefois, surtout dans certains points : au niveau du trou sus-orbitaire, au-devant de l'oreille, au-dessus de la nuque; en un mot, aux points principaux d'émergence des principaux rameaux nerveux, et quelquefois aussi, mais plus rarement, sur le trajet des nerfs (points douloureux, Valleix). Le caractère de la douleur varie. Le plus souvent elle consiste en élancements (éclairs, *fulgura doloris*) qui suivent le trajet du nerf affecté; ces éclairs de douleur se répètent quelquefois très-rapidement, d'autres fois à intervalles plus ou moins longs, et sont remplacés par une douleur sourde, obtuse, désagréable, ou par de l'engourdissement. Quand ils se rapprochent et se répètent fréquemment, on ne tarde pas à voir survenir des phénomènes d'excitation locale (fièvre locale); la peau rougit et devient chaude; la circulation des capil-

laires et même des gros troncs vasculaires semble se faire avec
plus d'énergie qu'ailleurs, et même que du côté opposé de la
tête ; les artères battent avec force et sont plus pleines, la
peau se couvre de sueur, les muscles voisins se contractent
involontairement, d'où le plissement du front, l'occlusion
des paupières, le clignotement. Il est rare qu'il n'y ait pas
des troubles de l'ouïe, de la vue.

Les malades éprouvent quelquefois des vomissements, des
phénomènes spasmodiques, des convulsions ; les douleurs
s'exaspèrent aussi jusqu'à produire le délire.

On voit souvent les névralgies changer de place et affecter
tantôt un nerf, tantôt un autre, ou seulement des parties ou
des branches différentes d'un même nerf ; ces douleurs sont
donc sujettes à se déplacer avec une grande facilité.

La marche en est continue ou exacerbante ; leur caractère
principal est de se manifester par accès, qui reviennent sans
cause connue et à des heures indéterminées, mais le plus
souvent cependant le soir et d'une manière périodique. Cette
périodicité est ordinairement quotidienne, double quotidienne,
et même à moindres intervalles, tandis que celle des fièvres
légitimement intermittentes, *larvées* sous la forme de névralgies, est généralement plus longue (tierce, quarte ; quotidienne seulement si la fièvre est double-tierce). Du reste,
même lorsque la maladie se prolonge, il ne se manifeste pas
d'autres accidents du côté des centres nerveux.

Il est rare que la maladie soit absolument bornée au cuir
chevelu ; elle présente presque toujours des irradiations dont
l'existence est utile pour le diagnostic. Quelquefois elle s'étend
à la face et à l'orbite ; alors on voit survenir une douleur plus
ou moins vive et quelquefois atroce de l'œil, du larmoiement,
de l'affaiblissement et des troubles de la vue, un clignotement
ou des soubresauts des paupières, le tic de la face, c'est-à-dire
des convulsions partielles, instantanées et douloureuses des
muscles du visage. D'autres fois la douleur occupe surtout le
pavillon de l'oreille, le conduit auditif externe, sans trace
d'otite ni d'écoulement ; quelquefois enfin elle s'irradie à la
partie latérale du cou, dans le plexus cervical superficiel.

Il est quelquefois utile pour le diagnostic de connaître la

cause de la maladie. Les névralgies reconnaissent pour causes l'insolation, le froid, les piqûres, blessures ou déchirures des nerfs, les affections des os, des dents, et souvent des accidents syphilitiques secondaires ou tertiaires.

En 1852, nous avons observé un cas de cette dernière espèce, dans le service de M. le professeur Bouillaud. Une femme de trente-deux ans se plaignait d'une douleur atroce dans le côté gauche de la tête et dans l'œil correspondant; la douleur était exacerbante et revenait par accès le soir; la malade avait été traitée pendant deux mois, et infructueusement, par les sangsues, les vésicatoires; elle avait perdu la vue, de cet œil seulement. A l'époque de son entrée dans notre service, elle avait : un peu de strabisme divergent, chute de la paupière supérieure, exophthalmie, dureté du globe de l'œil. On reconnut l'existence d'une tumeur du fond de l'orbite, et on lui attribua une origine syphilitique, en raison de l'existence de traces de périostoses sur les clavicules. L'iodure de potassium fit cesser les douleurs, le troisième jour; au bout de quinze jours environ, l'œil était rentré dans l'orbite, le strabisme avait disparu, la paupière était relevée, mais l'amaurose persistait. Dans ce cas, la névralgie hémicranienne avait été le phénomène dominant et celui qui avait attiré l'attention du côté d'une affection de l'orbite.

Rhumatisme du cuir chevelu. Le muscle occipito-frontal et ses annexes fibreuses peuvent être affectés de rhumatisme. Cette affection naît exclusivement sous l'influence du froid : on la remarque chez les personnes qui, ayant la tête habituellement couverte, se défont de leur coiffure; chez les femmes qui font couper leurs cheveux, chez les hommes qui se font raser la tête; quand on a été exposé, la tête en sueur, à un courant d'air, à la pluie, etc., etc.

La douleur est superficielle, générale, occupant à la fois les deux côtés de la tête, quelquefois plus forte en arrière ou en avant. Elle est sourde, contusive, rarement vive, sans élancements notables, semblable à une constriction. Elle augmente par la pression, quand on contracte les muscles des mâchoires; elle diminue notablement quand on tient la tête couverte et chaude. On a dit qu'elle augmente la nuit par la chaleur du lit, et qu'elle se trouve mal de la chaleur ; cela nous paraît inexact : l'expérience nous a appris que la chaleur produite par le feu, par les coiffures, calme cette espèce de céphalalgie, et tous les médecins savent qu'on guérit de cette affection les individus chauves, en leur faisant porter perruque.

Quelquefois elle accompagne d'autres rhumatismes.

Cette douleur est continue, non sujette à se montrer par accès comme la précédente ; elle n'est pas non plus limitée à un trajet nerveux ; elle ne s'accompagne pas de fièvre. Elle dure quelquefois très-longtemps.

Clou hystérique. Douleur très-bornée, qui occupe une étendue de la grandeur d'une tête de clou (*clavus*), d'un œuf (*ovum hystericum*), siégeant dans différents points de la tête, mais le plus ordinairement au sommet ou en arrière ; qui quelquefois occupe la peau, d'autres fois les muscles, et quelquefois semble tenir aux os eux-mêmes ; permanente ou passagère, tenant beaucoup de la douleur névralgique ; le clou hystérique est quelquefois le point de départ d'attaques convulsives. Symptôme important à considérer chez une femme soupçonnée d'hystérie, et qui n'a pas encore eu d'attaques de convulsions. Rechercher cependant, avant de lui accorder une grande confiance, s'il n'y a pas quelques-uns des autres phénomènes hystériques que nous décrirons plus loin.

Douleur syphilitique. Dans les accidents secondaires ou tertiaires de la syphilis, on voit survenir une céphalée particulière, qui dépend de lésions du tissu cellulaire, du périoste, des os, des méninges même, et qui quelquefois n'est qu'une simple névrose sans lésion.

Cette douleur est générale, ou au moins étendue, quelquefois avec un point plus spécialement affecté ; elle est gravative, rarement aiguë (céphalée) ; elle n'augmente généralement pas par la pression ; elle est plus profonde que les précédentes ; elle augmente la nuit et par la chaleur du lit, d'une manière bien évidente ; elle est permanente et à marche ascendante. On ne peut la méconnaître, s'il y a des tumeurs gommeuses, s'il survient des éruptions syphilitiques à la peau, des périostoses ; si l'on trouve le chapelet ganglionnaire (pléiade ganglionnaire, Ricord) de la région cervicale, des aines ; des traces de maux de gorge, l'alopécie générale sans douleur, ni inflammation, ni desquamation du cuir chevelu ; la teinte cachectique syphilitique, la perte du sommeil, des douleurs vagues dans le corps, qui ne sont ni des rhumatismes ni des douleurs ostéocopes (*Cachexie syphilitique*, thèse de Dumoulin, 1848) ; enfin, si elle cède aux préparations mercurielles ou iodurées.

Douleurs de tête par lésions diverses. Mentionnons, pour ne rien oublier, les irradiations douloureuses qui peuvent simuler la céphalalgie, et qui sont produites par le coryza, surtout avec extension dans les sinus frontaux, par les polypes des fosses nasales, l'otite, etc.

2° Douleur de tête déterminée par des lésions des centres nerveux.

La congestion et l'anémie cérébrales, la méningite, l'encéphalite, etc., donnent lieu à des douleurs qui ont leurs caractères propres.

(auc. Do sang m'y fong qi gravit. y. n'l'état normal.)

Congestion cérébrale sanguine. La congestion cérébrale donne lieu à une douleur de tête qui est sourde, gravative, plus ou moins forte et toujours étendue ou générale, et existant des deux côtés de la tête. Les malades sentent qu'elle n'est pas extérieure, mais intérieure ; ils disent que la tête est comme serrée ou comprimée, d'autres fois qu'elle leur semble grosse, comme remplie et près d'éclater. Il y a de la torpeur intellectuelle, une sorte d'engourdissement de l'intelligence, des vertiges ; les malades manquent de tomber. Il y a des phénomènes analogues à ceux que produit la constriction du col ou l'étranglement ; les artères de la tête battent avec force aux tempes, à la base du crâne ; les veines du cou, de la face, du front, sont gonflées, turgescentes, comme s'il y avait un obstacle à la rentrée du sang dans la veine cave

supérieure ; la figure est injectée, rouge, cramoisie, quelquefois baignée de sueur, gonflée, turgescente ; les yeux semblent
sortir de la tête ; les paupières sont à demi fermées ; les conjonctives sont rougeâtres, vascularisées ; quelquefois il s'y
forme des ecchymoses spontanées, de même qu'aux paupières. Il survient souvent des épistaxis qui soulagent les malades. La saignée guérit tous ces accidents. Troubles variés
des organes des sens.

Ces accidents sont quelquefois portés au point de produire
du délire, la résolution des muscles, des convulsions, etc. ;
mais la décroissance rapide des symptômes, après des évacuations sanguines, séreuses, ou de toute autre nature, indique qu'on n'a eu affaire qu'à une altération passagère des
centres nerveux.

Les causes aident aussi au diagnostic. La congestion survient chez les individus pléthoriques, chez ceux surtout qui
ont été soumis à l'insolation, au feu des fourneaux, à une
chaleur intense, qui ont fait de violents efforts, qui ont une
affection du cœur, chez lesquels l'estomac est trop rempli,
chez ceux qui ont fait des excès de boissons, qui ont pris des
stupéfiants (belladone, opium, etc.).

Anémie cérébrale. Il n'y a pas un individu anémique ou
chlorotique qui n'ait de la céphalalgie ; mais l'anémie du
cerveau surtout la présente à un haut degré. A la suite d'une
grande hémorrhagie ou d'une abondante saignée chez un individu déjà faible, si le malade cherche à se lever, il ne tarde
pas à tomber en syncope (anémie du cerveau) ; et, lorsqu'il
est revenu à lui, il se plaint ensuite pendant longtemps
d'une douleur de tête sourde, obtuse, profonde, sans siége
précis, et qui diminue par le repos horizontal et par la reproduction du sang. Beaucoup de médecins ont la funeste habitude de considérer toute céphalalgie comme un phénomène
d'excitation, d'irritation cérébrale, et de lui opposer la saignée ; il en résulte que, dans les cas semblables à celui qui
nous occupe, ils redoublent les accidents au lieu de les amender.

Méningite. La congestion étant quelquefois le premier degré de la méningite, on peut voir au début de celle-ci les accidents décrits plus haut, mais c'est cependant un cas rare.

Dans la méningite simple, les malades, les enfants particulièrement, se plaignent de douleur sus-orbitaire, occipitale ou même générale. Légère d'abord et ne produisant que de l'abattement, elle augmente rapidement ; elle devient continue, exacerbante, et fait pousser des cris au malade, qui croit sentir la tête serrée circulairement par un lien ; on sent quelquefois des battements artériels ; yeux à demi fermés, abattus, quelquefois un peu injectés ; pas de turgescence du visage ni des vaisseaux, comme dans la congestion ; un peu de rougeur de la face ; la tête est chaude, brûlante, le reste du corps étant à une température modérée ou un peu au-dessus de la normale (différence avec la fièvre typhoïde).

Vomissements, surtout au commencement ; délire, constipation, fièvre modérée.

Ces accidents ne durent que peu de temps, et font place à des phénomènes de compression cérébrale.

Dans la méningite simple, accidents plus rapides. Dans la méningite tuberculeuse, accidents quelquefois assez lents et susceptibles d'amendement. La méningite chronique est tellement rare, qu'on ne saurait signaler ses caractères sous le rapport de la douleur. C'est surtout dans la méningite de la convexité des hémisphères que prédomine le phénomène de la douleur, tandis que dans la méningite de la base on voit surtout des phénomènes de somnolence

Méningite cérébro-spinale épidémique. Quelquefois les malades sont frappés avec une telle violence, qu'ils succombent en quelques heures, sans qu'il soit possible d'analyser les phénomènes qu'ils présentent. Quand la marche de la maladie est plus lente, il y a parmi les prodromes une céphalalgie plus ou moins intense, et quand l'affection est confirmée, une rachialgie parfois sourde, mais ordinairement violente, déchirante, surtout à la région cervicale. On remarque aussi de la roideur convulsive des muscles de la nuque, une sensibilité exagérée de la peau, etc., etc.

Encéphalite. L'encéphale, insensible dans l'état sain à toute espèce d'excitation ou de lacération, et destiné à percevoir les impressions douloureuses portées sur les autres organes, ne paraît pas être en état de ressentir les lésions de sa propre substance, et cela se conçoit assez bien. Nous ne comprendrions pas, en effet, qu'un organe naturellement insensible pût s'élever, par le fait d'une maladie, à l'état d'organe sensitif; et, d'un autre côté, il serait aussi fort singulier qu'un organe dont la structure s'altère pût conserver ses fonctions particulières. Pour ce double motif, il n'y a pas de probabilité que l'encéphalite puisse se traduire par le phénomène douleur, et, si cela a lieu, ce ne peut être que dans les encéphalites au début, ou dans celles qui se compliquent de la lésion de quelque autre partie réellement sensible, comme les méninges (Flourens).

L'observation apprend en effet que l'encéphalite pure, partielle, superficielle, centrale, de la voûte à trois piliers, etc., est tout à fait indolente; que l'encéphalite générale est quelquefois douloureuse, mais surtout quand elle est superficielle, quand elle est à la période congestive et qu'elle s'accompagne d'un degré marqué de méningite.

La forme la plus commune d'encéphalite, celle qu'on appelle communément ramollissement du cerveau, étant presque toujours superficielle et accompagnée de méningite, la douleur est un élément nécessaire de la maladie. Cette douleur est alors permanente, d'une très-longue durée, toujours fort limitée, et elle s'accompagne de troubles de l'intelligence et de la sensibilité que nous décrirons plus loin (V. *Paralysie*); aussi M. Calmeil a-t-il pu dire « qu'une céphalalgie « locale et permanente est le phénomène le plus constant « des affections cérébrales et mentales. » Sans nous étendre sur ce sujet, nous ajouterons qu'on peut dire de ces douleurs dans l'encéphalite, ce que nous dirons de ce même symptôme dans la fièvre typhoïde, dans la péricardite, etc. (Voyez le mot *douleur* dans les maladies du cœur et dans celles de l'abdomen).

Nous ne ferons pas ressortir la difficulté qu'il y aurait à distinguer le clou hystérique de la douleur locale du ramollissement du cerveau, si l'on ne prenait pas en considération les symptômes concomitants.

Hémorrhagie cérébrale. Apoplexie sanguine. L'hémorrhagie cérébrale a plusieurs variétés distinctes, et occupe des siéges divers ; de là résultent des différences dans ses symptômes.

Chez quelques malades, l'hémorrhagie résulte d'un effort, d'un molimen hémorrhagique, et est, par conséquent, précédée de congestion sanguine ; dans ces cas, la turgescence de tous les vaisseaux intracraniens et encéphaliques donne lieu à une douleur semblable à celle que nous avons décrite plus haut.

D'autres fois, l'hémorrhagie cérébrale est l'effet d'un ramollissement inflammatoire ou sénile, et résulte de la déchirure de la pulpe cérébrale et des vaisseaux qui la traversent ; l'hémorrhagie est alors précédée des symptômes de l'encéphalite : douleur localisée, permanente, obtuse, troubles de la sensibilité, de l'intelligence, etc., et suivie des mêmes symptômes.

Mais, dans le plus grand nombre des cas, il faut le reconnaître avec M. le professeur Bouillaud, l'hémorrhagie cérébrale est un phénomène mécanique résultant de la rupture des vaisseaux par suite de l'altération de leurs parois. Le plus souvent, ce sont des artères de moyen volume, dont les parois indurées, envahies par une sorte d'ossification, ont perdu leur élasticité, qui viennent à se rompre. On peut penser aussi, mais on n'en a pas la démonstration, que des veines se déchirent quelquefois. Dans ces cas, l'hémorrhagie se produit rapidement, brusquement, sans symptômes antécédents ou précurseurs, et, par conséquent, sans céphalalgie.

Quand l'attaque apoplectique a lieu, des symptômes variables se manifestent suivant le degré de l'affection.

Dans l'apoplexie *faible*, il y a seulement vertige, étourdissement, perte passagère de l'intelligence, du sentiment et du mouvement, et quand l'intelligence revient, les malades ont la tête *étonnée*, suivant leur expression ; quelquefois, mais passagèrement, un peu de céphalalgie, et l'on observe un trouble ordinairement localisé de la motilité. Dans l'apoplexie *moyenne*, perte de connaissance plus ou moins longue, et, après le retour de l'intelligence, lourdeur de tête, pesanteur, obtusion de toutes les facultés, pas de douleur vive. Il n'est pas rare de voir survenir de la congestion cérébrale et de la fièvre, et alors de la douleur, mais c'est passager. L'apoplexie *forte* (Rostan), tuant les malades en peu d'heures, sans qu'il y ait retour des facultés; on ne sait rien sur les troubles de la sensibilité dans ce cas.

Dans l'apoplexie intra-ventriculaire, et dans l'hémorrhagie méningée des adultes ou des vieillards, même absence de douleur. L'hémorrhagie méningée des jeunes enfants, à l'époque de la dentition (de dix mois à deux ans), ne paraît pas non plus en être accompagnée au début (Legendre), mais il survient de la douleur dans la deuxième période, ou période d'hydrocéphalie, laquelle présente alors bien plutôt les caractères d'une affection inflammatoire ou congestive que ceux d'une affection simplement hémorrhagique.

En résumé, l'hémorrhagie cérébrale ne détermine pas de douleur par elle-même; il n'y en a que quand elle est précédée, accompagnée, suivie de congestion, de ramollissement, etc.

Ce fait est très-important à prendre en considération au point de vue du pronostic et du traitement. Un homme est frappé d'apoplexie, et ne se plaint pendant plusieurs jours que d'une douleur insignifiante, ou même il n'en ressent pas du tout ; puis on voit survenir, brusquement ou lentement, une douleur intense, opiniâtre, localisée ou générale; on doit penser alors que c'est le résultat d'une complication ; qu'il s'est formé de l'inflammation, méningite, encéphalite, ramollissement, suppuration, autour du foyer apoplectique, et cette complication vient rendre le pronostic extrêmement grave. Cette douleur est ordinairement le phénomène précurseur d'un certain nombre d'autres accidents qui ne laissent aucun doute sur la nature de la maladie intercurrente ; c'est ainsi qu'on voit se produire du délire, des convulsions, de la contracture, des vomissements, etc., tous phénomènes étrangers à la simple hémorrhagie.

Apoplexie séreuse, hydrocéphalie aiguë, chronique. Kystes séreux du cerveau, des méninges, œdème cérébral. On a fréquemment observé chez les adultes et chez les enfants une espèce d'hydrocéphalie de la cavité arachnoïdienne, qui a été parfaitement décrite par M. le docteur Legendre. Chez les enfants, à l'époque de la dentition, il se fait assez rapidement une hémorrhagie dans la cavité de l'arachnoïde, d'un seul côté du crâne ; le liquide n'est pas du sang pur, mais un liquide sanguinolent, contenant très-peu ou point de caillots. Ce produit s'enkyste, soit par la coagulation de la fibrine qu'il renferme, soit par la formation de produits d'exsudation plastique ; mais, au lieu de se résorber, il s'accroît et devient de plus en plus séreux. Dans la première période, absence de douleur ; dans la deuxième, phénomènes de compression et douleurs qui se traduisent par des cris nocturnes, quelquefois très-prolongés. Les mêmes accidents ont été observés chez les adultes.

Chez beaucoup d'enfants et de jeunes gens, chez des adultes même, on voit survenir dans la convalescence de diverses maladies (fièvres graves, scarlatine, maladie de Bright, phthisie), des épanchements séreux qui se forment d'une manière lente dans les méninges ou dans la cavité des ventricules, et qui ne s'accompagnent pas de traces sensibles d'inflammation. Cette hydropisie, qui ramollit, délaye en quelque sorte la pulpe cérébrale, et qui, de plus, comprime et distend le cerveau, se traduit par des douleurs de tête que les malades indiquent en portant fréquemment la main à la tête, en se plaignant doucement, mais d'une manière continue, ou en poussant des cris prolongés, lents, qu'on a nommés avec juste raison, selon nous, cris hydrencéphaliques (Coindet). L'aspect des malades, joint à ces cris, est souvent caractéristique : ils sont généralement sans fièvre, couchés sur le côté ou le dos, la tête enfoncée dans les oreillers ; la face est immobile, sans expression, les yeux à demi fermés, la bouche ouverte, quelquefois très-largement, au point qu'on voit jusqu'au pharynx. Il n'y a ni paralysie du mouvement, ni troubles de la sensibilité, mais un état de résolution générale ; quelquefois on observe de la contracture des

muscles du col ou un renversement de la tête en arrière ;
évacuations involontaires ou rétention d'urine et des matières
fécales. Ajoutez à cela les cris hydrencéphaliques, les mains
portées à la tête, pas de chaleur du front, et vous aurez le tableau des épanchements séreux, non inflammatoires, chroniques, du cerveau.

Mêmes phénomènes dans les kystes séreux du cerveau. Nous
avons trouvé, mon frère et moi, chez un jeune homme présentant ces symptômes, une hydatide solitaire, du volume
d'une orange, dans l'hémisphère gauche du cerveau ; il y
avait un peu d'hémiplégie droite.

Phénomènes de la même nature, ne différant que par la rapidité, dans l'hydropisie aiguë, rapide, des centres nerveux,
et dans l'apoplexie séreuse, ainsi que dans l'œdème aigu du
cerveau.

Hypertrophie du cerveau. La céphalalgie est un des caractères les plus importants et les plus constants de cette affection ; elle est violente, continue, et présente des exacerbations
dans lesquelles les malades poussent des cris inarticulés, continuels. Phénomènes de compression se traduisant par l'obtusion, l'abolition de l'intelligence ; attaques convulsives épileptiformes, à peu près constantes (Magendie, Calmeil, Grisolle).
Pas de paralysie ; durée ordinairement longue de la maladie ;
enfants, jeunes gens ; travail des préparations de plomb ; difficulté extrême à distinguer ce cas des hydrocéphalies.

**Produits étrangers, inflammatoires. Abcès, Kystes
purulents.** Souvent sans douleur, quand ils sont centraux :
douloureux, quand ils sont au voisinage des méninges ;
le plus ordinairement impossibles à diagnostiquer, quelquefois parce qu'ils ne déterminent que peu de symptômes,
d'autres fois parce que leurs symptômes sont anormaux.

**Produits étrangers non inflammatoires. Masses tuber-
culeuses, cancéreuses, hydatides, échinocoques, tumeurs
fibreuses, fibro-plastiques.** La plupart du temps, ces produits ne déterminent pas d'accidents, et on ne les constate
qu'à l'ouverture du crâne. En général, lorsqu'ils sont dans

la pulpe cérébrale et qu'ils n'ont déterminé aucun travail périphérique, ils sont latents ; ils se traduisent au contraire par des douleurs variées, mais ordinairement localisées, lorsqu'ils sont au voisinage des méninges, ou qu'ils ont donné lieu à de la congestion, à de l'inflammation de la substance cérébrale et de ses enveloppes dans leur voisinage.

On peut croire à l'existence de produits de cette espèce s'il survient de temps à autre de la congestion et de la douleur de tête, s'il y a quelquefois des convulsions, surtout épileptiformes, des paralysies bornées et incomplètes du sentiment et du mouvement, des troubles légers de l'intelligence. Il y aurait encore plus de probabilités si l'individu était décidément tuberculeux, cancéreux, etc. (Voy. *Paralysie*).

Céphalalgie nerveuse. Enfin, après toutes les affections cérébrales que nous venons d'étudier, il y en a encore une qui ne se révèle par aucune lésion anatomique, que nous pourrions nommer névrose du cerveau, et dont le caractère unique est la douleur.

La céphalalgie purement nerveuse, qu'on nomme migraine, ne consiste ni en une congestion ni en une anémie du cerveau ; elle ne paraît siéger ni dans les nerfs, ni dans les téguments, ni dans les os, ni dans le cerveau lui-même, et cependant c'est une affection cérébrale, car elle n'a son point de départ dans aucun organe de l'économie. M. Piorry a voulu, il est vrai, la localiser dans l'iris, mais ce n'est qu'une simple présomption, sans démonstration rigoureuse.

La céphalalgie vraie est commune chez les individus nerveux, impressionnables, surtout chez les femmes. Elle se manifeste à l'occasion d'une crainte, d'une peur, d'une contrariété. Les odeurs vives, même agréables, la lumière trop éclatante, la fatigue, les efforts, les cris, l'action de chanter, les efforts pour vomir, les mouvements communiqués au corps par un bateau, etc., etc., la font naître ; de même aussi le séjour trop prolongé au lit, le séjour dans un lieu trop étroit où l'air se renouvelle mal, la constipation, etc., en sont les causes.

Vive, pénible, sus-orbitaire surtout, sans fièvre, mais avec chaleur plus ou moins forte à la tête, pesanteur, étourdissements, éblouissements, troubles de la vue, de l'ouïe, peu durables, de quelques heures à un jour ou deux, sans aucun trouble important des autres organes, à l'exception de l'inappétence ou des vomissements : telle est la céphalalgie simple ou nerveuse.

Tant qu'elle n'a que ces caractères, on ne doit pas s'en inquiéter, surtout chez les femmes. Chez l'homme, sa présence, et surtout sa persistance, doivent davantage éveiller l'attention.

3º Douleur de tête dans les névroses.

Sous le nom de névrose, nous entendons toutes les affections nerveuses sans lésions appréciables ou au moins constantes dans les centres nerveux, telles que l'hystérie, l'épilepsie, l'hypochondrie, la chorée, la rage, le tétanos, le délire nerveux, l'éclampsie, la catalepsie, etc.

Dans l'**Epilepsie**, la douleur de tête n'existe pas habituellement en dehors des accès, à moins que l'affection convulsive ne dépende elle-même d'une lésion cérébrale, comme une tumeur, une méningite, etc. Quelquefois elle se manifeste comme prodrome prochain ou éloigné, et les malades sont avertis par ce symptôme de l'imminence de l'attaque; quelquefois alors elle est générale; d'autres fois elle siège dans un seul point de la tête. Le mal de tête est au contraire constant après l'attaque, et dure plus ou moins longtemps.

Hystérie. L'existence du mal de tête, avant et après les accès et dans leur intervalle, est, au contraire, la règle chez les hystériques. Ce symptôme est précieux pour établir le diagnostic, surtout lorsqu'il n'y a pas de convulsions à proprement parler La céphalalgie est quelquefois générale et sans caractère spécial ; quelquefois c'est une névralgie, d'autres fois une simple pesanteur ; quelquefois aussi c'est une congestion cérébrale, d'autres fois enfin, le *clou hystérique.* De plus, on a remarqué que la céphalalgie hystérique est au moins aussi souvent occipitale que frontale (Briquet, Bezançon). Nous avons vérifié l'exactitude et par conséquent l'importance

4.

de ce fait. En conséquence, une céphalalgie habituelle, générale, locale, limitée à un seul point, souvent occipitale, chez une femme nerveuse, sujette aux vapeurs, aux spasmes, à des douleurs vagues, au gonflement épigastrique, à la boule, etc., est un symptôme hystérique.

Les **choréiques** ont rarement de la céphalalgie.

Les **hypochondriaques** y sont extrêmement sujets.

Les accès d'**hydrophobie**, et même les premiers accidents de la rage, sont précédés de céphalalgie.

On n'a pas mentionné ce phénomène d'une manière assez particulière dans les autres névroses pour que nous nous y arrêtions.

4° Douleur de tête dans les maladies générales.

La **fièvre** et les **fièvres**, les **fièvres éruptives, intermittentes** sont toujours, ou presque toujours précédées et accompagnées d'une céphalalgie particulière. Cette douleur est générale, vague, mais principalement sus-orbitaire, intense, accompagnée d'un léger degré de congestion vers la tête; des épistaxis l'accompagnent ou la terminent fréquemment.

La céphalalgie d'un *accès de fièvre* se termine avec cet accès, et ne laisse qu'une douleur plus ou moins obtuse.

Celle de la *fièvre typhoïde* est un des premiers accidents de la maladie; elle commence quatre, six, huit jours même avant la fièvre, et quand celle-ci survient, la céphalalgie persiste et augmente; des étourdissements, le délire même se manifestent, la diarrhée s'établit, sans que ce symptôme, si pénible pour les malades, se soit amendé. C'est quelquefois le seul dont ils se plaignent. Il ne se dissipe guère que dans la deuxième période, quand la guérison doit avoir lieu, et, au contraire, il persiste lorsque l'affection s'aggrave. En conséquence, une céphalalgie prolongée, persistante, avec fièvre prolongée aussi, perte des forces, et absence de symptômes de méningite ou d'autre affection cérébrale, sont de précieux indices de l'affection typhoïde. Nous ne connaissons qu'un seul remède qui apaise cette céphalalgie intense, c'est la saignée; une seule la calme, plusieurs la font disparaître entièrement.

Dans le cours de cette affection, la douleur de tête s'apaise tardivement, mais ne reparaît presque jamais. Si elle revient vers le déclin des accidents, il y a lieu de craindre une complication : retour de la fièvre et des accidents intestinaux, pneumonie, mais surtout méningite ou suffusion séreuse dans les ventricules du cerveau ou les méninges.

Dans la _fièvre intermittente_, la céphalalgie ne se manifeste qu'au moment de l'accès; son retour en indique aux malades l'apparition. Quand un malade ne peut préciser s'il a une fièvre ou des accidents périodiques, on doit toujours rechercher s'il ne se manifeste pas du mal de tête à des heures déterminées. C'est très-souvent par la céphalalgie que le médecin peut faire rétrospectivement le diagnostic de la fièvre en général et de la forme intermittente en particulier.

Nous rappelons qu'il y a une forme de fièvre pernicieuse qui a reçu le nom de céphalalgique, et dans laquelle la douleur est très intense et constitue le phénomène dominant.

La céphalalgie des _fièvres éruptives_ ressemble, pour sa persistance, à celle de la fièvre typhoïde, mais elle cesse aussitôt que l'éruption se fait. Si elle persiste néanmoins, c'est un signe de fâcheux augure, indiquant une éruption incomplète, avortée, ou une complication.

5° Douleur de tête dans les maladies des différents organes.

La douleur de tête est un phénomène qui se manifeste dans un si grand nombre de maladies de divers organes, plus ou moins liés par sympathie avec les centres nerveux, que nous ne pourrions indiquer tous les cas où elle se présente. Nous dirons cependant qu'elle se montre très-fréquemment dans les affections de l'estomac et du tube digestif, surtout quand elles sont aiguës.

L'indigestion simple détermine une douleur de tête quelquefois atroce, mais peu durable; l'embarras gastrique, une lourdeur habituelle de tête; l'embarras gastrique aigu fébrile, des symptômes céphalalgiques semblables à ceux de la fièvre typhoïde, de sorte qu'il est très-souvent difficile, impossible même de distinguer ces deux affections l'une de l'autre. — La diète, les vers, la constipation, donnent aussi lieu au mal de tête; et, au contraire, ce symptôme est rare dans les affections chroniques, comme le cancer de l'estomac, le ramollissement de la muqueuse ou des parois de l'organe. Les individus gastralgiques ou dyspeptiques ont aussi du mal de tête, mais le plus souvent déterminé par l'état général de la constitution résultant de la gastralgie elle-même ou de la dyspepsie.

Rien de particulier à noter pour les maladies des poumons et du cœur; absence de céphalalgie en général, à moins qu'il n'y ait fièvre ou congestion cérébrale.

Souvent cet accident se montre dans les affections de l'utérus.

6º Douleur de tête dans les altérations du sang.

C'est un symptôme possible de la pléthore, et un résultat certain de la chlorose et de l'anémie.

Dans ces cas, la douleur est extrêmement variable, non-seulement chez les divers malades, mais chez la même personne. Elle varie en intensité et en durée, mais se reproduit cependant toujours de temps à autre; et elle varie surtout pour la nature et le siége. Tantôt elle consiste en une céphalalgie vraie, tantôt en une névralgie, quelquefois en une anémie du cerveau, et d'autres fois elle est constituée par des accès de congestion ou de pléthore locale; elle présente du reste la même mobilité de nature et de manière d'être que tous les autres symptômes de ces deux affections.

7º Douleur de tête dans les empoisonnements.

Il y a deux sortes d'empoisonnement, l'un aigu, l'autre chronique; à la première espèce apppartiennent les empoisonnements par les poisons ou toxiques proprement dits, comme les narcotiques, les excitants du système nerveux et musculaire, les hyposthénisants, etc. (opium, belladone, arsenic, sulfate de quinine, strychnine). A la seconde, les intoxications par des substances qui n'agissent qu'à la longue, comme l'alcool, le plomb. — Dans l'une et l'autre espèce, la céphalalgie est un indice de l'intoxication accomplie, c'est-à-dire de l'absorption du poison et du commencement de son action sur l'économie.

Dans l'empoisonnement aigu, où il n'y a pas d'absorption (espèce, d'ailleurs, fort contestable d'empoisonnement), l'action se passant exclusivement dans l'estomac, il n'y a pas sensiblement de phénomènes cérébraux, au moins au début; ces accidents ne surviennent que plus tard, et par suite d'une réaction sympathique vers le cerveau par le développement de la fièvre. Mais dans les véritables empoisonnements, c'est-à-dire par absorption, la céphalalgie est bien plus constante et plus prompte. Elle se manifeste surtout quand la substance a une action sur le système nerveux. Aussi l'observe-t-on constamment dans l'empoisonnement par les narcotiques ou par les excitants du système nerveux, tels que l'opium, la belladone, la ciguë, les solanées vireuses, l'alcool, la strychnine, le sulfate de quinine, etc.; tandis qu'elle est rare, au moins primitivement, dans l'empoisonnement par l'arsenic, les antimoniaux, les mercuriaux, etc.

Dans les empoisonnements lents, comme ceux déterminés par l'habitude de l'opium, par le plomb, l'alcool, etc., la céphalalgie est à peu près constante.

Dans l'intoxication saturnine, la céphalalgie est ou un simple symptôme de cachexie, ou un des premiers accidents de l'encéphalopathie, ou de l'épilepsie. C'est aussi un phénomène qui précède quelquefois de longtemps les attaques du *delirium tremens.*

En résumé, la céphalalgie est un phénomène commun à un très-grand nombre de maladies, mais important néanmoins par ses caractères, sa nature, sa marche, sa coïncidence avec d'autres symptômes.

La douleur de tête est rhumatismale, névralgique, congestive, anémique; c'est quelquefois une simple névrose.

Chacune de ces formes se présente dans les maladies les plus différentes; et une même maladie peut donner lieu à toutes ces formes diverses de douleur.

Quand un malade présentera le phénomène céphalalgie comme symptôme dominant, on cherchera à reconnaître :

Si la céphalalgie réside dans les enveloppes extérieures de la tête, dans le crâne, dans les parties plus profondes, ou si c'est une douleur de siége indéterminé (migraine proprement dite).

On se rappellera ensuite que, selon sa forme et sa nature, elle peut tenir :

1° A une affection locale extérieure (névralgie, rhumatisme, clou hystérique, lésion des os du crâne, etc.);

2° A une lésion matérielle, récente ou ancienne, des centres nerveux eux-mêmes (congestion, méningite, encéphalite, tubercules, corps étrangers, etc.);

3° A des névroses;

4° A la fièvre ou à des affections fébriles;

6° A des maladies d'organes divers;

5° A des altérations du sang;

7° A des empoisonnements.

II. — De la douleur siégeant dans les différentes parties du corps.

Dans quelques affections cérébrales, on voit les malades se plaindre de _douleurs vagues_ dans différentes parties du corps. Ces douleurs n'ont pas reçu de dénomination plus précise à cause même de la variabilité de leur siége, de leur étendue, de leur caractère.

Quelquefois ce sont de véritables névralgies, mais passagères : les malades ressentent des éclairs de douleur dans les membres ou dans le tronc; d'autres fois c'est une sensation de brûlure, de déchirure, de crampe; d'autres fois encore les malades disent qu'ils sentent comme de l'eau froide qu'on leur verserait au-dessous de la peau (entre cuir et chair, selon une expression vulgaire); enfin c'est un picotement, un pincement, une sensation de fourmillement, etc.

Ces douleurs sont spontanées ou provoquées par le contact des objets, par le mouvement, etc.

Elles ne sont pas permanentes, et il est impossible de trou-

ver, soit pendant la vie, soit après la mort, la moindre trace
de lésions anatomiques qui les expliquent : elles semblent être
en quelque sorte le rayonnement, l'expression, transmise à
distance par les nerfs, de la souffrance ou de l'altération matérielle des centres nerveux.

Le plus souvent elles changent de place avec une grande
facilité, ce qui se comprend aisément, quand on sait que la
lésion qui en est la cause siége loin du lieu où elles se font
sentir.

Ce phénomène de la douleur *à distance* dans les affections
cérébrales n'a pas encore été étudié avec soin ; en conséquence, nous ne pouvons mieux faire que de citer de suite
tous les cas où nous l'avons remarquée, et où elle nous a
paru avoir quelque importance pour le diagnostic.

Nous avons rencontré un cas de ce genre chez un jeune
homme de quinze ans. Ce malade se plaignait d'une douleur
occupant la partie postérieure du col ; elle paraissait être musculaire et siéger profondément, elle descendait et montait
tout le long du rachis, occupant cependant de préférence la
région cervicale. On la traita comme un rhumatisme musculaire, mais sans succès ; pendant quelque temps elle se fixa
aux lombes, sans déterminer le moindre trouble vers la sensibilité ou la motilité des membres inférieurs, ni vers les fonctions de la vessie et du rectum. Elle reparut ensuite au col,
et devint très-vive et accompagnée de contracture des membres et de renversement de la tête en arrière. Le malade était
sans fièvre, mais couché toute la journée sur le dos, la tête
fortement enfoncée dans les oreillers, les yeux fermés, et
poussant des cris prolongés et plaintifs ; il conserva longtemps
sa connaissance, ne se plaignant pas de la tête ; il finit cependant par tomber dans le coma, et mourut après un mois environ de souffrances. On trouva, pour toute lésion anatomique,
une suffusion séreuse abondante dans les méninges, et une
dilatation énorme des ventricules cérébraux, par un liquide
clair comme de l'eau de roche ; pas de traces d'inflammation
ni de tubercules, rien vers la moelle.

Un autre malade, âgé de trente ans environ, que nous
avons observé, en 1852, dans le service de M. le professeur

Bouillaud, se plaignait d'un lumbago ; la douleur céda pendant quelque temps à l'emploi des ventouses et des vésicatoires, mais elle revint et s'étendit comme une ceinture à la base du thorax ; aucun symptôme ne se manifesta vers les membres inférieurs. La maladie se termina par le développement brusque d'une méningite aiguë qui emporta le malade. La méningite était simple et bornée à la cavité du crâne ; les ventricules étaient dilatés, la moelle saine.

Peut-être doit-on supposer que dans ces deux cas la maladie a commencé par une exhalation surabondante de sérosité, effectuée d'une manière lente ; on comprendrait alors pourquoi les premiers phénomènes ont été subaigus, et comment la sérosité, s'accumulant d'abord dans les parties inférieures de la cavité rachidienne, les premières douleurs ont dû se montrer vers le rachis, tandis que les centres nerveux crâniens jouissaient de toute leur intégrité. Plus tard, lorsque les enveloppes de la moelle ont été aussi distendues que possible par la sérosité, celle-ci a dû refluer dans le crâne, et c'est alors qu'ont éclaté les accidents méningiens causes de la mort.

Nous pensons que les observateurs auront plus d'une fois occasion de revoir des faits de ce genre, et nous les engageons à fixer leur attention sur toutes les douleurs spinales qui sont persistantes, qui ne s'accompagnent pas de paraplégie, et qui ont une marche insolite et différente de celle du lumbago et des maladies de la moelle.

Parmi les accidents du début et de la période d'état de l'*ataxie locomotrice*, il faut signaler en première ligne les *douleurs fulgurantes* qui siégent dans différentes parties du corps, et spécialement aux lombes, à l'abdomen, sous forme de ceinture. Personne ne les a décrites aussi bien que M. le professeur Trousseau (1). On doit croire à l'existence de la *maladie de Duchenne*, ou *ataxie locomotrice*, quand le malade qui accuse de semblables douleurs est dans l'âge moyen de la vie, quand il signale des paralysies partielles, lorsque la marche est incertaine, non par paraplégie, mais par défaut de coordination des mouvements, et qu'il existe des troubles

(1) *Clinique de l'Hôtel-Dieu*, t. II, p. 184 et 206. Paris, 1862.

des organes génito-urinaires. M. Trousseau définit l'ataxie locomotrice : *Une névrose spasmodique caractérisée par un manque d'aptitude de coordination des mouvements volontaires, compliquée souvent de troubles de la sensibilité et de paralysies partielles.*

Nous ne devons pas oublier de mentionner les douleurs qui accompagnent les convulsions toniques du tétanos. Tous les praticiens savent que les malades se plaignent d'un resserrement, d'une constriction douloureuse des mâchoires, des tempes, des membres. Ces douleurs ne sont pas permanentes, mais elles reviennent par attaques plus ou moins éloignées, et en même temps que les spasmes toniques. Nous avons vu un malade qui en ressentait à la base de la poitrine, et, selon toute probabilité, dans le diaphragme. Au moment du paroxysme, il était pris d'une sorte d'inspiration convulsive ou de hoquet; il lui semblait que la base de la poitrine se resserrait, et il cessait de respirer pendant quelques secondes jusqu'à ce que la vive douleur s'apaisât. Le malade succomba et ne présenta qu'un très-faible degré de congestion rachidienne.

Dans l'encéphalite aiguë ou chronique (ramollissement), les malades ressentent des fourmillements dans les membres, surtout dans les jambes; ils ont la sensation d'eau froide versée sous la peau, des éclairs névralgiques dans la profondeur des membres ou dans la peau, etc. Lorsque ces accidents ne pourront s'expliquer par aucune affection locale, ni par les maladies générales (chlorose, anémie) qui y donnent souvent naissance, on fera bien de remonter jusqu'aux centres nerveux pour en avoir l'explication.

Dans plusieurs affections chroniques du cerveau, on peut produire des douleurs aiguës en remuant des membres profondément insensibles à toutes les espèces d'excitations. « Ce symptôme indique presque toujours qu'il s'opère dans les centres nerveux un travail organique lent et profond ; aussi l'ai-je observé plusieurs fois dans les cancers et les endurcissements cérébraux (1). » Nous avons nous-même vu plusieurs

(1) S. Pinel, *Pathol. cérébrale,* 1844, p. 290.

cas où les mouvements communiqués aux membres paralysés
étaient douloureux ; c'était toujours dans des apoplexies sanguines, avec complication d'encéphalite.

Nous rappellerons, en terminant, la fréquence et la variété
des douleurs dans les névroses, épilepsie, hystérie. L'aura de
ces affections, quand il existe, est toujours une douleur qui
part d'un point éloigné des centres nerveux, d'une blessure,
d'une cicatrice, etc. L'invasion de la rage, du tétanos, est précédée de douleurs dans la blessure, etc.

En résumé, les douleurs qui siégent loin de la tête, et qui
ne s'expliquent par aucune cause locale, ni par une altération
du sang, un état cachectique, doivent être rapportées à une
affection du système nerveux central ; quoique sans caractères
importants par elles-mêmes, elles doivent toujours fixer l'attention du médecin.

III. — DIMINUTION ET PERTE DE LA SENSIBILITÉ, INSENSIBILITÉ,
ANESTHÉSIE, ANALGÉSIE.

Les recherches de M. Beau établissent qu'il existe deux
espèces de sensibilité dans la peau et dans les membranes
muqueuses voisines des orifices naturels : l'une est la sensibilité au tact, l'autre la sensibilité à la douleur. La première
a pour objet de faire apprécier le contact ou les impressions
de différents ordres des corps extérieurs ; c'est à l'aide de cette
sensibilité qu'on perçoit la résistance, la forme, la température, l'état de la surface des corps ; la seconde espèce de sensibilité est celle qui a pour but de nous faire connaître les
impressions nuisibles et douloureuses produites par les différents agents qui nous entourent ; c'est par elle que l'on sent
la piqûre, le pincement, la torsion, etc. Ces deux espèces de
sensibilité sont tellement distinctes, qu'elles peuvent être isolées. Quelques-uns des tissus profonds de l'économie ne possèdent que la seconde ; les ligaments, par exemple, incapables
de sentir le simple contact des corps extérieurs et d'en apprécier les qualités, sont cependant fortement influencés par le
tiraillement et deviennent alors douloureux. La peau jouit, au
contraire, des deux propriétés sensitives ; or, dans l'état mor-

bide, il peut se faire qu'elle perde l'une d'elles ou toutes les deux à la fois, et il en résulte alors des phénomènes particuliers qu'on doit consulter à titre de symptômes.

La peau peut perdre la sensibilité à la douleur sans perdre la propriété du toucher. On s'assure de ce fait en touchant d'abord la peau et ensuite en la piquant, la pinçant, la tiraillant, etc. ; les malades disent alors qu'ils sentent bien qu'on les touche, qu'on agit sur leur peau, ils sentent même bien qu'on les pique et qu'on les pince, mais ils n'éprouvent aucune sensation douloureuse. Nous comparons ce phénomène à celui qui se passe dans la congélation commençante, dans l'ivresse, dans l'action du chloroforme, dans la contusion ou la compression des nerfs (exemple : contusion du nerf cubital au coude). Si l'on plonge pendant quelque temps un doigt dans la glace, il se refroidit et pâlit, puis devient momentanément insensible à la douleur, sans avoir perdu pour cela la faculté tactile. Avant le sommeil produit par le chloroforme, la surface du corps devient à peu près insensible à la douleur (engourdissement chloroformique). Le même phénomène se remarque aussi dans l'ivresse : tout le monde est témoin de l'indifférence avec laquelle les ivrognes reçoivent des blessures. Nous avons une fois, à l'Hôtel-Dieu, pratiqué une suture de la peau chez un homme ivre qui venait de faire une chute sur une bouteille cassée, et qui s'était fait à la cuisse une plaie de deux décimètres environ de longueur ; le blessé ne s'aperçut pas de l'introduction des épingles dans la peau, et il quitta l'hôpital immédiatement après le pansement. Tous ces exemples montrent que la peau peut perdre la sensibilité à la douleur sans avoir perdu sa propriété tactile.

Nous ne croyons pas que le contraire ait jamais été observé. Quand la sensibilité au tact est abolie, l'autre espèce est également détruite ; au moins nous n'avons jamais observé d'exemple du contraire.

Dans l'état morbide, cette double faculté peut être diminuée ou détruite. La perte de la sensibilité au tact a reçu le nom de *paralysie de la sensibilité* ou *d'anesthésie* ; celle de la sensibilité à la douleur a reçu celui d'*analgésie* (Beau), et nous ne pouvons que conserver cette distinction très-ingénieuse et très-réelle. Seulement nous décrirons simultanément ces deux paralysies, et nous ferons, en quelque sorte parallèlement, leur histoire pathologique, à cause des nombreux points de contact qu'elles ont entre elles.

L'*anesthésie* proprement dite, qui a été connue de tous les temps, est beaucoup plus rare que l'analgésie, et elle a différents degrés. Quelquefois elle est absolue, à tel point que les malades ne sentent absolument pas le contact des corps. Le professeur Bérard citait, dans ses cours, l'exemple d'un homme affecté d'une lésion du rameau mentonnier de la cinquième paire, et qui avait si complétement perdu la sensibilité de la lèvre inférieure, qu'en buvant il croyait toujours que le verre dont il se servait était ébréché dans le point où il touchait cette lèvre. D'autres fois, la sensibilité est seulement obtuse ; quand c'est aux pieds, les malades ne sentent pas bien le sol en marchant, ils croient marcher sur du coton, sur quelque chose d'élastique ; pieds nus, ils ne distingueraient pas le carreau d'un parquet de bois. Si la paralysie siége aux mains, ils saisissent mal les objets, les lâchent croyant les serrer, n'en distinguent ni la forme ni les caractères physiques. Si l'insensibilité occupe le tronc, les jambes, les bras, on ne s'en aperçoit qu'en touchant, en pressant les parties ou en promenant les doigts légèrement à la surface et en comparant le degré de finesse du tact avec celui du côté opposé et symétrique du corps. Mais en général la plupart des malades remarquent assez bien qu'ils sont privés de cette espèce de sensibilité, tandis qu'il n'y en a presque pas un qui remarque spontanément l'existence de l'analgésie proprement dite.

Cette espèce de paralysie est extrêmement variable pour le siége, l'étendue, la fixité, etc.

On appelle *analgésie* l'insensibilité à la douleur. Les malades, ainsi que nous l'avons dit, ne la remarquent pas, et par conséquent ne l'accusent presque jamais spontanément, et la plupart sont fort surpris quand on leur fait observer qu'une portion plus ou moins étendue de leur corps n'est plus impressionnable à la douleur.

On constate l'analgésie en piquant la peau avec une épingle, en la pinçant légèrement, en la tordant, ou enfin en tirant les productions pileuses qui peuvent s'y trouver ; on peut aussi cautériser la peau, y faire naître des phlyctènes sans occasionner de douleur (Henrot) (1) ; pour les muqueuses, il suffit de les toucher simplement avec les doigts, avec les barbes d'une plume, etc.

L'analgésie est souvent fort peu étendue ; nous l'avons vue limitée à un seul doigt, à une étendue de la peau qu'on pouvait couvrir avec une pièce de monnaie, de sorte qu'il faut de la patience et un examen minutieux pour la découvrir; cependant, la décroissance de la sensibilité se fait suivant certaines lois qui rendent les explorations moins difficiles. M. Beau a remarqué que l'analgésie débute de préférence par les membres et surtout par les avant-bras ; qu'elle est toujours plus prononcée vers leur partie postérieure qu'à leur partie antérieure, et qu'on est à peu près certain de la trouver dans le premier siége quand elle existe dans le second, sans que la réciproque soit vraie cependant ; elle est aussi fort commune sur le devant de la poitrine, à l'épigastre ; mais alors on la trouve presque toujours aux avant-bras. Chez d'autres malades, l'analgésie est hémiplégique et très-fréquemment elle siége au côté gauche du corps : M. Briquet donne la proportion de 70 à 20 (2). Enfin, il est rare qu'elle existe sur les muqueuses sans occuper une étendue plus ou moins grande de la peau.

Nous n'avons jamais observé cette variété d'insensibilité signalée en ces termes par M. le docteur Henrot: « Si l'on « ferme les yeux du malade, on peut placer ses membres « dans tous les sens, et il n'est aucunement averti des nou- « velles positions qu'on leur donne; on peut les tordre vio- « lemment dans tous les sens, le malade ne s'en aperçoit « nullement. » Il existe, dans ces faits extraordinaires et fort rares, une complexité que l'auteur n'a pas assez remarquée. En effet, la peau n'est pas seulement frappée d'anesthésie et d'analgésie, mais encore les muscles ont perdu la sensation

---

(1) *Thèse.* Paris, 1847.
(2) *Traité clinique et thérapeutique de l'hystérie*, p. 278. Paris, 1859.

de leur propre contraction. M. Duchenne, de Boulogne, seul,
à notre connaissance, a étudié dans ces derniers temps ce singulier phénomène; il a reconnu dans les muscles une faculté
nouvelle, qu'il nomme *aptitude motrice indépendante de
la vue* (1) et qui se rapproche beaucoup de celle que Gerdy
nommait *sensation d'activité musculaire*, et Ch. Bell, *sens
musculaire*. En vertu de cette faculté, les muscles peuvent, sous l'influence de la volonté, exécuter les mouvements qui leur sont propres ; et ils ont tout seuls, locale-
ment, et sans le concours d'un autre organe, la sensation
du mouvement qu'ils opèrent. Mais, lorsqu'ils ont perdu ce
qu'on a appelé leur *conscience*, ils ne peuvent plus exécuter
un seul mouvement, sans l'intervention de la vue. Alors, si
l'on fait fermer les yeux au malade, il ne peut plus contracter les muscles affectés, ou bien il exécute des mouvements
irréguliers ; si les yeux sont ouverts, au contraire, le malade,
en regardant ses membres, peut leur faire accomplir les
mouvements les plus variés avec une grande précision. Évidemment il s'agit, dans ce cas, d'une *anesthésie musculaire*.

Les muqueuses principalement affectées sont la conjonctive, la muqueuse des fosses nasales, celle de la langue, de la
vulve, du vagin, etc. ; dans ces différents siéges l'insensibilité
occupe quelquefois une grande étendue, d'autres fois un seul
point ; et elle y est ou très-légère ou très-prononcée. On peut
chez quelques hystériques, par exemple, promener le doigt à
la surface d'un des yeux sans causer de douleur, tandis que
celui du côté opposé demeure très-sensible ; chez d'autres,
une partie de la langue peut être percée avec des épingles,
déchirée, mordue, sans douleur appréciable.

*Maladies dans lesquelles on rencontre l'insensibilité. — Valeur
diagnostique.*

L'anesthésie et l'analgésie peuvent exister simultanément
ou isolément. Quand on rencontre l'un ou l'autre phénomène
ou tous les deux, on doit en rechercher la cause dans l'une

_____

(1) *De l'électrisation localisée*, p. 424, 1031 et 1041, 2ᵉ édit. Paris, 1861.

des influences que voici : les maladies propres de la membrane où l'insensibilité existe, une affection des nerfs, une névrose, une maladie cérébrale, un empoisonnement, une affection du tube digestif.

Maladies de la peau. Dans la *lèpre tuberculeuse*, éléphantiasis des Grecs, la peau devient insensible à l'époque de la formation des taches fauves et des phlyctènes qui sont, en quelque sorte, les phénomènes d'invasion du mal. Cette insensibilité, bornée d'abord à la base des taches, ne tarde pas à s'étendre sur la peau saine et à se réunir avec d'autres points d'anesthésie ; de sorte qu'au bout d'un certain temps les malades ont la peau comme engourdie, dans une étendue quelquefois considérable. Le même phénomène se remarque sur les tubercules et dans tous les points où la peau est tuméfiée. La même chose se voit aussi sur les muqueuses, aux yeux, aux lèvres, dans l'intérieur de la bouche. Biett, M. Cazenave, considèrent ce phénomène comme très-précieux pour le diagnostic ; nous avons, pour notre part, vu M. Cazenave annoncer, d'après ce caractère, le développement prochain de tubercules éléphantiaques, et son pronostic n'a pas tardé à être réalisé.

Le *zona* laisse à sa suite une insensibilité de longue durée, qui s'accompagne aussi de douleurs vives et profondes.

On voit enfin cette anesthésie à la suite et dans le cours de beaucoup d'affections aiguës et chroniques de la peau, telles que le *lichen*, le *pemphigus*, l'*érysipèle* (Andral, t. V, p. 355). Dans ces cas, la cause étant toute locale, c'est-à-dire consistant en une lésion matérielle appréciable de la membrane, on n'aura pas besoin de rechercher ailleurs la cause de l'insensibilité.

Nous mentionnons ici l'**acrodynie,** sans pouvoir donner des détails précis sur la nature de l'insensibilité dans cette singulière affection. On sait que, dans cette maladie, qui précéda de quelque temps le choléra de 1832, et qui, depuis, n'a pas reparu, les malades ressentaient dans les pieds et les mains des douleurs vives et lancinantes, accompagnées ou non d'érythème, et qu'il survenait ensuite une desquamation de l'épi-

derme et une insensibilité plus ou moins profonde et de
longue durée.

Affections des troncs nerveux. A la suite de la commotion, de la contusion des nerfs, de lésions développées sur
leur trajet ou dans leur névrilemme, à la suite de névrites, de
névralgies, on voit souvent la peau perdre sa sensibilité d'une
manière plus ou moins complète. Nous rappelons la commotion locale qui suit les coups de feu, l'engourdissement qu'on
éprouve quand on frappe violemment avec la main sur un
corps trop résistant, celui qui suit les douleurs de névralgie, etc. Cette insensibilité est locale, permanente, décroissante, sans lésion appréciable à la peau, et accompagnée
d'autres phénomènes qui établissent clairement qu'un tronc
nerveux a été lésé.

Névroses. *Épilepsie.* Jusqu'à présent on n'a fait aucune recherche digne d'attention sur l'état de la sensibilité chez les
épileptiques ; nous croyons, mais ce n'est qu'une simple
opinion, qu'en général la sensibilité est peu altérée dans cette
affection. Pourtant, il y a peu de temps, nous avons eu l'occasion d'observer une exception à ce que nous croyons être la
règle. Un homme de cinquante ans, après une attaque épileptique, a présenté une analgésie et une diminution prononcée de la force musculaire dans la moitié gauche du corps ;
cet accident n'a duré que deux jours. — Nous devons rappeler
que, à la fin de l'attaque, la perte de la sensibilité est si absolue que des malades tombent dans le feu et se brûlent, se
carbonisent une partie du corps sans le sentir ; tout le monde
connaît le fait de cet épileptique qui tomba la tête dans un
foyer ardent, et eut une nécrose qui entraîna la chute d'une
partie de la voûte du crâne ; le malade survécut à cet effroya-
ble accident. M. Bouchut cite un cas analogue (1).

Hystérie. Indiquée vaguement par beaucoup d'auteurs, la
perte de la sensibilité dans l'hystérie n'a été étudiée complétement que dans ces derniers temps, par M. Gendrin (1846).

_____

(1) *Nouveaux Éléments de pathologie générale.* Paris, 1857, p. 801.

Dans ces premières recherches, ce symptôme est désigné sous le nom d'*anesthésie* et considéré comme un phénomène permanent et succédant aux attaques. Les recherches plus récentes, appartenant à MM. Beau, Briquet (1), Bezançon, et un peu à tout le monde, il faut le dire, doivent modifier légèrement les résultats de M. Gendrin, sans leur ôter leur importance et leur nouveauté. En effet, la perte de la sensibilité dans l'hystérie est, dans la grande majorité des cas, une analgésie, et non une anesthésie, et elle n'est pas nécessairement liée aux attaques convulsives. Quoi qu'il en soit de cette question, voici ce qu'il y a d'essentiel à savoir à ce sujet.

Il y a au moins deux formes d'hystérie : l'hystérie convulsive et l'hystérie simple, qui ne se traduit que par de légers spasmes, et qu'on pourrait, avec Pomme, appeler hystérie vaporeuse. Dans l'une et dans l'autre forme, la perte de la sensibilité se remarque, et elle est parfaitement indépendante des convulsions cloniques ou attaques de nerfs. Cette perte de sensibilité consiste en une analgésie ; quelquefois, mais très-rarement, il y a de l'anesthésie véritable. Les malades conservent ordinairement la sensibilité tactile, mais, si on les pique, si l'on enfonce des aiguilles dans la peau, dans les muscles, elles ne ressentent pas de douleur ; les muqueuses sont aussi insensibles, soit à leurs excitants naturels, soit surtout aux impressions douloureuses ; on peut promener le doigt sur la surface de la conjonctive sans que les malades en souffrent, et sans qu'ils exécutent le mouvement de clignement ; quelquefois cependant la cornée est aussi impressionnable que dans l'état naturel ; on peut titiler les fosses nasales, le conduit auditif avec une plume, sans provoquer de sensation désagréable ; introduire le doigt jusqu'à l'isthme du gosier sans déterminer le vomissement ; le vagin, le rectum, l'urètre, peuvent être devenus insensibles de la même manière ; la vessie perd quelquefois sa sensibilité spéciale, et les malades ne ressentant plus le besoin d'uriner, on est obligé de les sonder ; chez d'autres, le coït ne produit plus aucune impression agréable. Les organes des sens s'affectent également, mais

(1) *Union méd.*, 1858.

5.

moins souvent que la peau ; on observe alors une diminution de l'ouïe, du goût, de l'odorat, de la vue, diminution dont les malades ne se doutent pas ; l'affaiblissement de la vue d'un seul œil, laquelle va quelquefois jusqu'à l'amaurose complète (Bezançon). L'insensibilité n'est jamais générale ; le plus souvent elle n'occupe que quelques points de la peau et des muqueuses, et presque toujours des points de la moitié gauche du corps. Dans la majorité des cas, elle occupe la moitié gauche de la face et l'œil correspondant, le haut de la poitrine, l'épaule, quelquefois le bras et la main ; elle est rare au tronc, et surtout aux membres inférieurs.

L'analgésie hystérique est de longue durée, permanente ; mais ce dernier caractère est difficile à apprécier, parce que les malades ne se doutent pas, le plus ordinairement, de la perte de la sensibilité dont elles sont affectées ; elles ne s'en aperçoivent que quand elle siége aux doigts, parce qu'elles remarquent qu'elles peuvent, en cousant, se piquer impunément à une main, tandis que l'autre main est douloureusement impressionnée par l'introduction de la pointe d'une aiguille.

Ce phénomène est cependant sujet à se modifier, soit dans son siége, soit dans son étendue. Il y a des jours où les malades éprouvent plus de malaise que de coutume ; on est à peu près certain de trouver alors l'analgésie plus étendue ou plus marquée que les jours précédents. Le traitement par les toniques, les opiacés et l'électricité (Briquet, Duchenne) la fait disparaître aussi d'une manière lente, graduelle et quelquefois complète.

Cet accident n'empêche pas les malades de ressentir des douleurs vagues, des élancements, des névralgies dans les points insensibles eux-mêmes ou ailleurs, et de présenter tous les autres phénomènes hystériques plus ou moins prononcés.

Quand on rencontre ces phénomènes d'insensibilité chez une femme qui présente de la douleur épigastrique et dorsale, des points douloureux vagues, une céphalalgie habituelle, des syncopes, le sentiment d'étranglement à la gorge, qui pleure, sanglote ou rit sans motif ; lorsque, enfin, ces accidents succèdent à quelque émotion, à des chagrins, on peut considérer la femme comme bien et dûment hystérique

(Bezançon), sans qu'il soit nécessaire d'attendre, pour se prononcer, l'apparition des attaques convulsives; et l'on ne serait nullement fondé à croire à l'existence d'une affection matérielle des centres nerveux.

Nous n'avons pas remarqué de changements dans la sensibilité chez les *choréiques*, et nous n'avons pas eu d'occasion d'étudier sous ce point de vue le *tétanos*, la *rage*, etc.

Maladies cérébrales. Les troubles de la sensibilité sont moins fréquents et moins prononcés dans les lésions des centres nerveux qu'on ne serait disposé à le croire.

Dans l'*hémorrhagie cérébrale* forte, les malades perdent tout à la fois l'intelligence, le sentiment et le mouvement; si on les pique, si on excite la peau, on ne voit pas de mouvements qui indiquent la persistance de la sensibilité; on peut cautériser, scarifier la peau, sans qu'ils le sentent; des sinapismes ont, dans ces cas, provoqué quelquefois la gangrène de la peau sans que les malades en aient éprouvé de douleur; mais quand ils ont repris connaissance, ils sentent généralement bien. Quelquefois il y a un engourdissement, une obtusion de la sensibilité, mais pas de perte absolue du tact et des impressions douloureuses : cela est si vrai que le pincement, la piqûre font exécuter, par une véritable action reflexe de la moelle, des mouvements aux membres, et la figure exprime la souffrance. Dans les attaques moyennes, c'est-à-dire avec retour rapide de l'intelligence, la sensibilité reparaît très-promptement, et les parties paralysées sont aussi sensibles, et quelquefois même plus sensibles que celles qui ne sont pas paralysées. L'apoplexie légère, la congestion cérébrale ne troublent que très-passagèrement le sentiment.

Avant l'attaque, les malades éprouvent des engourdissements, des fourmillements dans quelques cas. Un homme, plusieurs mois avant d'être frappé d'apoplexie, éprouvait de temps en temps une perte absolue du sentiment dans quelques points isolés du thorax (1). Ne serait-ce pas un effet du ramollissement qui précède souvent les hémorrhagies? Dans tous les cas, c'est un fait exceptionnel.

(1) Andral, *Clinique*, p. 355, t. V.

Dans la *méningite*, au moins au début, on observe plutôt de l'hyperesthésie.

Le *ramollissement* est à peu près la seule affection cérébrale dans laquelle la sensibilité soit profondément troublée ; mais ici, par opposition aux névroses, c'est surtout la sensibilité tactile qui est diminuée ; les malades ressentent des engourdissements, des fourmillements, du refroidissement dans les membres, surtout aux extrémités ; ils saisissent mal les objets et les laissent tomber, non parce que la force leur manque, mais parce qu'ils ne les sentent pas bien ; quand ils marchent sur le sol, ils le sentent à peine et ne sauraient dire sur quoi ils s'appuient. Cette altération de la sensibilité occupe principalement les membres, surtout les inférieurs; elle est souvent double et égale des deux côtés, et sujette à se modifier ; elle s'accompagne de douleurs passagères, de sensations que nous avons décrites à l'article *Douleurs vagues*.

Ce symptôme est fort souvent un des premiers phénomènes du ramollissement. Il précède de très-longtemps la paralysie, et, lorsque celle-ci survient, il l'accompagne et augmente graduellement avec elle. Le plus ordinairement alors il est borné aux parties paralysées du mouvement, mais cela n'est pas constant. En définitive, c'est un phénomène très-important et assez facile à différencier de l'anesthésie des cas précédents.

L'obtusion graduellement croissante de la sensibilité et son abolition complète sont le résultat de toutes les affections qui se terminent par une *compression du cerveau* (épanchement de sérosité, de pus, etc.). Nous observons en ce moment, dans notre service, une femme qui est affectée des symptômes suivants : Difficulté notable dans l'articulation des sons, perte de la mémoire, affaiblissement des membres gauches, amaurose de l'œil gauche ; la présence d'une tumeur du périoste à la partie supérieure droite du crâne, la chute des cheveux, l'engorgement des ganglions sous-maxillaires, nous portent à croire que cette femme est sous l'influence de la diathèse syphilitique, et que tous les accidents qu'elle éprouve sont dus à une tumeur de même nature de l'intérieur du crâne; il s'agirait donc d'une compression du cerveau. Chez cette femme, la sensibilité offre un très-grand affaiblissement dans toute l'étendue du corps; la malade sent qu'on la pique, mais elle ne s'en plaint pas et ne fait aucun mouvement qui indique de la douleur.

L'insensibilité est un phénomène commun à un grand nombre d'**intoxications**, soit aiguës, soit chroniques.

Dans le premier degré de l'*ivresse* il y a analgésie ordinairement générale; nous en avons rapporté un exemple plus haut. Dans le second degré, c'est-à-dire dans le *coma alcoolique*, l'insensibilité est absolue et générale. Les individus affectés du *delirium tremens* ont une grande partie de la surface du corps analgésique.

Mêmes phénomènes et dans le même ordre, dans les empoisonnements par l'*acide carbonique*, le *haschisch*, les *narcotiques* et par les préparations de *plomb*. La description de ces accidents nous entraînerait trop loin.

Notons enfin qu'on a remarqué dans l'empoisonnement par l'*arsenic*, des points d'anesthésie de la peau, de l'amaurose, la paralysie des organes génitaux (paralysie des fonctions et de la sensibilité spéciale); enfin, les individus qui guérissent présentent presque tous des paralysies variées du sentiment et du mouvement, lesquelles durent un temps quelquefois considérable.

Enfin les affections du tube digestif, et particulièrement la *dyspepsie*, l'*embarras gastrique*, la *gastralgie*, les *fièvres typhoïdes* avec état gastrique prononcé, s'accompagnent très-ordinairement, pour ne pas dire toujours, d'une analgésie plus ou moins prononcée. Cette espèce a quelques traits particuliers ; elle occupe de préférence à tout autre siége les deux avant-bras, le devant de la poitrine, et surtout l'épigastre. M. Beau fait remarquer que la région épigastrique est presque constamment le foyer de cette analgésie, sans doute à cause des rapports intimes de cette région avec l'organe souffrant, l'estomac.

En résumé, l'anesthésie, contrairement aux idées qui ont eu cours dans la science jusqu'à une époque encore très-récente, se montre dans un grand nombre d'affections étrangères aux centres nerveux, et constitue dans les maladies cérébrales un phénomène comparativement très rare; de sorte que, quand on a constaté l'existence de ce symptôme chez un malade, on doit, avant de l'attribuer à une maladie cérébrale, rechercher s'il n'existe pas quelques-unes des nombreuses causes locales ou générales d'insensibilité que nous avons citées. Nous ne craignons pas d'ajouter que, dans la très-grande majorité des cas, on doit penser que l'encéphale est étranger à la maladie.

IV. — DE L'EXALTATION DE LA SENSIBILITÉ. HYPERESTHÉSIE.

L'exaltation de la sensibilité générale de la peau, des muqueuses, et même des parties profondes de l'économie, porte le nom d'hyperesthésie. Ce phénomène diffère de la douleur en ce qu'il ne se révèle que par l'application ou le contact des excitants naturels de la sensibilité, tandis que la douleur est une sensation pénible qui se manifeste spontanément; néanmoins, ces deux manières d'être de la sensibilité ont de nombreux rapports, car, dans les points où existe de la douleur, il y a toujours une hyperesthésie notable, et, réciproquement, les points hyperesthésiés sont souvent le siége de douleurs spontanées.

Ce symptôme, de même que l'anesthésie, fixait à peine l'attention des praticiens il y a une dizaine d'années; il n'est pas mentionné dans la plupart des dictionnaires récents, et l'on doit reconnaître que c'est aux médecins livrés particulièrement à l'étude des affections de la peau, que sont dues les premières recherches sur ce sujet (Cazenave, Rayer).

Chez les malades affectés d'hyperesthésie, la peau se trouve en général dans l'état naturel, sans éruption, sans trace d'inflammation. Quand on vient à la toucher, à la presser fortement, on ne détermine pas de douleur; si, au contraire, on en effleure légèrement la surface, les malades souffrent et poussent quelquefois des cris; la chaleur, le contact des vêtements, l'action de relever les poils contre leur direction normale, causent des douleurs excessives qui vont jusqu'à produire la syncope. Cette exaltation exquise de la sensibilité peut être comparée à celle de la peau dénudée de son épiderme. Elle n'est pas permanente, ni toujours localisée dans le même point; elle revient soit le jour, soit la nuit; souvent elle s'épuise rapidement quand on excite toujours le même point des téguments, et fait place à une sorte d'anesthésie. L'hyperesthésie est fréquemment accompagnée de douleurs névralgiques, superficielles ou profondes, et, parvenue à son plus haut degré, elle s'accompagne de rougeur et de chaleur, quelquefois d'une légère éruption papuleuse, de l'érection des follicules pileux, en un mot d'un état d'éréthisme et d'une véritable fièvre locale; mais cet état n'est jamais que passager.

Les muqueuses participent quelquefois à cette exaltation du sentiment; on ne peut pas les toucher légèrement sans causer de la douleur; nous avons constaté ce fait à la bouche, dans les fosses nasales. Les organes des sens ont aussi leur hyperesthésie spéciale.

L'hyperesthésie des viscères est très-commune; on a étudié surtout celle de l'utérus, de l'urètre, de la vessie; et on les a décrites comme des névralgies (Malgaigne), ce qui est parfaitement justifiable d'ailleurs, puisque ces deux modifications de la sensibilité se montrent habituellement ensemble. L'hyperesthésie de l'utérus se reconnaît lorsqu'on pratique le toucher; on trouve alors un ou plusieurs points douloureux, et qui cependant ne présentent pas de lésion organique; quelquefois le vagin, l'orifice vulvaire, sont hyperesthésiés de façon à rendre le toucher, le coït impossibles; quelques femmeshystériques ont de la rétention d'urine; on les sonde, et on trouve alors une excessive sensibilité du méat urinaire, de l'urètre ou du col de la vessie.

L'hyperesthésie est souvent superficielle et semble occuper les extrémités papillaires des téguments; aussi ne se perçoit-elle, en général, que par un contact très-léger, comme nous l'avons dit.

Mais quelquefois elle réside dans le périoste, les os, les muscles, témoin les douleurs qu'on détermine chez les hystériques en pressant, dans quelques cas, les apophyses épineuses des vertèbres dorsales ou cervicales; dans d'autres, les muscles des gouttières vertébrales, les attaches de quelques muscles, etc.

Nous répéterons, à propos de l'hyperesthésie, ce que nous

avons dit de l'anesthésie. Dans la très-grande majorité des
cas, elle existe indépendamment de toute affection matérielle
appréciable des centres nerveux, et, loin d'être un symptôme
des maladies cérébro-rachidiennes, elle doit détourner le médecin de penser à une affection de cette nature. Vers 1840 et
1841, on considérait encore cette exaltation de la sensibilité
comme particulièrement propre aux affections de la moelle,
et l'on regardait comme traduisant une maladie des enveloppes de cet organe les points douloureux que les hysléri-
ques présentent dans les gouttières vertébrales ou sur les
apophyses épineuses des vertèbres. Mais, en 1844, M. Cazenave considérait déjà ce symptôme comme dépendant quelquefois exclusivement de la peau, et plus-tard enfin, M. Gendrin et d'autres médecins le rapportaient à des névroses
diverses. Nous ne parlons pas de l'opinion qui explique cette
sensibilité exagérée chez les hystériques, par un engorgement
inflammatoire de la peau (Brodie).

*Maladies dans lesquelles on rencontre l'hyperesthésie. — Valeur
diagnostique.*

L'hyperesthésie se rencontre dans des affections de la peau,
ou comme maladie essentielle ; d'autres fois elle dépend d'affections des nerfs, de différentes lésions inflammatoires ou
organiques plus ou moins profondes, de névroses, de maladies
des centres nerveux, d'intoxications diverses, d'altérations
du sang.

L'hyperesthésie est accompagnée d'un prurit intolérable
dans une foule de circonstances où il n'y a aucun élément anatomique perceptible ; et l'on sait qu'il y a différentes **affections
prurigineuses** dans lesquelles il est très-difficile de la modé-
rer (Cazenave). Quelquefois ce n'est que le début, le phéno-
mène-d'invasion des affections papuleuses de la peau (lichen,
prurigo). M. Cazenave a publié, en 1844 (1), une observation,
recueillie par nous, d'hyperesthésie presque générale chez
un homme ; cette affection n'était liée à aucune maladie des

(1) *Annales des maladies de la peau*, 1844.

centres nerveux et était, pour ainsi dire, essentielle ; du moins on ne remarquait qu'une seule lésion consistant dans une sorte d'érection des follicules pileux des jambes, circonstance qui pouvait faire penser que tôt ou tard il surviendrait une éruption papuleuse.

L'hyperesthésie est aussi assez commune dans les affections érythémateuses, eczémateuses, vésiculeuses et squameuses. Nous ne mentionnerons que pour mémoire l'hyperesthésie qui accompagne les phlegmons superficiels ou profonds auxquels la peau participe plus ou moins. C'est aussi dans les hyperesthésies symptomatiques de lésions de la peau qu'on doit ranger celle de l'acrodynie. (Voy. *Anesthésie*.)

Ce symptôme est aussi très-commun dans les **névralgies**. Tout le monde connaît la sensibilité exquise de la peau de la face, de l'œil, dans la névralgie de la cinquième paire ; il en est de même dans les névralgies intercostales, la sciatique, etc. Les *points douloureux* des névralgies, signalés par Valleix, ne sont que des points d'hyperesthésie.

Le tiraillement, les commotions des nerfs, les phlegmons dans leur voisinage, donnent aussi lieu à ce même phénomène. Beaucoup de femmes ont des douleurs dans les mamelles ou une sensibilité exquise de ces organes, lorsqu'ils sont trop pesants, non contenus, et que leur poids tiraille et allonge les nerfs qui s'y distribuent.

Mais c'est surtout dans les névroses que l'hyperesthésie mérite d'être remarquée. Nous n'avons aucune notion sur ce qu'elle peut être dans l'*épilepsie*, mais elle a été étudiée avec soin dans l'hystérie.

Les **hystériques**, soit avec, soit sans attaques, ont toutes ou presque toutes des points d'hyperesthésie ; les unes le savent et s'en plaignent, d'autres ne s'en aperçoivent pas. Cette sensibilité exagérée n'est jamais aussi étendue que l'anesthésie ; elle occupe presque toujours une surface très-étroite, et de quelques centimètres seulement ; de là la dénomination de points d'hyperesthésie, points douloureux, clou, œuf hystérique, etc. ; le siége en est très-variable. Depuis très-longtemps on connaît le clou hystérique siégeant à la tête, et qui est constitué tantôt par une douleur spontanée, tantôt par une

douleur qui s'éveille seulement par la pression ; mais les recherches récentes ont montré que ce clou se rencontre aussi
le long de la colonne vertébrale, soit sur une ou plusieurs
apophyses épineuses, soit dans les muscles des gouttières dorsales ; à la base de la poitrine, au niveau des attaches des
muscles grand dentelé, droit antérieur de l'abdomen (Briquet, Bezançon) ; au niveau de l'extrémité inférieure de ces
derniers muscles, sur le pubis, dans les flancs, au niveau de
la pointe du cœur, à l'épigastre, en un mot, dans un grand
nombre de points. Les douleurs siègent principalement au
côté gauche du corps ; elles sont superficielles ou profondes,
selon qu'elles ont leur point de départ dans la peau ou dans
les muscles.

Il arrive souvent qu'en touchant la peau on éveille non-
seulement une vive douleur, mais encore une contraction
convulsive et permanente des muscles sous-jacents, circonstance qui pourrait faire croire à une affection plus profonde
et plus grave que celle qu'on a réellement sous les yeux.
M. le docteur Bezançon cite un cas où l'hyperesthésie occupait la peau de la paroi abdominale et déterminait la contraction des muscles au point de faire croire à l'existence d'une
péritonite.

Cette hyperesthésie coïncide avec l'anesthésie, et l'on constate l'une et l'autre à quelques centimètres de distance. Mais
leur étendue n'est pas la même, la première étant toujours
beaucoup plus limitée que la seconde.

Du reste, elle varie, se déplace, revient avec une grande
facilité ; il y a des jours où elle manque, d'autres où elle est
exquise ; en général tout ce qui trouble le moral des malades a une grande influence sur la réapparition de l'hyperesthésie.

L'excès de sensibilité des muqueuses n'est pas rare chez les
hystériques ; mais ce que nous avons dit plus haut nous dis-
pense d'y revenir ici avec détail.

Nous ne croyons pas qu'on ait fait de recherches sur les
modifications de la sensibilité générale dans les autres névroses, telles que le *tétanos*, la *rage*, la *chorée*, etc.

Dans les **maladies du cerveau** à proprement parler, l'hy-

peresthésie est fort rare, et d'ailleurs passagère; elle ne se
montre que comme phénomène du début ou de la première
période de ces affections, c'est-à-dire comme phénomène indiquant un état d'incitation, d'excitation des organes encéphaliques, sans altération encore prononcée de leur substance.
Aussitôt que la désorganisation s'empare de la pulpe nerveuse, les phénomènes d'excitation de cette nature font place
à des accidents de compression ou de collapsus, qui dépendent de la suspension ou de l'abolition de l'action nerveuse. Ce peu de mots suffisent pour faire comprendre que
l'hyperesthésie se montre au début des congestions sanguines, de la méningite et de l'encéphalite, et qu'elle manque,
au contraire, quand ces affections sont parvenues à une période avancée, et dans les cas d'épanchements sanguins, séreux, purulents, de tumeur, etc. Mais, dans ces derniers cas,
elle peut encore apparaître momentanément, si ces affections
se compliquent d'accidents aigus, d'inflammation, de congestion, etc.

Les diverses formes de méningite, et la méningite cérébro-
spinale en particulier, présentent des traces plus ou moins
prononcées d'hyperesthésie superficielle ou profonde. Dans
cette dernière il y a des convulsions toniques du tronc, et quelquefois des membres, et une sensibilité telle que les malades
poussent des cris quand on les touche même légèrement; il
y a de la fièvre, la peau est couverte de sueur, etc.

Aucun auteur n'a parlé de l'hyperesthésie dans l'apoplexie
sanguine, mais elle a été signalée dans le *ramollissement du
cerveau.* Dans ce cas, elle occupe la peau ou les parties sous-
jacentes; elle est bornée en général aux parties dans lesquelles le mouvement est lésé, mais quelquefois elle est étendue à tout le corps; elle s'accompagne fréquemment de
crampes, de contracture musculaire, de douleur quand on
cherche à étendre les muscles; enfin elle se transforme parfois en une véritable douleur spontanée. Tous ces accidents
précèdent ordinairement les phénomènes paralytiques, et ce
fait démontre bien ce que nous avons dit plus haut, que l'hyperesthésie annonce surtout l'excitation de la substance cérébrale. On fixera d'autant plus son attention sur les faits de

cette nature que ces douleurs, étant alors le seul phénomène appréciable, peuvent simuler une affection rhumatismale, des névralgies (Andral).

Nous ne trouvons ni dans nos notes, ni dans la plupart des ouvrages de médecine, de renseignements sur ce curieux symptôme, dans les autres affections des centres nerveux ; c'est une étude à faire.

Enfin, il y a encore deux grandes classes d'affections dans lesquelles on observe quelquefois l'exaltation de la sensibilité : ce sont les *altérations du sang* et les *empoisonnements.*

Les individus chlorotiques, anémiques, chloro-anémiques, présentent, sans avoir d'ailleurs de phénomènes hystériques réels, une sensibilité exquise, soit à l'épigastre, soit au point du dos diamétralement opposé, des points douloureux très-variés, névralgiques ou non, une grande irritabilité des muqueuses, une toux sèche dépendant de l'hyperesthésie de la muqueuse laryngée, une grande sensibilité de la vessie, du rectum, etc. Ces phénomènes varient, changent de place, mais ne sont jamais aussi étendus que dans l'hystérie, et leur coïncidence avec les souffles vasculaires empêchera de les confondre avec des accidents de maladies du cerveau, à proprement parler.

Les intoxications chroniques produites par le plomb, l'alcool, l'opium pris journellement, amènent le plus ordinairement la diminution et l'abolition de la sensibilité générale ou spéciale. Mais beaucoup d'empoisonnements aigus provoquent l'exaltation de la sensibilité; un des phénomènes les-plus remarquables de l'action rapide de l'opium consiste dans un état d'éréthisme de toute la surface extérieure du corps ; les malades sont très-sensibles au froid; ils éprouvent une démangeaison générale très-vive, et l'on ne peut effleurer légèrement la peau sans produire de fortes douleurs. Dans ce même empoisonnement, les organes des sens sont d'abord fortement excités; les sons fatiguent l'oreille, l'œil fuit la lumière ; les boissons douces semblent brûler la bouche, l'œsophage.

On a observé les mêmes symptômes dans la première période de quelques autres empoisonnements par les narcotiques et les narcotico-âcres ; mais ils sont bientôt remplacés par une insensibilité plus ou moins forte.

§ II. — Symptômes fonctionnels dépendants des organes des sens.

Les organes des sens participent jusqu'à un certain point aux troubles des centres nerveux, et les modifications qui se rencontrent dans leurs fonctions peuvent servir d'une manière plus ou moins précise à indiquer la nature et le degré de la lésion de l'intérieur du crâne.

V. — TROUBLES DES ORGANES DES SENS.

Vue. On peut trouver des modifications dans les paupières, dans les mouvements du globe de l'œil, dans ceux de la pupille, dans la vision elle-même (Andral).

Il y a peu d'affections cérébrales qui troublent les mouvements des muscles des paupières. L'occlusion complète ou incomplète des yeux dépend le plus ordinairement d'une paralysie du muscle releveur de la paupière supérieure, et celle-ci reconnaît à son tour pour point de départ une lésion du nerf moteur oculaire commun, car il y a presque toujours en même temps strabisme externe. L'état opposé, qui consiste en une ouverture permanente des paupières, reconnaît pour cause la paralysie du nerf facial. Quand ces deux affections sont locales, elles n'indiquent pas une maladie des centres nerveux. Dans l'hémiplégie, il est excessivement rare de voir une paralysie assez marquée à la face pour que les paupières y participent sensiblement. Le clignotement habituel, rapide est ordinairement un symptôme hystérique. Ce même phénomène s'observe aussi dans le *tic* non douloureux de la face.

Les globes oculaires ont un mouvement permanent, irrégulier, comme convulsif, chez quelques hystériques, soit dans les attaques proprement dites, soit dans les simples spasmes ou états vaporeux ; ils sont quelquefois relevés en haut et entièrement cachés sous les paupières, pendant un certain temps, dans l'espèce d'attaque hystérique que M. Trousseau a comparée au spasme cynique. Ces mouvements irréguliers ont aussi lieu dans la période de congestion et d'excitation de beaucoup d'affections cérébrales aiguës, congestions, *delirium tremens*, méningite, délire aigu, mais cela dure peu.

On a observé aussi dans des cas de tumeurs du cerveau une mobilité extrême et continuelle des yeux (*nystagmus*, chorée de l'œil) : les globes oculaires roulent incessamment dans les orbites et exécutent des mouvements de rotation, d'abaissement et surtout d'élévation ; les malades n'ont pas conscience de ces actes irréguliers ; et ils présentent, en même temps, cet air d'hébétude, de concentration intellectuelle, que j'ai signalé dans l'*habitude du corps*, propre aux maladies cérébrales. M. le docteur de Beauvais m'a communiqué une observation où ce symptôme avait fait soupçonner une affection cérébrale : à l'autopsie, on trouve en effet un *epithelioma* à la base du cerveau. Cependant il ne faudrait pas accorder trop de valeur à ce symptôme, car on le remarque quelquefois chez les hystériques et dans l'hydrocéphalie.

Le strabisme est le phénomène le plus commun parmi les troubles du mouvement des globes oculaires. La déviation porte le plus souvent sur les deux yeux, elle a lieu dans divers sens, mais surtout en haut. Cet accident a lieu dans les diverses espèces de méningite, dans les hémorrhagies, les épanchements des méninges et des ventricules, dans le cas de tumeurs occupant le centre, la base du cerveau et surtout le voisinage des pédoncules. Nous ne l'avons jamais observé dans l'apoplexie, l'encéphalite, le ramollissement, etc. C'est ce symptôme que, dans le langage du monde, on désigne sous le nom de *convulsions internes*.

L'état de la pupille est très-variable : on la voit dilatée ou resserrée, immobile ou présentant des mouvements fréquents, irréguliers, oscillatoires et qui ne sont pas déterminés par des variations dans l'intensité de la lumière. Quelquefois les pupilles sont dans le même état l'une que l'autre, d'autres fois elles sont inégales entre elles.

Sans parler de l'état de resserrement extrême et permanent qui résulte de l'ingestion de l'opium, de la dilatation qui suit

celle de la belladone, nous devons dire que les modifications
de la grandeur des pupilles ont de l'importance. En général,
la pupille est étroite dans la céphalalgie simple, dans la méningite simple au début, et dans toutes les affections aiguës
et commençantes ; on observe dans ces cas des inégalités notables des deux pupilles et des oscillations quelquefois très-
rapides, qui ne sont pas toujours égales à droite et à gauche,
et qui surviennent spontanément et sans qu'il y ait de variations dans l'état de la lumière qui frappe les yeux. Dans les
affections avec compression de la pulpe cérébrale, les pupilles
commencent à se dilater et restent bientôt en permanence
dans cet état ; il est vrai qu'on les a trouvées resserrées quelquefois, mais alors elles conservent cette disposition même
quand on diminue l'intensité de la lumière. M. Andral attribue peu de valeur à ces variations de l'iris, parce qu'on les
observe dans les fièvres graves ; mais, à notre sens, on devrait
plutôt tirer de là une conclusion inverse : ces troubles de l'i-
ris ne sont-ils pas alors l'indice d'une complication cérébrale?
La fréquence des congestions cérébrales et méningiennes dans
les fièvres est de nature à corroborer notre opinion. — Selon
M. Beau, la dilatation des pupilles est un signe de chlorose,
lequel s'expliquerait par l'état d'atonie de l'iris qui participe-
rait de la faiblesse de tout le système musculaire.

La vision présente des altérations très-variables. Dans quelques cas de simple congestion, de méningite, elle est exaltée,
au point que les malades fuient la lumière ; d'autres ont des
hallucinations, voient des corps de différentes natures flotter
dans l'air; quelques-uns voient les objets à travers un brouil-
lard, un nuage rouge. D'autres malades sont affectés de ber-
lue, de diplopie, de la vision de mouches, de taches noires ;
enfin il y a un affaiblissement plus ou moins sensible et quelquefois une amaurose véritable, simple ou double.

Parmi ces phénomènes, tous ceux qui consistent dans une
exaltation de la fonction se remarquent dans les maladies avec
excitation cérébrale; et ceux, au contraire, qui consistent en
un affaiblissement, se montrent dans les affections avec altération et compression des centres nerveux. Dans les apoplexies
moyennes et fortes, dans les épanchements extérieurs et intra-

ventriculaires, on peut porter les doigts au-devant des yeux sans que les malades ferment les paupières, parce qu'ils ne voient réellement pas. L'amaurose est moins forte et surtout moins rapide, moins certaine dans les ramollissements, les tumeurs, etc.

Nous ne décrirons pas les troubles des autres organes des sens, car il nous faudrait répéter ce que nous venons de dire brièvement à propos de la vision.

A la fin de cet ouvrage, nous indiquerons les résultats de l'observation faite à l'aide de l'ophthalmoscope.

§ III. — Symptômes fonctionnels dépendants des organes actifs du mouvement.

Les principales lésions du mouvement sont : la *paralysie*, la *résolution*, les *convulsions*, la *contracture*, le *tremblement*.

VI. — DE LA PARALYSIE.

On désigne sous ce nom la perte de la contractilité musculaire. A la rigueur, on devrait désigner cet accident par l'expression de paralysie musculaire, car le nom de *paralysie* est également appliqué à l'abolition de la sensibilité générale et de la sensibilité spéciale ; mais l'usage a prévalu, et le nom de paralysie employé seul s'applique toujours à la perte des mouvements ; tandis qu'on est obligé d'y joindre une épithète, quand on veut désigner la perte du toucher, de la vue, etc., et l'on dit alors : paralysie de la sensibilité tactile, de la rétine, etc.

La paralysie s'observe dans les muscles volontaires et dans les muscles involontaires ; on connaît la paralysie des muscles des bras, de ceux de la face, la paralysie de l'œsophage, de la vessie.

La paralysie est très-variable dans son étendue ; quelquefois elle n'occupe qu'un seul muscle (paralysie du releveur de la paupière supérieure, de l'orbiculaire des paupières, du diaphragme) ; d'autres fois, elle atteint un certain nombre de muscles congénères (extenseurs des mains et des doigts, mus-

cles respiratoires), ou tous les muscles d'une région (paralysie de la face), ou enfin plusieurs muscles isolés et indépendants les uns des autres; dans tous ces cas, on l'appelle
paralysie partielle. Enfin, elle peut occuper une grande étendue du corps, comme la moitié inférieure (paraplégie) ou une
moitié latérale (hémiplégie). On ne connaît pas de paralysie
générale à proprement parler ; il existe, il est vrai, une affection à laquelle on a donné ce nom, mais cette maladie n'est
caractérisée que par un simple affaiblissement étendu à un
assez grand nombre de muscles de l'économie, et jamais par
une perte absolue et complète des mouvements de toutes les
parties du corps, état qui serait, on le comprend, incompatible avec la vie.

Dans les muscles frappés de paralysie, le mouvement peut
être aboli d'une manière absolue, complète, ou seulement diminué ; de là, les expressions de paralysie complète et incomplète.

La paralysie survient d'une manière rapide ou lente.

Celle des viscères asymétriques, ou médians et impairs, occupe généralement la totalité de l'organe (paralysie de l'estomac, de la vessie, de l'œsophage) ; celle des organes pairs et
symétriques n'occupe presque jamais qu'un seul d'entre eux ;
il est extrêmement rare de voir deux parties opposées du corps
être simultanément paralysées dans les affections cérébrales ;
dans les maladies de la moelle ou des muscles eux-mêmes
(paralysie saturnine), il est commun, au contraire, de trouver
les parties symétriques du corps ou des membres frappées
d'impuissance.

Caractères. On reconnaît facilement la paralysie complète
et étendue à un grand nombre de muscles, ou occupant un
organe important ; mais il est facile de méconnaître la paralysie incomplète ou partielle. Dans les cas où l'on pourra en
soupçonner l'existence, on devra se livrer aux recherches
suivantes :

S'il s'agit des membres inférieurs affectés de paralysie commençante, on fera lever le malade et on lui commandera de
marcher ; s'il y a affaiblissement des muscles, le malade s'ap-
puiera plus lourdement et s'inclinera sur le membre malade,

ou bien il n'y portera le poids du corps que pendant très-peu
de temps, exécutant une espèce de sautillement qui aura pour
but de faire toujours retomber le corps sur le membre sain.
Quelquefois le malade jette la jambe, d'autres fois il la traîne
en faisant glisser la pointe du pied sur le sol. S'il s'agit du
membre supérieur, on fera exécuter au bras des mouvements
vifs et rapides ; on fera placer la main sur la tête, et l'on comparera l'énergie et l'activité de ces mouvements à ceux de
l'autre bras. Ces mouvements seront toujours plus lents, moins
étendus, moins faciles dans le côté paralysé. On mettra ses
mains dans chacune des mains du malade, et on l'engagera
à serrer graduellement, puis aussi fortement que possible ; le
membre sain produira une étreinte plus forte que l'autre. On
pourra aussi pincer, piquer, exciter la peau dans le but de déterminer des mouvements; si le malade a conservé la sensibilité et qu'il ne puisse pas retirer facilement ou promptement
la partie excitée, on pourra en conclure qu'il y a paralysie.
Il faudra, pour plus de certitude, faire cette exploration à
l'insu du malade, c'est-à-dire en lui fermant les yeux, et l'on
comparera toujours le degré de mobilité des parties semblables de chaque côté du corps. Il est bien entendu qu'on se dé-
fiera toujours des affections simulées.

Dans l'état de repos, la paralysie de la face, quand elle est
incomplète, est difficile à reconnaître. On fera alors contracter les muscles, en engageant le malade à plisser le front, à
froncer les sourcils, à siffler, à souffler de l'air en gonflant les
joues. Dans le côté paralysé, les mouvements seront incomplets, difficiles ou impossibles ; les rides et les plis de la figure
ne se prononceront pas comme du côté opposé ; enfin, les
traits seront déviés du côté sain, de manière à rendre la figure
difforme et grimaçante.

La paralysie de la langue se traduit par la déviation de cet
organe, quand il est projeté hors de la bouche. La sortie de la
langue s'effectuant par l'action des muscles génio-glosses, il
est évident que sa pointe se portera du côté du muscle qui
sera privé d'action, puisque la langue sera dans ce point re-
tenue par l'immobilité de celui-ci. La déviation de la pointe a
donc lieu du côté paralysé. Il est bien entendu que nous ne

parlons pas ici de l'accident que les médecins aliénistes appellent abusivement *paralysie de la langue*; accident qui consiste, non dans le défaut de motilité de cet organe, mais dans la difficulté d'articuler et de coordonner les sons, et qui trouve son point de départ dans l'affaiblissement de l'intelligence et de la mémoire. — La paralysie du voile du palais se caractérise par la flaccidité, la chute en avant, le défaut de concavité de cet organe. Cette paralysie, quand elle est hémiplégique, donne lieu à une déviation de la luette du côté sain, direction qui se montre surtout dans les mouvements de déglutition, et l'on voit alors toute une moitié de l'isthme du gosier immobile, tandis que l'autre se contracte et se resserre en tirant la base de la langue de son côté. — La paralysie du pharynx se traduit par la difficulté d'avaler, surtout d'ingurgiter les liquides, par le rejet de ceux-ci par les fosses nasales, par une sorte de gargouillement au moment où ils pénètrent dans le pharynx, et enfin par des accès de suffocation dépendant de l'introduction d'une partie du liquide dans le larynx. Dans ce cas, comme dans le précédent, il y a *nasonnement*. — Dans la paralysie de l'œsophage, la difficulté d'ingurgitation des aliments et des liquides ne se manifeste pas sur-le-champ: les malades en prennent une certaine quantité, puis ces matières sont bientôt rejetées sans avoir pénétré dans l'estomac. On voit des aliénés, affectés de paralysie de l'œsophage, remplir ce conduit d'aliments solides, qui ne pénètrent pas dans l'estomac, et bientôt ces aliments débordent dans le pharynx, où l'on peut les sentir avec le doigt ; s'ils continuent à manger, les matières pénètrent dans le larynx et la trachée, et les malades meurent misérablement par asphyxie.

La paralysie de l'estomac ne peut guère être que soupçonnée ; on est porté à en admettre l'existence dans les cas de distension excessive de ce viscère par des gaz et des liquides, dans les cas de cancer du pylore, par exemple. Résultat d'abord mécanique de l'obstruction pylorique, cette dilatation ne tarde pas à s'accompagner d'une véritable paralysie, qu'on pourrait expliquer, avec P. Bérard, en supposant que la limite d'élasticité du viscère a été dépassée, et que ses parois ne sont plus qu'une tunique inerte et sans contractilité ; quoi qu'il en soit, il est très-probable que l'estomac est paralysé dans ces distensions extrêmes, car il ne survient plus de vomissements, quoiqu'il y ait toujours dans sa cavité une grande quantité de liquides, et que le cardia ne soit pas altéré.

Ces considérations nous permettent de comprendre ce qui arrive à la vessie et au rectum, dans quelques affections de la moelle et du cerveau, et nous dispensent d'insister davantage.

On voit assez souvent la paralysie des muscles intercostaux d'un côté; elle se traduit par l'immobilité des côtes et la gêne de la respiration. La paralysie du diaphragme produit l'immobilité de la base de la poitrine, des hypochondres, et l'on n'observe plus le soulèvement rhythmique de l'abdomen, qui se trouve remplacé par l'élévation pénible, rapide et ordinairement anxieuse du haut du thorax.

La paralysie, même complète, de muscles isolés, au tronc et à l'abdomen, est fort difficile à constater et à limiter précisément; on cherchera alors à faire produire les mouvements dans lesquels ces muscles se contractent, et l'on comparera ces mouvements à ceux du côté opposé; c'est ainsi que l'on reconnaît les paralysies du deltoïde, du grand dentelé, du rhomboïde, du sterno-mastoïdien, etc.

Au reste, la difficulté n'existe que quand la paralysie est partielle, et elle disparaît quand il y a un grand nombre de muscles affectés.

L'électricité galvanique et l'électricité par induction, telles qu'elles ont été employées dans ces derniers temps, fournissent un moyen fort précieux de constater l'existence de la paralysie; malheureusement ce moyen n'est pas à la portée de tous, et, même dans les hôpitaux, les médecins n'ont à leur disposition aucun appareil électrique, soit pour les recherches diagnostiques, soit pour le traitement. Il est à regretter que l'indifférence des médecins et des administrateurs laisse aux mains de quelques spécialistes l'emploi de ce moyen si utile; et nous voudrions que, dans les hôpitaux du moins, il y eût des appareils à la disposition de tous les médecins.

Quoi qu'il en soit, les recherches récentes de M. Duchenne, de Boulogne, établissent qu'on peut reconnaître dans les muscles deux espèces de paralysie : une paralysie dans laquelle le mouvement volontaire est perdu, mais avec conservation de la contractilité galvanique ou irritabilité ; et une autre paralysie où le mouvement volontaire et l'irritabilité galvanique ont disparu simultanément ; il y a des états intermédiaires où l'irritabilité galvanique n'a pas complétement disparu, et, enfin, il y a des cas où la contractilité galvanique a disparu, quoique les mouvements volontaires soient conservés en totalité ou en partie. Ces divers états de la faculté contractile se montrent dans des cas différents, et il serait toujours nécessaire, pour le pronostic et le diagnostic, de savoir auquel on a affaire.

Quand la paralysie est plus prononcée ou complète et assez étendue, elle se reconnaît au premier abord.

S'il y a paralysie de la face, les traits sont déviés d'un seul côté, même en l'absence des mouvements. Lorsque le malade parle, la difformité augmente ; la commissure des lèvres est abaissée du côté paralysé et immobile, tandis que celle du côté opposé s'élève et se meut plus ou moins facilement ; l'une des narines est plus ouverte que l'autre, l'œil ne peut se fermer, l'articulation des sons est incertaine, les boissons sont difficilement avalées.

Quand les membres sont complétement paralysés, le malade est dans l'impossibilité de se mouvoir : si l'on élève le bras ou la jambe, et qu'on les abandonne à leur propre poids, ils retombent lourdement sur le plan du lit ; les saillies musculaires sont moins accusées et ne présentent pas la dureté habituelle ; les muscles sont, dans toute leur longueur, mous et flasques, les membres se déforment, prennent une disposition cylindroïde, etc. Malgré la paralysie la plus complète, le sentiment persiste ordinairement ; les malades se plaignent et s'agitent, si on les pique ; et quelquefois alors il y a, dans le membre paralysé, un mouvement tout à fait involontaire, dont le malade n'a pas conscience, et qui tient, selon toute probabilité, à une action reflexe de la moelle ; quelquefois, sous l'influence de la piqûre, il n'y a qu'un simple mouvement fibrillaire localisé.

Il n'est pas plus difficile de constater une paralysie moins étendue, comme celle des mains, de la vessie,

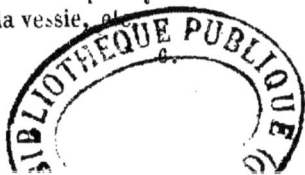

Dans les parties frappées de paralysie, la température est
sensiblement abaissée ; la circulation artérielle et capillaire
se fait avec moins d'énergie ; quand on pique la peau, le sang
en sort moins facilement que dans les endroits sains ; la sueur
coule en moindre abondance, il survient de l'œdème ; enfin,
l'atrophie et la contracture des muscles est le dernier terme de
la paralysie de longue durée.

Il n'est pas nécessaire d'établir le *diagnostic différentiel* de
la paralysie. Un muscle est paralysé quand il a perdu la faculté de se mouvoir, sans qu'il existe, soit dans sa structure,
soit dans celle des parties voisines, de modifications matérielles
appréciables, suffisantes pour expliquer la gêne ou la suspension de ses fonctions. On ne confondra donc pas la *paralysie
musculaire* avec l'immobilité qui dépend de l'*inflammation
musculaire*, du *phlegmon*, de la *gangrène*, de la *congélation*,
de l'*atrophie*, de la *transformation du muscle* en substance *graisseuse, cancéreuse* ou de toute autre nature. On ne dira pas non
plus qu'il y a paralysie quand le malade souffre d'un *rhumatisme
articulaire* ou de toute autre *affection douloureuse*, et qu'il
craint de se mouvoir pour ne pas réveiller les douleurs. Un
membre insensible peut, étant excité, ne pas se mouvoir,
mais sans être paralysé pour cela ; le défaut de mouvement
s'explique par l'*absence de sensation*. Un individu plongé
dans le *sommeil*, l'*ivresse*, le *narcotisme*, atteint de *compression du cerveau*, ne fait pas de mouvements, mais il n'est
pas paralysé.

Parmi les cas qu'il importe de distinguer de la paralysie
nous devons surtout signaler le désordre de la musculation
nommé *ataxie locomotrice*. Cette dénomination, qui ne s'applique en réalité qu'à un symptôme, est devenue le nom
d'une maladie nouvelle, que M. Duchenne (de Boulogne) a
retirée fort heureusement de la classe si vague et si complexe
des *paraplégies*.

Lorsqu'on voit un homme marcher avec difficulté, en titu-
bant ou en jetant les jambes, sans leur pouvoir imprimer
une direction régulière et effectivement utile, dans beaucoup
de cas on est disposé à le considérer comme paralytique. Cela
n'est pas exact. Mesurez la puissance de contractilité muscu-

laire de cet individu, et vous verrez qu'il a quelquefois une force considérable de ces mêmes muscles des jambes qui ne peuvent pas effectuer convenablement la progression. Tel malade qui ne peut pas marcher, porte un homme sur ses épaules et conserve sans fatigue la station verticale sous cette charge. Mais ne le faites pas marcher, il tombera, surtout si vous lui faites fermer les yeux. Dans ces cas singuliers, il n'y a point perte de la force musculaire, il y a défaut de coordination des mouvements.

Or, quand on est en présence de cas de ce genre, on constate un certain ensemble de symptômes qui constituent une maladie bien définie, *l'ataxie locomotrice*, ou *maladie de Duchenne*, selon la dénomination que l'on doit à M. le professeur Trousseau. Nous y reviendrons plus bas.

M. le docteur Collongues a présenté à l'Académie des sciences, en 1856 (1), une nouvelle méthode d'exploration qu'il nomme *dynamoscopie*. Le *dynamoscope* se compose d'une tige de 10 à 15 centimètres, en liége ou en acier, dont une extrémité pénètre dans l'oreille de l'observateur, tandis que l'autre, en forme de dé à coudre, reçoit le doigt du sujet à observer ou se place sur différents points de la surface du corps. A l'aide de cet instrument on perçoit des *bourdonnements* et des *pétillements* ou *grésillements*. Ces phénomènes sont surtout très-marqués à l'extrémité des doigts et à la paume de la main. M. Collongues prétend que les nerfs seuls peuvent être la cause de ce phénomène ; pour nous, avec beaucoup d'autres médecins, nous reconnaissons dans ce fait le *murmure rotatoire*, décrit par Laënnec, et qui aurait pour origine la contraction fibrillaire des muscles et, plus particulièrement, le frottement des tendons dans leurs gaînes. — Or, M. Collongues assure que les bourdonnements et les pétillements cessent de se faire entendre dans les muscles paralysés.

D'après ce que nous venons d'exposer, on voit que la paralysie consiste essentiellement dans une interruption plus ou moins complète de l'action musculaire, sans altération appréciable de la substance du muscle ou des parties environnantes.

(1) *Traité de dynamoscopie.* Paris, 1862.

*Causes de la paralysie. Maladies dans lesquelles elle se ren-
contre. — Valeur diagnostique.*

Les muscles possèdent en eux-mêmes la puissance contractile ; mais cette puissance ne peut être mise en jeu que par
le système nerveux ; elle se conserve tant que les centres nerveux sont sains et tant que la communication entre ceux-ci
et les muscles persiste ; quand il y a abolition des fonctions
nerveuses, ou quand les nerfs qui transmettent aux muscles
les incitations cérébrales, sont altérés ou détruits, la paralysie
se manifeste. Les vivisections montrent que, quand on coupe
le nerf d'un muscle, le mouvement volontaire est aboli, quoique le muscle conserve l'irritabilité galvanique pendant longtemps, et quelquefois même d'une manière permanente. Les
observations cliniques établissent, d'une autre part, que les
graves lésions des centres nerveux tarissent en quelque sorte
la source de l'influx nerveux destiné aux muscles, et qu'il résulte aussi de là des paralysies. En conséquence, toutes les
fois qu'on voit une paralysie musculaire, on est disposé à remonter, pour en expliquer l'origine, à la source même de
l'incitation musculaire, les centres nerveux, ou au moins aux
nerfs qui la transmettent. On a raison d'agir ainsi ; mais,
comme nous allons le montrer, il ne faut pas trop se hâter de
chercher loin du muscle lui-même, et de remonter au centre
d'action, c'est-à-dire au système cérébro-rachidien. Dans ces
derniers temps, en effet, on a montré qu'un assez bon nombre
de paralysies sont essentielles, en ce sens qu'elles ne se rattachent à aucune lésion du cerveau ou des nerfs. Il est
donc nécessaire, dans le diagnostic, de procéder avec méthode
et en examinant d'abord les phénomènes généraux.

La paralysie dépend d'affections des muscles eux-mêmes,
de lésions des vaisseaux et de la circulation, d'affections des
nerfs, de névroses, de lésions cérébrales, d'empoisonnement.

Les considérations suivantes seront très-utiles pour arriver
à séparer ces diverses espèces.

Quand il n'y a qu'un muscle paralysé, on ne peut guère
songer à une affection du cerveau ou des nerfs ; il est plus
naturel de rechercher dans le muscle lui-même la cause de la

perte du mouvement. Il est vrai que quelques affections cérébrales semblent n'agir que sur certains muscles et faire élection d'un ou de quelques-uns d'entre eux pour les paralyser,
comme si dans le cerveau les fibres nerveuses correspondantes
eussent été seules endommagées ; mais ces cas sont excessivement rares. Quand deux ou plusieurs muscles, qui sont sous
la dépendance d'un même nerf, sont paralysés, au lieu de
supposer une lésion de chacun d'eux, il est plus naturel et
plus simple de supposer une lésion du nerf unique qui com-
mande à ces muscles, et les faits viennent démontrer la jus-
tesse de ce raisonnement. De sorte que, par le fait de ces lésions
multiples, on peut déjà éloigner l'idée d'affection musculaire
pour remonter à une affection des troncs nerveux. Que si un
grand nombre des muscles commandés par un ensemble de
nerfs, par un plexus, sont paralysés, comme par exemple
tous les muscles du bras, on devra supposer que le plexus
nerveux est le siége du mal ; mais on ne devra pas encore
penser aux centres nerveux eux-mêmes, parce que les altérations de ces centres ne localisent presque jamais leur action
d'une façon aussi exacte ; cependant le fait n'est pas sans
exemple. Enfin, si la paralysie est plus générale et occupe
deux membres à la fois, on en fera alors remonter la cause à
une affection des centres nerveux eux-mêmes, car on comprendrait difficilement que deux lésions se fussent développées simultanément, dans les deux plexus nerveux qui président aux mouvements de chaque membre. Si les deux
membres affectés sont le bras et la jambe du même côté (hémiplégie), on ne pourra penser qu'à une affection du cerveau,
pour plusieurs raisons : d'abord les affections de la moelle ne
sont jamais assez limitées pour n'affecter qu'un côté de l'organe et détruire le mouvement dans une moitié du corps seulement ; d'un autre côté, les lésions de la moelle n'ont aucune
influence sur la tête et la face ; or, quand il y a une hémiplégie, la face y participe toujours plus ou moins ; enfin les
faits pathologiques établissent aussi que ce ne sont que les lésions cérébrales qui donnent lieu à l'hémiplégie, et jamais les
affections médullaires. Dans ces cas, nous devons le dire,
quoique ce soit un peu en dehors de notre sujet, la paralysie

occupe toujours le côté opposé à l'hémisphère du cerveau dans
lequel siége la lésion. Quand la paralysie occupe les deux
membres inférieurs, on a affaire à une maladie de la moelle,
par cette raison qu'une lésion cérébrale qui léserait le mouvement dans les deux membres inférieurs ne pourrait pas
localiser son action sans avoir produit la paralysie des membres supérieurs, de la tête, etc., en un mot, produit une suspension complète des mouvements, et par conséquent la mort.
On a vu quelquefois la paralysie absolue des quatre membres :
cette lésion se lie à une affection de la partie supérieure de la
moelle. On n'a jamais observé la paralysie des deux membres
supérieurs isolément. On a vu quelquefois la paralysie que
l'on nomme *croisée*, c'est-à-dire affectant un bras d'un côté
et une jambe de l'autre ; cette lésion tient, comme l'hémiplégie, à une affection cérébrale, quelquefois simple, mais le plus
ordinairement double ; la paralysie de chaque membre est
commandée par la lésion de l'hémisphère opposé du cerveau.

D'autres associations de paralysies ont encore une grande
valeur diagnostique : la paralysie de la rétine d'un côté, avec
chute de la paupière supérieure et strabisme externe du côté
opposé, indiquent très-nettement la présence d'une tumeur à
la base du cerveau, du côté opposé à l'amaurose ; en effet,
une tumeur semblable doit produire une amaurose croisée et
un strabisme direct.

M. le docteur Gubler a étudié et décrit (1) une forme de
paralysie vaguement indiquée avant lui. Il la nomme *paralysie* ou *hémiplégie alterne*, parce que, en effet, le mouvement
est aboli dans une moitié latérale de la face d'un côté, et dans
les membres supérieur et inférieur de l'autre côté du corps.
Cette forme de paralysie pourrait, à la rigueur, dépendre
d'une double lésion, l'une dans les centres nerveux, l'autre
sur le trajet du facial ; mais en général elle se rattache à une
lésion de la protubérance annulaire, ce qui peut être expliqué avec vraisemblance de la manière suivante : Les nerfs
faciaux s'entre-croisent au-dessus de l'isthme (Vulpian, Phi-
lippeaux) ; les cordons de la moelle ne s'entre-croisent que

(1) De l'hémiplégie alterne. *Gaz. hebd. de méd.* Octobre 1856 et oct. 1858.

dans le bulbe; en conséquence, une altération quelconque,
siégeant dans une moitié latérale de la protubérance, produira les effets suivants : paralysie des membres du côté opposé, puisque les cordons médullaires affectés sont destinés
à l'autre côté du corps ; et paralysie directe de la face, puisque la lésion porte sur un nerf déjà entre-croisé et qui est
destiné au côté de la face correspondant à celui de la lésion.

Que si maintenant la paralysie est moins régulièrement
disposée, il faudra de nouveau redescendre, si nous pouvons
ainsi dire, aux affections des muscles, des nerfs, ou à toute
autre cause. Ainsi, par exemple, si quelques-uns seulement
des muscles dominés par un nerf, et non tous, sont paralysés,
on ne pourra en accuser ni le nerf ni les centres nerveux; ce
sera alors le résultat d'une maladie des muscles, d'une névrose, d'une affection qui n'aura plus de rapport avec le cerveau. Si tous ces muscles, commandés par l'extrémité d'un
plexus formé de plusieurs nerfs, sont paralysés, mais non
les muscles situés plus haut et commandés par le même plexus,
ni les nerfs ni les centres nerveux ne doivent encore être
mis en cause. Or, c'est ce qui a lieu, par exemple, dans la
paralysie saturnine occupant les mains. Enfin, si la paralysie est disséminée, et occupe çà et là quelques muscles ; si
elle change, varie, se déplace, même remarque : c'est une
affection vague et non une lésion permanente qui en est la
cause.

Étudions maintenant la paralysie dans la plupart des affections où elle se présente.

Paralysie dont la cause réside dans les muscles. Il y a
des cas où la paralysie réside dans les muscles eux-mêmes ;
la commotion nous en fournit un exemple. Lorsqu'une partie
du corps reçoit un coup violent, une secousse, un coup
de feu, il arrive souvent que cette partie et les points voisins sont frappés immédiatement de ce que l'on a appelé
commotion, stupeur locale, asphyxie locale ; or, les phénomènes qui se manifestent alors sont : la perte de la sensibilité,
l'abaissement de la température, l'affaiblissement de la circulation et la paralysie des muscles. Dans les cas de ce genre, il

n'y a aucune lésion appréciable, soit dans les muscles, soit dans tout autre point; l'ébranlement local est la seule cause de la perte des mouvements; la paralysie réside entièrement dans les muscles. La commotion ou stupeur locale se dissipe quelquefois assez promptement ; d'autres fois sa marche est très-lente. On remarque la terminaison de la première espèce dans les blessures par armes à feu, et celle de la seconde dans les violentes contusions produites par un corps contondant de gros volume, ou agissant sur une grande étendue. Les auteurs du *Compendium de chirurgie* ont cité un ·fait très-intéressant appartenant à cette dernière catégorie. Il s'agit d'un homme qui reçut un coup violent sur l'avant-bras droit, et chez lequel cette partie fut frappée de paralysie, avec tous les autres symptômes rapportés plus haut ; l'insensibilité était si grande, qu'on pouvait traverser la main de part en part avec une lancette. Les accidents durèrent dix jours, et se terminèrent par le retour graduel et complet du sentiment, du mouvement et de la circulation. Dans les cas de ce genre, la paralysie est ordinairement localisée, et sa résolution est très-lente.

Quelquefois le froid seul peut paralyser un ou plusieurs muscles, sans déterminer d'accidents d'autre nature, c'est-à-dire sans produire de douleur, d'inflammation, etc. C'est ainsi qu'on voit quelquefois des paralysies du muscle deltoïde, d'une moitié de la figure, de la vessie, des muscles des membres inférieurs, etc., chez des individus qui ont couché dans des endroits froids ou sur la terre humide ; ces accidents se dissipent en général facilement par l'emploi de la chaleur, des excitants, etc. La maladie connue sous le nom de *béribéri* nous paraît n'être rien autre chose qu'une paralysie causée par le froid. En raison de la cause de cette paralysie, on lui a donné le nom de *paralysie rhumatismale*.

Enfin, il y a une dernière espèce de paralysie dont la cause réside aussi dans les muscles, et qui se traduit tout à la fois par la perte de la motilité et par l'atrophie de la masse charnue. Cette espèce est quelquefois produite par l'intoxication saturnine, mais d'autres fois elle naît indépendamment de cette influence et de toute autre cause connue, et l'on ne peut la désigner que par le nom de paralysie avec atrophie. Ce n'est pas, à proprement parler, une paralysie, puisque la perte du mouvement est en raison de la disparition graduelle des fibres musculaires, et que les mouvements persistent tant qu'il reste une fibre ; mais cet état ressemble de si près à la paralysie ordinaire, que nous n'avons pu nous dispenser d'en parler ici.

Bien que l'on trouve quelques observations éparses de cette maladie, dans les ouvrages de Van Swieten, d'Abercrombie, de Ch. Bell et d'autres auteurs, elle n'a été bien étudiée que depuis quelques années seulement. Désignée, tour à tour, sous les noms d'*atrophie musculaire progressive*, de *paralysie musculaire atrophique*, de *paralysie atrophique*, d'*atrophie musculaire graisseuse progressive*, de *paralysie essentielle des enfants* (1), cette maladie est encore peu connue dans sa nature. En effet, la plupart des auteurs n'ont pas cherché à préciser d'une manière particulière l'état des muscles et des nerfs. M. Cruveilhier croit pouvoir rapporter ce genre d'atrophie musculaire à l'atrophie préexistante des *racines antérieures* des nerfs spinaux ; tandis que M. Duchenne, de Boulogne, l'attribue à une *transformation graisseuse* de la fibre musculaire. Quoique cette dernière manière de voir ne soit pas généralement adoptée, elle est appuyée par des observations micrographiques très-importantes.

La paralysie atrophique occupe de préférence les mains, les avant-bras, les bras et les jambes. Mais on la voit aussi envahir les muscles du tronc, et jusqu'au diaphragme, et les malades succombent par une véritable asphyxie (Duchenne). Quand cette affection siége aux mains, il est facile de la reconnaître à l'effacement des éminences thénar et hypothénar, à l'amaigrissement du métacarpe, à l'enfoncement des espaces interosseux. Aux avant-bras, on remarque l'atrophie des muscles antérieurs ou postérieurs, de ceux qui partent de l'épitrochlée ou de l'épicondyle. On constate souvent, dans ces cas, que l'irritabilité galvanique a disparu en totalité ou en

_____

(1) Duchenne (de Boulogne), *Mémoire* présenté à l'Institut en 1849. Voir *Electrisation localisée*, 2e édit., Paris, 1861, p. 443. — Aran. *Rech. sur une mal. non encore décrite du système musculaire* (Atrophie musculaire progressive), *Arch. gén. de méd.*, sept. et oct. 1850. — Thouvenet, *Thèse*, Paris, 1851. — Cruveilhier, *Bulletin de l'Ac. de méd.*, t. XVIII, 1852-53. — Rilliet, *Bulletin général de thérap.*, 1851.

partie. Cette affection occupe à la fois les deux côtés du corps, mais elle est toujours plus prononcée d'un côté que de l'autre, et elle commence le plus ordinairement à droite. Quelques autres symptômes ont été notés, ce sont : des contractions fibrillaires partielles, des crampes, des soubresauts des tendons. D'ailleurs, pas de phénomènes généraux. Les autopsies ont démontré l'absence de toute lésion des centres nerveux.

On ne confondra pas la paralysie atrophique avec la paralysie générale progressive des aliénés, dont nous parlerons plus loin.

Paralysie par trouble ou arrêt de la circulation. Tout le monde connaît la célèbre expérience de P. Bérard qui, en liant l'aorte chez un chat, produisit la paralysie des membres postérieurs. Il résulte de là que l'interception de la circulation artérielle dans une partie y produit une paralysie plus ou moins forte. Ce fait peut servir à expliquer l'affaiblissement et l'engourdissement des membres chez les individus affectés d'anévrismes des troncs artériels principaux qui se distribuent à ces membres ; la perte du mouvement après la ligature des artères, et un certain nombre d'autres phénomènes analogues.

En conséquence, dans le cas de paralysie, il sera toujours important de s'assurer de la manière dont se fait la circulation dans les artères qui se distribuent à la partie privée de mouvement.

Paralysie par lésion des troncs nerveux. Les diverses lésions des troncs nerveux qui se rendent à des muscles sont causes de paralysie. On en observe autant d'espèces qu'il y a de nerfs moteurs ; leurs symptômes et leur marche varient suivant la nature des lésions.

Les blessures, la section, la compression, le tiraillement des nerfs, les névralgies prolongées, la névrite, les névromes, les apoplexies des nerfs, les lésions déterminées par le froid, sont autant de causes de paralysie des muscles auxquels les nerfs affectés se distribuent. Dans ces divers cas, la marche, le degré de la paralysie, le mode de début et de terminaison, varient suivant la nature de la lésion. S'il s'agit d'une compression lente et graduelle, la paralysie apparaît lentement et va sans cesse augmentant, jusqu'à ce que la cause de compression ait été enlevée. Si la maladie consiste en une apoplexie sanguine des nerfs, comme cela a lieu fréquemment chez les chevaux, la paralysie est rapide, subite même, mais elle décroît assez rapidement, à mesure que la résorption du sang s'effectue.

Dans ces cas, la paralysie est bornée aux muscles compris dans la sphère d'action des nerfs, et sa distribution régulière ne permet pas de méconnaître le point de départ du mal. S'il n'y a qu'un filet affecté, il n'y a qu'un ou deux muscles paralysés; si c'est un tronc, tous les muscles qu'il influence sont affectés; si c'est un plexus, tout un membre peut être pris.

Si le nerf facial (portion dure de la septième paire) est affecté d'inflammation, comprimé, coupé au-dessous du trou stylo-maxillaire, tous les muscles correspondants de la face sont rendus immobiles. Si la lésion a lieu dans le trajet de ce nerf dans le rocher, avant la naissance des filets qui se rendent à la langue, au voile du palais, on constate un certain degré de paralysie du goût (corde du tympan, Cl. Bernard), la paralysie du voile du palais, etc. L'absence de toute autre lésion, de tout phénomène cérébral, ne permet pas de faire remonter la lésion aux centres nerveux.

Si la lésion occupe le nerf radial, cubital, sciatique, la paralysie se borne aux muscles influencés par ces nerfs. Tout le monde connaît la paralysie du deltoïde, qui succède aux luxations de l'épaule, et qui est probablement produite par l'allongement ou la déchirure du nerf circonflexe.

Quand tout un membre est pris, on peut supposer une lésion du plexus qui s'y distribue. En 1845, nous avons observé avec M. Baron, à l'Hôtel-Dieu, une femme qui présentait une paralysie incomplète de tous les muscles du bras gauche; cette lésion reconnaissait pour cause une chute, dans laquelle le bras, retenu par une courroie, avait été fortement tiraillé au niveau de l'épaule.

Les névromes (tumeurs fibreuses, fibro-plastiques, cancéreuses) siégeant sur le trajet des nerfs, et ayant déterminé la dissociation et l'aplatissement de leurs filets, produisent les

mêmes effets. Il est facile de reconnaître la cause de ces paralysies, parce qu'elles s'accompagnent de douleurs très-vives
dans le trajet du nerf qui se distribue aux muscles affectés, et
par l'existence d'une tumeur plus ou moins grosse sur ce
même nerf (1).

Nous rappelons le cas que nous avons déjà cité à l'occasion
de la céphalalgie, et dans lequel existait une paralysie musculaire par affection d'un nerf : Une femme de trente-deux ans
avait une chute de la paupière supérieure et un strabisme
externe de l'œil gauche, et elle éprouvait de très-vives douleurs dans l'orbite ; l'œil était porté en avant et frappé d'a-
maurose ; il y avait divers symptômes de syphilis constitution-
nelle. Nous pensâmes qu'il existait une tumeur syphilitique
de l'intérieur de l'orbite, qui repoussait l'œil en avant et déterminait l'allongement du nerf optique et la compression du
moteur oculaire commun. L'iodure de potassium fut admi-
nistré ; le troisième jour, les douleurs avaient cessé ; le quinzième, l'œil était entièrement rentré dans l'orbite ; la paralysie de la paupière supérieure et le strabisme externe avaient
disparu, mais l'amaurose persista.

Paralysie par affections cérébrales. Les maladies des
centres nerveux sont, après les affections que nous avons
signalées précédemment, les causes les plus communes de la
paralysie ; mais on se rappellera qu'on ne peut légitimement les invoquer que quand la paralysie occupe une grande
étendue du corps, ou quand elle s'accompagne d'autres symptômes cérébraux bien évidents ; car toute paralysie locale
peut avoir sa cause dans le muscle lui-même ou à peu de distance. On se rappellera aussi qu'il n'y a pas une affection du
cerveau qui ne puisse donner lieu, soit par elle-même, soit
par les complications qu'elle amène, à la paralysie ; et que
l'on a vu cependant beaucoup d'affections, même fort graves,
qui ne s'en accompagnent pas. On a présenté beaucoup d'explications de ce fait singulier ; une des plus dignes de fixer
l'attention est celle de M. Serres. Pour ce savant médecin, la

(1) Voy. Boyer. *Traité des mal. chir.*, 5e édit. Paris, 1845, t. II, p. 553.

paralysie serait le résultat de la déchirure complète des fibres
cérébrales, et elle serait irrémédiable, inguérissable; les affections qui déterminent seulement la séparation, l'écartement
des fibres du cerveau ou leur compression, ne donneraient jamais lieu à la paralysie réelle et permanente, mais seulement
à une suspension momentanée des facultés motrices. Par
cette différence dans les lésions anatomiques s'expliqueraient
les deux formes d'hémorrhagie cérébrale, l'une avec paralysie, l'autre sans paralysie; par là aussi on expliquerait la conservation de la motilité dans l'hémorrhagie méningée, la compression du cerveau, les épanchements dans les ventricules,
et enfin tous ces faits si singuliers, dans lesquels, avec des
lésions fort semblables entre elles, on a constaté tour à tour
l'absence ou la présence de ce symptôme.

Cette vue ingénieuse trouve son application dans un trop
grand nombre de cas pour qu'on puisse la considérer comme
entièrement hypothétique. Cependant il est nécessaire d'a-
jouter quelques autres indications, pour faire mieux comprendre le rôle des lésions du cerveau dans la production des
paralysies.

La déchirure des fibres cérébrales n'est pas toujours la
cause de la paralysie des muscles, puisque la simple congestion
des hémisphères cérébraux peut amener le même résultat. La
rapidité, la brusquerie d'une lésion est une cause non moins
puissante que celle indiquée par M. Serres, quel que soit,
d'ailleurs, le degré auquel cette lésion est portée. Ainsi,
qu'une simple congestion, qu'une hémorrhagie faible, se déclarent, qu'il se forme un ramollissement très-rapide, la paralysie en est la conséquence immédiate; il semble qu'alors
les centres nerveux soient surpris et enrayés dans leur action ;
il semble que la circulation nerveuse, qu'on nous pardonne
cette expression, soit interrompue, comme la circulation artérielle peut l'être par l'application d'une ligature, et que les
muscles cessent de recevoir l'excitation habituelle et nécessaire à l'accomplissement de leurs fonctions. Dans ce cas,
la paralysie serait le résultat d'une espèce de sidération,
d'épuisement nerveux, mais non l'effet de la destruction ni
même de la lésion de l'organe. La preuve qu'il en est ainsi,

c'est que, quand l'organe s'est habitué peu à peu à la lésion, la circulation nerveuse se rétablit, et les fonctions musculaires, un instant suspendues, reparaissent. Si la déchirure des fibres du cerveau était la seule cause de la paralysie, pourquoi, dans les hémorrhagies abondantes, avec destruction réelle d'une portion importante d'un hémisphère, verrait-on reparaître, même incomplétement, des mouvements dans le côté opposé du corps? Il devrait rester une paralysie complète de quelques muscles au moins; or, c'est ce qui n'a pas lieu, tous reprennent leurs fonctions avec plus ou moins d'énergie. Ainsi donc, le retour des mouvements indique bien que la paralysie résultait d'une simple interruption de l'influx nerveux. Il est vrai cependant que les parties déchirées doivent cesser de fonctionner, mais il est probable qu'elles sont suppléées par les parties voisines, par une action que nous ne saurions comparer qu'à la circulation collatérale qui s'établit dans les artérioles voisines d'un gros tronc oblitéré. Comme on va le voir, cette comparaison peut être poursuivie plus loin encore, sans cesser d'être vraie.

Lorsqu'une lésion de la pulpe nerveuse s'établit lentement et par des progrès pour ainsi dire insensibles, on conçoit que les fibres atteintes doivent cesser de fonctionner, et que des phénomènes de paralysie devraient se manifester, dans les parties éloignées du corps, qui sont en rapport direct avec ces points du cerveau; cependant il n'en est rien, dans la plupart des cas, ce que nous croyons pouvoir expliquer par cette espèce de circulation collatérale que nous avons invoquée, ou par le remplacement des fibres altérées par les faisceaux intacts voisins. Le remplacement que nous admettons est d'ailleurs un fait si connu, que nous avons à peine besoin d'y insister: on trouve, dans tous les recueils d'observations, des cas d'absence congénitale d'un hémisphère du cervelet, d'une portion du cerveau, et même d'un hémisphère cérébral entier, chez des individus qui avaient joui pendant toute leur vie de facultés musculaires ordinaires et d'un certain degré d'intelligence; les portions restantes avaient donc suffi à l'entretien des fonctions de toute nature, et de celles des muscles en particulier. Pour en revenir à notre sujet, nous croyons donc qu'une lésion, même profonde, peut s'établir sans produire de paralysie, si sa marche est lente ; de là ces faits singuliers et assez communs de ramollissements étendus, d'encéphalites chroniques, de cancers, de tubercules des centres nerveux, sans paralysie.

Que si maintenant on nous objecte que les mêmes lésions ont produit, dans d'autres cas, des paralysies bien franches, nous dirons que cela s'explique, tout à la fois, par la destruction, dans une grande étendue, de faisceaux voisins qui ne peuvent alors se suppléer, et aussi par la production de ces complications à marche brusque et rapide, que nous avons signalées. Un ramollissement du cerveau marche lentement, sans paralysie appréciable ; puis, tout à coup, le malade tombe frappé d'hémiplégie ; il s'est produit une congestion périphérique, une hémorrhagie dans le foyer du ramollissement, une rupture étendue des fibres jusqu'alors respectées, et il en résulte une interruption rapide aussi dans la marche de l'influx nerveux. Nous n'insistons pas davantage sur ces faits faciles à comprendre, et pour lesquels nous rappelons notre comparaison avec la circulation collatérale, dans les interruptions des voies artérielles.

On remarquera aussi que la production de la paralysie est d'autant plus facile, que la lésion est plus voisine de la base du cerveau, des pédoncules et du bulbe ; là existe un *détroit* véritable, par lequel doivent passer les sensations et les volitions ; il faut peu de chose pour en intercepter le passage, tandis qu'il n'en est pas de même pour les hémisphères et la partie superficielle extérieure du cerveau. Des désorganisations profondes de la surface ont peu de retentissement sur la musculation, tandis que la moindre lésion des pédoncules et du bulbe peut devenir promptement mortelle, par l'interruption de la communication des centres nerveux avec la périphérie. — On fait jouer, en physiologie, un grand rôle au bulbe et aux pédoncules, mais peut être à tort, si l'on considère ces parties comme formatrices du mouvement et du sentiment. Il est vrai que les vivisections semblent donner raison aux expérimentateurs ; mais il est bien facile de trouver sur le bulbe ou sur les pédoncules le point qui tient sous sa dépendance telle ou telle partie du corps, le peu d'étendue de ces parties explique ce résultat : il serait téméraire de conclure de là que l'origine, la source de la fonction n'est pas plus haut ; il est très-difficile de la trouver dans l'épaisseur de la masse cérébrale. La moelle allongée n'est, à notre avis, qu'un cordon de transmission, qu'un détroit par lequel passent les impressions extérieures pour aller jusqu'au cerveau, et par où redescendent les ordres émanés de la masse encéphalique. Celle-ci est un épanouissement nerveux au sein duquel s'élaborent les actes volontaires, qui sont ensuite transmis par telle ou telle voie, ou peut-être par toute l'étendue de la masse ; quand un point est altéré, il cesse d'être conducteur, et les parties voisines se chargent plus ou moins complétement de la fonction ; mais l'acte nerveux doit toujours passer par la filière des pédoncules et de la moelle : si celle-ci est altérée, la transmission est plus certainement compromise que si la lésion siége plus haut ; de là la production plus facile de la paralysie et de bien d'autres accidents par les lésions de la base du cerveau.

Arrivons maintenant à l'indication des caractères de la paralysie musculaire dans les principales affections cérébrales.

Congestion cérébrale. Nous distinguons deux espèces de congestion de la tête : la congestion des centres nerveux et celle des vaisseaux de l'intérieur et de l'extérieur du crâne.

Cette dernière, que l'on devrait nommer *stase sanguine de la tête*, se remarque particulièrement dans les maladies du cœur et des poumons, dans l'asphyxie, dans l'ivresse, à la suite de l'insolation, de l'emploi de l'opium ; elle est caractérisée par la stagnation du sang dans le système veineux et par son retour incomplet ou trop lent dans la veine cave supérieure, tandis que le sang artériel continue à être projeté vers le crâne par toutes les artères ascendantes du col. On voit alors une distension générale des veines jugulaires, des veines de la face, des sinus de la dure-mère et de tout le réseau veineux de la surface du cerveau ; le cerveau est lui-même gorgé de sang dans toute son étendue ; ce liquide n'est pas extravasé, et son séjour dans les veines cérébrales est consécutif à la distension des gros troncs veineux ; cet état ne survient enfin que d'une manière lente et graduelle dans le cerveau. Dans ce cas, on n'observe généralement que de la céphalalgie, l'obtusion des sens, l'affaiblissement des fonctions musculaires, mais pas de paralysie réelle ni localisée. C'est à cette forme qu'on doit rapporter les cas nombreux de congestion cérébrale, observés sur des soldats en marche dans des plaines découvertes, au soleil, et par une température très-élevée. M. Andral en cite différents cas ; on en a observé d'autres il y a quelques années en Belgique.

· Dans l'autre espèce, qui est la *congestion cérébrale vraie*, le système circulatoire extra-crânien n'est pas plus plein ni plus distendu qu'à l'ordinaire, et la lésion siége exclusivement dans le cerveau ; on trouve un piqueté, un sablé plus ou moins fin, des arborisations, des traînées vasculaires ; cet état est rarement général, le plus ordinairement il n'occupe qu'un point. Ce n'est pas une congestion mécanique comme la précédente, c'est une congestion active qui est bien plus près de la fluxion inflammatoire que de la stase passive. Elle est souvent localisée et développée autour d'un point d'inflammation, de ramollissement préexistant, autour d'une production quelconque, qui lui sert d'épine en quelque sorte. C'est ce même genre de congestion qu'on trouve aussi autour des foyers apoplectiques. Ici les symptômes sont très-différents des précédents : peu ou point de céphalalgie, invasion brusque d'accidents dans le côté du corps opposé au lobe cérébral affecté, troubles de la sensibilité, du mouvement, quelquefois hémiplégie véritable et complète. Voici un exemple frappant de cette forme de congestion cérébrale.

A la fin du mois de septembre de l'année 1853, un homme de trente ans, placé dans le service de M. Bouillaud (salle Saint-Jean de Dieu, n° 9), et affecté de phthisie laryngée, est pris brusquement d'hémiplégie droite, sans perte de connaissance ; la paralysie était absolue aux membres et à la face ; il n'existait que de très-faibles mouvements reflexes dans le bras ; la parole est très-embarrassée, la sensibilité conservée. Au bout d'une demi-heure, le mouvement est revenu dans le

7.

côté du corps paralysé ; le malade ne conserve pas d'embarras
dans la parole. Deux jours après, l'hémiplégie se reproduit et
persiste, et le malade meurt le troisième jour de cette rechute.
Le fond de la scissure de Sylvius du côté gauche était le siége
d'une méningite très-peu étendue ; une masse allongée, formée
par du tissu fibro-plastique agglutinant les méninges des deux
côtés de la scissure ; épaisse de 5 à 6 millimètres, dure, grisâtre, paraissant assez ancienne, adhérait fortement au tissu
cérébral, sans que celui-ci fût sensiblement altéré ; la partie la
plus reculée de cette masse était noirâtre, et cette couleur se
prolongeait jusque dans la moitié inférieure du pédoncule
cérébral correspondant, dont la structure était d'ailleurs très-
reconnaissable ; enfin il y avait un piqueté sanguin de ce
pédoncule, de la couche optique et des bords de la scissure
de Sylvius ; le côté opposé du cerveau était sain. L'examen
microscopique fit constater dans le tissu anormal des filaments
fusiformes peu nombreux et très-pâles, des globules d'inflammation et des globules de pus ; pas de traces de matière tuberculeuse.

Dans ce cas, la paralysie ne pouvait pas s'expliquer par la
présence de la tumeur dans la scissure de Sylvius, autrement
elle eût été permanente. Cette tumeur en a bien été, si l'on
veut, la cause, mais la cause médiate ; quant à la cause immédiate qui l'a produite, elle n'a pu consister que dans une
cause passagère comme la paralysie elle-même, c'est-à-dire
dans une congestion sanguine qui a affecté le pédoncule du
cerveau. En se rappelant ce que nous avons dit plus haut de
l'importance du pédoncule cérébral comme organe de transmission, on comprendra pourquoi, dans une affection aussi
peu étendue et aussi peu importante d'ailleurs qu'une congestion, il s'est produit une paralysie aussi étendue et aussi
complète.

En général, dans la paralysie par congestion cérébrale, il
n'y a pas perte de l'intelligence comme dans l'apoplexie à
proprement parler ; mais il y a des vertiges, des troubles des
sens, etc. Cette paralysie est quelquefois graduelle, mais elle
se dissipe très-rapidement. Cette affection, avec ses diverses
formes, est très-bien décrite dans la *Clinique* de M. Andral.

Hémorrhagie cérébrale. Il y a trois degrés ou *variétés* d'hémorrhagie cérébrale, que M. Rostan nomme : *hémorrhagie moyenne*, *hémorrhagie faible*, *hémorrhagie forte*. L'hémorrhagie moyenne est le type de cette affection et en même temps sa forme la plus commune ; la paralysie musculaire en est le phénomène capital. Voici comment les accidents se manifestent.

L'apoplexie sanguine se fait en général dans le centre des lobes cérébraux ; elle peut résulter de la rupture de vaisseaux dont les parois sont devenues crétacées et friables par suite d'inflammation chronique (Bouillaud) ou d'un ramollissement antérieur. Elle se montre particulièrement chez les adultes et les vieillards. Elle n'est jamais ou presque jamais précédée de symptômes de congestion, d'épistaxis, de céphalalgie ; on en exceptera cependant les cas où elle se produit au sein d'un ramollissement inflammatoire.

Les individus, jusque-là bien portants, sont frappés subitement (*siderati*) de perte de l'intelligence, du sentiment et du mouvement, quelquefois avec des mouvements convulsifs qui se dissipent rapidement ; ils tombent sur le côté opposé à la lésion du cerveau ; la face s'altère, se distord et prend une teinte rouge et violacée ou une couleur pâle et cadavéreuse ; elle exprime la stupeur la plus profonde ; la respiration devient ronflante, stertoreuse ; l'œil est vitré, atone, sans expression ; la salive s'écoule en bavant ; il y a quelquefois des évacuations involontaires ; les membres sont flasques ; quelquefois ils se meuvent un peu quand on pince la peau, et la figure exprime la souffrance.

Au bout de quelques instants, de plusieurs heures, de plusieurs jours, les malades reviennent à eux. L'intelligence est d'abord faible, obtuse, la parole gênée ; il y a de la lourdeur de tête, pas de céphalalgie réelle ; les malades sont étonnés et semblent sortir d'un long sommeil ; ils ne font pas de questions sur ce qui leur est arrivé. On constate une paralysie franche d'une moitié du corps, c'est-à-dire de la face et des deux membres. Quand on soulève les membres, ils retombent par leur propre poids, ou n'exécutent que des mouvements faibles et incomplets. Les malades ne peuvent ni se lever ni

se mouvoir dans leur lit ; ils se traînent, se roulent à l'aide des
membres sains, mais avec beaucoup de difficulté. La sensibilité est généralement conservée ; quelquefois elle est affaiblie,
mais jamais réellement absente : aussi, quand on pince les
membres sains, la figure exprime la souffrance, et le malade
s'agite pour fuir la douleur ; quelquefois cette excitation produit des mouvements tout à fait involontaires dont le malade
n'a pas conscience, et qui ont la moelle pour point de départ
(*mouvements réflexes*). Paralysie des sphincters et incontinence de l'urine et des matières fécales ; paralysie de
la vessie et du rectum, et alors rétention de ces matières.
Difficulté de la déglutition ; introduction des boissons dans
le larynx, toux, etc. Quelquefois gêne de la respiration par
paralysie des muscles respiratoires ; ordinairement conservation de l'action du diaphragme, à moins que l'apoplexie
n'occupe le voisinage du bulbe ; dans ce cas, mort rapide par
asphyxie.

La paralysie se dissipe graduellement, mais lentement ; la
face reprend d'abord ses fonctions, puis le membre inférieur,
le bras seulement après ; quelquefois les sphincters ne se raf-
fermissent que très-tard : par conséquent beaucoup de malades conservent longtemps une incontinence d'urine ou de
matières fécales. La démarche d'un hémiplégique en convalescence est caractéristique : on voit les malades traîner une
jambe, se pencher en avant sur ce côté du corps, et tenir le
bras fléchi et fixé sur la poitrine par une écharpe, la paralysie
persistant plus longtemps dans ce membre que dans la jambe.

Quelquefois le retour du mouvement est complet, d'autres
fois incomplet.

L'hémorrhagie a surtout pour caractère : la perte de l'intelligence, du sentiment et du mouvement ; puis le retour de
l'intelligence et du sentiment, avec persistance d'une hémiplégie ; enfin, la décroissance graduelle de celle-ci et la guérison quelquefois complète.

Mais cette hémorrhagie a des variétés. Quand elle est *forte*,
la mort survient avant le retour de l'intelligence. Quand elle
est *faible*, la perte de l'intelligence dure peu, l'hémiplégie est
incomplète, la paralysie peu prononcée, n'affectant que quel-

ques muscles, et rarement alors ceux de la face ; elle se dissipe
assez rapidement.

Il arrive souvent que l'hémorrhagie se renouvelle et que les
foyers se multiplient ; on voit alors survenir de nouvelles attaques, ordinairement plus faibles que la première, mais toujours avec perte de connaissance ; quand l'intelligence revient,
on remarque que la paralysie est plus étendue ou plus forte,
l'intelligence plus altérée.

Dans la convalescence, il survient quelquefois de l'encéphalite autour du foyer apoplectique : ce fait se traduit par de la
fièvre, de la céphalalgie, des convulsions, de la contracture,
l'accroissement des phénomènes paralytiques, des troubles de
la sensibilité, l'affaiblissement de l'intelligence ; les malades
se plaignent, crient, s'attendrissent et pleurent sans motif.

Quelquefois l'apoplexie ne produit que la paralysie d'une
partie du corps. Selon quelques médecins, elle serait localisée
dans le corps strié si la jambe est paralysée, dans la couche
optique si c'est le bras, dans les lobules antérieurs du cerveau
si la mémoire et la faculté de la parole sont abolies (Bouillaud),
dans la protubérance s'il y a hémiplégie *alterne* (Gubler). Enfin,
il paraît certain que l'hémorrhagie de la protubérance trouble
la respiration et donne lieu à des phénomènes d'asphyxie.

La paralysie est quelquefois croisée : il y a lieu de soupçonner alors une lésion double ; quelquefois cela a lieu quand
l'hémorrhagie, après s'être faite dans un hémisphère, se fait
jour dans les ventricules latéraux et se met ainsi en communication avec les deux hémisphères ; le plus ordinairement il
y a hémorrhagie d'un côté et congestion de l'autre ; quelquefois cependant la paralysie croisée est inexplicable. Dans tous
les cas, il arrive souvent que le mouvement revient beaucoup
plus promptement dans un membre que dans l'autre.

Nous ne saurions rien dire de la paralysie dans les hémorrhagies du cervelet. Pour les uns, cette hémorrhagie donnerait lieu
à une paralysie semblable à celle de l'apoplexie cérébrale, paralysie étendue à la moitié du corps opposée à la lésion ; pour
d'autres, cette paralysie existerait du même côté ; enfin M. Andral cite un cas où une hémorrhagie de ce genre coïncidait avec
une hémorrhagie dans le lobe opposé du cerveau, et où il n'y

avait de paralysie que d'un seul côté, c'est-à-dire dans les membres opposés à l'hémisphère cérébral affecté; il en résulte que, dans ce cas, l'hémisphère cérébelleux n'aurait pas déterminé de paralysie dans le côté du corps qui lui est opposé. Est-ce la règle, est-ce un effet de l'autre hémorrhagie qui existait en même temps?

Depuis quelques années la question tend à s'éclaircir en changeant de face. Adoptant les vues de M. le professeur Bouillaud, sur les fonctions du cervelet, M. Hillairet (1) établit que les hémorrhagies cérébelleuses ne donnent pas lieu à la paralysie musculaire. Des développements intéressants ont été donnés à cet égard par M. le docteur Aug. Voisin (2).

Nous ne pouvons pas quitter ce sujet sans parler de deux espèces particulières d'hémorrhagies : l'hémorrhagie méningée et l'hémorrhagie dans les ventricules du cerveau. M. Boudet a montré que, dans la grande majorité des cas, l'hémorrhagie ventriculaire donne lieu à de la *contracture*. Quant à l'hémorrhagie méningée, il y en a deux formes : celle des vieillards et celle des jeunes enfants. Parmi les phénomènes de la première, on remarque surtout de la *résolution* pure et simple, et parmi les accidents de la seconde on trouve surtout des *convulsions* (V. ces mots).

Encéphalite. Ramollissement du cerveau. La désorganisation qu'on a nommée *ramollissement du cerveau* (Rostan), et qui, d'après les travaux de MM. Lallemand, Bouillaud, Durand-Fardel, serait pour le cerveau ce qu'est l'inflammation pour les autres organes; cette affection, disons-nous, donne aussi lieu à de la paralysie, et ordinairement à de la paralysie dans le côté opposé du corps; mais cette perte de mouvement est bien différente de celle de l'hémorrhagie, et elle survient dans des conditions d'une nature toute particulière.

L'encéphalite s'annonce longtemps à l'avance par des accidents variables. Les malades sont sujets à des étourdissements,

(1) *Archiv. gén. de méd.* 1859.
(2) Des signes propres à faire distinguer les *Hémorrhagies cérébelleuses des hémorrhagies cérébrales.* Paris, 1859.

à des vertiges, à de la céphalalgie ; le caractère devient bizarre, l'intelligence s'affaiblit, la mémoire se perd ; il y a des pleurs involontaires ; la figure prend un air d'indifférence et d'hébétude. Il survient des troubles dans la sensibilité, il y a des fourmillements, la sensation d'eau froide versée sous la peau, des crampes douloureuses, des éclairs de douleurs ; puis on voit la paralysie ou la contracture de quelques muscles d'un membre, sans lésion manifeste de ces muscles ; puis, graduellement, d'autres muscles s'affaiblissent, tremblent et se paralysent. Cette paralysie n'est jamais complète, ni limitée exactement à une moitié du corps ; il y a des jours où elle est plus forte ou plus faible ; jamais il n'y a d'amendement ni de guérison.

Dans quelques cas, ces accidents sont traversés par des attaques de convulsions épileptiformes, de contractures passagères, qui se guérissent sans laisser d'aggravation sensible dans les accidents.

Quelquefois le ramollissement se déclare par attaques comme l'apoplexie : le diagnostic est alors très-difficile ; cependant il y a presque toujours eu des accidents cérébraux antécédents et de longue date, semblables à ceux décrits plus haut. La perte de l'intelligence ne se remarque pas toujours au moment de l'attaque ; la paralysie est incomplète, peu étendue, et nullement en proportion de l'intensité de l'attaque apoplectique, de sorte qu'on doute, tout de suite, qu'il y ait eu une hémorrhagie ; elle s'accompagne de troubles de la sensibilité ; enfin il n'y a pas une décroissance graduelle et régulière de cette paralysie, comme chez les apoplectiques ; tout au contraire même, la musculation se perd de plus en plus, soit par un degré de plus de paralysie, soit par une extension à un plus grand nombre de muscles. D'un autre côté aussi, l'intelligence s'affaiblit à un point notable ; les malades perdent la mémoire, rient et pleurent sans motif.

Quelquefois la paralysie du ramollissement semble se guérir, mais ce n'est que passager ; il survient de nouvelles attaques, et, dans l'intervalle, il reste toujours quelque chose de cérébral.

Le ramollissement du cerveau se présente sous trois formes

principales : la forme *chronique*, la forme *apoplectique*, et la forme *ataxique ;* cette dernière promptement mortelle est caractérisée par de l'agitation, du délire et de la fièvre (Durand-Fardel).

Autres affections du cerveau. Le mode de production, la marche de la paralysie et son enchaînement avec les autres accidents, ont bien moins de fixité et de régularité dans les autres affections cérébrales que dans celles que nous venons de décrire.

Dans la méningite, il n'y a pas de paralysie des muscles de la vie de relation, mais on en observe, au contraire, dans ceux de la vie organique, dans le rectum, la vessie, l'œsophage, etc.; il peut y en avoir cependant dans les muscles des yeux.

Même remarque pour les suffusions séreuses, séro-sanguines, purulentes, etc. Dans tous ces cas on a parlé de paralysie, mais de paralysie incomplète et double, que nous désignons sous le nom de *résolution* (Voy. ce mot).

Les **produits étrangers** développés à l'extérieur des centres nerveux ou dans leur épaisseur ne produisent quelquefois aucune espèce de symptôme appréciable; fait qui s'explique soit par la lenteur de leur production, soit par le siége qu'ils occupent, et dont il est facile de se rendre compte par les principes que nous avons énoncés en étudiant le mécanisme de la paralysie. Et, d'un autre côté, quand ils produisent des accidents, ceux-ci sont tellement variés, qu'il serait téméraire de prétendre arriver d'une manière certaine à en faire le diagnostic.

Voici toutefois ce qu'on peut conclure de l'observation d'un grand nombre de faits.

On doit distinguer les produits étrangers en plusieurs catégories, au point de vue de leur nature, de leur volume et de leur siége. — Les espèces qu'on rencontre le plus communément sont : les tubercules, le cancer, les tumeurs fibreuses ou fibro-plastiques, les hydatides, les tumeurs syphilitiques.

Les tubercules forment très-ordinairement des tumeurs du volume d'un pois à celui d'une noix; par opposition à ce qui a lieu dans d'autres régions du corps, ils sont habituellement solitaires, c'est-à-dire uniques. On les rencontre à la surface extérieure des hémisphères et adhérents avec la pie-mère, de sorte qu'ils suivent le cerveau ; ou bien attachés à la base du crâne, et alors le plus ordinairement fixés à la dure-mère, ou enfin dans la pulpe cérébrale elle-même ; ils semblent avoir une préférence marquée pour le cervelet et les pédoncules cérébelleux et cérébraux. Ces tumeurs sont toujours à l'état de tubercule cru, jaune, opaque ; nous n'en avons jamais vu à l'état de matière grise demi-transparente, ni à l'état de suppuration ; elles sont d'un jaune clair ou presque blanches, fort semblables. pour la couleur à la pulpe cérébrale elle-même, toujours dures et criant sous le scalpel, de sorte qu'on est quelquefois très-embarrassé pour les distinguer de la substance cancéreuse. Quand elles sont dans la pulpe cérébrale, elles font corps avec elle et l'on ne peut pas en voir exactement la surface ; lorsqu'elles sont dans les méninges, on leur trouve une surface chagrinée ou mamelonnée. Il est très-rare qu'on trouve en même temps des granulations méningiennes, dites tuberculeuses. Les tubercules volumineux comme ceux que nous décrivons, donnent souvent lieu à de la méningite quand ils sont dans les méninges ; ceux de la pulpe cérébrale sont ordinairement plus inoffensifs et ne déterminent que de la congestion ; nous ne nous rappelons pas avoir jamais vu d'encéphalite ou de ramollissement autour d'eux.

Les tumeurs cancéreuses ont beaucoup des allures des tumeurs tuberculeuses ; elles sont assez ordinairement petites, dures, blanches, et se développent dans les méninges ou dans la pulpe cérébrale ; mais elles sont souvent multiples et tendent ordinairement vers les os ; beaucoup d'entre elles détruisent même la table interne et se portent vers le diploé et à l'extérieur ; elles ont quelquefois une couleur verte très-marquée, signalée par M. Lebert (1), mais qui avait été remarquée déjà antérieurement. Souvent elles grossissent considérablement et se ramollissent, des hémorrhagies se produisent dans leur intérieur. On les trouve rarement logées dans les pédoncules et au voisinage du nœud de l'encéphale.

(1) *Traité pratique des maladies cancéreuses.* Paris, 1851.

Les tumeurs fibreuses ou fibro-plastiques ont très-ordinairement leur point de départ dans les méninges; elles s'enfoncent, quand elles augmentent de volume, dans les anfractuosités, mais n'y adhèrent pas, ou que par de très-minces filaments; nous n'en avons jamais vu dans la pulpe cérébrale.

Les parasites les plus communs chez l'homme sont les hydatides et les cysticerques. Les hydatides contenant des échinocoques sont presque toujours solitaires, d'un grand volume, et plongées immédiatement dans la masse cérébrale, sans kyste protecteur et sans adhérences. On les trouve généralement au centre des hémisphères, quelquefois vers la surface; nous n'en avons jamais vu à l'extérieur du cerveau. Leur volume égale quelquefois celui d'une orange; alors la pulpe cérébrale est tassée, foulée autour de la tumeur, mais nullement altérée.

On parle beaucoup des tumeurs syphilitiques du cerveau, des méninges, de la surface intérieure du crâne, mais on en a décrit fort peu. Cela tient-il à ce qu'on a guéri la plupart des malades chez lesquels on en soupçonnait l'existence? On ne pourrait que se féliciter d'un pareil résultat; mais la conséquence est qu'on ne les connaît pas anatomiquement, et qu'on est obligé de supposer que ce sont ordinairement des tumeurs gommeuses.

Dans tous ces cas de tumeurs, on observe ou l'on n'observe pas de paralysie, et l'on s'explique bien ce double résultat.

Si un tubercule siége dans les méninges de la convexité ou dans la pulpe cérébrale, mais vers la surface des hémisphères et loin de la base; s'il s'est développé lentement; si, enfin, il n'a déterminé aucun travail inflammatoire périphérique, il n'y a aucune raison pour qu'il y ait des accidents du côté de la locomotion, ou même de tout autre côté; la complaisance avec laquelle le cerveau s'accommode aux compressions, aux désorganisations lentes, rend raison de ce fait. Mais si ce produit devient, comme pourrait l'être une épine, le point de départ de congestion, d'inflammation, même aiguë, mais peu étendue, on conçoit qu'on pourra voir survenir des troubles des fonctions cérébrales, parmi lesquels la paralysie se produira certainement, comme dans le cas que nous avons cité plus haut (p. 117). Enfin, si ce tubercule siége, non plus vers les parties extérieures, mais à la base du cerveau, près du bulbe, dans les pédoncules, il sera impossible qu'il ne donne pas lieu à des accidents prononcés, persistants, même indépendamment de toute congestion, de toute inflammation ; il agira en interceptant la communication entre les hémisphères cérébraux et le reste du corps ; et, quelque petit qu'il soit, sa présence sera toujours très-funeste à l'exercice de la sensibilité, du mouvement et des fonctions dont les nerfs occupent la base du cerveau (vue, respiration). On peut conclure de là, que les tubercules agissent moins par leur nature que par leur siége, et par les complications auxquelles ils donnent naissance. Ainsi, plus un produit anormal sera rapproché de la base du crâne, plus il se produira facilement des accidents.

Mêmes remarques pour le cancer ; mais comme le cancer se développe moins fréquemment à la base du crâne, et surtout dans la pulpe cérébrale ; comme il tend surtout à se porter vers les os, et que son action sur le cerveau est moins marquée que dans le cas précédent, on verra moins souvent cette lésion produire les phénomènes que nous avons indiqués précédemment.

Les hydatides produisent assez facilement aussi des accidents cérébraux, mais ce n'est ni à cause de leur siége, ni à cause de leur nature, c'est en raison de leur volume. Développées au centre des hémisphères, elles ne tardent pas à agir à la manière des épanchements intra-ventriculaires les plus abondants ; leur action porte sur les deux hémisphères cérébraux, tandis que dans les cas précédents l'action est partielle, hémiplégique.

Les tumeurs fibreuses des méninges, par leur peu de volume, leur situation dans les méninges ou dans les anfractuosités, donnent ordinairement si peu de symptômes, qu'on ne les découvre ordinairement qu'à l'autopsie.

Les tumeurs syphilitiques se comportent souvent à la manière des épanchements à la surface du cerveau.

Les tumeurs tuberculeuses, types des tumeurs cérébrales, produisent ordinairement les symptômes suivants, soit qu'elles siégent à la base du cerveau, soit qu'elles existent dans le

cervelet ou dans un pédoncule : troubles de la sensibilité et
de la motilité de la moitié opposée du corps ; crampes, puis
affaiblissement des muscles ; troubles de la vision, amaurose
incomplète d'un œil, strabisme ; quelquefois paralysie faciale ;
obtusion graduelle de l'intelligence ; de temps à autre attaques
convulsives, épileptiformes, choréiformes ; somnolence, coma ;
troubles de la respiration, quelquefois céphalalgie, mais non
constamment. Les affections de cette espèce se terminent
par un coup de sang ou une suffusion séreuse rapide dans
les méninges et les ventricules, quelquefois par une méningite.

En 1852, une jeune fille de la campagne, forte et de grande
taille, habituellement bien portante, mais mal réglée et présentant du souffle dans les vaisseaux du col, entra dans le service de la Faculté, dirigé alors par M. Beau. Cette jeune fille
avait, depuis six mois, du tremblement et de l'affaiblissement
de la moitié gauche du corps, de l'hémiplégie faciale, du strabisme externe de l'œil gauche et une chute de la paupière
supérieure ; l'intelligence était obtuse, il y avait des absences ;
la physionomie était toujours immobile et témoignait l'indifférence la plus absolue ; la respiration était très-irrégulière :
la malade semblait par instants oublier de respirer. Il y avait
de l'expiration prolongée au sommet d'un des poumons. On
soupçonna un produit étranger, peut-être tuberculeux et occupant le côté droit de la base du cerveau. La malade mourut
rapidement par suite d'une suffusion séreuse dans les méninges et les ventricules. Il y avait quelques granulations miliaires au sommet du poumon, et un tubercule cru, du volume
d'un haricot, dans le pédoncule cérébral droit.

En 1845, nous avons vu, mon frère et moi, une hydatide
solitaire du cerveau, du volume d'une orange, qui occupait
le centre de l'hémisphère gauche du cerveau, au-dessus
du corps strié et de la couche optique. Le malade, qui était
garçon boucher, et qui, en conséquence, exerçait journellement ses forces, n'avait remarqué qu'une faiblesse légère
du côté droit du corps ; mais, quinze jours avant son entrée
à l'hôpital, l'hémiplégie s'était prononcée davantage : il y avait
des absences, des pertes de connaissance passagères ; la

physionomie exprimait l'étonnement, les pupilles étaient dilatées, la sensibilité fortement diminuée, pas de fièvre ; la
nutrition se faisait très-bien. Le malade succomba brusquement dans une syncope.

Signalons enfin les paralysies qui reconnaîtraient pour
causes les *embolies* des artères cérébrales (Virchow). Cette
question, malgré son extrême intérêt, est encore trop peu
élucidée pour que nous puissions en dire davantage.

Paralysie générale progressive. Paralysie des aliénés.
Nous plaçons ici, faute de savoir au juste où la renvoyer, une
affection dont la paralysie est le symptôme dominant, et l'on
pourrait dire unique, et qui n'est bien étudiée que depuis quelques années ; nous voulons parler de la maladie qui a d'a-
bord porté le nom de paralysie des aliénés, et est actuellement
connue sous le nom de *paralysie générale progressive* (1).

Nous nous rappelons encore l'époque où cette maladie, inconnue à la plupart des praticiens, comme affection distincte,
était considérée comme le résultat d'un ramollissement du
cerveau ou d'une affection de la moelle ; car, pendant un
temps, le ramollissement cérébral a servi à expliquer les névroses, les symptômes nerveux anormaux, insolites, dont
les autres lésions plus généralement connues ne rendaient
pas compte. Plus tard, cette paralysie fut étudiée surtout
chez les aliénés, et l'on remarqua qu'elle se montrait surtout
dans la manie chronique et la démence. Comme on ne la reconnaissait que quand la manie existait depuis longtemps, on
la regarda comme un phénomène consécutif à l'aliénation
mentale ; de là le nom de *paralysie des aliénés* qu'elle reçut
d'abord ; enfin on l'expliqua par les lésions de la méningo-
encéphalite chronique diffuse qu'on rencontre ordinairement
dans ces circonstances. Mais on ne tarda pas à reconnaître que
ni la méningo-encéphalite ni l'aliénation mentale ne sont des
accidents précurseurs nécessaires de la paralysie générale ; on
vit dans tous les hôpitaux ordinaires, chez des individus jouissant de toute leur intelligence, des symptômes paralytiques de

(1) Jules Falret, *De la folie paralytique.* Paris, 1853.

la même nature que ceux que l'on voit chez les aliénés; et, quand on eut l'occasion d'examiner anatomiquement les centres nerveux, on n'y trouva souvent aucune espèce de lésion. On dut en conclure qu'il y a une espèce particulière de maladie, qui n'est ni le ramollissement du cerveau, ni une maladie des méninges, ni une affection de la moelle, ni une forme de l'aliénation mentale, et qui se caractérise par une paralysie musculaire générale ou au moins fort étendue : on l'appela *paralysie générale*, en y ajoutant l'épithète heureuse de *progressive* (Requin), pour en indiquer la marche ; et cette maladie devint une espèce de plus, réclamant sa place dans le cadre nosologique. Ce n'est pas que cette affection soit sans rapport avec la démence et l'aliénation mentale : souvent, en effet, elle la précède; mais comme elle peut exister isolément, il est évident qu'on doit en faire une maladie particulière. On sait maintenant qu'elle n'a aucune espèce de relation avec la paralysie atrophique des muscles, dont nous avons parlé plus haut.

Quoi qu'il en soit, l'existence d'une paralysie générale progressive, indépendante de la folie et de lésions appréciables des centres nerveux, est démontrée aujourd'hui.

Elle se caractérise par la perte graduelle, insensible, du mouvement, dans une étendue plus ou moins considérable du corps ; elle n'est pas limitée à un côté ou à un autre, elle occupe soit les deux membres du même côté, supérieur et inférieur, soit deux membres croisés, soit la langue, soit enfin les muscles intérieurs et involontaires, et quelquefois tous ces muscles ensemble. Le diaphragme est très-rarement atteint. Il n'y a d'abord qu'un affaiblissement des muscles, puis il survient du tremblement, enfin la paralysie plus ou moins complète. Le sentiment et l'intelligence s'affaiblissent ; aussi la langue balbutie. Les sphincters se relâchent ; mais on ne voit ni attaques convulsives ni perte de connaissance ; on ne constate pas non plus de phénomènes d'excitation ou de compression des centres nerveux. La puissance nerveuse s'affaiblit purement et simplement, et sans secousses, si nous pouvons ainsi dire. Comme nous ne nous occupons pas des affections mentales, nous ne devons pas parler davantage de la paralysie générale chez les aliénés.

Paralysie dans les névroses. Contrairement à une opinion qui a régné longtemps, on sait maintenant que les simples névroses peuvent donner lieu à des paralysies musculaires. Ainsi, on en observe fréquemment dans la chorée, l'hystérie, l'épilepsie, la rage (rage mue), le tétanos, etc.

Chorée. Pinel, après Galien, considère la chorée comme se rapprochant de la paralysie, et il lui donne même, dans les premières éditions de sa *Nosographie*, le nom d'*asthénie musculaire*. Cette maladie ne serait-elle, au contraire, qu'une sorte d'ataxie, d'aberration, de défaut de coordination des mouvements, et la conséquence d'une névrose active des parties de l'encéphale (cervelet) qui semblent présider aux mouvements (Bouillaud) ? C'est ce qui n'est pas encore absolument déterminé. Toutefois, il est certain que la première opinion ferait comprendre pourquoi la chorée offre souvent des phénomènes paralytiques.

Chez beaucoup d'enfants, la chorée commence par une paralysie plus ou moins prononcée d'une partie du corps, le plus ordinairement du côté gauche ; ce cas est très-difficile à diagnostiquer au début, tant qu'il n'existe pas de phénomènes convulsifs, mais on ne reste généralement pas longtemps dans l'incertitude, car les convulsions apparaissent bientôt. La même paralysie persiste pendant toute la durée de la maladie et se caractérise par la faiblesse du bras, de la jambe, dans l'intervalle des attaques. Enfin, quand la maladie est guérie, on voit persister, quelquefois longtemps, une hémiplégie, sur la nature de laquelle on serait fort embarrassé de se prononcer si l'on n'avait pas connaissance des convulsions antérieures.

Épilepsie. Dans l'intervalle des convulsions, pas de phénomènes musculaires marqués ; mais aussitôt après les attaques, résolution et quelquefois paralysies localisées, durant quelques heures et se dissipant rapidement. Paralysie générale progressive comme chez les aliénés, quand la maladie se termine par la démence.

Hystérie. Au nombre des maladies qui peuvent donner lieu à des accidents paralytiques, nous retrouvons encore l'hystérie. Affection protéiforme, elle revêt tour à tour le masque symptomatique de toutes les lésions cérébrales, de manière à égarer le praticien et à rendre sa thérapeutique aussi incertaine que dangereuse.

On voit chez les hystériques : l'hémiplégie franche, la paraplégie, des paralysies partielles des membres ou des organes intérieurs, qui imitent tout à fait les paralysies résultant d'hémorrhagies cérébrales, de maladies de la moelle ou d'affection des gros troncs nerveux. Cependant, avec un peu d'attention, on parviendra à en établir le diagnostic, soit par les caractères mêmes de la paralysie, soit par les symptômes concomitants.

L'hémiplégie hystérique, qui est, à notre sens, une des formes de l'apoplexie nerveuse des auteurs, débute souvent lentement et va en croissant, sans s'accompagner de perte de connaissance comme l'apoplexie ; elle occupe presque exclusivement le côté gauche du corps, presque jamais la face. Il y a, en même temps, perte prononcée de la sensibilité (anesthésie, analgésie); il est rare que la paralysie soit absolue ; elle persiste des semaines, des mois, des années, et souvent se termine brusquement par le rétablissement complet des fonctions musculaires. Cet accident arrive chez des jeunes filles ; il n'y a aucun trouble de l'intelligence, ni de la nutrition ; la figure ne change pas d'expression et présente les caractères de la santé. Il y a d'autres symptômes hystériques; cette paralysie est précédée ou suivie d'autres paralysies plus localisées.

En 1848, nous avons vu, dans le service de M. le professeur Andral, une jeune fille chez laquelle une hémiplégie gauche s'était établie insensiblement au milieu de la santé la plus parfaite ; la malade marchait très-difficilement et en boitant, elle ne pouvait se servir de la main ; il y avait une anesthésie générale du même côté, des points douloureux au dos, des douleurs articulaires ; la figure portait les attributs de la santé la plus florissante. On employa pendant six mois, et sans succès, les traitements les plus variés. Un jour, le mouvement se rétablit brusquement dans les membres, mais il fallut plusieurs semaines pour que la force reparût complétement. Les mêmes accidents se sont reproduits au bout d'un an.

D'autres fois, l'hémiplégie s'établit après une attaque convulsive ; le diagnostic n'est pas difficile alors.

Mais si elle survient à la suite d'une attaque apoplectiforme, comateuse, comme cela arrive quelquefois, on sera véritablement embarrassé pour distinguer ce fait d'une hémorrhagie cérébrale. Si l'on voit la malade pendant l'attaque, on distinguera facilement le coma de celui de l'aploplexie, à l'expression de la figure; nous avons plusieurs fois vérifié l'exactitude du fait établi par M. Rochoux et rappelé par M. Bezançon : dans l'apoplexie par hémorrhagie cérébrale, la figure exprime la stupeur et est plus ou moins décomposée; dans l'hystérie, la perte de connaissance offre l'image d'un sommeil paisible; l'expression de la face est quelquefois à demi voluptueuse ou traduit la souffrance, jamais la stupeur. Enfin l'hystérie offre toujours quelque chose d'anormal, d'insolite, qui suffit pour éveiller l'attention (1).

Rappelons, enfin, que les hystériques ont souvent des syncopes qui, survenant avec la paralysie, pourraient faire croire à une apoplexie. Nous avons observé, en 1853, dans le service de M. le professeur Piorry, une jeune fille qui a vu survenir une hémiplégie gauche d'une manière fort brusque, et avec perte de connaissance, disait-elle : toute vérification faite, il se trouva que cette perte de connaissance était une syncope; quant à la paralysie, elle avait été précédée d'une rétention d'urine (symptôme extrêmement commun chez les hystériques), et elle était accompagnée d'analgésie presque générale, et du clou hystérique au côté droit de la tête.

Les détails précédents nous dispensent d'étudier les paralysies locales dépendantes de la même cause (paralysie des mains, du larynx, de la vessie, du rectum, etc.).

Rage. Dans la deuxième période de la rage confirmée chez les chiens et les autres animaux carnassiers (rage mue), on observe la paralysie des membres postérieurs ou celle des muscles des mâchoires et du pharynx; il n'y a plus rien à craindre alors des animaux malades, ils ne peuvent plus mordre : la mâchoire inférieure est pendante et sans mouvement; la gueule est largement ouverte, la salive s'écoule en bavant; le larynx est privé de mouvements, de sorte que la voix ne

____

(1) Bezançon, *Thèse.* Paris, 1849.

peut plus être émise : les animaux sont muets, d'où le nom indiqué plus haut.

Les mêmes accidents s'observent aussi quelquefois chez l'homme, dans la dernière période de l'hydrophobie.

Enfin, dans les empoisonnements, des phénomènes de paralysie se rencontrent assez communément.

Empoisonnements aigus. Il y a peu d'exemples de paralysie réelle dans les intoxications aiguës, c'est-à-dire rapides ; nous n'appelons pas de ce nom l'anéantissement des forces qui survient dans l'emploi de l'opium, de la belladone et des stupéfiants ; l'immobilité des muscles qui résulte de l'ivresse, de l'emploi de l'alcool, de l'éther, du chloroforme, n'est pas non plus de la paralysie : nous donnons à cet état le nom de résolution (V. ce mot). Peut-être faudrait-il faire une exception pour la paralysie des muscles intérieurs, de la vessie et du rectum, qui suivent l'emploi des narcotiques puissants et des narcotiques âcres, comme le tabac, la digitale ; mais ces accidents n'ont été observés que chez les animaux qui ont pris des doses considérables de poison ; c'est alors une paralysie *expérimentale* ; nous ne croyons pas que chez l'homme on ait observé rien de semblable ; nous ne compterons pas non plus dans la paralysie les troubles de la vision, de l'ouïe, de la sensibilité, que l'on observe dans l'empoisonnement par la belladone, le datura et autres plantes analogues.

Mais, dans les **empoisonnements lents,** comme ceux que déterminent les préparations de mercure, de plomb, l'arsenic à petites doses souvent répétées, le sulfure de carbone, etc., on observe des paralysies variées ; malheureusement les observateurs ne disent ni dans quelles parties du corps siégent les paralysies arsenicales, mercurielles et autres, ni à quels caractères on peut les reconnaître ; on ne connaît bien que les paralysies saturnines ; aussi sommes-nous forcés de nous borner à décrire principalement cette espèce ; néanmoins, nous engageons les praticiens à ne pas perdre de vue que la paralysie peut résulter de plusieurs autres genres d'empoisonnement.

La *paralysie saturnine* affecte de préférence les muscles des

mains, des avant-bras et des bras; nous rappelons, pour établir un rapprochement utile, que l'on a considéré la colique
saturnine et la constipation qui l'accompagne comme un effet
de la paralysie de l'intestin. (V. à l'art. *Douleurs de l'abdomen*, l'opinion contradictoire de M. Briquet.)

Dans la majorité des cas, ce sont les muscles extenseurs des
doigts qui sont affectés, et presque toujours les deux mains
sont prises à la fois, mais jamais au même degré; l'attitude
des mains est caractéristique: quand elles ne sont pas appuyées et qu'on fait porter les bras en avant, elles tombent
dans le sens de la flexion et de la pronation, dans la position
qu'affectent habituellement celles des singes. Quand le malade veut redresser les doigts et les mains, il le fait en portant les avant-bras dans la supination; les poignets s'étendent
alors, mais par leur propre poids. La flexion est conservée,
mais toujours affaiblie. Il y a presque toujours un certain degré d'analgésie. Dans les premiers temps, aucune lésion sensible des muscles.

M. Duchenne (de Boulogne), dans ses recherches sur la *faradisation* des muscles, a constaté un fait fort remarquable :
c'est la perte de l'irritabilité galvanique des muscles paralysés; dans la plupart des autres genres de paralysie, et surtout
dans les paralysies cérébrales, l'irritabilité persiste; elle diminue et disparaît même dans les paralysies de cause locale (affections des nerfs, des muscles eux-mêmes); il résulterait de
là que cette paralysie indiquerait une lésion primitive des
muscles sans influence cérébrale, circonstance qui s'accorde
parfaitement avec ce que l'on sait de l'intégrité des centres
nerveux, chez le plus grand nombre des malades affectés de
paralysie saturnine. Un point plus curieux encore des recherches de M. Duchenne, c'est que l'irritabilité galvanique se
perd quelquefois avant le mouvement volontaire, de sorte
qu'avant l'établissement de la paralysie, on peut savoir déjà
quels muscles se prendront plus tard. Ces recherches ont eu
aussi pour résultat de montrer que ce ne sont pas seulement
les extenseurs des doigts qui sont affectés de paralysie saturnine; cette affection s'étend, quoique à un moindre degré,
aux fléchisseurs, aux muscles interosseux, lombricaux, et d'un

autre côté, aux muscles du bras et même au deltoïde. Enfin, on a constaté aussi la perte de l'irritabilité galvanique dans quelques muscles des jambes, circonstance qui explique l'affaiblissement de ces membres chez quelques malades, qui n'y présentent pas sensiblement de paralysie. — M. Duchenne, ayant trouvé cette perte de l'irritabilité galvanique, surtout dans la paralysie saturnine, voudrait en faire un caractère de cette affection, et considérerait comme d'une autre nature les paralysies avec conservation de cette irritabilité; ainsi une paralysie des extenseurs des mains avec irritabilité persistante, chez un individu qui a travaillé au plomb et même qui a eu la colique de plomb, ne serait pas pour lui une paralysie saturnine; il donne à ces cas le nom de paralysie rhumatismale; nous ne saurions souscrire à cette manière de voir.

Quand la paralysie saturnine est ancienne, il se produit un amaigrissement notable des muscles, et même une atrophie réelle; on voit alors une émaciation prononcée du bras, du deltoïde; les saillies musculaires des avant-bras sont transformées en gouttières; la conservation de quelques muscles rend les dépressions encore plus apparentes; les éminences thénar et hypothénar s'aplatissent et disparaissent; les espaces interosseux se prononcent de plus en plus, et bientôt la main devient décharnée, incapable d'aucune espèce de mouvement et plus embarrassante qu'utile au malade; la circulation s'y ralentit également. Cet état est d'autant plus grave que les deux mains sont constamment affectées à la fois.

Rien de plus facile à diagnostiquer que cet état paralytique d'après les antécédents, la nature de la maladie, la concomitance d'amaurose saturnine, d'analgésie, etc. Cependant il existe quelques cas de paralysie entièrement semblables à celui que nous venons de décrire, et dans lesquels on ne peut pas trouver de cause saturnine, en apparence du moins. Nous pensons cependant qu'il sera possible quelque jour de les rattacher à la même cause, car, dans ces cas, il n'y a pas plus de lésions des centres nerveux que dans la paralysie saturnine elle-même.

Enfin, on a observé des paralysies de même forme et de même siége, dans les coliques de Poitou, de Devonshire, des

Antilles, nerveuse, végétale, endémique; dans les coliques
dites de cuivre, de zinc. Nous ne voyons jusqu'ici, dans toutes
ces maladies, que des formes *larvées* de la colique de plomb ;
nous croyons que ce sont des faits mal observés, qui ont donné lieu à séparer de l'intoxication saturnine un aussi grand
nombre d'affections qui y ressemblent cependant par leurs
traits principaux.

En 1852, nous avons vu, dans le service de M. le professeur Andral, un homme qu'on supposait affecté d'une *colique
sèche des Antilles*. Cet homme avait résidé six mois auparavant sur un bâtiment de guerre de l'État, en station dans le
golfe du Mexique. Un jour, cinquante hommes de l'équipage
furent pris de symptômes d'empoisonnement, de coliques violentes et de vomissements bilieux abondants; personne n'eut
la diarrhée. L'homme dont nous parlons fut malade trois semaines ou un mois, ainsi que la plupart des autres hommes
affectés; personne ne mourut. Pour lui, il ne se rétablit pas
bien, et on dut le renvoyer en France, où il mena une vie de
malheurs et de misère jusqu'à son entrée à l'hôpital. Il assure
qu'on pensa, à l'époque de l'empoisonnement, à une colique
de plomb, mais qu'on ne trouva pas moyen de l'expliquer
par la nature des aliments, des boissons, ou par toute autre
espèce d'influence : on admit donc une colique sèche des Antilles. — Quand nous vîmes ce malade, il avait une paralysie
des extenseurs des mains, de l'atrophie de la plupart des muscles des avant-bras et des mains, de l'analgésie, de l'amaurose, et une apparence cachectique marquée. Nous avouons
que la ressemblance de ces symptômes avec ceux de l'intoxication par le plomb ne nous permet pas de croire à une colique produite par les causes que l'on assigne à la colique des
Antilles, c'est-à-dire par des vents d'une espèce particulière.
Nous ne voyons dans ce cas qu'une colique de plomb dont on
n'a pas pu trouver la cause.

Cette opinion sur l'origine *saturnine de la colique sèche des
Antilles* a été vivement réfutée par M. Fonssagrives, médecin
en chef de la marine (1). Cependant elle est appuyée par les

---

(1) Mém. pour servir à l'hist. de la colique nerveuse endémique, *Arch. gén.
de méd.*, 4e série, t. XXIX. *Traité d'hygiène navale.* Paris, 1856, p. 398.

recherches de M. Duchenne (de Boulogne), qui a eu l'occasion d'observer et de traiter plusieurs cas de paralysies consécutives à la colique des Antilles. « Rien ne ressemble, dit cet « auteur, à la paralysie saturnine, comme la paralysie *dite vé-* « *gétale*, quant aux phénomènes électro-pathologiques qu'on « observe dans certains muscles de la région postérieure de « l'avant-bras (1). » D'ailleurs, le même observateur a constaté, sur les gencives, le liséré bleu ardoisé qu'on rencontre aussi dans l'intoxication saturnine.

Des observations intéressantes de M. Delpech (2) établissent que des paralysies peuvent être produites par l'inhalation de la vapeur de *sulfure de carbone*. Les accidents de cette espèce d'intoxication sont les suivants : troubles de la digestion, hébétude, perte de la mémoire, mobilité extrême, violences inexpliquées, céphalalgie, vertiges, troubles de la vue, de l'ouïe; impuissance génitale chez l'homme, anaphrodisie chez la femme; paralysies variées, surtout du mouvement; un peu de sucre dans les urines (?).

Enfin, M. Lasègue a signalé quelques cas de paralysies générales dues à l'usage des boissons alcooliques.

Dans les dernières années, l'attention des médecins a été attirée sur une espèce de paralysie qui suit l'intoxication diphthérique. M. le docteur Maingault (3) a eu le mérite de vulgariser la connaissance de ce fait si important. Nous ne pouvons pas exposer ici la partie historique très-importante de cette question ; on la trouvera dans d'autres ouvrages (4).

Quelques semaines ou quelques mois après la guérison de l'angine couenneuse, les convalescents se plaignent d'un sentiment de *faiblesse générale*; puis on remarque le *nasonnement* de la voix, le *reflux* des aliments et des boissons par les fosses nasales ; plus tard, des *troubles de la vue* et la faiblesse

(1) *De l'électrisation localisée*, 2e édition. Paris, 1861, p. 316.

(2) Mém. sur les accidents que détermine l'inhalation du sulfure de carbone en vapeur. Lu à l'Acad. de méd., janvier 1856 ; — et Nouvelles Recherches sur l'intoxication spéciale que détermine le sulfure de carbone. Paris, 1863.

(3) *Mém. sur les paralysies diphtériques*, Arch. gén. de méd. Octobre, 1859.

(4) Voyez Valleix, *Guide du médecin praticien*, 4e édit. revue par V. A. Racle et P. Lorain, t. III, p. 655. Paris, 1860.

extrême des jambes et des bras complètent cet ensemble paralytique. Divers troubles de la sensibilité accompagnent cet
état qui guérit, il est vrai, après de longues souffrances, mais
qui, dans quelques cas, a amené la mort.

En définitive, la paralysie musculaire reconnaît pour cause
des affections des *muscles*, des *nerfs*, des *affections cérébrales
diverses,* surtout celles à marche rapide, des *névroses, diverses espèces d'intoxication ;* enfin il y a des *paralysies essentielles.*

VII. — DE LA RÉSOLUTION.

Nous rapprochons de la paralysie un phénomène qui a été
confondu avec elle, et qui en est cependant bien distinct ; nous
voulons parler de la résolution. C'est à cause de la confusion
qu'on a laissée subsister entre ces deux symptômes qu'il règne
tant de vague et d'obscurité dans beaucoup de descriptions
d'affections cérébrales, dues à d'anciens auteurs. Cependant,
quoique de nos jours on distingue ces phénomènes dans la
pratique, leur séparation n'est pas encore devenue classique,
et nous sommes un des premiers à faire de ce symptôme une
étude isolée.

Sous le nom de résolution, nous entendons l'état d'un malade chez lequel il survient, sous l'influence d'une affection cérébrale, un relâchement général du système musculaire, sans paralysie réelle ou plus prononcée d'une partie que
d'une autre.

La résolution accompagne fréquemment la paralysie, mais
elle disparaît souvent pendant que celle-ci persiste ; on la voit
d'ailleurs survenir isolément.

Pour bien comprendre l'état des fonctions musculaires dans
la résolution, il faut se reporter aux remarques de M. Serres,
et aux faits de compression du cerveau par des épanchements,
des suppurations et des hémorrhagies traumatiques.

Si l'on met à découvert le cerveau, chez un animal, et qu'on
le comprime soit sur une large surface, soit dans un point
circonscrit, quelque loin qu'on porte la compression, on ne
parvient pas à déterminer de paralysie localisée ; on peut faire

perdre connaissance à l'animal, et produire ainsi une disparition plus ou moins complète des forces musculaires; l'animal tombera, mais, cependant, tous ses membres pourront continuer à se mouvoir; si l'on excite, si l'on pique les pattes, il les retirera tour à tour, en poussant des cris, témoignage de souffrance; aucune partie ne sera totalement dépourvue de mouvement. Si on cesse la compression, les mouvements reviendront tout entiers, et dans tout le corps, sans laisser de paralysie. Cet état où les forces diminuent et ôtent à l'animal la faculté de se soutenir et de se mouvoir, où tous les muscles sont atteints à un degré à peu près égal, et où enfin on remarque une perte plus ou moins complète de l'intelligence, est ce que nous appelons la résolution.

Que si, au contraire, on déchire, on dilacère une portion du cerveau, surtout vers sa base, on produit brusquement la perte totale du mouvement dans une partie quelconque du corps; cette perte des mouvements est permanente; on ne peut les faire revenir à volonté; il faut un temps plus ou moins long pour qu'ils reparaissent, quelquefois ils ne reviennent pas du tout.

Dans le cas de section, de lacération de la pulpe nerveuse, on arrête ou on intercepte absolument, et pour un temps toujours long, l'influx nerveux destiné à quelques muscles. Dans les cas de compression, on produit seulement une gêne, une interruption incomplète de la circulation de cet influx. Cette interruption de l'innervation s'étend à tous les muscles et s'accompagne d'un degré plus ou moins fort de perte de connaissance; quand celle-ci revient, le mouvement revient aussi et sans altération notable.

La résolution et la paralysie sont donc deux phénomènes très-différents, mais qu'on peut confondre au premier abord.

Caractères. La résolution peut survenir brusquement ou lentement, mais elle se présente avec les mêmes caractères dans les deux cas. Le malade perd connaissance et tombe dans la somnolence ou dans le coma; il cesse de pouvoir se tenir; tout le corps est dans un état de relâchement; la figure est immobile, sans expression, ou présente des caractères de stupeur; les membres sont flexibles et jetés à l'abandon sur le lit ; si on les lève et qu'on les abandonne à eux-mêmes, ils retombent lourdement sur le plan du lit ; néanmoins ils exécutent tour à tour des mouvements automatiques. Si l'on pique la peau, la figure exprime plus ou moins la souffrance, et la partie piquée se retire : aucune partie n'est privée de la possibilité de faire des mouvements quand on l'excite. Dans les cas de résolution, la sensibilité est quelquefois fort affaiblie, et il faut agir vivement sur les téguments pour produire des mouvements, mais on obtient presque toujours ce résultat. Les sphincters sont relâchés, et il y a des évacuations involontaires. Les paupières sont fermées, les pupilles sont dilatées ou inégales, immobiles ; les yeux sont peu ou point sensibles à la lumière. Il y a différents degrés dans cet état. On remarque du ronflement, du stertor dans les cas les plus prononcés, et une paralysie du pharynx et de l'œsophage. Le diaphragme et les côtes continuent à se mouvoir.

La résolution va en augmentant ou en diminuant suivant les cas. Elle diminue quand l'intelligence revient ; elle peut persister après le retour des fonctions intellectuelles, mais seulement à un faible degré, et elle constitue alors plutôt de la faiblesse et de la torpeur musculaire que de la résolution vraie.

Les individus frappés de résolution présentent quelquefois de la contracture ou des convulsions passagères. Nous avons déjà dit qu'elle accompagne quelquefois la paralysie ; quand un malade est atteint d'apoplexie, il tombe sans connaissance et sans mouvement ; tous les muscles sont flasques, relâchés ; il y a une résolution générale ; mais, au bout de quelque temps, l'intelligence revient, une partie des muscles reprennent leur mouvement, mais une autre partie (moitié du corps) reste paralysée.

La résolution peut être confondue avec l'adynamie, et, en effet, ces deux affections ont exactement les mêmes symptômes, le relâchement incomplet des muscles dans toute l'étendue du corps ; en réalité, ces deux états sont de la même nature ; tous deux reconnaissent pour cause une diminution dans la puissance d'innervation ; cependant on les distingue en raison de leur point de départ primitif. La résolution a pour origine une affection des centres nerveux, le plus souvent évidente et facile à constater anatomiquement. L'adynamie résulte le plus ordinairement d'un épuisement général de l'économie par une perte de sang, par des évacuations excessives, par la fièvre, par un état de septicité.

Dans l'adynamie il y a perte des forces et conservation plus ou moins complète de l'intelligence, très-souvent fièvre (dans la grande majorité des cas, l'adynamie survient dans les maladies fébriles); peu de troubles dans la sensibilité, qui est conservée. Phénomènes opposés dans la résolution par cause cérébrale. Souvent, dans l'adynamie, il y a des phénomènes de putridité, tels que fuliginosités, odeur fétide du corps et des excrétions, sueurs visqueuses, escarres, etc. (1).

Maladies dans lesquelles on observe la résolution. — Valeur diagnostique.

L'ivresse alcoolique, le sommeil produit par l'éther ou le chloroforme, présentent le type de ce que nous nommons la résolution. On l'observe également dans une forme de l'encéphalopathie saturnine et dans la commotion du cerveau; mais tous ces cas sont faciles à diagnostiquer.

D'après ce que nous avons dit plus haut, on peut prévoir que la résolution se montrera dans toutes les affections cérébrales où domineront les accidents de compression, de quelque manière que celle-ci se produise d'ailleurs. Ainsi, on la voit dans l'hypertrophie du cerveau, dans les méningites avec épanchement extérieur et intra-ventriculaire, dans l'hydrocéphalie, les hémorrhagies méningées ou intra-ventriculaires, dans les kystes séreux, hydatiques, lentement développés à l'extérieur ou dans le sein du cerveau, dans les tumeurs extra-cérébrales volumineuses, etc.

Méningite. Un enfant ou un adulte présente des symptômes d'excitation cérébrale, douleurs, céphalalgie, pupilles resserrées, yeux sensibles à la lumière, vomissements, constipation, convulsions, strabisme, etc., il n'a qu'une méningite à la première période; s'il tombe dans le coma, la *résolution*,

(1) Ch. Racle, *Thèse*. Paris, 1845.

la maladie est à la deuxième période ; il s'est fait un épanche
ment séreux, séro-purulent, etc., dans les méninges ou les
ventricules.

**Congestion. Hémorrhagies méningées. Ramollissement
du cerveau.** Un vieillard est frappé d'apoplexie ; il a perdu la
connaissance et le mouvement ; il n'a pas d'hémiplégie faciale ; on le pique et il remue tous les membres ; il revient
peu à peu à lui, et il n'a pas de paralysie du bras ou de la
jambe, mais une gêne générale dans les mouvements : on a
affaire à une congestion, à un ramollissement du cerveau ou
à une hémorrhagie méningée. Si c'est un ramollissement,
l'affection a été précédée de troubles du côté de la motilité et
de la sensibilité, et de la diminution de l'intelligence ; après
l'attaque, les accidents vont en augmentant ; si c'est une congestion, les accidents disparaissent en très-peu de temps ;
enfin, si l'on a affaire à une hémorrhagie méningée, il n'y a
pas eu d'accidents antérieurs, les troubles durent pendant
un bon nombre de jours sans décroître sensiblement, et ils
s'accompagnent de contracture et de convulsions épileptiformes.

Le fait de l'absence de paralysie dans les hémorrhagies méningées a été signalé depuis longtemps par MM. Serres,
Boudet, Legendre, et par nous, dans la première édition de
ce livre (1854). M. Binet l'a constaté de nouveau (1), tout en
paraissant croire qu'il n'était pas généralement connu. Il est
vrai de dire que beaucoup d'auteurs confondent la résolution
avec la paralysie.

Nous voudrions pouvoir donner ici, avec détails, l'analyse
d'un très-remarquable mémoire de R. Prus (2), sur les caractères distinctifs de l'hémorrhagie méningée de la cavité de
l'arachnoïde et de celle des espaces sous-arachnoïdiens ; l'espace ne nous permet pas de le faire. Qu'il nous suffise de
dire que, selon ce médecin, dans l'hémorrhagie intra-arach-
noïdienne, les accidents, à partir du moment de l'attaque,

---

(1) *Recueil des trav. de la Soc. méd. d'ob.*, t. I, 1857.
(2) *Mémoires de l'Acad. de médecine*, t. XI, p. 18.

restent ce qu'ils sont, sans changer de nature et sans prendre
d'extension ; tandis que, dans l'hémorrhagie de la pie-mère et
des espaces sous-arachnoïdiens, les phénomènes vont journellement en augmentant; il se produit des accidents du côté
du bulbe et même de la moelle, par suite du mélange du sang
avec le fluide céphalo-rachidien, et de l'abord de ce fluide
mixte dans la cavité du rachis. Ces accidents nouveaux : faiblesse plus grande des bras ou des jambes, troubles de la respiration, convulsions, fièvre même, surviennent vers le quatrième jour et vont en augmentant, tandis que rien de
semblable n'a lieu dans l'hémorrhagie arachnoïdienne.

Nous avons déjà parlé de l'hémorrhagie méningée des
jeunes enfants, qui, commençant par des convulsions, est
suivie de phénomènes de compression et de résolution, et qui
se termine par une notable ampliation de la tête.

Les remarques nombreuses contenues dans cet article et les
précédents nous dispensent d'entrer dans plus de détails sur
la valeur de la résolution pour le diagnostic des affections cérébrales.

VIII. — DES CONVULSIONS.

Définition. On désigne sous ce nom des contractions involontaires des muscles de la vie de relation : selon toutes probabilités, les muscles de la vie organique participent aux
convulsions, par un état de contraction qui n'est pas exigé
pour l'exécution de leurs fonctions; mais les phénomènes de
cette nature sont encore trop peu connus pour que nous puissions en tenir compte ici.

Quelques auteurs ont cru devoir ajouter, pour la définition
exacte des convulsions, quelques caractères particuliers. Il y
en a qui séparent le spasme de la convulsion : le spasme serait
pour les uns la convulsion tonique (Willis, Cullen), et, pour
les autres, la contraction irrégulière des muscles de la vie organique (Bouchut, *Path. gén.*). D'autres donnent le nom de
convulsion à la contraction anormale des muscles volontaires
(Savary, Georget, Brachet). D'autres auteurs font intervenir
dans leur définition la rapidité d'invasion des convulsions et

leur indépendance, en général, de toute lésion organique des
centres nerveux (*Compendium*). Nous ne saurions adopter aucune de ces manières de voir, et surtout la dernière. Que des
mouvements involontaires des muscles surviennent lentement, et qu'ils soient dépendants d'une lésion des centres nerveux, ils n'en constituent pas moins des convulsions éviden-
tes : on les appellera, si l'on veut, convulsions symptomatiques,
mais elles ne perdent pas pour cela leur droit à la dénomination en question ; autrement comment les nommer? D'ailleurs,
au point de vue du diagnostic, il faut bien donner le même
nom à des phénomènes d'apparence semblable, quoiqu'ils
surviennent, les uns dans des maladies avec lésions appréciables des centres nerveux, les autres sans lésions, puisque,
pendant la vie, on n'est pas averti, au premier abord, de la
présence ou de l'absence d'une lésion, et que c'est justement
le point qu'il s'agit de déterminer.

Caractères. Les convulsions, véritable délire des muscles,
selon une heureuse expression de M. Bouillaud, se présentent
sous différentes formes. Quelquefois elles sont générales ou
fort étendues (totalité du corps, moitié latérale, moitié inférieure) ; d'autres fois elles sont partielles et n'occupent qu'un
petit nombre de muscles (œil, face), ou même qu'un seul.
On les a distinguées, bien inutilement, en internes et externes ; car si les convulsions du diaphragme, des muscles de
l'œil, sont des convulsions internes, si celles des muscles des
bras sont externes, nous ne voyons pas là portée de cette distinction. Une différence bien plus essentielle, parce qu'elle
peut devenir caractéristique de quelques affections, se tire de
la nature même des mouvements convulsifs : les uns sont toniques, les autres cloniques. L'épilepsie et l'hystérie sont les
modèles des deux espèces : dans la première affection, les
convulsions sont essentiellement toniques et consistent en une
contraction permanente des muscles, de sorte que les articulations sont immobiles et le corps sans mouvement apparent :
dans l'hystérie, au contraire, les convulsions sont cloniques,
c'est-à-dire qu'elles consistent dans de grands mouvements
de toutes les parties du corps, dans un état alternatif de relâchement et de contraction des muscles, qui déterminent la

flexion et l'extension de toutes les articulations, du tronc lui-même, etc. Les convulsions sont passagères ou permanentes, distinction encore assez importante : l'épilepsie et l'hystérie en présentent de la première espèce; la chorée, la contracture des extrémités en offrent de la seconde. Les convulsions sont ou ne sont pas accompagnées de perte de connaissance, de troubles de la puissance des muscles, de la sensibilité; elles s'accompagnent quelquefois de fièvre, de divers accidents cérébraux, etc., caractères importants à prendre en considération pour le diagnostic.

Les causes des convulsions ne sont pas connues. Cependant on les attribue généralement à un état d'irritation ou d'éréthisme des centres nerveux. M. Andral a combattu cette opinion en faisant remarquer qu'il y a des convulsions chez des individus épuisés par une longue maladie, par des pertes de sang, et qu'on en produit aussi en diminuant la pression que le cerveau éprouve dans la boîte du crâne.

Tout le monde connaît le fait si remarquable observé par Aug. Bérard. Il s'agit d'une malade qui subit une opération de trépanation pour l'extirpation d'un fongus de la dure-mère; seize couronnes de trépan furent appliquées successivement, et l'on enleva une large portion de la voûte du crâne; au moment de l'ablation de la tumeur, la malade tomba privée de connaissance et fut agitée de convulsions; l'opérateur pensa que cet état pouvait provenir de la diminution brusque de la compression que subit habituellement le cerveau, dans la boîte osseuse où il est contenu; il rétablit la pression en comprimant largement et avec la paume de la main le cerveau mis à nu; l'intelligence revint et les convulsions cessèrent.

Les remarques de M. Andral sont fort justes; mais elles ne font, en définitive, qu'établir comme cause des convulsions, un certain nombre d'influences nouvelles, mais qui ne sont pas l'opposé des causes indiquées antérieurement, et surtout elles ne prouvent nullement que les causes propres à produire l'oppression, la compression véritable des fonctions cérébrales, soient capables de produire des convulsions. D'ailleurs, qui nous dit qu'il n'y a pas une véritable irritation, même dans les hé-

morrhagies ; la compression produite par le crâne, par le
sang, exerce peut-être la fonction de modérateur. Ainsi, en
général, on peut continuer à considérer les convulsions comme
des indices d'irritation cérébrale, qui montrent qu'il n'y a
pas encore de lésions graves profondes, de désorganisation
marquée du cerveau.

Les convulsions peuvent être confondues avec l'ataxie, l'a-
gitation nerveuse ou fébrile ; elles peuvent être simulées.

Beaucoup de malades et de personnes qui soignent les malades, sont portés à prendre pour des convulsions l'état d'agitation qu'éprouvent, pendant la nuit, les individus nerveux,
impressionnables, les femmes hystériques ; on confond aussi
avec les convulsions le malaise fébrile. On devra, pour distinguer ces cas, se faire faire une description très-exacte et
détaillée des accidents qu'on n'a pas vus, et l'on arrivera
presque toujours à les distinguer des convulsions véritables ;
d'ailleurs, les affections convulsives ont une marche et des
retours particuliers, qu'on n'observera pas si les malades ou
les assistants se sont trompés sur la nature des accidents
qu'ils décrivent.

La jactitation, les mouvements irréguliers de l'ataxie, le
délire, ne sauraient être longtemps confondus avec les convulsions. Il n'y a pas de contraction brusque involontaire
des muscles, et cet état se prolonge d'ailleurs toujours au
delà de la limite habituelle des affections convulsives véritables.

Un point de diagnostic quelquefois difficile consiste dans la
distinction des convulsions simulées. Les hommes simulent
surtout l'épilepsie, les femmes l'hystérie. On se rappellera
que la plupart des affections convulsives présentent des attaques bien caractérisées, qui ont une succession connue de
phénomènes, une durée, des reprises particulières ; qu'il y a
en outre des symptômes distincts des convulsions dans différents organes de l'économie, et que les imposteurs, même les
plus intelligents, ignorent ces circonstances ; par conséquent,
il sera toujours facile de les faire tomber dans le piége, comme
l'ont fait bien des médecins. Nous n'indiquerons pas ici ces
caractères qui seront plus loin l'objet de détails très-circons-

lanciés. Nous renvoyons d'ailleurs aux traités de médecine légale, pour l'indication des principales maladies convulsives qui ont été simulées.

Maladies dans lesquelles les convulsions se produisent.
Valeur diagnostique.

Dans la très-grande majorité des cas, la cause des convulsions ne réside ni dans les muscles convulsés, ni dans les nerfs qui s'y distribuent; cependant nous ne voudrions pas être trop affirmatif à cet égard. Le plus souvent les convulsions sont le symptôme d'une névrose, d'une affection cérébrale, de la lésion d'un organe éloigné du cerveau, d'une intoxication, d'une altération du sang, ou d'un épuisement de l'économie; c'est aussi un phénomène ultime d'un grand nombre d'affections aiguës et chroniques. Enfin, il y a chez les enfants, des convulsions indépendantes de toutes ces causes, et qu'on peut nommer essentielles; nous les étudierons à part.

Convulsions dépendantes d'une affection des muscles ou des nerfs. Nous avons dit que nous ne sommes pas parfaitement certain qu'il y ait des convulsions dont la cause soit absolument locale. Cependant on peut considérer comme telles, certaines espèces de *tics* non douloureux de la face, les *crampes* du choléra, quelques espèces de *hoquets*, et diverses affections plus ou moins analogues.

Ces convulsions sont toujours bornées à un petit nombre de muscles, ou même à un seul; elles résultent d'une habitude vicieuse, d'un trouble des fonctions voisines, d'une faiblesse des muscles ou d'une névralgie.

Tout le monde connaît les mouvements convulsifs des paupières, et particulièrement de la paupière supérieure, qui surviennent sans cause connue, et dont il est impossible de rechercher le point de départ ailleurs que dans les muscles palpébraux; quelquefois elles semblent dépendre d'un léger trouble dans la vision. Quelques personnes ont des convulsions de presque tous les muscles d'une moitié du visage.

Cet accident dépend d'habitudes vicieuses ou d'anciennes névralgies; nous ne pensons pas qu'on en ait jamais trouvé la cause dans une affection cérébrale. Le hoquet, ou convulsion du diaphragme, dépend fréquemment d'un trouble dans la digestion, d'une péritonite, d'un étranglement interne.

Dans le choléra, il survient presque constamment des crampes ou convulsions toniques et douloureuses des muscles des mollets, des bras, de la paroi abdominale ; nous en avons vu, mais bien plus rarement, aux lombes, à la base de la poitrine. Rien n'est plus facile, par les symptômes concomitants, que de rapporter ces convulsions à leur véritable cause. Il en existe aussi dans la convalescence de la maladie, et qui cèdent facilement aux applications d'armatures métalliques.

Notons encore les convulsions *fibrillaires* partielles que l'on observe dans les *fièvres graves*, la *paralysie atrophique*, la *crampe des écrivains*, l'*ataxie locomotrice*, etc.

Convulsions dans les affections cérébrales. Un grand nombre d'affections cérébrales donnent lieu à des convulsions étendues ou partielles, et qu'il est ordinairement facile de rattacher à leur véritable cause.

On en observe souvent dans la simple *congestion du cerveau* ou *de la tête*. Les individus soumis à l'insolation tombent sans connaissance, et, au milieu d'un état de résolution générale, sont saisis de convulsions toniques ou cloniques; chez les uns on voit du strabisme, du trismus, de la roideur du col, le renversement de la tête en arrière, ou bien des convulsions cloniques qui parcourent tout le corps, comme des éclairs ; puis ces phénomènes s'apaisent quand l'intelligence revient. La nature de la maladie est trop évidente, par sa cause et sa courte durée, pour qu'on ne rapporte pas les convulsions à leur véritable origine. La même chose se remarque dans les congestions produites par les érysipèles de la face et du cuir chevelu, par les affections aiguës de la poitrine, avec gêne de la circulation en retour, par les fièvres typhoïdes, intermittentes, avec violente détermination cérébrale. Mais nous ne voulons pas dire, pour cela, que toute congestion cérébrale produira nécessairement des convulsions.

La *méningite* en produit aussi : elles se remarquent surtout dans la première période ou période d'excitation cérébrale, dans laquelle les lésions anatomiques se bornent à une stase sanguine dans les méninges et les vaisseaux cérébraux ; dans la deuxième période, ou période de compression, les convulsions cessent pour faire place à la résolution et au coma. Les convulsions de la méningite consistent principalement en strabisme, trismus, mâchonnement, contracture des extrémités ; il est rare de voir les malades affectés de secousses convulsives générales et de grands mouvements involontaires. La période convulsive est longue dans les cas de méningite sub-aiguë ou de méningite tuberculeuse : elle est généralement de courte durée dans la méningite aiguë franche, la production de l'épanchement ou de la suppuration étant plus rapide dans ce dernier cas que dans le premier. Dans la période de coma on voit quelquefois des secousses passagères qui agitent le corps ou les muscles, mais à intervalles plus rares que dans la période d'excitation. On ne tirera donc pas de la diminution des convulsions un heureux pronostic, si l'on ne voit pas en même temps tous les autres symptômes s'amender.

On observe aussi des convulsions dans la méningite cérébro-spinale ; elles occupent les muscles des gouttières vertébrales et produisent le renversement de la tête en arrière, ou opisthotonos. Cette contraction tétanique est permanente, mais avec des rémissions ; elle s'exaspère soit spontanément, soit par les mouvements communiqués. On observe aussi du trismus, des crampes, de la roideur dans les membres ; quelquefois des secousses épileptiques de la face. Par intervalles les quatre membres sont absolument libres et capables d'exécuter leurs fonctions ordinaires. Nous avons vu un malade déjà gravement affecté de méningite cérébro-spinale, venir à pied à l'hôpital. Nous rappellerons que l'exaltation de la sensibilité de la peau, la fièvre, l'état épidémique, etc., sont les principaux éléments du diagnostic.

Nous avons déjà cité si souvent les convulsions comme un des phénomènes de début de l'*hémorrhagie méningée*, chez les très-jeunes enfants, que nous n'y reviendrons pas avec détail en ce moment.

Les convulsions sont rares dans l'hémorrhagie méningée des vieillards et des adultes.

Cependant nous avons vu, mon frère et moi, chez un jeune homme apporté, sans connaissance, à l'hôpital Saint-Louis, des convulsions générales très-énergiques et qui durèrent toute une nuit. Le malade mourut au bout de douze heures ; il était affecté d'une fracture du pariétal gauche ; l'artère méningée moyenne était déchirée, et une masse de sang coagulé, du volume d'une pomme, était accumulée entre les os du crâne et la dure-mère ; le cerveau était fortement déprimé.

Les *hémorrhagies* dans les centres nerveux ne s'en accompagnent presque jamais non plus. La paralysie hémiplégique est le caractère essentiel de ces affections. En conséquence, si, dans le cours d'une apoplexie sanguine, on voit apparaître des convulsions, on doit supposer qu'il est survenu une complication, comme une congestion aiguë, une encéphalite autour du foyer apoplectique, une méningite, une congestion séreuse ou toute autre lésion dans laquelle les convulsions peuvent se manifester.

L'*encéphalite* ne cause pas moins de troubles du mouvement et du sentiment que de trouble de l'intelligence. La paralysie et les convulsions se remarquent en première ligne. Celles-ci sont rarement générales, elles se manifestent le plus ordinairement dans un membre, un pied, une jambe, à la figure ; elles sont passagères, mais elles reviennent avec une grande facilité et s'accompagnent de tous les autres troubles du sentiment et du mouvement que nous avons déjà signalés.

Ces convulsions sont quelquefois bornées au côté du corps opposé à la lésion, mais cela n'est pas constant ; le plus ordinairement elles ont lieu des deux côtés, quoique la lésion soit bornée à un seul hémisphère. Il n'est pas rare non plus de voir dans le simple ramollissement, une paralysie d'un côté du corps et des mouvements convulsifs de l'autre.

Nous avons vu, chez une jeune femme, survenir, à la suite d'une couche, des convulsions générales cloniques, qui se répétaient plusieurs fois dans la journée, et au milieu desquelles

la malade ne tarda pas à succomber. Il existait un ramollissement aigu inflammatoire de toute la partie centrale du
cervelet.

Un homme de soixante-dix ans fut, pendant un an, attaqué
tous les huit ou quinze jours de convulsions générales avec
perte de connaissance durant une demi-heure. Ces convulsions paraissaient dépendre d'une encéphalite, car l'intelligence était affaiblie à un degré extrême, la mémoire avait
disparu, et il y avait des troubles notables de la sensibilité
générale, un affaiblissement des jambes et des contractures
des doigts des mains ; au bout de deux ans, le malade mourut
dans un état de démence sénile.

On distinguera les convulsions de l'encéphalite de celles
des névroses, par la persistance d'un grand nombre d'accidents cérébraux, dans l'intervalle des attaques.

Chez les individus affectés d'un *épanchement séreux* extra
ou intra-cérébral, d'un *œdème du cerveau*, on voit quelquefois
survenir, au milieu de la somnolence et de la résolution, des
convulsions passagères, mais faibles et peu étendues. On en a
observé aussi dans les *atrophies* du cerveau.

Mais c'est surtout dans le cas de *tumeurs* des centres nerveux que les convulsions ont été notées. Nous avons déjà, à
plusieurs reprises, signalé les principaux phénomènes de ces
tumeurs ; aussi nous nous bornons à rappeler que les malades
ont une douleur de tête permanente, fixe, quelques accidents
de paralysie localisés, des troubles variés de la sensibilité,
une altération de quelques facultés intellectuelles, et, par intervalles, des accès convulsifs, épileptiformes. Nous renvoyons
d'ailleurs, pour plus de détails, à l'article *Paralysie*.

Convulsions dans les névroses. Nous donnerons à ce paragraphe plus de développement qu'au précédent, parce que les
convulsions des névroses ont des caractères plus tranchés que
celles des affections matérielles des centres nerveux, et que,
en conséquence, le diagnostic de ces dernières affections se
fait surtout par élimination, et quand on a reconnu que les
convulsions que l'on a observées, ne peuvent se rapporter à
aucune névrose connue. Nous ne voulons pas dire que ce soit

là la seule manière de procéder au diagnostic des affections du cerveau, mais c'est une méthode très-utile et très-habituellement suivie.

Les principales névroses convulsives sont : la chorée, l'épilepsie, l'hystérie, la catalepsie, le tétanos.

Nous étudierons, dans un autre chapitre, l'ergotisme convulsif, la rage, et plusieurs autres maladies avec spasmes musculaires.

a) *Chorée*. Il y a deux espèces de chorée : la chorée ordinaire ou commune, et la chorée grave. La chorée ordinaire se manifeste chez des enfants des deux sexes, depuis l'âge de six ans jusqu'à celui de quinze ans environ ; il est rare de la voir à d'autres époques de la vie ; les filles y sont plus sujettes que les garçons, dans une assez forte proportion. La frayeur, l'imitation, la masturbation, le rhumatisme, en sont les causes les plus fréquentes.

La chorée débute lentement ou brusquement. Dans le premier cas, un des membres, ordinairement un de ceux du côté gauche, s'affaiblit ; si c'est la jambe, elle fléchit dans la marche ; si c'est le bras, les mouvements en sont gauches, embarrassés ; enfin la convulsion s'établit définitivement et présente les caractères suivants. Dans la très-grande majorité des cas, une moitié du corps seule est affectée (hémichorée), et presque toujours c'est le côté gauche ; quelquefois la chorée est générale, mais les convulsions sont constamment plus marquées dans une moitié latérale du corps que dans l'autre. Les convulsions sont cloniques. La figure, qui n'est pas toujours prise, il est vrai, exécute des grimaces et des contorsions variées et involontaires ; un bras présente une espèce de sautillement continuel : quand le malade veut s'en servir, le bras ne se dirige pas directement vers l'objet à saisir, mais il exécute des mouvements bizarres, tortueux, angulaires, et n'arrive à son but que par une ligne brisée ; l'objet saisi est quelquefois mal tenu et tombe ; si c'est un verre plein, le liquide est répandu ; quelquefois le malade ne peut parvenir à boire. La jambe exécute aussi des mouvements variés ; elle est jetée de côté, en fauchant, ou bien le pied traîne, le bord interne est relevé et le malade marche

9.

sur le bord externe, ou tombe en se donnant une entorse ; quand les convulsions sont fortes, les malades ne peuvent marcher seuls.

Les convulsions ne sont pas permanentes ; elles cessent par le repos et pendant le sommeil ; elles augmentent par la marche, l'exercice, et surtout quand les malades savent qu'on les examine avec attention.

Le côté du corps où existent les convulsions est généralement plus faible et moins sensible que l'autre.

La chorée dure longtemps, sans phénomènes fébriles, sans troubles cérébraux marqués ; on a remarqué la diminution de l'intelligence et l'inaptitude au travail.

Cet ensemble de symptômes ne permet pas de confondre la chorée avec d'autres maladies convulsives.

La chorée grave présente quelquefois d'autres phénomènes. Celle-ci se montre ordinairement chez des individus plus âgés, et surtout chez des femmes de vingt à trente ans.

Il y a alors des mouvements permanents des deux côtés du corps, impossibilité de se tenir debout ; les mains, les pieds, sont dans une agitation continuelle que rien ne peut arrêter ; les mouvements se répètent si souvent que les malades finissent par user les draps, les matelas de leur lit, par user leur propre tégument, et se produire des excoriations, des déchirures plus ou moins profondes du derme. Au milieu de ces accidents, il y a de l'anxiété, des douleurs vagues, une demi-aberration de l'intelligence ; souvent ces cas se terminent par la mort des malades, sans que rien ait réussi à arrêter ces terribles convulsions. Le chloroforme parvient quelquefois à les apaiser, mais elles reparaissent presque toujours quand le coma cesse, ou il faut prolonger très-longtemps l'emploi de l'agent anesthésique. Quelquefois l'intelligence est conservée et l'on remarque alors que la volonté peut avoir beaucoup d'empire sur les attaques ; les malades, surtout les femmes, parviennent à les diminuer ou à les arrêter tout à fait, mais les accès suivants sont, presque toujours, plus graves et plus prolongés. L'intimidation les suspend aussi quelquefois.

Les attaques de chorée, soit de la première, soit de la deuxième espèce, sont toujours de longue durée, c'est-à-dire

qu'elles persistent pendant des semaines et des mois, se reproduisant journellement, tandis qu'on n'observe jamais cette
continuité dans les autres névroses. La chorée grave affecte plus
ou moins l'économie, la chorée ordinaire est compatible avec
un état satisfaisant de santé, sauf la diminution de l'intelligence.

6. *Hystérie.* L'hystérie se présente avec un grand nombre d'apparences différentes; de sorte qu'on pourrait, en ne considérant
que le symptôme prédominant, établir dans cette affection des
formes convulsive, comateuse, paralytique, douloureuse, etc.;
mais cette division serait arbitraire, et il faudrait d'ailleurs
admettre autant de formes qu'il peut y avoir de symptômes
principaux. Au fond, l'hystérie est une, mais dans les cas particuliers, elle revêt les apparences les plus variées. Une de celles
qui ont le plus frappé les observateurs est la forme convulsive ; l'attaque convulsive a même fixé si exclusivement l'attention, qu'on a fini par faire du mot *hystérie* le synonyme
de convulsions ou attaques de nerfs; à une certaine époque
cette confusion était possible, mais elle serait impardonnable
de nos jours. Une femme peut être profondément hystérique
sans avoir de convulsions ; de sorte que, si l'on attendait le
développement de celles-ci pour établir le diagnostic, on
pourrait pendant longtemps méconnaître la nature de l'affection à laquelle on a affaire. La forme convulsive est plus fréquente que les formes comateuse, paralytique, etc., mais elle
est plus rare que la forme que nous appellerons *commune*, et
dans laquelle on observe seulement des troubles de la sensibilité, des spasmes, des syncopes, des douleurs, etc., etc.
Toutefois, quand on rencontre des convulsions avec les caractères que nous allons rappeler, on peut être certain qu'on a
affaire à une hystérie véritable. Ces remarques préliminaires
avaient pour but d'établir que s'il est facile de poser le diagnostic de l'hystérie dans les cas où il y a des convulsions, il ne
faut pas renoncer, pour cela, à reconnaître cette maladie
quand les convulsions manquent.

Les premières attaques hystériques sont presque toujours
provoquées par une influence morale, une contrariété, un
chagrin, une frayeur; mais les suivantes viennent souvent
sans motifs connus

L'attaque hystérique est souvent annoncée par des prodromes plus ou moins éloignés, et qui sont très-variés ; c'est quelquefois une céphalalgie, un accès de rire, de pleurs, de sanglots, un étouffement considérable, une sensation désagréable,
pénible, quelquefois une douleur, soit dans un membre, soit
dans un point du corps, un malaise viscéral, comme une colique ; puis l'attaque éclate. La malade tombe sans connaissance, soit en criant, soit sans proférer aucune plainte. Le
tronc se redresse et se roidit, les bras se tordent, une agitation générale s'empare du corps, les membres sont portés
rapidement et alternativement dans tous les sens. Les mouvements du tronc se font quelquefois par bonds, qui jetteraient
les malades hors de leur lit si on ne les y retenait ; si l'on
cherche à arrêter les mouvements, les malades opposent une
grande résistance et il est très-difficile de les maîtriser. La
plupart du temps elles poussent des cris plaintifs comme si
elles souffraient, et la physionomie porte, en effet, l'empreinte
de la douleur. La respiration n'est généralement pas arrêtée
pendant l'attaque hystérique ; la figure rougit, mais ne devient
pas violette, elle est rarement convulsée : il survient, de temps
à autre, une détente après laquelle les mouvements irréguliers
et désordonnés recommencent ; enfin l'accès se calme peu à
peu, et les malades reprennent graduellement leur intelligence ; quelques respirations profondes, des larmes abondantes, une émission considérable d'urine claire et incolore comme
de l'eau, une éructation considérable de gaz inodores, terminent la scène ; la figure reste rouge, brûlante, la tête lourde,
douloureuse, mais l'intelligence est complète. Les malades
sont épuisées, elles s'endorment volontiers, car elles éprouvent
une courbature qui dure un ou deux jours.

Comme on le voit, l'attaque de convulsion hystérique est
caractérisée par des mouvements cloniques ; la respiration
n'est pas suspendue ; il y a des *reprises* dans les convulsions,
et l'intelligence revient après l'accès. Ces caractères la diffé-
rencient de l'épilepsie vraie.

Il y a de si nombreuses variétés dans l'attaque d'hystérie,
qu'il est impossible de les décrire toutes : quelquefois la perte
de connaissance n'est pas complète, et pendant toute l'attaque

les malades se plaignent et parlent plus ou moins distinctement ; elles disent éprouver un étouffement extrême, sentir
un poids, une tension, un corps étranger dans l'abdomen, à
l'épigastre, dans la gorge ; les mains se portent convulsivement sur ces points comme pour saisir et arracher la cause
de la douleur ; d'autres fois c'est la tête qui paraît être le point
de départ du mal. Quelquefois les convulsions sont bornées
aux globes oculaires, et le reste du corps est dans le relâchement de la syncope ; dans d'autres cas, ce sont les bras seuls
qui sont agités. Quelques femmes ont seulement des mouvements du tronc, du bassin et des jambes, qui ont fait donner
à cette espèce d'attaque le nom de spasme cynique, pour des
raisons que l'on comprendra facilement.

La durée de ces attaques est très-variable : quelques-unes
ne durent qu'une demi-minute, d'autres trois, quatre, cinq, dix
minutes ; on en voit qui se prolongent bien au delà de ce temps,
mais par *reprises* successives. Enfin quelques malades ont,
dans la même journée, un grand nombre d'attaques, séparées
par des intervalles de repos et par le retour de l'intelligence.

Après les attaques, on voit quelquefois des malades tomber
dans un coma qui dure plus ou moins longtemps et qui peut
simuler l'apoplexie (Voy. *Coma*). D'autres conservent une paralysie plus ou moins étendue.

Épilepsie. Nous rappellerons à propos de l'épilepsie ce que
nous avons dit de l'hystérie. Les attaques épileptiques ne sont
qu'un accident, qu'un symptôme de l'épilepsie, mais elles ne
constituent pas à elles seules la maladie principale. Il y a une
maladie épileptique, un *mal épileptique*, qui a d'autres symptômes que les convulsions, symptômes qu'on a, mal à propos,
rapportés, jusqu'à présent, à ces convulsions elles-mêmes.

Quoi qu'il en soit, les convulsions épileptiques se manifestent sous deux formes différentes qu'on nomme le *grand* et le
petit mal ; le grand mal est l'attaque épileptique ordinaire ;
le petit mal est une forme plus rare, qu'on appelle aussi vertige ou syncope épileptique.

M. Beau, qui a étudié ce sujet avec grand soin, établit qu'il
y a assez souvent, chez les épileptiques, des prodromes, qu'il
divise en prochains et éloignés : les prodromes prochains sont

ceux qui précèdent l'attaque de quelques instants ; les prodromes éloignés sont ceux qui se montrent quelques heures
et même quelques jours avant l'attaque. Quelques malades
n'ont qu'une espèce de prodrome, d'autres ont les deux.
Parmi les prodromes éloignés, on remarque de la céphalalgie,
des troubles dans l'intelligence, l'inaptitude au travail, la tristesse ; quelques épileptiques deviennent méchants et dangereux plusieurs jours avant leur attaque. Quand celle-ci est
près d'arriver, les malades ont quelquefois une sensation anormale dans un point quelconque du corps, un mal de tête, un
éblouissement, les bourdonnements d'oreilles, la sensation d'o-
deurs désagréables ; quelquefois une douleur part d'un point
éloigné de la tête, remonte rapidement, et lorsqu'elle arrive
au crâne, l'attaque survient subitement (*aura epileptica*). On
a distingué (J. Copland) dans la convulsion épileptique trois périodes distinctes, qui sont, en effet, bien réelles : la première
est dite période tétanique ; la deuxième, période clonique ; la
troisième, période de stertor ou d'assoupissement, ou de collapsus. M. Beau en admet une quatrième qui comprend le retour de la sensibilité et de l'intelligence.

Le début de l'attaque est généralement rapide, et quelquefois comme foudroyant. Le malade, surpris, pousse un cri et
tombe frappé de perte de l'intelligence, du sentiment et du
mouvement. Il y a une roideur générale du tronc et des membres, avec immobilité ; la respiration est suspendue, la tête
est renversée en arrière, la face est immobile, les paupières
sont fermées, les yeux portés en haut ou en dedans ; la
mâchoire est fortement fermée ; bientôt la figure se tuméfie
et devient violette, les veines du col se gonflent et deviennent
énormes, les battements du cœur sont énergiques et tumultueux, le pouls est large, plein, dur, mais toujours difficile à
sentir à cause de la tension des tendons du poignet. Toute la
peau et les organes des sens sont insensibles à tous les genres
d'excitants. Évacuations involontaires. Cette période est très-
courte ; elle ne dure presque jamais une minute entière. Selon M. Beau, sa durée varie entre cinq et trente secondes.
C'est pour ce motif qu'elle a, jusqu'à présent, échappé à la plupart des auteurs qui n'ont bien décrit que la période suivante.

On voit survenir ensuite des mouvements convulsifs cloniques, partiels, légers et rares d'abord, qui bientôt deviennent plus étendus, plus forts et continus. C'est d'abord une convulsion qui passe sur la face comme un éclair ; puis, ce mouvement se répète ; des espèces de grimaces hideuses, avec élévation et abaissement alternatifs des muscles des joues, des lèvres, du nez, se produisent et se succèdent avec une rapidité effrayante. Le tronc, les bras, se meuvent et s'agitent dans tous les sens. La respiration se rétablit, mais lentement, puis on voit s'échapper des lèvres une salive écumeuse, quelquefois sanglante, qui s'écoule sur le col et la poitrine ; les malades se roulent dans tous les sens et se blessent souvent à la tête ou ailleurs ; ils poussent quelquefois des cris rauques et inarticulés. Cette période dure de une à deux minutes.

Peu à peu les mouvements se calment, les muscles se relâchent et le malade tombe dans le repos avec quelques convulsions passagères. La respiration se rétablit tout à fait, mais elle est ronflante, stertoreuse ; l'intelligence ne revient pas et les malades sont dans le coma et l'assoupissement pendant un temps variable. Les mouvements du cœur se calment, les veines se détendent, le visage pâlit et prend l'expression de la stupeur. Durée, trois à huit minutes.

Enfin l'intelligence revient ; les malades sont étonnés, stupides, puis, bientôt, honteux de ce qui vient de leur arriver. Céphalalgie, lourdeur de tête, impossibilité de travailler. — On trouve alors des contusions à la tête, aux membres, des morsures de la langue, de la muqueuse buccale. Le caractère reste sombre, irritable, quelques heures, quelques jours.

Comme on le voit, une attaque épileptique est constituée non pas exclusivement par des contractions toniques, comme on le dit généralement, mais par une succession de convulsions toniques et cloniques. Elle a plusieurs périodes distinctes qui se succèdent régulièrement ; il n'y a pas de *reprises* comme dans l'hystérie, circonstance que M. Beau caractérise en disant que les attaques sont *simples* ; la respiration est suspendue, puis stertoreuse ; la figure, toujours profondément altérée (M. Calmeil considère l'expression de la face comme pathognomique) ; l'intelligence ne revient qu'après l'attaque.

La durée d'une attaque est, en moyenne, de quinze minutes, en comprenant la période de coma ; mais en faisant abstraction de cette période, qui est fort variable, on remarque que la durée des convulsions est toujours courte, de quelques secondes à quelques minutes seulement. On voit, il est vrai, des accès bien plus longs, mais ils sont composés de plusieurs attaques distinctes et successives ; on voit des épileptiques tomber dix, quinze, vingt fois dans la journée, et chez quelques-uns les attaques sont subintrantes, c'est-à-dire qu'une seconde attaque recommence avant la fin de la première.

L'épilepsie présente un grand nombre de variétés qu'il nous serait impossible de décrire ici. Il y en a dans lesquelles l'intelligence n'est pas absolument abolie, d'autres où la convulsion est passagère et à peine marquée, quoique la perte de connaissance ait lieu. Il en résulte qu'on peut confondre ces attaques mal dessinées avec celles de l'hystérie. M. Beau propose en conséquence d'établir le diagnostic, tout à la fois, par les caractères des convulsions et par la marche de la maladie. Nous citerons ici quelques-unes des remarques les plus importantes du mémoire de cet auteur :

1° Presque toutes les attaques épileptiques débutent brusquement ou sont annoncées par des symptômes prochains, tandis que les attaques hystériques n'arrivent jamais, ou presque jamais, sans prodromes éloignés ; 2° les attaques épileptiques sont le plus souvent simples, les hystériques sont ordinairement composées ; 3° les attaques épileptiques surviennent en proportion à peu près égale le jour et la nuit, tandis que les attaques hystériques n'apparaissent guère que le jour ; 4° l'épilepsie est souvent congénitale. L'hystérie n'apparaît guère que de dix à vingt ans.

Ces remarques sont certainement très-importantes, mais nous croyons qu'on doit tenir compte des autres symptômes que présentent les malades dans l'intervalle des attaques. On aurait bien peu profité de toutes les descriptions qui précèdent, si l'on ne cherchait pas dans l'étude des symptômes autres que les convulsions, des caractères différentiels importants. Nous supposons qu'on soit embarrassé, en présence d'une attaque convulsive survenant chez une femme, pour

déterminer si l'on a affaire à une hystérie ou à une épilepsie ;
il faudra voir alors, après l'attaque, si la malade a ou n'a pas
d'autres symptômes hystériques habituels, ce qui tranchera
facilement la question. Si la malade est d'un caractère irritable, impressionnable, si elle présente des douleurs vagues,
du gonflement épigastrique, le clou hystérique ; si elle est
analgésique, et si elle a en même temps des points d'hyperesthésie, il sera bien difficile de ne pas admettre que la malade
est hystérique et que l'attaque a été hystérique elle-même.
Nous avions surtout en vue les cas de cette espèce, quand
nous faisions remarquer que les convulsions ne sont qu'un
des accidents ou des symptômes de l'hystérie, et qu'ils ne
constituent pas à eux seuls toute la maladie.

A la vérité, on observe des cas qui semblent faits pour rendre inutiles toutes les remarques précédentes. Quelques individus présentent des attaques qui sont un mélange parfait
d'hystérie et d'épilepsie, et d'autres ont alternativement des
attaques bien caractérisées d'épilepsie et d'hystérie. Dans ce
dernier cas, il n'est pas possible de méconnaître que les malades ont réellement l'une et l'autre affection. Quant à l'autre
cas, on a désigné ces attaques mixtes sous le nom d'hystéro-
épilepsie ; mais, pour notre part, nous croyons qu'il s'agit
bien plus alors d'une épilepsie anormale que de toute autre
chose ; nous nous fondons sur les troubles qui se manifestent
à la longue du côté de l'intelligence, et qui n'arrivent pas
dans l'hystérie véritable ; celle-ci en effet peut épuiser les
forces, et même faire mourir les malades, mais l'épilepsie
seule est suivie de manie ou d'un affaiblissement graduel de
l'intelligence, qui va jusqu'à la démence.

Diagnostic après l'attaque : si l'attaque épileptique est survenue pendant la nuit et sans témoins, on peut en faire, le
lendemain, le diagnostic rétrospectif, en constatant : qu'il y a
des morsures de la langue, que le malade a eu des évacuations
involontaires, et qu'il porte, à la face et au front, de petites
ecchymoses, résultant de la violente congestion céphalique
qui a lieu dans l'attaque.

Dans le *vertige épileptique*, ou petit mal, on remarque les
symptômes suivants, qui ont été très-bien résumés par M. Beau :

« L'individu a le temps de s'asseoir, tombe ou fléchit ; la face
est pâle, immobile, les yeux fixes et hagards, ou bien il à
quelques légers tremblements des membres supérieurs, de la
face ; il reste ainsi quelque temps ; peu à peu il s'anime, il se
lève d'un air étonné, cherche autour de lui, veut se déshabiller,
prononce souvent des paroles mal articulées et essaie de se
débarrasser des personnes qui le retiennent. Si on le laisse aller, il se promène d'un air égaré, a une démarche un peu cho-
réique et bat quelquefois ceux qui se trouvent sur son passage.
Enfin l'intelligence reparaît ; l'individu est fatigué, honteux, et
conserve souvent la mémoire de ce qui s'est passé. Le délire
dont je viens de parler est toujours sombre et même furieux.
Je n'ai observé des rires et des chants que dans cinq cas. Si
nous analysons les phénomènes qui constituent la forme de
vertige que je viens de décrire, nous voyons qu'ils se réduisent
d'abord à une perte complète ou incomplète de mouvement
et d'intelligence, et ensuite à une perversion de volonté, à un
délire qui rappelle assez bien l'état nerveux que l'on observe
dans certaines fièvres sous le nom de carphologie. »

Il y a d'autres formes du vertige, mais moins communes que
celles que nous venons d'indiquer.

Catalepsie. La catalepsie, qui ne doit pas être confondue
avec l'extase, présente aussi des convulsions. Les malades perdent connaissance et sont pris d'un état tétanique plus ou
moins prononcé ; on peut donner aux membres des positions
variées, incommodes, dans lesquelles ils demeurent plus ou
moins longtemps, positions que l'on ne saurait supporter pendant un temps aussi long dans l'état de santé. Dans la forme
ordinaire de cette maladie, si rare d'ailleurs, la respiration et
la circulation persistent ; mais, dans des cas tout à fait exceptionnels, elles s'affaiblissent au point d'être presque insensibles ; on a pu alors croire à la mort des malades.

Dans l'*extase* on observe aussi un état de contraction avec
immobilité du corps, et l'on peut donner aux membres des
attitudes variées qu'ils conservent longtemps. Il n'y a pas d'autres espèces de convulsions. Nous n'avons vu qu'un cas de
cette espèce.

Tétanos. Les convulsions du tétanos sont toniques. Cette affection survient, soit spontanément et à la suite d'un refroidissement, soit comme conséquence d'une blessure. Elle est endémique dans les pays très-chauds et dans les contrées froides, mais elle règne rarement dans les latitudes tempérées.

Que la maladie soit spontanée ou qu'elle succède à une blessure, on observe ce qui suit : les malades ressentent d'abord de la douleur dans les mâchoires et les tempes; ils ont de la difficulté à ouvrir la bouche, puis, graduellement, cette difficulté augmente, et il se manifeste une roideur douloureuse dans le col. Cette roideur est persistante, puis elle s'étend à toute la colonne vertébrale, aux muscles du thorax, de manière que la respiration est plus ou moins gênée. L'intelligence et la sensibilité se conservent. Il y a des moments de rémission qui sont quelquefois assez prolongés, mais après lesquels les convulsions se reproduisent de la manière la plus pénible pour les malades; à l'occasion du moindre effort, d'un contact étranger, les malades sont, tout à coup, repris d'une douleur vive dans tous les membres, qui se roidissent; le tronc se renverse, les membres se tendent, l'abdomen s'aplatit et devient roide comme une planche, le thorax est immobile. Nous avons vu un malade chez lequel ces récrudescences s'annonçaient par une secousse de hoquet, ou plutôt par un sanglot accompagné de douleur dans la région supérieure de l'abdomen : c'était évidemment une convulsion du diaphragme. On observe aussi la contraction des sphincters, des conduits musculaires intérieurs du corps. Les détentes sont plus ou moins complètes et plus ou moins longues. Nous avons vu, à l'hôpital Saint-Louis, un malade qui, dans une de ces rémissions, put sortir de la salle et traverser à pied une cour, pour se rendre au bain de vapeur; là, il fut repris d'une attaque tétanique et on dut le reporter dans son lit. Il mourut quelques jours après, n'ayant aucune lésion évidente de la moelle. Les accès vont en augmentant et en se rapprochant, excepté la nuit, où le sommeil est quelquefois calme. Bientôt les malades s'épuisent ou éprouvent des phénomènes d'asphyxie lente. Quelque temps avant la mort, il y a un relâchement général, que les personnes inexpérimentées peuvent prendre pour un signe favorable.

Les variétés de la maladie qui dépendent de la région du corps plus particulièrement affectée, et qui ont reçu des noms aussi longs que bizarres (emprosthotonos, opisthotonos, pleurosthotonos), ne méritent pas une description particulière.

Cette affection a une durée plus ou moins longue, quatre à dix jours. Nous n'avons jamais vu de tétanos chronique, quoiqu'on en ait cité des exemples. Le tétanos est apyrétique.

Le tétanos a beaucoup de ressemblance avec la méningite cérébro-spinale; cependant on remarquera que, dans celle-ci, il y a des douleurs très-vives, une sensibilité exagérée de la peau, de la fièvre, des troubles cérébraux, et que la maladie est ordinairement épidémique.

En terminant l'exposé rapide des convulsions dans les névroses, nous devons faire remarquer que le diagnostic du genre de convulsion est très-ordinairement facile à faire, mais que la question de diagnostic ne s'arrête pas là. Il arrive, en effet, que beaucoup d'autres affections présentent des convulsions fort semblables à celles des névroses; de sorte que : un cas de convulsion étant donné, il s'agit non-seulement de dire qu'on a affaire à telle ou telle forme de convulsion, mais encore de déterminer si cette convulsion est essentielle, ou si elle ne serait pas provoquée par quelque lésion organique des centres nerveux, ou par toute autre cause éloignée. Il y a là une grande difficulté à vaincre; tous les auteurs l'ont sentie, mais peu l'ont résolue d'une manière satisfaisante.

Convulsions dans les affections de divers organes et dans les fièvres. — Souvent le point de départ de certaines convulsions paraît être dans des organes absolument étrangers au système nerveux. A vrai dire, leur cause immédiate ne peut résider que dans ces centres, et elle doit résulter de l'impression pénible qui y est transmise par la lésion organique; mais il n'y a pas alors dans ces centres de lésion matérielle appréciable, et il en résulte que la maladie est souvent curable; aussi ne doit-on rien négliger, dans la pratique, pour s'assurer que, dans un cas donné de convulsion, le point de départ est hors des centres nerveux.

Nous ne pouvons décrire toutes les convulsions de cette espèce, qu'on a appelées sympathiques, nous en indiquérons quelques-unes.

Les convulsions sont assez communes dans les prodromes ou dans le cours des fièvres continues, éruptives et intermittentes.

Dans ces cas, la cause des convulsions paraît résider bien plus dans la constitution du sujet que dans la cause de la maladie. Lorsqu'elles surviennent dans une fièvre intermittente, elles donnent aux accès une forme particulière et une extrême gravité; de là le nom de *fièvres pernicieuses convulsives*. Les convulsions sont bien moins dangereuses dans les fièvres continues et éruptives; Sydenham pensait même qu'elles annonçaient l'issue heureuse de la maladie, surtout quand elles paraissent au début. On les observe aussi dans le cours de certaines maladies inflammatoires. « Celles qui surviennent à la fin. des maladies aiguës sont toujours d'un fâcheux augure et indiquent presque constamment une mort prochaine, car elles sont presque toujours liées à une altération du cerveau (Bouchut). »

On voit des convulsions produites par une émotion morale agréable ou triste, par une vive douleur, par un simple accès de fièvre, par une opération chirurgicale, la piqûre et l'inflammation d'un nerf, par des lésions de l'oreille, par une indigestion, la présence de vers, d'un tænia dans le tube digestif, par la dentition, par le rachitisme; il y en a qui se manifestent au moment de l'accouchement, chez les femmes affectées d'albuminurie et d'anasarque; on désigne cette forme sous le nom d'éclampsie des femmes enceintes. Enfin on a observé quelques cas dans le cours de la maladie de Bright; nous dirons quelques mots de ces deux variétés.

Éclampsie des femmes enceintes. Une femme hystérique ou épileptique peut avoir, pendant la grossesse, et à l'époque de l'accouchement, des attaques convulsives dépendantes de sa maladie habituelle, et qu'on ne peut pas alors rapporter à la grossesse. Mais il y a une autre espèce d'affection convulsive qui ne se manifeste que pendant la grossesse ou l'accouchement, et qui mérite réellement le nom de convulsions des

femmes enceintes : c'est cette espèce qui a reçu le nom d'é-
clampsie puerpérale.

Rien n'est plus facile que de reconnaître cette éclampsie,
puisqu'elle est liée intimement à l'état de gestation ; néanmoins, comme elle est encore fort mal connue dans les divers
points de son histoire, nous allons la décrire succinctement.

L'éclampsie se manifeste presque toujours chez les primi-
pares (1) et à la fin de la grossesse ; il est rare, quoi qu'on en
ait dit, de la voir survenir au commencement ou dans le cours
de la gestation. Les cas de cette espèce doivent être rapportés
à des convulsions tout à fait différentes de l'éclampsie.
Elle se lie constamment (2) à la présence de l'albumine
dans l'urine, sans qu'il soit possible cependant de trouver,
entre l'albuminurie et l'éclampsie, aucun rapport évident de
cause à effet ; ces deux faits sont probablement des résultats
d'une cause commune, mais qui est encore inconnue jusqu'à
présent. M. Blot pense que cette cause commune pourrait être
trouvée dans une congestion sanguine, s'effectuant simultanément vers les reins et vers l'axe cérébro-spinal. Quoi qu'il
en soit, comme cette albuminurie ne devient, en général,
considérable qu'à la fin de la grossesse, on comprend que les
convulsions éclamptiques ne puissent aussi se manifester qu'à
cette époque. Voici le tableau de la marche la plus habituelle
de l'affection :

Une femme devient enceinte pour la première fois, et se porte
bien pendant les six premiers mois de sa grossesse; on voit
alors survenir de l'œdème des jambes, de l'extrémité inférieure
du tronc, quelquefois une légère bouffissure de la figure ; l'u-
rine contient alors de l'albumine; les accidents sont généralement peu pénibles pour la femme. Arrive le terme de la
grossesse, l'œdème augmente alors assez fortement, et gagne
les bras et le haut du corps. Le travail commence, et quelquefois s'avance beaucoup sans accidents sérieux ; puis, le plus
ordinairement, lorsque la tête de l'enfant est sur le point de
franchir le col utérin, les convulsions éclatent. Elles ont lieu
par accès et révèlent presque toujours la forme épileptique.

(1) Vachen, *Thèse*, Paris, 1846.
(2) Blot, *Thèse*, Paris, 1849.

La malade tombe privée de sentiment et d'intelligence; il y a
d'abord un état de roideur tétanique de tous les membres; puis
des convulsions rapides, brusques, envahissent la face et les
membres ; elles ressemblent tout à fait aux mouvements cloniques de l'épilepsie; la face se décompose, devient violette,
se tuméfie et exécute des grimaces, des contorsions hideuses,
la respiration se suspend, il s'écoule de l'écume par la bouche;
puis, peu à peu, tout cela cesse, et le coma, accompagné de
stertor, survient. Les malades reprennent leur intelligence,
sont étonnées et demandent ce qui leur est arrivé. Les contractions utérines, qui, loin de se suspendre, s'étaient faites
d'une manière énergique et tétanique, cessent d'abord, puis
se reproduisent, et souvent une nouvelle douleur amène un
nouvel accès. Quelquefois ces accès se succèdent à de grands
intervalles, quelquefois ils sont très-rapprochés. Nous avons
vu une femme qui eut quinze accès dans une nuit, une autre
onze. Plus les accès se répètent, plus ils se rapprochent; leur
durée est la même, mais après le deuxième ou le troisième,
les malades perdent complétement l'intelligence et ne la re-
couvrent plus dans l'intervalle des attaques. Si on retire de
l'urine par le cathétérisme, on trouve ce liquide en petite
quantité, épais, brun, et se coagulant en masse par la chaleur
et l'acide nitrique. Nous avons trouvé à ce liquide une réaction
acide, et une densité de 1034 dans un cas, et de 1040 dans un
autre. Cette densité considérable ne survient qu'au moment de
l'accouchement (Blot). La mort arrive quelquefois avant la délivrance, d'autres fois celle-ci a lieu d'une manière heureuse
et pour la mère et pour l'enfant; mais il arrive très-souvent
que les attaques éclamptiques continuent après l'accouchement ; elles sont moins fortes et plus éloignées ; les malades
guérissent alors très-souvent. Nous avons observé une femme
qui eut dix-sept attaques d'éclampsie, onze avant l'accouchement et six après; elle guérit assez rapidement. Peu d'heures
après la délivrance, l'albuminurie diminue, et quelquefois
le lendemain on n'en retrouve plus de trace. L'œdème disparaît aussi très-promptement, le plus souvent avant le dixième
jour. Les suites de couches sont presque toujours naturelles et
la sécrétion du lait s'établit bien. — Quelquefois il n'y a au-

cune trace d'œdème partiel ou général, mais il y a constamment de l'albumine dans l'urine. Les convulsions prennent dans ces cas, rares d'ailleurs, l'apparence de l'hystérie, de la catalepsie, de l'extase. — En définitive, l'éclampsie est caractérisée par des convulsions épileptiformes, le plus souvent survenant dans le travail de l'accouchement, se répétant un certain nombre de fois, et s'accompagnant de la présence d'une proportion toujours considérable d'albumine dans l'urine.

Nous plaçons cette affection dans la classe que nous étudions maintenant, parce que les convulsions éclamptiques sont liées à une affection bien évidente d'un organe indépendant du système nerveux, les reins. En quoi consiste cette lésion, on ne le sait pas encore parfaitement, parce qu'elle varie suivant les cas : c'est tantôt une congestion active, tantôt une congestion passive des reins, quelquefois un des premiers degrés de la néphrite albumineuse, d'autres fois la présence de caillots dans les veines rénales (Gubler). Peut-être y a-t-il une congestion de l'axe cérébro-spinal (Blot), mais rien ne l'a démontré jusqu'à présent, et, dans tous les cas, cette lésion serait au moins précédée sinon dominée par la lésion rénale. Cependant M. le professeur Depaul a vu deux fois l'albuminurie postérieurement aux attaques (*Moniteur des Hôpitaux*, 1854, n° 2).

Maladie de Bright. Eclampsie urémique. Nous avons séparé l'éclampsie puerpérale de l'éclampsie dite *urémique*, parce que cette dernière a été observée chez la femme hors de l'état de gestation, et même chez l'homme ; mais il se pourrait que la cause intime fût la même dans ces différents cas. Braun, en 1851, et Frerichs, à la même époque, ont émis l'opinion que l'éclampsie puerpérale et les convulsions de la maladie de Bright sont le résultat d'une intoxication du sang par l'*urée*, que les reins malades ne séparent plus de ce liquide. Cette opinion est surtout appuyée par les vivisections : lorsqu'on enlève les reins à un animal, on trouve dans le sang une quantité progressivement croissante d'urée, et la mort survient au milieu des convulsions et de divers accidents nerveux. L'urée est dissoute dans le sang, en si grande quantité, qu'une partie s'exhale par la respiration, et que sa présence peut être décelée, dit-on, par le procédé suivant : une baguette de verre mouillée d'acide chlorhydrique est approchée des narines ou de la bouche de l'animal, et il se forme immédiatement des vapeurs blanches de chlorhydrate d'ammoniaque. Comme on le voit, ce n'est pas l'urée, à proprement parler, qui est la cause des accidents, mais le carbonate d'ammoniaque, auquel elle donne naissance dans le sang.

Bien que ces hypothèses aient besoin de confirmation, on les a prises pour point de départ de toute une théorie sur les accidents convulsifs de la maladie de Bright, et de l'éclampsie puerpérale.

Il nous suffit d'avoir indiqué succinctement cette cause, encore problématique, de convulsions. On trouvera les détails les plus complets sur ce sujet dans les monographies suivantes : Picard, *Thèse*, Strasbourg, 1857. Braun, *Des Convulsions urémiques*, trad. par F. Pétard dans la *Revue étrangère méd. chir.*, 1858. A. Fournier. de l'*Urémie*. Thèse pour l'agrégation. Paris, 1863.

Convulsions dans les intoxications. Il y a peu d'empoisonnements qui ne se terminent par des convulsions, même parmi ceux qui ne déterminent pas particulièrement ce symptôme ; mais alors les convulsions se montrent à la fin de l'affection, aux approches de la mort, et sont bien plutôt l'effet de l'épuisement général et de la secousse vive et rapide produite dans l'économie, que de la nature même du poison. Mais il y a quelques toxiques dont l'action porte essentiellement et primitivement sur le système musculaire, et qu'on pourrait nommer convulsifs. Ce sont leurs effets que nous voulons étudier ici.

Intoxications rapides. L'alcool produit presque toujours une augmentation passagère de la force musculaire et un besoin d'exercer cette force factice, qui, quelquefois, dégénère en convulsion. Dans le premier degré de l'ivresse, tant que l'on conserve la raison, les convulsions ne surviennent pas, mais cependant on éprouve presque toujours une contraction involontaire des muscles des mâchoires, du col, des poignets, des jambes, d'où résulte le resserrement des dents, la difficulté de parler, d'avaler, le tremblement des mains, des jambes, etc. Dans l'ivresse avec perte de connaissance, il y a tantôt coma, tantôt délire et convulsions, qu'il est souvent fort difficile de distinguer de celles d'une affection cérébrale ; on prendra alors en considération la cause, si l'on peut la connaître, la rapidité avec laquelle sont survenus les accidents, l'odeur alcoolique de l'haleine, l'état de la face qui est ordinairement animée, injectée, et qui n'offre pas la stupeur propre aux affections cérébrales; d'ailleurs l'erreur ne durera pas longtemps et elle sera à peu près sans importance, car il convient de traiter cette espèce d'ivresse comme une affection congestive du cerveau ; il n'y a aucun inconvénient à pratiquer une saignée, à administrer des purgatifs énergiques, à employer des révulsifs sur les extrémités; dans le doute, on donnera une potion avec une vingtaine de gouttes d'ammoniaque, qui seront utiles en cas d'ivresse, et qui ne nuiront pas s'il s'agit d'une affection cérébrale.

Il est rare que l'alcoolisme habituel produise des convulsions ; on les voit, il est vrai, dans le *delirium tremens,* mais elles ne sont jamais isolées; nous reviendrons sur ce sujet dans l'article *délire.*

Les recherches récentes et nombreuses faites sur l'éther et le chloroforme établissent, et tous les médecins connaissent ce fait, que la période de coma ou de collapsus est toujours précédée d'une certaine roideur générale, d'un mouvement spasmodique involontaire, qui est une véritable convulsion, mais qui n'a pas de suites. Cependant, quelques individus, et les femmes en particulier, tombent dans des convulsions véritables, soit pendant le sommeil, soit après le réveil.

Nous n'en finirions pas si nous voulions donner la liste de tous les poisons convulsifs. Nous citerons les principaux.

Tout le monde sait que la strychnine et toutes les substances qui contiennent cet alcali végétal (strychnées, noix vomique, fève de Saint-Ignace, fausse angusture, etc.), produisent des contractions toniques, douloureuses, des mâchoires, des bras, des jambes, des muscles de la colonne vertébrale; que cette action, quand elle est portée à un haut degré, peut simuler le tétanos, et que la mort en est souvent la terminaison. On sait aussi que cette action est le propre des poisons asiatiques, et qu'elle est opposée à celle des poisons américains (*curare* et ses variétés); car ceux-ci produisent un affaiblissement graduel sans réaction musculaire. Au reste, cette action a été si bien étudiée par tous les thérapeutistes, que nous renvoyons à ces sources pour plus de détails.

La plupart des narcotiques et des narcotico-âcres (opium, tabac, jusquiame, morelle), produisent des convulsions. La belladone se distingue, sous ce rapport, parmi tous les autres : elle produit un état tétanique des mâchoires, et des convulsions cloniques des extrémités.

Nous renvoyons encore au mémoire de Braun (*Des convulsions urémiques*), pour une indication plus détaillée d'autres causes toxiques, qui peuvent déterminer des convulsions. On y trouvera l'énumération d'une foule d'empoisonnements, dont les médecins français s'occupent fort peu, et peut-être avec juste raison ; tels sont l'argyrisme, le stibisme, le cuprisme, l'oxalisme, l'hydrocyanisme, etc.

Nous devons faire ici une remarque importante à propos des empoisonnements : c'est que l'on a peut-être trop facilement conclu des animaux à l'homme, et trop généralisé les résultats obtenus dans les expériences de laboratoire. Les animaux sur lesquels on opère, chiens, lapins, cobayes, etc., sont frappés de paralysie, de tremblements, de convulsions, dans beaucoup de circonstances où l'homme ne l'est pas ; de sorte qu'il faut toujours, dans les expériences, faire la part de cette susceptibilité, et ne pas attribuer au poison un effet de l'impressionnabilité particulière de l'animal.

Tous les auteurs ont mentionné les symptômes de tétanos et d'hydrophobie produits par les cantharides.

On connaît aussi la propriété convulsive de la plupart des venins, et spécialement de la bave des chiens enragés et du venin des serpents. Nous ne décrirons ici que les convulsions de la rage, cette intoxication étant la seule sur laquelle nous ayons des renseignements précis, et la seule d'ailleurs qui soit digne d'intérêt, dans nos contrées.

Enfin, des convulsions se voient souvent dans l'asphyxie, dans l'empoisonnement par l'acide carbonique, le gaz de l'éclairage, le gaz des fosses d'aisances, celui des égouts, des mines, etc., etc. Nous avons publié la relation de l'asphyxie, par l'acide carbonique, de toute une salle de malades, à l'hôpital Saint-Louis : parmi les accidents variés que présentèrent les malades, il y eut plusieurs cas de convulsions (1).

Rage. Un individu a été mordu par un animal enragé, ou inoculé accidentellement avec la bave de l'animal ; il se porte très-bien pendant quinze jours ou un mois, puis il commence à éprouver du malaise et de l'inappétence, de la tristesse, une inquiétude vague ; il ressent quelquefois de la douleur dans l'endroit inoculé, il éprouve de la céphalalgie, du resserrement des tempes et des mâchoires.

Arrivent ensuite les convulsions qui caractérisent la seconde période ; les malades ont alors de la dyspnée, poussent des soupirs, se plaignent d'une anxiété précordiale ou épigastrique ; ils ont soif et cherchent à boire ; mais ils ne le peuvent, les liquides ne pouvant pas franchir l'isthme du gosier, qui se contracte à leur contact ; quelquefois le seul aspect des boissons inspire au malade de la répugnance, de l'horreur (hydrophobie) ; il en est de même des objets polis et brillants, quelle que soit leur nature. Cet effroi, cette horreur, déterminés par les liquides, s'accroissent et sont suivis enfin de convulsions véritables. Ces convulsions sont, ou toniques ou cloniques, et n'ont pas de caractères bien déterminés : tantôt les malades perdent connaissance et se débattent avec énergie ; tantôt ils conservent l'intelligence et deviennent furieux ; d'autres fois ils tombent dans un état tétanique bien prononcé. Ces convulsions durent quelques minutes et sont suivies du retour de la connaissance et des mouvements volontaires, mais elles se renouvellent spontanément ou quand les malades veulent boire. Dans les intervalles lucides, les malades ont souvent une sputation presque continuelle. Nous ne nous arrêterons pas sur la prétendue envie de mordre, sur les caractères qu'on a attribués à la voix, sur les pustules lyssi-

_____

(1) V. Racle. *Moniteur des Hôpitaux*, 1er novembre 1853.

ques qui existeraient sous la langue, et qui sont des symptômes imaginaires.

Cet ensemble de symptômes, même en l'absence de tout
renseignement étiologique, serait suffisant, sinon pour faire
établir le diagnostic de l'hydrophobie, du moins pour donner
de violents soupçons sur son existence.

On a cité des cas d'*hydrophobie spontanée* déterminée par
la peur, par l'imitation ou par toute autre cause, et qui auraient les symptômes précédents, mais heureusement une
moins grave terminaison. Ces cas sont fort douteux. On
rapporte cependant le fait suivant. Deux frères furent mordus
par un chien enragé; l'un d'eux mourut d'hydrophobie au
bout d'un mois; l'autre, qui avait entrepris un long voyage,
ignora la maladie et la mort de son frère ; il revint au bout
de vingt ans, apprit seulement alors ce qui avait eu lieu et
fut pris d'accès d'hydrophobie qui guérirent heureusement.

Intoxications chroniques. Nous ne décrirons que deux
empoisonnements lents, dans lesquels on observe des convulsions : ce sont l'intoxication par le plomb et celle par l'ergot
de seigle. La première a pris le nom d'épilepsie saturnine, la
seconde celui d'ergotisme convulsif.

Épilepsie saturnine. La dénomination d'encéphalopathie
saturnine, donnée aux accidents cérébraux produits par le
plomb, est peu exacte, en ce sens qu'elle tendrait à faire croire
à l'existence de lésions cérébrales matérielles qui, en réalité,
n'existent que rarement ; mais celle d'épilepsie n'est pas
beaucoup plus heureuse, car les accidents, déterminés par
les centres nerveux, ne sont pas toujours épileptiques, ni
même toujours convulsifs.

Ces accidents cérébraux produits par le plomb ont, en
effet, ainsi que l'a très-bien montré le premier M. Grisolle,
trois formes distinctes : la forme délirante, la forme convulsive, la forme comateuse. Quelquefois ces trois formes sont
liées et elles ne sont que des degrés d'un même mal ; mais
d'autres fois elles sont parfaitement distinctes. Nous avons vu
un jeune peintre, qui avait eu plusieurs fois la colique, et qui
fut amené à l'Hôtel-Dieu pour une nouvelle attaque de cette

10.

affection. Au moment de son entrée il avait un délire furieux;
il rompit les liens de sa camisole de force, brisa les meubles
qui se trouvaient dans la chambre où on l'avait laissé seul,
et tenta de se suicider en se frappant la tête, à coups redou-
blés, avec un vase d'étain pesant près de deux livres; mais il
n'eut pas une seule attaque convulsive. Une saignée et des
purgatifs énergiques et répétés firent justice de ces accidents.
Quelquefois les accidents céphaliques se montrent chez des
individus qui n'ont pas d'autre affection saturnine, mais le
contraire a lieu dans plus de la moitié des cas.

La forme convulsive présente les phénomènes suivants :

Le malade qui, le plus ordinairement, a eu une ou plusieurs coliques (circonstance importante pour le diagnostic),
est pris, soit pendant une nouvelle attaque, soit au milieu de
la santé, d'un peu de céphalalgie, puis de délire, et, au moment où l'on s'y attend le moins, une attaque convulsive
éclate.

Les premières attaques ressemblent souvent au vertige
épileptique; les malades tombent en perdant passagèrement
l'intelligence et le sentiment; ils ont quelques légères convulsions; l'état d'insensibilité se prolonge généralement plus
longtemps que dans l'épilepsie ordinaire; quand les malades
reprennent leurs sens, ils sont hébétés, étonnés; ils conservent quelquefois un peu de délire. Il est rare qu'il n'y ait
qu'une seule attaque; le plus souvent plusieurs se succèdent
à intervalles assez longs d'abord, et plus rapprochés ensuite.
Enfin, on voit de véritables convulsions, tout à fait semblables
à celles de l'épilepsie, mais qui durent souvent beaucoup plus
longtemps; nous avons vu plusieurs cas dans lesquels rien
ne manquait, ni le cri que pousse l'épileptique en tombant,
ni les grimaces horribles de la face, ni la suppression de la
respiration, ni le coma consécutif, ni la respiration stertoreuse.
A la suite de ces accidents, les malades tombent ou dans une
résolution complète ou dans un délire furieux. Les attaques
se reproduisent avec une grande fréquence, et quelquefois empiètent les unes sur les autres, et les malades meurent au
bout de trois jours, de deux jours, quelquefois plus promptement encore, et comme épuisés par la violence des convul-

sions. Quelques malades guérissent sans conserver de dispositions à de nouvelles attaques d'épilepsie ; d'autres restent amaurotiques, paralysés des membres, etc.

Aucun caractère, tiré des symptômes convulsifs eux-mêmes, ne permet de soupçonner la cause des convulsions. On devra donc s'entourer de tous les renseignements possibles, quand on verra une attaque d'épilepsie chez un individu qui n'y est pas sujet habituellement. La durée plus longue des attaques, leur retour à de courts intervalles, le coma ou le délire qui se manifeste entre elles, doivent toujours éveiller l'attention, car il est rare que de pareils accidents arrivent dans les épilepsies légitimes et récentes.

Ergotisme convulsif. Maladie céréale. Raphania. Les convulsions de l'ergotisme n'ont aucun caractère particulier ; elles prennent quelquefois la forme épileptique, d'autres fois la forme clonique ; quelquefois elles sont partielles et consistent soit en un simple trismus, soit en une contraction permanente et énergique des muscles fléchisseurs des jambes ou des bras. Les malades ont des douleurs vives dans les muscles convulsés ; ils se plaignent de céphalalgie, d'étourdissements, d'amaurose ; on voit aussi du délire, rarement de la fièvre. Ces accidents guérissent assez souvent, mais laissent après eux diverses paralysies, soit de quelques muscles, soit des organes des sens, ou un tremblement plus ou moins général. La durée de l'ergotisme convulsif est toujours longue, de deux à douze semaines. Le diagnostic se tire des circonstances suivantes : Il y a absence de phénomènes encéphaliques bien prononcés ; la maladie survient, après les années humides et pluvieuses, chez des personnes de la campagne, pauvres, vivant habituellement de céréales mêlées d'ergot et peut-être d'une espèce de *Raphanus* (Linné) ; enfin, il y a dans la localité une épidémie d'accidents convulsifs et gangréneux.

Nous ne devons pas oublier de mentionner parmi les intoxications celles qui résultent des miasmes paludéens. Il existe une forme de fièvre pernicieuse qui porte le nom de convulsive ; c'est à la vérité une des variétés les plus rares, mais dont il ne faudra pas oublier l'existence quand on observera des malades dans des contrées marécageuses.

Altération des liquides de l'économie, et du sang en particulier. Pour être aussi complet que possible dans l'énumération des causes des convulsions, nous ne devons pas oublier les altérations du sang; ces altérations sont de deux sortes : celles qui résultent de changements dans la quantité et les proportions des parties constituantes du sang, celles qui proviennent de l'introduction de principes étrangers dans ce liquide. Nous avons, en parlant des empoisonnements, cité la plupart des causes des convulsions provenant de cette dernière origine; nous n'y revenons donc pas. Il nous reste à signaler en quelques mots l'influence des causes du premier ordre.

Tous les médecins ont reconnu l'influence des altérations dans la composition ou la quantité du sang, sur la production des convulsions. Cependant les résultats peuvent se réduire aux faits suivants. Si l'on fait mourir un animal par hémorrhagie, on voit aux approches de la mort survenir des convulsions; un grand nombre de faits établissent que celles-ci ne résultent point de la douleur ou de toute autre influence, mais bien de la soustraction du sang et d'une sorte d'anémie cérébrale; car si l'on réintroduit dans les vaisseaux le sang enlevé, ou si on le remplace simplement par de l'eau, les convulsions disparaissent. Nous rappelons, seulement pour mémoire qu'on voit quelquefois des convulsions à la suite de la saignée. Si on rend un animal anémique ou chloro-anémique, par des saignées successives, qui rendent le sang aqueux, on voit encore des convulsions s'établir et devenir graduellement plus fortes. Ces faits suffisent pour expliquer la manifestation assez commune des convulsions, dans la chlorose, l'anémie, à la suite des hémorrhagies, etc., etc. Toutes les causes de déplétion du système circulatoire mettent en jeu le système nerveux et réciproquement, d'où l'aphorisme si connu : *Sanguis moderator nervorum.*

Nous avons épuisé la longue liste des causes des convulsions; nous ne pouvons pas cependant abandonner ce sujet, sans considérer cet accident chez les enfants en particulier.

Convulsions chez les enfants. Les convulsions chez les

enfants ne diffèrent de celles des adultes ni par les causes immédiates ou anatomiques, ni par les circonstances morbides dans lesquelles elles se montrent; mais elles méritent cependant de fixer l'attention à cause de leur fréquence, des dangers qu'elles annoncent et de la facilité avec laquelle elles surviennent, sous l'influence de causes qui agissent très-faiblement. On remarquera d'ailleurs qu'il n'y a chez les enfants aucune espèce de maladie particulière, et différente de celles des adultes, à laquelle on doive les rapporter de préférence.

Nous ne décrirons pas les convulsions des enfants, car elles ont toutes les apparences possibles; mais nous indiquerons leurs principales causes. Quand on est appelé auprès d'un enfant atteint de convulsions, on doit d'abord rechercher si elles ne résultent pas d'une maladie cérébrale, comme une méningite, une hémorrhagie méningée, etc., et lorsqu'on aura éliminé ces différents cas, on se demandera si l'affection n'est pas symptomatique d'une lésion éloignée du cerveau. Or, chez les enfants, les causes les plus fréquentes des convulsions sont : la dentition, la présence de vers dans le tube digestif, l'indigestion, la constipation, la piqûre d'une épingle, une impression douloureuse quelconque, la pression des langes, le resserrement de la poitrine, la chaleur trop vive, l'insolation, le froid, etc., etc.

En résumé, les convulsions constituent un phénomène qui n'est pas extrêmement commun; il est peut-être, dans une moitié des cas, symptomatique d'une lésion cérébrale, et il indique alors une lésion à une période peu avancée; on peut espérer encore qu'il n'y a point de désorganisation ou d'altération profonde du cerveau; et il y a bien plus d'espoir de guérir une affection encore à la période convulsive, que quand elle est arrivée à la période comateuse.

IX. — DE LA CONTRACTURE

On entend sous ce nom un état de contraction musculaire permanente, souvent douloureuse, qui envahit un ou plusieurs muscles de la vie de relation, et quelquefois aussi des muscles de la vie organique. Dans le premier cas, cette contrac-

tion est tout à fait involontaire, et, dans le second, elle se
manifeste sans être excitée par les causes habituelles de la
contraction des viscères où elle se montre.

On ne confondra pas cet état avec les convulsions toniques,
ni avec les rétractions musculaires. Dans le cas de convulsions
toniques, il y a toujours, par intervalles, un relâchement complet ou à peu près complet des muscles, et, de plus, les convulsions toniques (épilepsie, tétanos) sont presque toujours générales, et plus ou moins accompagnées de phénomènes cloniques;
tandis que la contracture proprement dite est toujours bornée
à un petit nombre de muscles, qu'elle ne s'accompagne point
de convulsions réelles, et qu'elle est permanente. Quant à la
rétraction musculaire, elle consiste en un état de raccourcissement des muscles ou des tissus fibreux qui entrent dans leur
composition ; mais la fibre musculaire n'est pas pour cela en
état de contraction permanente. Ici les muscles ne pourraient plus s'allonger sans se déchirer, tandis qu'ils sont encore extensibles dans la contracture proprement dite. Cependant la contracture permanente amène la rétraction des
muscles, comme on en voit des exemples chez les aliénés.

La contracture occupe quelquefois un seul muscle, le plus
souvent plusieurs; elle est plus commune aux membres qu'au
tronc; on la voit tantôt aux membres supérieurs, tantôt aux
inférieurs, quelquefois dans les uns et les autres à la fois;
mais elle est bien plus fréquente dans les bras et aux doigts
qu'aux membres inférieurs; elle survient quelquefois dans des
muscles atteints de paralysie, et souvent alors elle est peu
étendue, quoique la paralysie envahisse une grande partie du
corps. Son invasion est quelquefois brusque, et alors presque
toujours douloureuse; elle donne lieu, dans ce cas, à ce qu'on
nomme vulgairement une crampe; mais, d'autres fois, elle
s'établit lentement et sans douleur, à tel point que les malades
ne s'en aperçoivent pas, et sont assez surpris quand on leur
fait voir qu'un de leurs membres est dans un état de rigidité
qui empêche des mouvements étendus. Les contractures musculaires ont une durée très variable, des exacerbations et des
rémissions incomplètes.

La contracture résulte évidemment d'une influence qui ex-

cite continuellement la contractilité musculaire. Or, cette
influence a un grand nombre de siéges divers ou de points de
départ. En les étudiant, nous présenterons aussi les caractères
et la valeur diagnostiques de ce phénomène.

*Maladies dans lesquelles on rencontre la contracture. —
Valeur diagnostique.*

La contracture est un accident quelquefois uniquement
borné aux muscles dans lesquels elle se manifeste ; c'est ce
qui a lieu dans le **choléra,** par exemple ; on voit alors des
crampes dans les muscles des mollets, des avant-bras, du
tronc, des parois de l'abdomen, et, jusqu'à présent, elles n'ont
pu être rattachées à aucune lésion du système nerveux. Ces
contractures sont très-douloureuses ; leur invasion est brusque, leur marche rapide ; rien n'est plus facile, en présence
des autres symptômes concomitants, que de les rapporter à
leur véritable cause.

Quelquefois le point de départ est dans les troncs nerveux :
ainsi, on voit de la contracture par suite de la **blessure,** de la
piqûre d'un nerf, par la présence d'une tumeur siégeant sur
son trajet ; nous avons vu, à la suite d'une saignée, s'établir
brusquement une contracture de tous les muscles fléchisseurs
de la main et des doigts ; cette contracture fut probablement
le résultat de la lésion du nerf médian ; la malade étant sortie
de l'hôpital, nous n'avons pas pu savoir si elle guérit, mais
nous savons au moins que l'accident dura plusieurs jours,
sans amendement. Par opposition, la section d'un nerf para-
lysant un certain nombre de muscles, il arrive que les muscles
antagonistes se contractent d'une manière permanente ; d'où
un autre genre de contracture.

Ce symptôme se montre dans beaucoup d'affections du cerveau. On le voit souvent dans quelques espèces de **méningites :**
dans la méningite cérébro-spinale, dans l'hémorrhagie méningée des enfants et des vieillards, dans l'**encéphalite** spontanée et
dans celle qui survient à la suite des contusions du cerveau ; elle
ne se manifeste presque jamais dans l'hémorrhagie de la pulpe
cérébrale ; mais on a démontré, il y a peu d'années (F. Boudet),

que c'est un symptôme presque constant de l'**hémorrhagie** dans les **ventricules** cérébraux ; ce fait est si vrai, que, quand aux symptômes d'une apoplexie, on voit s'ajouter de la contracture, on peut soupçonner que le foyer s'est fait jour dans les ventricules ; cette supposition est presque toujours confirmée par l'observation directe. A la vérité, le même phénomène se manifeste s'il survient de l'encéphalite autour du foyer hémorrhagique ; mais le diagnostic sera ordinairement facile, parce que cette inflammation est toujours tardive, tandis que l'ouverture d'une caverne sanguine dans un ventricule se fait toujours à une époque rapprochée du début, et que, d'un autre côté, l'encéphalite sera annoncée par un ensemble de symptômes d'acuïté, tels que de la fièvre, du délire, des vomissements, etc.

On a cru que la contracture se liait à quelques lésions cérébrales déterminées, et, en particulier, à l'**induration** de la substance des hémisphères ou à leur **atrophie** partielle. La première opinion n'a pas été démontrée par l'expérience, comme la seconde. Ainsi, sur onze cas d'agénésie cérébrale, on a observé autant de fois la contracture des muscles à tous les degrés.

Les contractures surviennent aussi chez des **épileptiques**, chez beaucoup de mélancoliques ou **lypémaniaques**, qui restent longtemps au lit, dans une même position.

Enfin Dance a décrit, en 1831, une affection qu'il a nommée *tétanos intermittent*, dénomination à laquelle on a substitué celle de **contracture des extrémités**. Cette affection ne se lie à aucune lésion des centres nerveux ; elle attaque des adultes, mais surtout les enfants et les jeunes gens ; elle est ordinairement épidémique ; ainsi on l'a observée sous cette forme en 1831, 1842 et 1843. Elle occupe les quatre membres, mais bien plus souvent les supérieurs que les inférieurs. Les caractères de cette contracture essentielle sont les suivants : malaise, courbature, vertiges, comme prodromes ; douleurs dans les membres, engourdissement, gêne dans les mouvements ; crampes dans quelques muscles, contracture déterminant ordinairement une demi-flexion des doigts et des orteils ; trismus de la mâchoire ; quelquefois tremblement ; convulsions chez les enfants ; anesthésie ou analgésie de la peau ; en général, apyrexie. La contracture n'est pas permanente, mais elle revient par accès, à plusieurs reprises dans la journée. Durée : quelques jours à quelques semaines. Terminaison le plus ordinairement heureuse. Aucune lésion anatomique spéciale dans les centres nerveux.

X. — DU TREMBLEMENT.

Le tremblement est une agitation limitée et involontaire de tout le corps ou de quelques parties seulement, et qui dérange les mouvements, sans les arrêter cependant.

On ne peut guère se rendre compte de la production de ce phénomène qu'en supposant un état de contraction et de relâchement alternatifs et continuels des différents faisceaux ou des fibrilles qui composent les muscles. Ces mouvements diffèrent des convulsions, en ce que leur étendue est toujours très-faible, et ne produit que des déplacements peu considérables des parties affectées. On pourrait comparer le tremblement à une sorte de palpitation, semblable à celle que l'on produit en piquant un muscle, sur un membre séparé du corps.

Le tremblement occupe différents points, et présente plusieurs formes. Quelquefois il est général, d'autres fois hémiplégique; quelquefois il n'occupe qu'un membre, une jambe, un bras ou seulement un petit groupe de muscles, comme ceux des mains, des doigts, des poignets, du col, des lèvres, etc., etc. Ce phénomène peut exister dans les muscles des viscères, mais nous ne pouvons l'apprécier. Nous ne croyons pas que l'on doive comparer les palpitations du cœur au tremblement proprement dit; elles ont beaucoup plus d'analogie avec les convulsions. Le tremblement est quelquefois à peine sensible, et d'autres fois si prononcé, que les malades ne peuvent plus ni parler ni marcher; quand il occupe le col, la tête est quelquefois tellement agitée, que les malades ne peuvent la soutenir, et qu'on est obligé de la fixer à l'aide de divers appareils. Le tremblement est ordinairement continuel, et les malades s'en aperçoivent rarement; il y a des circonstances où il augmente, et d'autres où il diminue notablement; mais ce qu'il y a de plus remarquable dans ce phénomène, c'est qu'il cesse complétement par le repos de la partie affectée, et qu'il reparaît lorsque le malade veut soulever cette partie, s'en servir pour accomplir un acte quelconque ou même simplement la porter, la relever, en surmontant l'action de la pesanteur : ainsi, un vieillard affecté de tremblement sénile du col ne présente aucun mouvement lorsque la tête repose sur un oreiller, mais, quand il cherche à la relever et à la soutenir par le seul effort des muscles, aussitôt le chef branle, chancelle, et ce mouvement involontaire persiste jusqu'à ce qu'il soit arrêté par un obstacle ou un point d'appui étranger à l'individu. Même remarque à propos des autres espèces de tremblement : au repos, la main d'un buveur ne bouge pas, mais, s'il l'étend en avant, s'il écarte les doigts, toutes ces parties se mettent à osciller, à offrir une série de petites vibrations qui se prolongent indéfiniment. Ce phénomène est passager ou permanent, il augmente ou diminue suivant la nature de l'affection qui l'a produit.

On ne confondra pas le tremblement proprement dit avec le frisson, l'*horror*, le *rigor febrilis,* ni avec celui produit par le froid. On le distinguera aussi des convulsions cloniques que nous avons décrites, et des convulsions partielles habituelles que nous avons indiquées sous le nom de *tic non douloureux.*

Les caractères différentiels sont trop faciles à saisir pour que nous y insistions.

Maladies dans lesquelles le tremblement se manifeste.
Valeur diagnostique.

Le tremblement musculaire dépend d'un grand nombre d'affections, dont quelques-unes sont des maladies cérébrales. Il se lie tour à tour : à une lésion des muscles eux-mêmes, à une maladie des nerfs, aux névroses, à des maladies du cerveau, à des intoxications ; enfin c'est souvent un phénomène essentiel, et qui résulte ou de la vieillesse ou d'un état d'épuisement de l'économie.

Par suite des progrès de l'âge, on voit survenir un **tremblement** qu'on nomme **sénile,** et qui se lie à l'état d'affaiblissement de tous les organes. Quelquefois, il est vrai, il atteint des individus encore vigoureux, mais le plus souvent il ne se produit que dans la vieillesse confirmée ou dans la décrépitude. Il commence lentement et se montre d'abord dans les muscles du col, d'où les mouvements oscillatoires continuels de la tête ; il gagne ensuite les lèvres, d'où le bégayement, le marmottement continuels, et enfin il s'étend aux mains, aux bras, et en dernier lieu aux jambes. Cette espèce de tremblement est .perpétuel ; il est rare qu'il ait des exacerbations, ou des rémissions. Il s'accompagne souvent d'un degré marqué d'affaiblissement de l'intelligence et des organes des sens. Chez un homme âgé, il est difficile de ne pas rapporter ce tremblement à sa véritable cause ; mais il peut survenir chez un individu qui soit loin de la vieillesse, c'est-à-dire vers l'âge de cinquante ans, de quarante-cinq ans même ; et alors il y a un peu plus de difficulté. Cependant on reconnaît que c'est un trouble sénile, parce qu'il est lié à une décrépitude précoce, et à toutes les modifications physiques qui se voient chez les vieillards : ainsi, il y a un amaigrissement prononcé, perte de forces, état de flaccidité et de corrugation de la peau, flux catarrhaux par les diverses muqueuses, lippitude, etc. Enfin la marche des accidents est lente, graduellement croissante, et sans rémissions. L'absence d'autres troubles cérébraux empêchera qu'on ne confonde ce tremblement avec celui du ramollissement du cerveau.

L'affaiblissement artificiel de l'économie, comme celui qui résulte de l'**inanition**, d'une nourriture insuffisante, d'un état de **convalescence**, amène aussi le tremblement ; celui-ci occupe particulièrement les membres. C'est à la même cause qu'il faut aussi rapporter le tremblement qui suit les **excès vénériens** et de **masturbation**. Cette dernière cause est souvent fort difficile à découvrir, mais on devra toujours la soupçonner quand le phénomène se manifestera chez un jeune homme ; il ne faudra pas oublier, d'ailleurs, que les excès de pertes séminales volontaires amènent un grand nombre d'accidents qui peuvent simuler une affection des centres nerveux, tels sont : le tremblement, l'aphonie, l'affaiblissement des membres inférieurs et même la paraplégie, l'amaurose, la perte de la mémoire, de l'intelligence, un écoulement séminal presque continuel, etc., etc. Il nous suffit d'avoir appelé l'attention sur ce fait, c'est à l'observateur de rechercher, dans les cas particuliers, toutes les lumières propres à l'éclairer sur la cause de l'affection qu'il a à traiter.

Il n'y a, à notre connaissance, qu'une seule affection des muscles qui donne lieu au tremblement, c'est leur **atrophie**. Ce symptôme est surtout remarquable dans l'atrophie générale et progressive des muscles, qui n'a fixé l'attention des observateurs que dans ces dernières années, et qu'on a longtemps confondue avec la paralysie des aliénés. La diminution du volume des muscles est le caractère pathognomonique de cette affection. Ce tremblement porte, comme l'atrophie qui le produit, particulièrement sur les mains et les bras, et sur les muscles de la langue et des lèvres; du reste, il ne s'accompagne d'aucun autre phénomène digne d'attention, du côté des centres nerveux ou de tout autre appareil de l'économie.

Il est possible que quelque lésion des nerfs puisse donner lieu à ce phénomène, mais nous ne nous rappelons pas en avoir jamais vu d'exemples.

Nous en dirons autant des névroses. Mais nous ne devons pas oublier de rappeler que quelques malades, soit avant, soit après une opération, éprouvent un tremblement plus ou moins prononcé et qu'on a nommé **tremblement nerveux**. Cet accident ne se rattache à aucune lésion cérébrale, et, par conséquent, son pronostic n'est pas grave, à moins cependant qu'il ne soit le premier phénomène du délire nerveux ou du délire alcoolique. On observe aussi un tremblement passager par suite des émotions, de la frayeur, de la joie, de la douleur. Nous ne parlerons pas du tremblement de l'ataxie, facile à reconnaître, parce qu'il accompagne toujours les affections aiguës et fébriles.

Beaucoup d'**affections des centres nerveux** et de la **moelle** donnent lieu au tremblement. On le voit dans les *méningites* chroniques qui s'accompagnent d'idiotisme, dans les hémiplégies dépendantes d'*hémorrhagie* ou de toute autre cause, et, dans ce cas, le tremblement occupe alors le côté du corps où existe la paralysie. C'est surtout dans la convalescence que ce phénomène se manifeste ; on voit alors les malades traîner une jambe vacillante, ou porter, à l'aide d'un bandage, un bras qui s'agite continuellement ; l'aspect des malades est alors caractéristique. Le même phénomène se montre aussi dans le *ramollissement du cerveau* ; il est alors général et ne se manifeste pas plutôt dans les muscles d'un côté que partout ailleurs. On le voit aussi dans toutes les autres affections chroniques des centres nerveux ; mais il en est une où il est peut-être plus fréquent, nous voulons parler de l'*induration* et particulièrement de celle qui siége à la base du cerveau et aux environs du bulbe et de la protubérance annulaire. Nous avons observé, pendant plusieurs mois, à l'hôpital Saint-Louis, un jeune homme de vingt ans, qui était tombé dans un état d'idiotisme depuis quelques années. Il était affecté d'un tremblement général. Il mourut d'une manière assez brusque, et l'on trouva une induration du cervelet, de la protubérance, du bulbe et du commencement de la moelle ; toutes ces parties avaient leur volume normal et leurs formes ordinaires, mais elles avaient une teinte d'un gris bleuâtre, une consistance de fibro-cartilage, et elles criaient sous le scalpel. — Le tremblement accompagne fréquemment la contracture due à l'**atrophie du cerveau**.

Enfin le tremblement résulte aussi d'un grand nombre d'espèces d'**intoxications**, et c'est alors un phénomène si prédominant, qu'il impose son nom aux affections dont il n'est pourtant qu'un symptôme.

Le tremblement ne se produit, en général, qu'à la suite des empoisonnements lents ; il est très-rare qu'on l'observe dans les empoisonnements aigus, et, s'il survient, ce n'est alors que comme accident tout à fait secondaire. C'est à la suite de l'action longtemps prolongée de l'alcool, de l'opium, du thé, du café, du plomb, du mercure, de l'ergot de seigle, du haschisch, et quelquefois de l'arsenic, qu'on voit ce phénomène se manifester. Est-ce le résultat direct de l'action du toxique, ou n'est-ce que l'effet de l'épuisement général de toute l'économie ? C'est ce qu'il serait difficile de déterminer. Cependant cette dernière hypothèse pourrait avoir quelque réalité, car on remarquera que tous les empoisonnements indiqués se terminent par un état d'affaiblissement et d'épuisement du corps et des fonctions cérébrales, et par une véritable cachexie. Il existe, en effet, dans les suites de ces divers empoisonnements, une grande ressemblance.

L'individu adonné aux liqueurs alcooliques a la face pâle, ses yeux sont ternes; il tremble, surtout des membres supérieurs. Il y a un embonpoint marqué si le liquide enivrant est la bière ou le vin, de l'amaigrissement, au contraire, si c'est de l'alcool. Les facultés digestives s'altèrent; il y a peu d'appétit, et le malade rend, particulièrement le matin, des matières glaireuses qui proviennent de l'estomac; il éprouve aussi des aigreurs, des renvois acides, nidoreux, etc. La vigueur musculaire a complétement disparu, et le malade se traîne au lieu de marcher. Néanmoins, les forces reviennent un peu et le tremblement diminue à chaque ingestion nouvelle de liquides alcooliques.

Chez les opiphages, ou mangeurs d'opium, on voit survenir aussi un état d'hébétude ou d'imbécillité, accompagné d'un tremblement et de tous les autres symptômes de l'ivrognerie, etc. Mêmes accidents par l'emploi du haschisch. Nous n'oserions pas dire que le café et le thé produisent des accidents qui s'élèvent jusqu'à ce degré, mais il est certain du moins que leur emploi longtemps continué amène un tremblement fort prononcé. L'ergotisme, l'empoisonnement par l'arsenic, amènent aussi le même résultat. Enfin, tout le monde connaît le tremblement mercuriel et l'état cachectique qui l'accompagne. Cet accident ressemble plus à la chorée qu'aux accidents précédents : il occupe d'abord les bras, les mâchoires, puis les membres inférieurs; il s'y joint de l'insomnie, du délire, quelquefois de la salivation, de l'asthme, etc. C'est un des cas les moins difficiles à diagnostiquer.

§ **IV**. — **Symptômes fonctionnels dépendants de l'intelligence.**

Sous ce titre, nous étudierons le *délire*, la *somnolence*, le *coma* et le *vertige*.

XI. — DU DÉLIRE.

L'intelligence peut être affectée de trois manières différentes : elle peut être augmentée, diminuée ou pervertie.
L'augmentation de l'intelligence ne constitue pas un état morbide à proprement parler ; sa diminution reçoit le nom de
démence quand elle survient chez un individu qui a joui de
la raison, et celui d'*idiotie* quand elle est congénitale ; la perversion des facultés intellectuelles est la seule de ces altérations qui doive prendre le nom de *délire*.

On dit donc qu'il y a délire quand la raison est pervertie,
sans augmentation ni diminution de puissance, et, bien entendu, avec cette condition que le malade n'a pas conscience
de son trouble mental.

On divise le délire en deux espèces, le délire *aigu* et le délire *chronique ;* et dans cette dernière on a même admis deux
variétés, le délire général ou manie, et le délire partiel ou
monomanie. Nous n'étudierons que la forme aiguë, le délire
chronique constituant une affection à part, que l'on étudie
généralement sous le nom de *folie* ou d'*aliénation mentale*.
Dans l'histoire du délire aigu, nous étudierons successivement
les points suivants : caractères du délire, ses causes, distinction du délire et des affections qui peuvent le simuler, sa valeur diagnostique.

Caractères du délire. Il y a longtemps que le délire a été
retiré du cadre nosologique, et qu'il a perdu rang de maladie
pour descendre à celui de symptôme ; en effet, délirer, pour
l'intelligence, c'est accomplir un acte anormal, comme
éprouver une convulsion est, pour un muscle, accomplir un
phénomène hors de la norme ; mais ce n'est pas, pour cela,
avoir une maladie, une affection morbide particulière, spéciale, ayant son origine à part, sa marche, sa terminaison,
son traitement. Le délire n'est donc point une maladie.

Or, cet accident se présente sous différentes formes que
nous allons étudier.

On reconnaît assez facilement le délire. Dans les cas les
plus ordinaires, il y a de l'exaltation de l'intelligence, et une

excitation qui se traduit sur la physionomie ; les yeux sont
brillants, animés, le regard est fixe ; le visage est presque
toujours coloré, chaud, couvert de sueur ; les veines du
visage sont gonflées, les artères temporales battent plus ou
moins fortement ; les malades sont plus communicatifs, plus
expansifs que de coutume ; le langage est vif, pressé, animé,
mais toujours incohérent. Les propositions ne se suivent pas
avec ordre, et, quand on interroge les malades, ils répondent
mal aux questions qu'on leur adresse. En outre, les actes répondent au trouble des idées, les malades veulent se lever
s'ils sont couchés, ils quittent leur chambre sans être habillés,
essayent quelquefois de se suicider, etc., etc.

Il y a des variétés dans le délire.

Quelquefois il est calme, léger, à peine perceptible, si ce
n'est par intervalles, et par suite d'actes plutôt que de paroles
déraisonnables. On trouve alors au malade une figure *singulière* ou *égarée*, mais, comme il répond bien et paraît jouir
de sa raison, on ne s'en préoccupe pas, ou on n'ose pas l'arrêter, le soigner, et c'est souvent alors qu'on voit les actes
de suicide s'accomplir. A cette période, quelques symptômes
peuvent déjà faire soupçonner le délire : l'apparence de la
figure, le changement du caractère qui est devenu impérieux,
irascible, absolu, et la brièveté, la sécheresse de la parole.

Au reste, cette forme n'est que le premier degré du délire
avec agitation et fureur. Celui-ci se reconnaît aux caractères
suivants : facies animé, congestionné, yeux brillants et saillants, agitation continuelle, cris, fureur ; les malades quittent
leur logement, le plus ordinairement sans vêtements, et parcourent ainsi les rues ; ils sont dans un grand état d'agitation
qui se traduit par des paroles, des cris, des gesticulations.
Quelquefois il y a une abondance d'idées, une facilité d'élo-
cution, une sorte d'éloquence étrangères à l'individu sain.
Quelquefois, sans motif, les individus en délire brisent tout
ce qui les entoure ; le plus souvent, cependant, cette fureur ne
se manifeste que quand on veut les arrêter, les lier, les attacher. Les forces sont alors décuplées, et l'on voit des individus
chétifs briser les plus forts liens ; par intervalles leur fureur
s'apaise, mais pour reparaître ; à la fin les malades sont cou-

verts de sueur, épuisés, leur voix devient rauque ou aphone, par suite des efforts laryngiens.

C'est là le délire aigu, furieux ; mais il y a un délire doux, tranquille, qu'on a avec raison appelé *subdelirium* ou *typhomanie*. Les individus restent dans leur lit, ou, s'ils se lèvent, on les y ramène facilement ; ils prononcent des paroles incohérentes, mais sans fureur et sans fixité dans les idées ; quand on les interroge, on les fait facilement sortir de leurs divagations.

Telles sont les principales formes du délire, nous ne parlerons pas du délire taciturne, triste, des lypémaniaques : ce serait entrer dans l'étude de la folie.

Le délire éclate dans une maladie, quelquefois tout à coup et d'une manière brusque, quelquefois lentement, graduellement ; il est continu ou intermittent, fébrile, ou apyrétique, accompagné de convulsions, de syncopes, avec mille autres phénomènes, qu'on prendra toujours en considération.

Causes du délire. On a cherché à se rendre compte, approximativement au moins, de la cause immédiate du délire ; nous croyons devoir en dire quelques mots, car, à l'aide de ce renseignement, il nous sera plus aisé de nous rendre compte de la valeur du délire, de la nature et du degré des lésions dont il est l'expression.

Le délire a presque toujours été regardé comme un phénomène d'excitation, c'est-à-dire comme résultat d'une cause qui stimule les centres nerveux, qui en exagère les fonctions, et qui les force à dépenser, en peu de temps, une grande puissance d'action. Cette appréciation est vraie en général, car on voit survenir le délire dans bien des cas où une cause excitante agit sur l'économie ; les phénomènes de l'ivresse nous serviront d'exemple : un homme ivre délire, mais il sent aussi une augmentation de vigueur et de puissance musculaire, et il lui semble, au moins dans la première période de l'ivresse, que tous ses organes sont plus énergiques qu'auparavant. Le délire qu'il éprouve est donc aussi un fait d'excitation des centres nerveux. Même remarque à propos du délire qui survient pendant un accès de fièvre, quand la face est rouge, turgescente, que le cerveau est gorgé de sang, etc. Mais ce

11.

n'est pas là la seule cause du délire ; une autre influence, tout opposée, produit le même résultat : nous voulons parler du défaut d'excitation, de l'état d'affaissement ou d'atonie du système nerveux. C'est là aussi une cause incontestable, et dont on voit les effets à la suite des grandes pertes de sang, des douleurs prolongées ou excessives, ou très-aiguës, qui épuisent le fluide nerveux. L'empoisonnement par l'alcool, qui nous a déjà servi d'exemple, va encore nous fournir les éléments d'une démonstration. Lorsqu'un ivrogne de profession continue à boire pendant huit, dix ou quinze jours, il conserve toute sa raison ou à peu près, l'habitude permettant au cerveau de fonctionner régulièrement, malgré l'excitation permanente qu'il reçoit ; mais, aussitôt que l'individu cesse de boire, l'excitation cérébrale manque, et le délire éclate ; faible d'abord, il va en augmentant à mesure que l'on s'éloigne du moment de l'intoxication ; on a alors affaire au *delirium tremens qui*, de l'aveu général, doit être considéré comme un état de prostration, de faiblesse cérébrale. Cette manière d'envisager le délire alcoolique est justifiée par ce fait que les saignées sont très-dangereuses, et que l'opium, agent congestionnant les centres nerveux, est, au contraire, extrêmement utile dans cette affection ; les saignées augmentent l'atonie, la dépression cérébrale ; l'opium agit dans le sens des alcooliques, stimule, réveille le cerveau trop fortement prostré.

Enfin, il y a des cas où le délire n'est produit, en apparence, ni d'une manière ni de l'autre, c'est quand il résulte de quelques intoxications, comme celles qui dépendent des miasmes paludéens, de l'action du plomb, de l'ergot de seigle, etc., etc. Dans les intoxications par l'opium, les alcooliques, la belladone, on trouve, il est vrai, des phénomènes d'excitation ou d'atonie cérébrale, mais peut-on démontrer la même chose pour les substances que nous venons de citer ? C'est ce qui, dans l'état actuel de la science, n'est pas encore établi. Nous ferons donc une catégorie à part des cas dont nous parlons maintenant ; il est certain, par exemple, qu'on n'oserait pas affirmer que la *fièvre pernicieuse délirante* produit le délire par excitation ou épuisement cérébral.

Terminons par une remarque importante. Le délire est sans

doute un acte anormal, mais c'est encore une manifestation, un mode particulier de l'intelligence : or, tant que l'intelligence existe, fût-elle même pervertie, il est évident que son instrument, le cerveau, doit conserver encore son organisation presque normale. En d'autres termes, le délire ne peut annoncer que des troubles fort légers et superficiels de l'encéphale ; tandis que des altérations profondes se traduisent surtout par la perte des fonctions intellectuelles, la somnolence et le coma.

Diagnostic différentiel. On peut confondre le délire avec l'agitation nerveuse et l'aliénation mentale ; en outre, le délire peut être simulé.

Un malade qui a une fièvre vive peut se plaindre beaucoup, prononcer des paroles incohérentes, ne pas répondre, se mouvoir considérablement dans son lit, sans avoir pour cela du délire ; ces phénomènes constituent l'agitation nerveuse. Les mêmes accidents se montrent chez les individus qui éprouvent de vives douleurs, chez les enfants et les femmes surtout, chez les hystériques, les malades faibles, nerveux, impressionnables. Cette agitation diffère du délire proprement dit, en ce qu'elle ne survient que la nuit, et parce qu'elle est passagère et facile à calmer, et que les malades ont conscience de leur position et de leurs actes. Il n'est pas sans importance d'établir cette distinction, car un médecin qui, dans un cas de ce genre, prononcerait trop facilement le nom de délire, pourrait effrayer beaucoup le malade ou sa famille, et produire un trouble qui n'aurait jamais que des inconvénients.

Pour distinguer le délire vrai de l'aliénation mentale, on prendra surtout en considération ce fait, qui a été particulièrement bien exposé par M. J.-P. Falret (1) : Un fou, un aliéné, est à tous égards un homme bien portant, excepté sous le rapport intellectuel ; un délirant est toujours un homme malade, soit des centres nerveux, soit de toute l'économie. Un fou peut être agité passagèrement ; mais au bout d'un certain temps il redevient calme ; toutes ses fonctions s'exécutent parfaitement bien, sauf celles du cerveau ; tandis qu'un homme dans le délire est toujours malade plus ou moins générale-

(1) *Des maladies mentales et des asiles d'aliénés*; *Leçons cliniques et considérations générales*, Paris, 1863.

ment; et, quand les phénomènes qu'il présente vers différents
organes s'amendent, son délire disparaît. Cette disparition du
délire a le plus souvent lieu avant celle des autres phénomènes, ce qui n'a jamais lieu dans l'aliénation mentale véritable.
Au reste, quelques jours d'attente suffiront à juger la question.

Le délire peut être simulé. Le diagnostic différentiel ne
peut pas être indiqué avec précision ; c'est une affaire du moment, pour ainsi dire, car rien n'est plus varié que les formes
que les malades donnent à cette affection simulée. On prendra
en considération l'état du malade, les motifs qui ont pu le
guider, les circonstances dans lesquelles il se trouve, les caractères et la nature des phénomènes qu'il éprouve. La plupart du temps, les hommes ne simulent que le délire furieux,
et ils lui donnent une durée qu'il n'a pas d'habitude ; ils croient
devoir présenter une fixité particulière dans les idées et les
conceptions délirantes, fixité qui n'existe presque jamais ; ils
font autant que possible paraître leur prétendu délire, tandis
que les véritables délirants et les fous ne cherchent nullement
à faire connaître l'état de leur intelligence ; beaucoup d'aliénés
même cherchent à cacher leur état mental. Ceux qui simulent
le délire déploient aussi une force musculaire considérable,
rompent, brisent ce qui se trouve autour d'eux, circonstance encore fort rare dans le vrai délire. Les femmes fei-
gnent plutôt le délire doux, extatique, la catalepsie, sans savoir
que ces affections ont des symptômes et une marche particulière qu'elles ne pourront imiter, circonstance qui fera découvrir la fraude. Enfin ceux qui simulent le délire et la folie
croient que les fous sont fous en tout et toujours, de sorte
qu'ils ne commettent jamais un acte raisonnable, nouvelle
circonstance qui décèlera la tromperie.

Maladies dans lesquelles on rencontre le délire. — *Valeur
diagnostique.*

Le délire se rattache à des maladies des centres nerveux, à
des névroses, à des maladies d'organes éloignés, à des affections générales, à des intoxications diverses ; d'autres fois
c'est un phénomène essentiel.

Délire dans les affections cérébrales. Ici nous trouvons l'occasion d'appliquer les remarques que nous avons faites à propos des causes intimes du délire, et, par conséquent, nous éprouvons, en quelque sorte, une certaine facilité à exposer les conditions principales dans lesquelles survient le délire par cause cérébrale.

Nous avons dit que le délire résulte, tantôt d'une excitation, tantôt, au contraire, d'un affaiblissement de l'action cérébrale. Cela est généralement vrai pour les maladies dont la lésion siége dans la pulpe cérébrale ; en conséquence, on ne verra guère ce phénomène que dans les cas de congestion ou d'anémie du cerveau, quelle que soit d'ailleurs la nature de l'affection. Quand, au contraire, il y aura une lésion qui altérera, comprimera, détruira la substance cérébrale, le délire cessera pour faire place à des symptômes d'un autre ordre. En d'autres termes, le délire sera un indice d'une lésion sans altération encore prononcée de la substance du cerveau, et, par conséquent, il sera presque toujours le symptôme d'une affection légère ou commençante. Si cette lésion est suivie d'altérations plus graves, on verra survenir des phénomènes de compression la somnolence, le coma, etc.

Congestion cérébrale. La congestion générale de la tête et du cerveau, à un degré modéré, donne généralement lieu au délire, ainsi que cela se remarque dans les cas de fièvre avec détermination cérébrale, d'ivresse, d'insolation ; c'est ce qui a lieu aussi lorsque des veilles, des travaux intellectuels considérables, ont fatigué le cerveau et y ont déterminé une fluxion sanguine plus ou moins énergique. — Cet état se reconnaît à la céphalalgie générale intense, à la rougeur et à la turgescence des traits, aux battements des carotides, à la réplétion des veines de la tête et du cou, à un état d'enchifrènement et qui n'est pas déterminé par un coryza, à l'éclat des yeux, à la sécrétion plus abondante de larmes, etc., tous phénomènes qui ne s'accompagnent pas de fièvre ordinairement.

Les congestions localisées, autour d'un tubercule par exemple, ne donnent presque jamais de délire.

Méningites. Les méningites aiguës, chroniques, simples, tuberculeuses, cérébro-spinales, éclatent presque toujours par

des phénomènes d'excitation, parmi lesquels on remarque
le délire. Ce délire est ordinairement fort, d'assez longue durée, et fébrile. Chez un enfant, l'apparition de ce phénomène
avec des vomissements, de la constipation, de la fièvre, de la
céphalalgie, doit faire craindre une méningite.

Chez un adulte, s'il se joint aux mêmes symptômes de la
roideur dans le col, dans les membres supérieurs et non dans
les inférieurs, des troubles prononcés de la sensibilité, on
devra penser à une méningite cérébro-spinale. Le temps, le
lieu, la coïncidence d'autres affections de ce genre, aideront
dans ce diagnostic. Aussitôt que la période de congestion
cesse pour faire place à celle d'épanchement, le délire disparaît et est remplacé par le coma.

Hémorrhagies cérébrales. Les hémorrhagies méningées des
enfants ou des vieillards ne s'accompagnent de délire à aucune période de leur développement, quand elles sont simples.
Les hémorrhagies de la pulpe cérébrale en sont exemptes aussi,
pendant tout leur cours ; mais, s'il survient de la méningite,
de l'encéphalite, autour du foyer apoplectique, des phénomènes d'excitation se déclarent : ainsi, lorsqu'au milieu des
phénomènes lents et calmes d'une hémorrhagie cérébrale, on
voit survenir de la fièvre, de l'agitation, de la contracture,
du délire, on ne peut guère douter du développement d'une
complication phlegmasique ; et, parmi ces phénomènes, le
délire est un de ceux qui tiennent la plus grande place, car il
fixe l'attention bien plus que tous les autres.

Encéphalites. Dans l'encéphalite aiguë, délire ; mais combien différent de celui des cas précédents ! toujours doux, tranquille, peu étendu, si l'on peut ainsi dire, et tendant bien
plus au délire de l'abrutissement et de l'idiotisme qu'à toute
autre forme ; et d'ailleurs, précédé de troubles du mouvement, de la sensibilité, de paralysie de la langue, etc. ; marche du mal lente, mais progressivement croissante, etc., etc.

L'*œdème du cerveau*, les *épanchements séreux* dans les méninges, les ventricules, présentent quelquefois du délire mais
seulement au début, soit quand le liquide n'est pas trop abondant, soit quand il est sécrété avec un certain degré d'irritation, comme dans la convalescence de la scarlatine. Nous

avons vu un malade qui, dans la convalescence d'une scarlatine, eut du délire pendant vingt jours ; il avait de la fièvre et un peu d'œdème des membres ; il est probable qu'il y avait une légère fluxion séreuse du cerveau.

Les *produits étrangers* des centres nerveux ne donnent lieu à du délire que quand ils déterminent une congestion, ou une inflammation périphérique étendue, et au premier degré.

Nous avons déjà signalé le délire par anémie cérébrale ou par défaut d'excitation ; nous ne pouvons le décrire. Citons seulement les circonstances où on l'observe.

On le voit à la suite des saignées, des hémorrhagies, des crises douloureuses des névralgies ; on le voit après les opérations chirurgicales ; il a pris alors le nom de délire nerveux (Dupuytren), sans être cependant autre chose qu'un symptôme. On voit aussi ce genre de délire dans la convalescence des fièvres graves, et il y en a deux formes : l'une est passagère et ne dure que quelques jours ; il suffit d'alimenter et de tonifier le sujet pour le faire disparaître ; l'autre dure, malgré l'alimentation, des semaines et des mois, et ne disparaît que graduellement ; cette affection est toujours sans danger. Nous avons encore présents à la mémoire deux cas de ce genre, observés chez deux enfants de douze à quinze ans. Chez l'un, le délire dura deux mois, chez l'autre, quatre mois, quoique la santé fût excellente. Les malades étaient comme de très-jeunes enfants, criaillant sans motif, urinant dans leur lit, incapables de comprendre et de répondre, et cependant fort en état de faire toute espèce de travail manuel.

Délire dans les névroses. Il faudrait, pour être complet, citer toutes les névroses.

L'*épilepsie* est une de celles où le délire est le plus rare. Cependant, avant et après les attaques, le caractère change et se modifie quelquefois. A Bicêtre, tout le monde sait que les épileptiques, à l'approche de leurs attaques, deviennent dangereux, et ceux que l'on emploie comme domestiques sont généralement congédiés ou renvoyés dans leurs divisions jusqu'à ce que les attaques soient passées. Ces accès délirants n'annoncent pas des lésions cérébrales particulières.

L'*hystérie*, affection protéiforme, présente souvent du délire. On pourrait établir une espèce délirante de cette maladie comme des espèces spasmodiques, paralytiques, etc. — Un délire très-varié dans sa forme, éclatant quelquefois brusquement à la suite d'une contrariété, d'un chagrin, chez une femme jeune, affectée de douleurs variées, d'analgésie, de gonflement épigastrique, d'un clou douloureux à la tête ou ailleurs, de boule à la gorge, etc., un tel délire, disons-nous, ne peut être méconnu dans sa cause.

Le délire est rare dans la chorée et dans la catalepsie ; il est plus commun dans l'extase. On n'en voit presque jamais dans le tétanos.

A la suite de l'éclampsie puerpérale, les femmes conservent souvent un délire apyrétique de longue durée, peu grave, qui guérit très-bien spontanément, et qu'on a nommé *manie puerpérale*.

Délire dans les maladies d'organes étrangers au système nerveux. Il suffit qu'une maladie donne lieu à de vives douleurs, à des souffrances prolongées, pour qu'un délire symptomatique éclate ; c'est ainsi que le rhumatisme des névralgies, des épanchements articulaires, la péritonite, des maladies prurigineuses, amènent du délire.

Mais il y a quelques affections dans lesquelles le délire se montre d'une manière presque nécessaire, et comme si une relation existait entre la partie affectée et les centres nerveux. On doit encore connaître ces cas, afin de ne pas donner au pronostic trop de gravité.

Nous signalerons surtout l'érysipèle du cuir chevelu, la pneumonie du sommet du poumon, les affections du cœur droit, avec gêne extrême de la circulation en retour.

Délire dans les maladies générales et les fièvres. La *fièvre* seule peut se compliquer de délire. C'est quelquefois un résultat de l'intensité de la fièvre et quelquefois aussi de la disposition particulière du malade ; il y a en effet des individus qui ont toujours du délire dans le moindre accès de fièvre ; nécessité de connaître ces dispositions individuelles.

Si le délire ne persiste pas et n'accompagne pas d'autres phénomènes cérébraux, on n'y accordera qu'une médiocre attention. Ce délire est d'ailleurs toujours doux ; les malades cherchent rarement à quitter leur lit. On fait cesser la divagation en fixant fortement l'attention du malade.

Dans les *fièvres continues,* telles que la *fièvre typhoïde,* le délire est un phénomène à peu près constant. Il se montre au début, et est, comme le précédent, en général léger, mais de plus longue durée ; les malades divaguent sans se tenir à aucune idée. Ils se lèvent, mais se laissent ramener facilement à leur lit ; c'est, en un mot, un délire stupide et qui a très-justement mérité le nom de *typhomanie.* Le délire cesse quelquefois entre la première et la deuxième période ; il ne reparaît pas si le mal guérit ; il se reproduit si c'est le contraire, et particulièrement dans les formes ataxiques et adynamiques, et persiste jusqu'à la mort. Nous avons dit que le délire furieux est rare dans cette affection, mais cependant il peut être assez prononcé et assez tenace pour conduire les malades à leur perte. On a vu plus d'un malade qui en était atteint se jeter par une fenêtre, soit à l'hôpital, soit en ville. Nous nous rappelons, entre autres, un malade de l'Hôtel-Dieu qui, passant par la partie supérieure d'une fenêtre de la salle Sainte-Jeanne, alla se briser le crâne sur la terrasse qui borde la Seine.

Le délire, dans les prodromes des *fièvres éruptives,* est un simple accident de fièvre ou d'excitation, et ne présage pas d'affection cérébrale ; mais, quand il persiste malgré l'éruption, c'est un signe très-fâcheux ; sans annoncer précisément une lésion cérébrale, il dénote une mauvaise disposition de l'économie ; il se lie plus particulièrement aux éruptions incomplètes, et annonce cet état que nos prédécesseurs appelaient *malignité.* C'est un phénomène très-grave, surtout dans les varioles.

Rappelons pour mémoire la fièvre pernicieuse délirante, la diathèse purulente, la fièvre puerpérale.

Les autres affections générales ou diathésiques ne présentent guère de délire que quand elles ont une localisation cérébrale ou des accidents fébriles.

Délire dans les empoisonnements. Il y a deux espèces d'empoisonnement : l'empoisonnement aigu et l'empoisonnement chronique. Dans l'une et l'autre forme, le délire peut exister à titre de symptômes, et de symptômes tellement caractéristiques, que souvent la maladie en a reçu son nom.

Nous citerons les principales espèces.

Empoisonnements aigus. L'empoisonnement par l'opium porté à haute dose présente plus souvent des phénomènes d'excitation que le coma et le sommeil, dont on parle beaucoup trop. Ce délire est vague, incohérent, sans caractères particuliers ; on reconnaîtra ce cas aux caractères suivants : Un homme, bien portant, est tout d'un coup pris de vomissements et de délire ; il a mal à la tête ; la face est rouge, animée : les yeux sont brillants, les pupilles serrées ; le malade éprouve des douleurs vives à l'épigastre, et un prurit général et qui paraît intense ; on examine les lèvres, la bouche, on y trouve une couleur jaune, ou bien ces parties exhalent une odeur vireuse ; les matières vomies sont jaunes et vireuses ; ces caractères feront soupçonner et même reconnaître un empoisonnement par l'opium ou ses dérivés.

Les succédanés de l'opium produisent aussi du délire, la belladone en particulier. Les baies fraîches de la belladone séduisent surtout les enfants. On verra ce qui suit : Un enfant qui a été à la campagne ou dans un jardin est pris de vomissements, d'un délire gai ou furieux ; il a mal à l'épigastre et à la tête ; les pupilles sont extraordinairement dilatées ; on trouve dans les vomissements des fragments de baies, reconnaissables à leur couleur violette et à la présence de quelques portions vertes du calice qui est persistant ; ces accidents sont conjurés par les excitants, le café, etc. Le diagnostic est assez facilement établi, comme on le voit. Nous insistons sur ce point, parce que la belladone n'a pas une action aussi stupéfiante qu'on l'a dit. C'est surtout un agent *délirant*, si nous pouvons ainsi dire. Dans une des campagnes d'Allemagne, un détachement de quelques centaines de soldats campa dans un petit bois où se trouvaient des plants de belladone. Beaucoup mangèrent des fruits, et au bout de peu d'instants des accidents se manifestèrent. Quelques soldats eurent des vomissements, d'autres un état de torpeur et d'anéantissement, mais la plupart éprouvèrent un délire, gai d'abord et furieux ensuite ; quelques-uns se suicidèrent ; un grand nombre, près de cinquante, moururent sans avoir eu sensiblement de phénomènes comateux (E. Gaultier de Claubry).

Nous ne pouvons pas citer les phénomènes produits par tous les poisons délirants. Mais il ne faut pas, du moins, oublier la liste de ces derniers. Nous indiquerons surtout : la cantharide, les éthers, l'alcool, le chloroforme ; ce dernier détermine du délire, gai ou triste, quelquefois au moment du sommeil, quelquefois longtemps après.

L'alcool produit une ivresse qu'on divise en trois périodes : la première est celle de l'ivresse proprement dite, avec gaieté ; la troisième est celle du coma ou de la mort apparente ; et, entre les deux, se trouve une période où le délire domine, accident quelquefois difficile à diagnostiquer.

Empoisonnements chroniques. Le plomb, l'alcool, le seigle ergoté, poisons à longue portée, déterminent des affections délirantes.

Le délire produit par l'abus de l'alcool a reçu le nom de *delirium tremens.* Il survient après un dernier excès et ordinairement lorsque l'ivresse va disparaître. On le reconnaît aux caractères suivants : homme éveillé, portant sur sa physionomie l'empreinte de la gaieté ; chaleur et sueur ; pas de fréquence du pouls ; rougeur de la face, injection des yeux, tremblement général ; délire fort, mais rarement furieux ; le malade ne vocifère pas et ne prononce pas d'injures ; il se parle à lui-même, particulièrement du sujet de ses occupations ordinaires. Insomnie ; durée du délire de plusieurs jours, diminution graduelle, quelquefois terminaison par la mort, sans accidents du côté de la sensibilité et des mouvements. Renseignements importants à connaître : le malade est buveur de profession ; il boit surtout de l'eau-de-vie ; il a peu d'appétit ; des vomituritions le matin, comme tous les buveurs.

Le plomb produit des accidents cérébraux de trois sortes : l'épilepsie, le coma, le délire. La forme délirante isolée n'est pas commune, mais elle se joint fréquemment aux autres. Nous avons vu, à l'Hôtel-Dieu, un peintre qui était à la fin d'une colique de plomb, et qui fut pris d'un délire furieux. Il brisa tous les meubles du cabinet où il était enfermé, et chercha à se suicider, en se frappant la tête avec un pot d'étain du poids de deux livres, qui s'aplatit sur son crâne ; il eut quelques légères convulsions et guérit très-bien, par une saignée et des purgatifs.

L'*ergotisme gangréneux* et l'*ergotisme convulsif* s'accompagnent de délire. Ici le délire n'est pas un phénomène important, mais enfin il existe, et il fallait le citer ; il n'indique pas plus que les convulsions une lésion cérébrale ; il se produit lentement et guérit de même, laissant souvent une obtusion plus ou moins profonde de l'intelligence. Si l'on voit, à la campagne, un malade affecté de délire et de convulsions, qui a des douleurs vives, lancinantes dans les membres ; si cela a lieu après une année pluvieuse, humide, dans laquelle on s'est nourri de seigle mêlé d'ergot ; si enfin il y a une épidémie d'ergotisme aux environs ou dans la localité, ou devra craindre une intoxication par l'ergot.

Disons, en deux mots, que la diarrhée, une éruption érythémateuse des mains et de quelques parties du corps, et un délire passager, fugace, mais se reproduisant facilement, sont les trois symptômes principaux du *mal de Rosas*, *des Asturies*, ou, pour tout dire en un mot, de la *pellagre*. Nous avons rangé ici cette maladie, parce qu'on la considère comme une intoxication produite par l'usage du maïs, et surtout du maïs altéré par le *verdet* ou *verderame*. Si ce fait est vrai, on ne cherchera pas à diagnostiquer une pellagre hors du pays où le maïs est en usage. On a chance, au contraire, d'observer ce mal dans le nord de l'Italie et de l'Espagne et dans une partie du midi de la France. Cependant, depuis quelques années, M. le professeur Landouzy, de Reims, cherche à faire prévaloir l'idée que la pellagre peut prendre spontanément naissance au milieu des populations qui ne font pas usage du maïs, et particulièrement chez les phthisiques (1).

Ici se termine l'énumération, fort incomplète sans doute, des causes du délire vrai. Nous avons à dessein omis d'y pla-

---

(1) Landouzy, *De la pellagre sporadique*, Paris. 1861.

cer les affections chirurgicales, plaies, contusions, etc., ce qui
nous eût entraîné trop loin.

Comme on le voit, le délire est un phénomène trop vague
pour qu'on puisse lui attribuer une importance diagnostique
absolue; mais il est important, en ce sens qu'il fixe l'attention sur quelques manières d'être de la substance cérébrale,
et qu'il engage à rechercher, dans les symptômes cérébraux
concomitants et dans les phénomènes présentés par d'autres
organes, des caractères propres à fixer exactement la nature
du mal auquel on a affaire.

XII. — DE LA SOMNOLENCE ET DU COMA.

On désigne sous le nom de *coma* un sommeil profond et
continu, d'où il est difficile ou impossible de faire sortir les
malades. C'est le phénomène le plus frappant de l'ensemble
des symptômes qu'on nomme *apoplexie*.

Le sommeil morbide a plusieurs degrés et reçoit différents
noms; faible, il prend celui d'assoupissement, de somnolence ; plus prononcé, il s'appelle sopor, cataphora ; enfin, au
plus haut degré, on le nomme coma, carus, léthargie, mort
apparente ; ces dernières formes n'ont qu'une analogie trom-
peuse avec le sommeil.

A la rigueur, la somnolence et le coma n'ont pas d'autres
symptômes que le sommeil lui-même, et consistent dans une
perte plus ou moins complète de l'intelligence, du sentiment
et du mouvement volontaire ; cependant il s'y joint quelquefois des phénomènes dignes de fixer l'attention. Dans les cas
légers ou moyens, on peut réveiller le malade, le faire parler,
pendant quelques instants ; il retombe ensuite dans le sommeil, mais enfin l'intelligence n'est pas absente. Dans les cas
graves, l'intelligence est absolument opprimée, et il n'y a pas
moyen de l'exciter, de la faire reparaître. Les malades ont
souvent, surtout dans les cas extrêmes, du ronflement, qui reconnaît pour cause, soit les vibrations du voile du palais, soit
un mouvement de liquide visqueux dans le pharynx et le
larynx ; ce ronflement, ou rhonchus, est quelquefois extrêmement violent. Il est commun de voir la salive, ou une sorte

de bave mousseuse s'écouler par les commissures des lèvres.
Les pupilles sont, presque toujours, dilatées ou inégales. Il y
a une résolution générale, sans paralysie. La sensibilité est
conservée, car les malades retirent les membres si on les
pince, et même ils poussent des cris, mais sans se réveiller ;
ou bien ils se réveillent à demi, se retournent dans leur lit et
se rendorment. Quand on constate de la somnolence ou du
coma, il ne faut jamais oublier de remarquer l'aspect, l'expression de la face ; c'est surtout dans ce cas, qu'elle peut être
considérée comme un miroir qui reproduit les troubles intérieurs. Quelquefois la face est calme, reposée ; elle a une
expression douce qui exclut l'idée de la souffrance ; d'autres
fois elle exprime la béatitude, le bonheur, l'ivresse, l'extase ;
quelquefois elle est même riante et trahit une sorte de bonheur physique et de volupté ; tandis que, dans d'autres cas,
elle est pâle, profondément altérée et immobile ; elle exprime
la stupeur la plus profonde, ou enfin elle est bouleversée, hideuse. Ces différences ont une grande importance pour le
diagnostic, et un médecin exercé se trompe peu à ces divers
modes d'expression.

On peut confondre le coma avec l'ivresse, l'asphyxie, la
syncope, le sommeil de la convalescence.

Le peu de durée de la syncope empêchera toute méprise.
L'état de mort apparente produit par l'asphyxie est tellement
semblable au carus, que nous n'essayerons pas de l'en distinguer ; c'est, du reste, un véritable coma, sauf la cause ; celle-
ci sera donc le seul moyen réel de diagnostic. Quant à l'i-
vresse, elle se distinguera par la rapidité de sa production,
par l'odeur alcoolique exhalée par le malade, et enfin par la
rapidité de la disparition des accidents, sous l'influence du
repos, d'une saignée ou de l'ingestion de l'ammoniaque. On
ne pourra pas s'aider de la coloration de la face, qui est tantôt
rouge, tantôt très-pâle ; mais on prendra en considération
l'expression qui est assez ordinairement celle de l'indifférence
ou de la gaieté, plutôt que celle de l'étonnement et de la stupeur.

Enfin, on se gardera bien de confondre avec le coma le
sommeil qui survient dans la convalescence des maladies

aiguës graves, et qui est quelquefois assez profond pour simuler un état morbide. En effet, on ne tire que difficilement
les malades de leur somnolence, qui peut durer jusqu'à deux
et trois jours ; et l'on peut véritablement craindre que cet
anéantissement des forces n'ait une funeste issue. Cependant
cet état paraît avoir pour but de suspendre la plupart des
fonctions, d'accumuler l'influx nerveux et de prévenir la déperdition des forces ; en conséquence, on doit le considérer
comme le plus puissant moyen réparateur que la nature
puisse employer. Et, en effet, au sortir de ce sommeil, les
malades n'ont plus ni fièvre ni aucun des symptômes graves de l'affection antérieure. On le distingue du coma par
les caractères suivants :

Ce sommeil, bien que profond, est doux et paisible ; on
peut éveiller les malades, qui paraissent jouir de leur intelligence ; mais ils prient qu'on les laisse dormir ; quelquefois
ils s'éveillent spontanément pour boire ou pour uriner ; la
physionomie est calme, reposée et exprime le bien-être ; la
chaleur de la peau diminue graduellement, et il y a souvent
une douce sueur ; le pouls est régulier et calme, ainsi que
la respiration. Ces signes et les renseignements que l'on obtient sur l'existence d'une maladie antérieure ne laissent
aucune incertitude pour le diagnostic. Nous signalons ce fait
avec soin, parce qu'il serait dangereux de troubler cet assoupissement si nécessaire à la guérison.

Le délire, l'insomnie, les convulsions, annoncent généralement des affections aiguës, des lésions cérébrales légères, mais
capables d'irriter, d'exciter les fonctions de l'organe de la
pensée ; au contraire, la somnolence annonce des affections
profondes, avec altération plus ou moins forte des centres nerveux, souvent anciennes, et qui produisent une compression
ou une oppression de la puissance nerveuse encéphalique.

*Maladies dans lesquelles on rencontre le coma. — Valeur
diagnostique.*

Ce qui précède peut faire deviner d'avance que le coma an-
noncera toutes les grandes perturbations fonctionnelles ou

matérielles du système nerveux central. On le voit à la suite
d'excès, de déperdition du fluide nerveux par des travaux, des
veilles, une saignée ou toute autre cause; dans les névroses,
les fièvres, et enfin dans toutes les lésions cérébrales avancées,
et qui peuvent amener la compression, la destruction de la
masse encéphalique; enfin, différents médicaments, les hy-
pnotiques et le froid produisent encore ce symptôme.

La **fièvre typhoïde**, à sa première période, est caractérisée
par l'insomnie, mais dans la deuxième, et surtout dans la
troisième on voit survenir du coma, dont on distingue deux
variétés : le *coma vigil* et le *coma somnolentum*. Dans le premier, le malade a en même temps du délire; il s'éveille seul,
ou, quand on lui parle, il prononce des mots incohérents et
sans suite; il a une certaine agitation. Le coma somnolent
laisse les malades insensibles, engourdis et sans parole. Ces
deux espèces ne présentent, presque jamais, de stertor. La
face est immobile, sans expression, quelquefois un peu stupé-
fiée : diagnostic très-facile, à cause des antécédents.

Nous rappelons, seulement pour mémoire, le coma qui suit
l'attaque d'**épilepsie**, et dont on diagnostiquerait presque la
cause, d'après l'état de bouleversement et les convulsions hideuses de la face. Les **hystériques** tombent quelquefois dans
un sommeil comateux qui dure un ou plusieurs jours, et
qu'on a pu prendre pour une apoplexie; mais, dans ces cas,
la figure, loin d'être altérée, stupide, est au contraire fort naturelle, riante, voluptueuse quelquefois, ou bien elle exprime
la douleur ; même remarque pour la **catalepsie**, l'**extase**.

Le coma est généralement plus profond dans les maladies
de cerveau que dans les affections étrangères à cet organe, et
c'est seulement alors qu'on voit survenir le ronflement, la
résolution générale, et des troubles circulatoires et respiratoires marqués.

Dans la **méningite**, le coma est profond; mais il a presque
toujours été précédé d'une période d'excitation ou d'acuité,
dans laquelle on a pu observer des vomissements, du délire,
de l'agitation, la constipation, le strabisme, les mouvements
convulsifs de la face, le mâchonnement, etc.

La *méningite rhumatismale*, c'est-à-dire celle qui survient dans le cours du rhumatisme articulaire aigu généralisé, est ordinairement précédée de pressentiments funestes de crainte de la mort ; puis il survient du délire ou un état ataxique imprévu ; le collapsus et le coma apparaissent et entraînent la mort du malade. Ordinairement il y a un peu de diminution de l'inflammation articulaire. Malgré les assertions contraires de M. Vigla, nous craignons que l'usage du sulfate de quinine ne soit la cause, ou, du moins, l'excitant de cette *métastase* rhumatismale (Abercrombie, Bourdon, Vigla) (1).

Dans la **congestion** et **l'hémorrhagie cérébrale**, la somnolence et le coma surviennent d'une manière brusque, rapide, les malades sont comme foudroyés (*siderati*), et ils tombent comme les individus qui reçoivent un coup violent sur le crâne, et qui perdent connaissance par commotion ; d'où le nom d'*apoplexie* appliqué à ces cas. En général, rien n'est plus facile que de reconnaître une apoplexie par hémorrhagie. La perte de connaissance a été subite et a surpris l'individu en santé ; la respiration est conservée, mais stertoreuse ; la circulation continue ; il y a résolution complète ou hémiplégie ; la face présente l'aspect de la stupeur ; les accidents diminuent à mesure qu'on s'éloigne du moment de l'attaque. La convalescence est longue, mais sans phénomènes réactionnels marqués. S'il y a simplement congestion, il est rare qu'il y ait hémiplégie, et la disparition des accidents se fait en quelques jours ; elle est si rapide, qu'on ne saurait songer à l'existence d'une lésion grave du cerveau. Il faut ajouter qu'il y a des hémorrhagies qui se font par petites attaques successives, et qui ne déterminent, d'abord, que des pertes de connaissance passagères, simulant la congestion, et qui se terminent enfin par un coma véritable ; l'apparition tardive du coma est de nature à faire suspecter la nature hémorrhagique du mal ; et il est certain que, dans ce cas, le diagnostic avec l'encéphalite est réellement très-difficile, pour ne pas dire impossible. Cependant on remarque que, dans l'hémorrhagie vraie, il y a peu de phénomènes morbides du côté de la sensibilité et de l'intelligence ; que la paralysie est bien marquée, hémiplégique,

(1) *Actes de la soc. méd. des hôp. de Paris.* 1855. *Bulletin, id.* 1858.

et qu'elle marche toujours franchement vers la guérison, mais que le retour des fonctions musculaires est lent et graduel.

L'**encéphalite** donne lieu à de la perte de connaissance quand il est survenu une désorganisation profonde et étendue du cerveau ; mais ces cas sont rares et d'ailleurs faciles à reconnaître par les symptômes antécédents. Mais quelquefois une encéphalite de peu d'étendue et encore peu prononcée donne aussi lieu à des attaques d'apoplexie, comme les hémorrhagies ; ces cas sont d'un diagnostic difficile ; il importerait pourtant de les séparer des cas d'hémorrhagie, car le pronostic est loin d'être le même.

Dans l'encéphalite proprement dite, la perte de connaissance a toujours été précédée, et depuis un temps plus ou moins long, de phénomènes anormaux du côté de la sensibilité, du mouvement et de l'intelligence ; quand l'attaque apoplectique a lieu, il y a bien plus souvent perte de la sensibilité et du mouvement que de l'intelligence même, ce qui n'a presque jamais lieu pour l'hémorrhagie. Ainsi un apoplectique par hémorrhagie a toujours une perte réelle de l'intelligence, qui dure plus ou moins longtemps, tandis qu'un apoplectique par encéphalite conserve souvent sa connaissance au plus fort de l'attaque. Les malades interrogés apprécient très-bien ces différences. Ensuite, dans l'encéphalite, il y a rarement stertor ; il y a plutôt de la résolution que de l'hémiplégie. La paralysie d'une moitié du corps n'est jamais aussi bien marquée que dans l'hémorrhagie. En très-peu de temps le retour des fonctions de la sensibilité et du mouvement s'effectue, mais la guérison est lente, incertaine ; il survient facilement des récidives, il n'y a pas une tendance décidée à l'amélioration. Enfin il y a tous ces autres phénomènes de douleurs partielles, de fourmillements, de contracture, etc., que nous avons déjà décrits ; et, de plus, les accidents surviennent, en général, chez des individus décrépits ou dans une vieillesse prématurée, amaigris, chez des buveurs, des ivrognes de profession ; tandis que les hémorrhagies franches se montrent chez des individus jouissant d'une santé florissante et dont la vie est généralement sobre et régulière. Enfin les apoplexies par encéphalite sont sujettes à des répétitions bien plus fréquentes que celles par hémorrhagies, et les malades, ainsi que leurs parents et leur médecin, finissent par s'y habituer, par en connaître la marche et en prévoir le retour et la durée. Souvent, enfin, l'apoplexie du ramollissement s'accompagne de convulsions qu'on ne voit presque jamais dans l'autre espèce.

Les **suffusions séreuses** dans les méninges, la méningite subaiguë donnent aussi lieu au coma. Le diagnostic s'appuie, ici, sur les antécédents et sur ce fait qu'il y a presque toujours eu une maladie antérieure. S'il survient, chez un phthisique, du délire, quelques phénomènes d'excitation, puis, que ces accidents soient remplacés par une torpeur graduelle, et enfin par du coma, de la résolution, une obtusion de la sensibilité, sans paralysie marquée et sans fièvre, on pourra, avec quelque probabilité, soupçonner une suffusion séreuse ou une méningite subaiguë avec épanchement extra et intra-cérébral. Le diagnostic se tirera ici, comme on le voit, d'abord de la marche des symptômes et ensuite de la circonstance dans laquelle ils se montrent; s'ils survenaient seuls, on pourrait être embarrassé ; mais, comme ils se montrent dans le cours de la tuberculisation, et que l'on sait que les accidents de cette sorte sont communs dans cette maladie, on doit y penser plutôt qu'à toute autre complication. Il est donc indispensable de connaître les principales conditions dans lesquelles surviennent ces épanchements passifs ou inflammatoires. Ils sont très-fréquents dans la convalescence de la plupart des maladies des enfants, et spécialement dans la fièvre typhoïde, dans la tuberculisation, les fièvres éruptives, la scarlatine ; ils sont moins fréquents chez les adultes, mais on les voit aussi dans la phthisie (forme aiguë surtout), dans le rhumatisme articulaire aigu et la maladie de Bright. Nous avons déjà dit (V. *Convulsions*, p. 168), que les convulsions et le coma, dans la maladie de Bright, avaient été expliqués par une intoxication dite *urémique*. Enfin c'est une complication de toutes les affections chroniques des vieillards.

Nous avons vu, en 1853, à l'hôpital de la Charité, un jeune garçon de douze ans, chez lequel nous avons pu reconnaître, pendant la vie, un épanchement séreux intra-ventriculaire, en tenant compte de toutes les conditions indiquées ci-dessus.

Ce jeune homme était arrivé à la quatrième semaine d'une fièvre typhoïde ; il avait été traité par les purgatifs. La convalescence commençait, lorsqu'il fut pris de délire, d'agitation et d'une fièvre modérée ; il n'eut ni vomissements ni convulsions ; le délire dura plusieurs jours et fit place à une somnolence graduelle. Le malade fut alors apporté à l'hôpital, dans l'état suivant : apyrexie, somnolence d'où on peut le tirer assez facilement, face pâle, immobile, pupilles dilatées, résolution sans paralysie, rétention d'urine. Le malade crie quand on cherche à l'exciter et quand on le pique, et il retire les membres. Sangsues derrière les oreilles. Le coma va en croissant ; vers le quatrième jour de l'entrée, renversement de la tête en arrière, puis contracture des muscles du col. La mort ne survint que quinze jours après la première apparition des accidents. On trouva, à l'autopsie, une dilatation énorme des ventricules cérébraux ; les méninges étaient opalines, non granulées ; pas de tubercules, ni dans le cerveau ni dans les poumons.

Cette observation peut passer pour le type des épanchements qui naissent sous l'influence d'une sub-inflammation, dans la convalescence d'un grand nombre de maladies.

Quelques *produits étrangers* du cerveau donnent lieu à des accidents semblables, mais seulement quand ils ont déterminé un épanchement séreux ou séro-purulent, semblable à ceux dont nous nous sommes occupé.

On n'oubliera pas que le froid intense donne lieu à un état apoplectique semblable au précédent, et qui paraît reconnaître pour cause une stase du sang veineux dans les sinus du crâne et les veines du cerveau.

Nous avons tant insisté sur les *empoisonnements*, que nous rappellerons, seulement pour mémoire, qu'on observe encore des phénomènes d'apoplexie ou de coma dans les fièvres pernicieuses dites comateuses, dans l'empoisonnement par l'alcool, l'opium et tous les narcotiques.

Nous ne traitons pas de l'apoplexie nerveuse, car les cas de cette espèce doivent être rapportés aux névroses, que nous avons signalées plus haut (hystérie, épilepsie, catalepsie).

XIII. — DU VERTIGE.

Éblouissements, étourdissements, tournoiement de tête, vertigo, naupathie, vertige nerveux (1).

Le vertige comprend un ensemble assez varié de phénomènes : sensation de *tournoiement*, de *légèreté* et d'*étonnement* de la tête ; les objets extérieurs semblent tourner, danser, monter ou descendre ; défaut d'équilibre du corps ; crainte d'une chute imminente ; douleurs de tête, tintouin, bourdonnements d'oreille ; obscurcissement de la vue, bluettes lumineuses. Ces accidents sont le plus ordinairement déterminés par la marche ou par l'action de se baisser. Quelques personnes les éprouvent au repos et même lorsqu'elles sont couchées ; il semble alors que le corps soit emporté, enlevé, ou livré à un balancement voluptueux ; un demi-sommeil existe, et le seul fait d'ouvrir les yeux efface, le plus ordinairement, l'impression vertigineuse et les légères hallucinations des sens qui l'accompagnent.

Les causes du vertige sont extrêmement nombreuses.

En voici une énumération fort longue, mais néanmoins incomplète : les commotions de la tête, lorsqu'elles ne vont pas jusqu'à produire la syncope ; l'action de valser, de tourner sur soi-même ; le mouvement de l'escarpolette, de la voiture, des chemins de fer, des ballons ; les mouvements d'un navire, auxquels s'ajoutent le déplacement des objets et l'odeur tant de la mer que du bâtiment lui-même ; peut-être même le vertige appelé *mal de mer* ou *naupathie* est-il une sorte d'empoisonnement par les effluves marines (Sémanas) ; la vue d'objets animés d'un mouvement rapide et continu, soit en ligne droite, soit circulairement, comme le mouvement d'un bateau, la rotation d'une roue ou d'un appareil à engrenage, etc. ; quelques odeurs fortes et pénétrantes, soit aromatiques, soit putrides ; l'inhalation des vapeurs de sulfure de carbone (2) ; la respiration d'un air chaud, concentré et chargé

---

(1) Max Simon, *Mémoires de l'Académie de Médecine.* Paris, 1858, t. XXII.
(2) Delpech, *Accidents que développe l'inhalation du sulfure de carbone en vapeur*, 1856. (*Bull. de l'Acad.*, t. XXI, p. 350.) — *Nouvelles recherches sur l'intoxication que détermine le sulfure de carbone.* (*Ann. d'Hyg.*, 1863, t. XIX.)

d'acide carbonique, comme dans une salle de spectacle; l'acide carbonique et les gaz non respirables. Toutes les causes qui produisent la congestion cérébrale, telles que la compression du col et de la poitrine, l'insolation, etc. Enfin le vertige se montre encore, mais sans cause appréciable, chez quelques personnes nerveuses et principalement chez les femmes.

M. le docteur L. Blondeau a étudié avec soin le *vertige stomacal* (1). On doit en distinguer deux espèces : le vertige *ab inediâ* et le vertige *à crapulâ*. Dans le premier cas, les impressions vertigineuses sont semblables à celles qui se produisent dans l'abstinence, et que l'on observe chez les individus dont les forces digestives ne peuvent pas fournir à une nutrition suffisamment réparatrice (vertiges de la dyspepsie). Les vertiges de la seconde espèce auraient, pour types les plus élevés, ceux qui se produisent sous l'influence d'un état de plénitude de l'estomac, comme cela arrive après un repas trop copieux (vertiges de l'indigestion). Les sensations de ce vertige sont excessivement variables : étourdissements, sentiment de vide dans la tête, cercle de fer qui serre les tempes ; froid glacial, roue noire qui tourne devant les yeux (*gyratio*); tout tourne autour du malade ; s'il est couché, il croit voir son lit emporté dans un mouvement de rotation, ou bien il se voit lui-même entraîné seul dans ce mouvement ; les objets paraissent colorés de diverses nuances ; si le malade est debout, ses jambes vacillent, il croit voir un abîme devant lui ; il va tomber, il tombe même, mais *sans jamais perdre la conscience de ce qui lui arrive*. Ce dernier caractère est important pour distinguer cette espèce de vertige du *vertige épileptique*. Une difficulté, pour établir le diagnostic, se présente : c'est que souvent les malades n'éprouvent aucun trouble du côté de l'estomac, soit qu'il y ait dyspepsie, soit qu'il y ait indigestion. Dans les cas de vertige, il faut donc surveiller l'hygiène et la nutrition.

Dans tous ces cas, le vertige est un simple accident nerveux, constituant, à lui seul, une petite maladie passagère et sans gravité. On peut le considérer comme essentiel ou idiopa-

---

(1) *Arch. gén. de méd.* 1858. — Trousseau, *Clinique médicale de l'Hôtel-Dieu*, 2ᵉ édition, Paris, 1864, tome II.

thique, et lui donner place dans le cadre nosologique sous le nom de *vertige nerveux* (Max Simon).

Mais, dans d'autres cas, c'est tout simplement un symptôme qui se rattache, comme fait de détail et comme élément, à un état morbide antérieur. Ainsi le vertige se montre comme symptôme très-commun dans l'anémie, la chlorose et tous les états cachectiques avec appauvrissement du sang, aussi bien que dans la convalescence des maladies aiguës ; dans les maladies du cœur et des poumons, qui déterminent des symptômes d'asphyxie.

C'est également un des accidents de l'empoisonnement par les solanées vireuses, les narcotiques, les alcooliques, les eaux chargées d'acide carbonique.

La plupart des maladies des centres nerveux, telles que la congestion, les hémorrhagies, le ramollissement, sont précédées ou accompagnées de vertige.

Enfin on l'observe dans presque toutes les névroses et dans l'aliénation mentale.

Dans ces derniers temps on a été peut-être un peu trop exclusif, en donnant au vertige la valeur d'un symptôme d'affection matérielle des centres nerveux ; on l'a presque uniquement considéré comme signe de congestion cérébrale et comme prélude d'apoplexie ou de ramollissement ; la thérapeutique s'en est ressentie, car beaucoup de médecins se hâtent encore de pratiquer des émissions sanguines, pour le moindre étourdissement. L'énumération des causes montre que ce traitement est souvent fort inutile, et que, dans les cas de débilitation, il peut être nuisible.

Les médecins aliénistes n'ont pas négligé l'étude de ce symptôme ; et, le considérant comme lié aux hallucinations et à l'aliénation mentale, ils en ont tiré les éléments ingénieux sans doute, mais très-aventureux d'un diagnostic rétrospectif : selon eux, Pythagore, Socrate (1), Platon, Numa, Jeanne d'Arc, Pascal (2), qui avaient des vertiges, ont été, non pas des aliénés, mais, en adoucissant l'expression, des *hallucinés*.

Quoi qu'il en soit, quand une personne se plaint d'étour-

---

(1) Lélut, *Du démon de Socrate*, 1836.
(2) Lélut, *l'Amulette de Pascal*, 1846.

dissements, d'éblouissements vertigineux, avant de prononcer le nom de maladie cérébrale, il faut rechercher s'il n'existe pas d'autre symptôme des maladies de cette nature, s'il n'y a pas des accidents d'anémie ou de chlorose, une influence toxique quelconque. Enfin, toutes ces causes étant écartées, on arrivera souvent à reconnaître qu'il n'existe qu'une simple névrose, idiopathique, essentielle, le *vertige nerveux* proprement dit, si bien étudié, par M. le docteur Max Simon.

XIV. — SYMPTOMES DIVERS.

Les maladies cérébrales et les névroses donnent encore lieu à une foule d'autres symptômes que nous ne pouvons étudier en particulier ; tels sont : la tendance à la *syncope*, l'état *spasmodique* ou *vaporeux*, la diminution de l'*intelligence*, de la *mémoire*, la *paralysie de la langue*, le *bégayement*, la *perte de la parole*, enfin les troubles de l'intelligence qui constituent l'*aliénation mentale*. Si nous passons sous silence la plupart de ces phénomènes, c'est qu'ils sont plus propres à indiquer le siége et le degré de la lésion cérébrale que sa nature. Or, le but que nous nous sommes proposé, dans ce travail, est surtout de fixer l'esprit des lecteurs sur les symptômes propres à faire reconnaître la nature, l'espèce anatomique de la lésion des centres nerveux. Si les développements précédents ont atteint ce but, nous croyons qu'il serait inutile d'entrer dans de plus longs détails ; si nous n'y sommes pas encore parvenu, de nouveaux éclaircissements seraient entièrement inutiles.

ART. II. — SYMPTOMES PHYSIQUES.

Les symptômes physiques locaux sont aussi nombreux dans les maladies des poumons, du cœur, de l'abdomen, qu'ils sont rares dans les maladies cérébrales ; la solidité et l'épaisseur des parois crâniennes sont les causes de cette rareté ; si le cerveau se trouvait enfermé dans une cavité osseuse et membraneuse à la fois, molle, élastique, il serait plus facile d'apprécier

les changements physiques qu'il peut subir. Cependant sa
constitution homogène, l'absence de gaz et de parties solides
dans son intérieur, rendraient toujours inutile l'emploi de
certaines méthodes d'exploration, si importantes partout ailleurs; d'un autre côté, si l'organe était accessible, la délicatesse de sa texture imposerait toujours de grands ménage-
ments dans les recherches. En tout état de cause, quand même
le cerveau serait facile à explorer, encore faudrait-il inventer
des moyens nouveaux d'examen, car ceux que nous possédons
pour les autres organes du corps ne s'y appliqueraient qu'imparfaitement.

C'est cette absence de signes physiques qui rend si difficile
le diagnostic des maladies du cerveau; car, quoiqu'on ait, de
nos jours, apporté dans cette étude un soin tout particulier, il
faut bien reconnaître que, au point de vue du diagnostic, nous
sommes encore aussi peu avancés qu'on l'était pour les maladies des poumons et du cœur, avant la découverte de l'auscultation et de la percussion.

Cependant on ne doit négliger aucun des renseignements que
l'exploration physique peut faire apprécier, en attendant que
des recherches nouvelles aient étendu, sous ce rapport, le domaine de la science.

Les symptômes physiques des maladies cérébrales sont relatifs : 1° aux lésions des téguments du crâne et des différentes
parties de la tête; 2° à la forme et au volume du crâne; 3° aux
tumeurs qui peuvent s'y manifester; 4° aux bruits qu'on peut
percevoir par l'auscultation.

1. — SIGNES FOURNIS PAR LES LÉSIONS DES TÉGUMENTS DU CRANE
ET DES DIVERSES PARTIES DE LA TÊTE.

Des blessures, des plaies anciennes, des cicatrices des téguments du crâne sont, quelquefois, le point de départ d'attaques d'épilepsie, de convulsions; il faudra donc les rechercher.
Le pronostic et la thérapeutique sont toujours intéressés à trouver la cause d'une maladie, surtout quand cette cause est susceptible d'être atténuée ou enlevée.

Des éruptions se manifestent quelquefois au cuir chevelu et

ont souvent des rapports, sinon de cause, du moins de nature, avec certains accidents cérébraux. La formation de tumeurs gommeuses à l'intérieur du crâne ou dans le cerveau donne lieu à des convulsions, à des phénomènes de congestion, quelquefois à des paralysies partielles, à de la somnolence ; il est certain que, si la tête présente des traces d'éruption syphilitique, de syphilide serpigineuse, de tumeurs périostiques, des engorgements ganglionnaires de la nuque, des parties latérales du col, on aura un élément décisif pour le diagnostic. On pourrait nous dire que ces symptômes peuvent se montrer partout ailleurs et ne sont pas propres à la tête ; absolument parlant, cela est vrai ; mais il est certain que peu d'organes présentent ces symptômes avec autant de fréquence et en aussi grand nombre que la tête ; c'est là en effet, qu'on trouve, de préférence, les éruptions de pityriasis syphilitique, la syphilide tuberculeuse, les névralgies, les douleurs nocturnes ; c'est là exclusivement qu'on trouve l'alopécie, l'iritis, les lésions de la bouche, du pharynx, etc.

Si un enfant présente quelques symptômes de méningite et qu'on trouve de l'érysipèle, de la teigne ou de l'impétigo du cuir chevelu, de l'écoulement par les oreilles, de la lippitude des paupières, de l'engorgement des ganglions sous-maxillaires, des cicatrices au col, et la physionomie scrofuleuse, on devra plutôt croire à une méningite tuberculeuse qu'à une méningite simple.

Nous avons vu souvent des douleurs vives de la tête accompagnées d'un gonflement dur et mal limité du périoste ; chez quelques personnes, ce gonflement se montre surtout au front, aux régions temporales, sur les os malaires ; c'est une affection rhumatismale du périoste, qui n'a rien de syphilitique, et les douleurs de tête sont de même origine et n'indiquent point de lésion intracranienne.

Un homme est affecté d'anasarque, il tombe dans le coma ; si l'on constate de l'œdème de la face et du cuir chevelu, il y a lieu de croire que le coma dépend d'une suffusion séreuse passive dans les méninges et les ventricules, ou d'un œdème du cerveau.

Souvent on voit arriver, dans les hôpitaux, des malades dans le délire et sur lesquels on n'a aucun renseignement; ce délire est fréquemment le résultat d'un érysipèle du cuir chevelu, qui n'est pas encore étendu à la face. Si l'on ne cherche pas à apprécier l'état des téguments du crâne, il est évident que la cause du délire restera inconnue et qu'on sera exposé à traiter le malade pour une affection absolument différente.

Nous ne voulons pas entrer dans le domaine de la chirurgie, mais nous ne pouvons négliger de faire remarquer qu'un œdème circonscrit, un abcès du cuir chevelu, donnent souvent la clef d'un grand nombre d'accidents éprouvés par des malades. Une fracture du crâne, une nécrose, une carie suite de contusion, peuvent rester longtemps inaperçues; au bout de plusieurs semaines, de plusieurs mois même, les malades se plaignent de douleurs de tête, ils sont pris d'étourdissements, de pertes de connaissance passagères, puis de phénomènes comateux; on a oublié l'accident primitif. Si l'on palpe le cuir chevelu, on trouve quelquefois un abcès, plus souvent de l'œdème partiel, localisé au niveau du point où a porté la violence extérieure. Cet œdème est l'indice d'un travail morbide, d'une suppuration autour du point nécrosé, et la perte de connaissance est le résultat d'un épanchement plus ou moins considérable de pus entre les os et la dure-mère, ou dans les méninges, ou dans le cerveau lui-même. L'œdème du cuir chevelu indique donc, non-seulement la cause et le point de départ du mal, mais encore son siége précis.

Ces exemples suffisent pour montrer que l'examen physique des téguments de la tête est utile dans quelques cas.

II. — SIGNES FOURNIS PAR LES CHANGEMENTS DE FORME ET DE VOLUME DU CRANE.

Les changements dans la forme et le volume du crâne ne se voient guère que chez les enfants, avant l'occlusion des fontanelles, le rapprochement des os et la consolidation des sutures. Cependant on a des exemples de dilatation et de rétrécissement du crâne chez les adultes.

L'augmentation de volume de la tête ne se rencontre guère que dans l'affection appelée hydrocéphalie, et la diminution dans l'atrophie du cerveau. Néanmoins, quelques détails sont indispensables.

Augmentation du volume de la tête. Cette augmentation reconnaît pour cause l'hydrocéphalie proprement dite, les hémorrhagies méningées, l'épaississement des os du crâne, le rachitisme.

L'hydrocéphalie est congénitale ou acquise. L'hydrocéphalie congénitale détermine toujours la mort du produit au moment de l'accouchement, quand elle est considérable ; si elle est faible, la tête peut franchir les détroits du bassin ; mais, aussitôt après la naissance, le crâne commence à prendre un volume anormal, et cet accroissement est quelquefois très-rapide. On reconnaît alors cette hydrocéphalie aux caractères suivants : la tête est globuleuse et paraît d'un fort volume ; elle a plus de 34 centimètres de circonférence occipito-frontale. Les pariétaux, au lieu de monter à peu près verticalement au-dessus des oreilles, se portent fortement en dehors, de sorte que la tête semble s'élargir à partir de ce point. Les fontanelles sont très-larges, et les sutures entièrement membraneuses. Le front est bombé ; les arcades orbitaires font saillie en avant et les yeux semblent enfoncés. La face est petite et en forme de triangle à base supérieure. Enfin, les enfants portent difficilement leur tête ; ils ont besoin de l'appuyer souvent et longtemps, et sont très-enclins au sommeil. Au bout d'un temps plus ou moins long, le volume de la tête devient excessif, et l'on voit des enfants présenter une tête de 64 centimètres de circonférence. Les fontanelles et les sutures restent membraneuses et s'élargissent. Cependant les os du crâne participent à l'accroissement général et deviennent beaucoup plus larges qu'ils ne devraient l'être pour une tête ordinaire ; en même temps, ils s'amincissent et forment des espèces d'éventails osseux, minces, demi-transparents, et si peu consistants, qu'en les pressant, on détermine quelquefois une crépitation semblable à celle du parchemin. Quelquefois aussi un os cède, et il se forme une tumeur accessoire, une espèce de hernie, de sorte que la tête se trouve surmontée d'une masse globuleuse plus ou moins élevée, mais rarement pédiculée.

Ces divers phénomènes physiques annoncent une hydrocéphalie, c'est-à-dire une accumulation de liquide séreux dans la cavité crânienne. Dans la majorité des cas, le liquide occupe les ventricules latéraux du cerveau. Ce liquide est limpide comme de l'eau distillée, non albumineux. Le cerveau est comme déplissé ; ses circonvolutions sont à peine marquées, et il forme comme une sorte de poche ou de sac, à parois plus ou moins épaisses ; souvent il se prolonge dans les tumeurs appendiculaires que nous avons signalées ; quelquefois c'est seulement le liquide qui a rompu ou aminci le cerveau lui-même.

Dans l'**hémorrhagie méningée** des jeunes enfants, on voit survenir une augmentation de volume, assez analogue à la précédente, et par le même mécanisme ; mais cet accroissement de la tête reconnaît une tout autre cause anatomique. L'hémorrhagie se fait le plus ordinairement dans la cavité de l'arachnoïde, quelquefois d'un seul côté, quelquefois des deux. C'est d'abord du sang qui s'épanche, mais ce sang est en partie séreux et peu coagulable ; l'épanchement s'enkyste par la formation de produits fibrineux ou plastiques ; puis, dans l'intérieur de ce kyste, on voit augmenter, peu à peu, la quantité du liquide ; c'est quelquefois du sang, le plus souvent un liquide rosé, légèrement sanguinolent, quelquefois de la sérosité pure. Alors le crâne augmente de volume, car tous ces phénomènes arrivent avant son ossification. Cette lésion se reconnaît, pendant la vie, aux caractères suivants : l'enfant est à sa première dentition ; il est pris brusquement de convulsions et de coma ; puis ces phénomènes se dissipent peu à peu, et sont remplacés, ou par des phénomènes de compression, ou par des accidents de sub-irritation ; enfin, au bout de quelques mois, la tête commence à grossir d'une manière anormale (Legendre).

Les enfants **rachitiques** ont la tête plus volumineuse que les autres, sans avoir cependant de liquide dans le crâne. Cet accroissement de volume est toujours très-limité. La tête est quelquefois régulière, d'autres fois elle est un peu insymétrique ; c'est surtout sur le front que porte l'augmentation : cette région est saillante et ressemble pour la forme au front d'un adulte ; les yeux sont enfoncés. Chez ces enfants les fontanelles persistent plus longtemps que chez les autres. Nous

ne pourrions dire si, dans ces cas, le cerveau est plus volumineux que chez d'autres enfants, à la même époque de la vie.

Enfin on voit quelquefois, chez les idiots adultes, le crâne
prendre des dimensions exagérées; il ne s'agit plus alors d'un
épanchement intracranien, mais d'une **hypertrophie des os**.
Les parois du crâne prennent quelquefois jusqu'à 27 et 54 millimètres d'épaisseur. Ces hypertrophies de la substance osseuse
ne sont pas toujours appréciables pendant la vie, parce que
souvent elles sont concentriques, c'est-à-dire qu'elles se font
vers l'intérieur du crâne ; mais, quand l'ossification exagérée
se porte à l'extérieur, elle se traduit par l'augmentation de
volume que nous signalons.

Diminution du volume de la tête. Les enfants **anencéphales**
ont quelquefois la tête bien conformée, mais pleine de
liquide, le cerveau étant représenté par une sorte de moignon
qui surmonte la moelle, et occupe la gouttière basilaire. Mais
le plus souvent la paroi crânienne n'est pas plus développée
que le cerveau, et la tête est terminée par une sorte de plateau
qui commence au-dessus des yeux, et s'étend jusqu'à la nuque ; il n'y a ni front ni convexité crânienne.

Quand l'atrophie est partielle, la diminution du volume de
la cavité crânienne est partielle également; on a vu l'atrophie
d'un lobe cérébelleux s'accompagner de la dépression de la
fosse occipitale correspondante ; l'atrophie d'un hémisphère
cérébral entraîne souvent l'aplatissement de la portion correspondante du crâne. Tout cela n'a lieu que dans l'enfance,
mais on en retrouve la trace chez l'adulte.

Chez les **idiots**, la tête, tout en restant régulière, ne prend
pas le volume qu'elle doit avoir, et chez les déments, on voit
quelquefois le crâne tout entier se rétrécir et s'atrophier.

Enfin, il arrive quelquefois que l'**hydrocéphalie** se guérisse
et soit suivie d'une diminution absolue du volume de la tête ;
les malades restent idiots.

On n'oubliera pas que, chez les vieillards, les os du crâne
s'amincissent quelquefois très-fortement, par places, et se
perforent même; il en résulte des dépressions partielles disséminées çà et là, et qu'on ne devra pas prendre pour des
affaissements de la boîte crânienne.

III. — SIGNES FOURNIS PAR LES TUMEURS QUI PEUVENT SE DÉVE-LOPPER SUR LE CRANE.

On voit se former, soit chez l'enfant, soit chez l'adulte, un grand nombre de tumeurs du crâne, qui ont des rapports plus ou moins directs avec les centres nerveux crâniens; il est donc toujours important de déterminer la nature de ces tumeurs, afin de savoir quelles peuvent être les lésions du cerveau lui-même. Il est bien entendu que nous ne parlons pas des tumeurs qui, comme les lipômes, les périostoses, les tumeurs érectiles, n'ont absolument rien de commun avec la cavité de la tête.

Les principales tumeurs qui ont des rapports avec les centres nerveux, et qu'il est nécessaire de distinguer les unes des autres, sont le céphalæmatome, le cancer des os, les fongus de la dure-mère et du cerveau, l'encéphalocèle, les kystes séreux provenant de l'intérieur du crâne, et les tumeurs accessoires de l'hydrocéphalie.

Toutes ces tumeurs ont des caractères communs. En général, elles sont de petite dimension, peu saillantes, à base large. Quand on les palpe, on sent qu'elles sont molles et agitées de deux sortes de battements, les uns isochrones à la respiration, les autres au pouls; si on les comprime, on les réduit plus ou moins; quelquefois elles disparaissent et rentrent ou semblent rentrer dans le crâne, et l'on trouve un rebord saillant, dur, comme celui d'une ouverture dans un os; cette réduction semble quelquefois soulager les malades, et leur donner un état de bien-être; le plus souvent les malades poussent un cri et tombent dans une somnolence ou un coma qui disparaît quand on cesse la compression; quand ils reprennent leurs sens, ils croient avoir reçu un violent coup sur la tête.

Le diagnostic se tire des modifications que chaque symptôme présente dans les différents cas que nous avons indiqués. Cependant on n'oubliera pas que quelques caractères importants peuvent manquer dans telle ou telle circonstance. Les fongus de la dure-mère, l'encéphalocèle, sont irréductibles, si la tumeur s'est aplatie en champignon au-dessus de l'ouverture; les battements n'ont pas lieu dans un grand nombre de cas de céphalæmatome, etc. Voici les caractères principaux de chaque tumeur :

Le **céphalæmatome** se montre à l'époque de la naissance ou peu de jours après ; ce n'est pas un résultat de contusion, comme on l'a dit pendant quelque temps, car on en trouve souvent à la surface intérieure du crâne. La lésion qui constitue le céphalæmatome a été très-heureusement comparée, par M. Guillot, à la lésion des os dans le rachitisme. L'os où il siége est poreux, aréolaire ; les fibres en sont écartées ; les cellules sont pleines d'un sang noir et liquide ; en pressant l'os, le sang sort comme d'une éponge, et il passe facilement de la surface interne à la surface externe du crâne, et réciproquement ; le périoste et la dure-mère sont décollés, et c'est entre ces membranes et la surface de l'os que le sang est accumulé ; le sang est liquide au centre, coagulé aux bords de la tumeur. Celle-ci est limitée par un cercle, produit de l'ossification d'une partie du périoste, comme dans le rachitisme ; et il arrive quelquefois en effet que tout le périoste, soulevé par le sang, forme au-dessus de lui une coque osseuse. A mesure que celui-ci est résorbé, la lamelle osseuse se rapproche de la surface du crâne, et elle finit par se confondre avec la surface extérieure de l'os lui-même.

Le céphalæmatome siége toujours à la partie moyenne d'un des os plats du crâne, sur les pariétaux, le frontal, au milieu de l'écaille de l'occipital, etc. ; il forme une tumeur étalée, peu saillante, rarement pulsatile, mais seulement agitée par les mouvements artériels ; quand il y a des battements, on les fait cesser par la compression des carotides. Le centre de la tumeur est mou, peu réductible ; les bords en sont durs et forment comme une sorte d'ouverture, mais on sent bien qu'on ne pénètre pas dans le crâne. La compression ne trouble pas les fonctions cérébrales. La tumeur dure plus ou moins longtemps ; quelquefois elle fait mourir les malades, souvent elle se résorbe, en laissant pendant longtemps le cercle dur en question ; quelquefois enfin elle suppure.

L'encéphalocèle ne se montre jamais qu'au niveau des sutures et des fontanelles ; on la voit particulièrement aux quatre angles des pariétaux, le long de la suture sagittale, ou sur le

trajet de celle qui sépare les deux pièces du frontal. Toutes les
parties du cerveau ou du cervelet peuvent se hernier. Quelquefois le cerveau est à nu ; cela ne se voit que sur des enfants qui apportent cette tumeur en naissant; le plus souvent
elle est recouverte par les téguments. Elle se manifeste presque toujours après la naissance. C'est d'abord une petite saillie,
qui grossit peu à peu. Quand elle est notablement développée,
elle forme une tumeur indolente, sans changement de couleur
à la peau, molle, pâteuse, rarement pédiculée ; elle est pulsatile, mais on n'en peut arrêter les battements par la compression des carotides ; elle augmente par les cris, les efforts du
malade. On peut la réduire, ce qui est quelquefois bien supporté ; le plus souvent cependant on jette les malades dans
une perte de connaissance complète ; quand elle est réduite, on
sent nettement le rebord osseux de l'ouverture qui lui livre
passage ; il est rare que les personnes atteintes de cette lésion
aient l'intelligence bien développée. Si par hasard on ouvre la
tumeur, comme cela est arrivé quelquefois, on la trouve formée d'une substance blanche, brillante, molle, onctueuse. Au
lieu de tendre à la guérison comme le céphalæmatome, l'encéphalocèle s'accroît sans cesse. On a vu quelquefois des malades avoir deux tumeurs du même genre et symétriques; par
exemple, aux deux angles inférieurs et postérieurs des pariétaux.

Chez les hydrocéphales, il arrive quelquefois qu'une portion du liquide s'échappe à travers une ouverture du crâne,
et en poussant devant elle une portion du cerveau, qui lui sert
d'enveloppe; la tumeur est alors tout à la fois un kyste et
une encéphalocèle; elle présente les caractères précédents, et,
en outre, de la fluctuation ; enfin elle se montre chez un hy-
drocéphale.

Il arrive encore que, dans ces kystes, la substance cérébrale enveloppante soit détruite, et qu'il n'y ait plus dans la
tumeur qu'un liquide, qui communique, par l'ouverture du
crâne, avec les ventricules cérébraux. C'est là ce qui a été
décrit comme kystes communiquant avec l'intérieur de la
tête. Diagnostic très-facile.

Enfin les **tumeurs** dites **fongueuses du crâne,** et qui sont

formées par des masses encéphaloïdes des os du crâne, des
méninges, du cerveau même, peuvent présenter les mêmes
caractères que les précédentes, quand les os du crâne ont été
détruits et perforés. On les reconnaît aux caractères suivants :
Tumeurs se montrant particulièrement de trente à cinquante ans, presque toujours d'un gros volume, et s'accrois-
sant rapidement ; irrégulières à leur surface, quelquefois multiples ; arrondies, à base large ; adhérentes, non fluctuantes ;
à surface souvent couverte de veines variqueuses ; pulsatiles
de deux manières, comme nous l'avons indiqué ci-dessus ; on
n'en peut arrêter les battements par la compression des carotides. Peu réductibles ; la compression détermine le coma ; on
sent rarement et difficilement l'ouverture par où elles passent,
parce qu'elles s'étalent en champignon au-dessus de celle-ci.
Si l'on y plonge un trocart explorateur où qu'on les coupe,
elles saignent abondamment. Phénomènes de compression
cérébrale.

Comme on le voit, le diagnostic est assez facile ; seulement,
pour arriver à l'établir, il faut connaître exactement la disposition anatomique de toutes les affections du cerveau qui
peuvent donner lieu à des tumeurs du crâne.

IV. — SIGNES FOURNIS PAR L'AUSCULTATION DE LA TÊTE.

Nous signalons ici plutôt un *desideratum* de la science
qu'une acquisition réelle. On a cherché à appliquer l'ausculta-
tation à la tête, et l'on n'a encore rien trouvé. Nous indiquerons seulement ce qui a été fait, sans entrer dans aucun développement sur ces recherches encore incomplètes.

M. le docteur Fisher, de Boston, a publié, de 1834 à 1838,
plusieurs mémoires, dans lesquels il expose des faits qui lui
sont propres, sur l'auscultation de la tête.

Dans l'état sain, on entend, en auscultant la tête, la respiration par les fosses nasales, les bruits de la déglutition, de
la voix et ceux du cœur. Dans quelques états pathologiques,
on perçoit, en outre, un souffle qui se passe dans les artères de
la base du cerveau, et que M. Fisher appelle bruit de soufflet
encéphalique. Ce bruit résulte de la compression exercée sur

les artères, par la turgescence du cerveau, ou par la présence d'un excès de liquide dans les méninges.

Ce phénomène aurait été perçu dans plusieurs cas d'encéphalite ou de méningite, au milieu des accidents de la dentition, après les quintes de toux de la coqueluche, toutes circonstances où il y un afflux considérable de sang vers la tête.

Beaucoup de médecins ont répété les essais de M. Fisher, et n'ont jamais entendu le bruit de soufflet en question. Ce résultat est peu regrettable, car si ce souffle n'annonce que la congestion encéphalique, on peut s'en passer ; beaucoup d'autres symptômes y suppléeront.

Reprise dans ces derniers temps par notre honoré collègue M. le professeur Henri Roger (1), la question de l'auscultation de la tête a conduit cet observateur à des conclusions intéressantes mais inattendues ; en effet, sans application utile pour les affections céphaliques proprement dites, l'auscultation crânienne peut servir au diagnostic de maladies tout à fait étrangères aux centres nerveux.

M. H. Roger a d'abord démontré que ce mode de stéthoscopie « ne fait constater l'existence que d'un *seul* bruit, le *souffle céphalique*; il n'y a ni *égophonie cérébrale* caractéristique d'un épanchement dans le cerveau, ni *battements* particuliers à l'apoplexie, ni *aucun autre* bruit intrinsèque. »

Les conclusions inattendues sont les suivantes. « On peut, de la présence du souffle céphalique chez les nouveau-nés et chez les enfants à la mamelle, conclure à l'existence d'une anémie, d'un rachitisme à leur période d'invasion ou d'état. L'auscultation a, pour ce cas spécial, plus d'avantage que celle des vaisseaux du cou... Elle n'est praticable que dans une limite d'âge fort étroite, et cette limite est donnée par l'occlusion des fontanelles qui, en s'ossifiant, forment aux sons une barrière qu'ils ne franchissent guère. » Comme conséquences dérivées, M. Roger a fait connaître la fréquence de l'anémie dans la première année et à l'époque de la dentition ; la fréquence, également méconnue, de l'anémie dans

(1) *Recherches cliniques sur l'Auscultation de la tête. (Mémoires de l'Ac. de Méd.* t. XXV. Paris, 1860.)

la coqueluche ; la possibilité de constater l'époque où les fontanelles commencent à se fermer (à dix mois chez le quart des sujets), et celle où l'occlusion doit être complète (de deux à trois ans dans presque tous les cas).

CHAPITRE III

SYMPTOMES INDIRECTS OU MÉDIATS.

Sous cette dénomination, nous comprenons les phénomènes qui se passent dans les différents appareils de l'économie, et les phénomènes généraux affectant l'ensemble de l'organisme.

Leur étude pourrait donner lieu à des développements importants ; mais comme, en définitive, ils ne relèvent qu'indirectement du système nerveux, et que tous, ou à peu près tous, se montrent dans des maladies absolument étrangères, ils n'ont pas, considérés en eux-mêmes, une grande importance. Nous les indiquerons donc brièvement.

Appareil digestif. Les mouvements de la bouche, des mâchoires, de la langue, du pharynx, sont plus ou moins troublés dans les maladies cérébrales ; de là : le mâchonnement dans la méningite ; le trismus dans le tétanos, la méningite cérébro-spinale, quelquefois dans l'encéphalite ; la déviation de la langue dans l'hémiplégie, ainsi que celle de la luette. Dans l'épilepsie, la langue est propulsée entre les dents et coupée plus ou moins profondément, d'où l'écume sanguinolente ; elle est tremblante dans la paralysie générale progressive, le ramollissement, d'où le bégayement, le balbutiement. Dans l'état nerveux ou ataxique, la langue est tremblante ; dans l'état typhoïde ou adynamique, elle est quelquefois oubliée plus ou moins longtemps entre les dents. Troubles des sens, du goût dans quelques cas.

On observe la paralysie du pharynx et de l'œsophage dans les diverses compressions du cerveau et la paralysie des aliénés, d'où le bruit que les boissons produisent en tombant dans ces canaux inertes, et l'asphyxie dépendant du passage des boissons ou des aliments dans le larynx.

Dans les affections cérébrales un peu profondes il est rare que les malades songent à boire et à manger. Quant à ceux qui mangent, ils sont d'une remarquable gloutonnerie, peut-être parce qu'ils n'éprouvent pas le sentiment de la satiété ; ils remplissent complétement leur estomac et même l'œsophage ; beaucoup d'aliénés mangent jusqu'à ce que les aliments passent dans le larynx.

Vomissements dans quelques affections, mais particulièrement dans la méningite : il n'y a généralement que des vomissements peu abondants et tout à fait au début.

Très-ordinairement constipation; abdomen indolent, plat, rétracté, excavé en bateau.

Appareil urinaire et génital. Tant que les malades conservent leur connaissance, aucun trouble notable, mais il y a rétention d'urine quand l'intelligence se perd. Ce n'est guère que dans les maladies de la moelle qu'on voit des rétentions ou des incontinences d'urine que rien ne peut vaincre, et qui persistent, quoique les malades conservent toute leur présence d'esprit. Fonctions génitales généralement ralenties ou éteintes.

Appareil respiratoire. État pulvérulent des narines dans les affections avec stupeur, somnolence, coma; toujours signe d'une affection sérieuse, parce qu'il dépend de ce que les malades ne sentent pas les poussières, les corps étrangers qui entrent dans les fosses nasales (Beau). Perte de la parole dans quelques cas de ramollissement, surtout des lobes antérieurs du cerveau (Bouillaud). Voix rauque, convulsive, cris inarticulés, involontaires, aphonie, toux (1) dans quelques névroses, l'hystérie en particulier.

Respiration très-irrégulière, ayant perdu son rhythme dans les affections avec compression. Dans la deuxième période d'une méningite, on voit souvent la respiration se suspendre pendant le temps nécessaire à cinq ou six inspirations, puis reprendre brusquement et par saccades. Ce phénomène n'est

(1) Lasègne, *De la toux hystérique.* (*Actes de la Soc. méd. des hôpitaux.* 1855.)

13.

pas propre aux méningites ; on le voit dans toutes les affections où la puissance nerveuse est comme comprimée.

Appareil circulatoire. Le seul phénomène important à signaler consiste dans le ralentissement du pouls ; il est certain que le pouls tombe à 50, 40, 30 pulsations par minute, et même moins, dans le ramollissement, certaines apoplexies, dans les méningites chroniques, chez les aliénés. Mais quelle importance peut-on attribuer à ce phénomène ? Aucune, car il est rare, et n'appartient à aucune affection particulière ; et parce que d'ailleurs, ainsi que le fait très-justement remarquer M. Bouillaud, la rareté du pouls est un fait normal très-ordinaire ; le pouls à 48 pulsations, et même 40, est fort commun, et si l'on se fiait à ce caractère seul pour établir le diagnostic d'une affection cérébrale, on attribuerait des maladies de ce genre à un grand nombre d'individus bien portants.

Nous rappelons un phénomène que nous avons déjà signalé dans le chapitre premier : c'est celui que Récamier désignait sous le nom de *pouls capillaire.* Le ralentissement de la circulation, surtout dans la trame des tissus, peut être porté au point que la congestion, déterminée par une très-faible irritation, persiste pendant un temps fort long ; si l'on trace des raies avec l'ongle, sur un point de la peau, elles demeurent blanches d'abord, et prennent ensuite une teinte rouge ou violette qui persiste une demi-heure, et même plus d'une heure dans quelques circonstances. Le même phénomène se remarque dans les maladies du cœur.

État général, fièvre, nutrition. En général, les affections cérébrales s'accompagnent moins souvent de fièvre que celles des autres organes ; mais, quand cette fièvre survient, elle a une grande valeur diagnostique. La fièvre est un symptôme constant de la méningite ; mais elle manque dans l'hémorrhagie cérébrale, les apoplexies séreuses, nerveuses, dans les névroses, et elle peut même ne pas se manifester une seule fois pendant le cours de ces affections. Mais, si elle survient pendant le cours de l'une d'elles, on peut être certain qu'il est survenu quelque travail de phlegmasie, ou au moins de congestion, autour du foyer du mal ou dans ce foyer lui même. Les variations de cette fièvre indiquent celles de la lésion phlegmasique. On devra toujours tenir compte de cet élément, car rien n'est plus rapidement mortel qu'une maladie cérébrale fébrile ; tandis que, sans fièvre, la même affection peut se prolonger quelquefois très-longtemps.

Il est rare que les affections cérébrales chroniques troublent beaucoup la nutrition. La plupart du temps les malades sont remarquables par leur teint assez frais et leur état d'embonpoint ; ce ne sont plus guère que des machines qui digèrent. On conçoit, jusqu'à un certain point, ce résultat, en considérant que les fonctions nutritives ne sont plus entravées, comme dans l'état de santé, par les émotions, par les passions de l'âme, et par toutes les modifications que l'intelligence et la volonté peuvent imprimer aux actes des organes.

CHAPITRE IV

RÉSUMÉ. TABLEAU DES SIGNES DES PRINCIPALES AFFECTIONS CÉRÉBRALES ET NERVEUSES.

Encéphalocèle. Tumeur siégeant au niveau d'une suture ou d'une fontanelle ; quelquefois privée d'enveloppe tégumentaire, et alors facile à reconnaître pour une tumeur formée par le cerveau. Le plus souvent enveloppée par la peau, qui n'a changé ni de consistance ni de couleur ; large, à base rarement pédiculée. Molle, pâteuse, indolente ; augmentant dans les cris et les efforts ; agitée de battements isochrones, les uns au pouls, les autres à la respiration ; la compression des carotides ne fait cesser ni l'une ni l'autre espèce de battements. Compressible, réductible ; quelquefois les malades se trouvent bien quand on a réduit la tumeur, plus souvent ils tombent comme foudroyés par cette compression du cerveau. On sent le rebord de l'ouverture des os qui livre passage à la tumeur. Accroissement lent et graduel de la masse. Développement au moment de la naissance ou quelque temps après. Quelquefois deux tumeurs symétriquement placées. Quand on les ouvre, masse blanche, brillante, formée par la pulpe cérébrale.

Hydrocéphalie congénitale. Tête sensiblement plus volumineuse que ne le comporte l'âge du sujet; régulièrement arrondie, très-élargie au niveau des tempes; front bombé, saillant; yeux enfoncés; face petite, paraissant triangulaire, à sommet inférieur; à un degré plus avancé, élargissement des sutures et des fontanelles. La tête est pesante; les enfants la portent difficilement et ont de la somnolence; vomissements fréquents. Aucune difficulté de diagnostic quand le volume de la tête est extrême.

L'hydrocéphalie peut donner lieu à une hernie du cerveau, ou seulement à la formation d'un kyste séreux : symptômes de l'encéphalocèle, plus la fluctuation.

Congestions. *Congestion générale de la tête.* Rougeur et turgescence de la face; yeux brillants, injectés, pupilles dilatées ou resserrées; la lumière fatigue les yeux, et les malades voient les objets comme teints en rouge. Céphalalgie profonde, sourde, générale. Battements des artères de la tête, sensibles pour le malade, surtout quand la tête est appuyée. A un haut degré, résolution, coma. Phénomènes apoplectiques, mais se dissipant rapidement, soit spontanément, soit par une hémorrhagie ou une saignée. Pas de paralysie prononcée ou durable.

Congestion du cerveau. Peu de céphalalgie; résolution, somnolence; quelques phénomènes convulsifs, surtout épileptiformes. Paralysies locales, se dissipant facilement. Accident fréquent dans le ramollissement et les corps étrangers.

Méningites. *Méningite aiguë simple.* Plus commune chez les adultes et les très-jeunes enfants que chez les jeunes gens; douleur de tête très-aiguë; phénomènes de congestion cérébrale; vomissements, constipation. Abdomen rétracté; fièvre, délire. Durée de ces accidents très-courte; puis somnolence, coma, strabisme, mâchonnement, trismus, convulsions passagères et résolution. Paralysie des organes des sens. Phénomènes de compression quand la méningite occupe la base du cerveau, et d'excitation quand elle occupe la convexité. Durée courte. Mort.

Méningite tuberculeuse. Très-commune chez les jeunes gens. Mêmes accidents, mais d'une durée plus longue; phénomènes d'excitation plus prolongés; alternatives de rougeur et de pâleur de la face. Quelquefois guérison dans cette première période. Deuxième période : coma plus prolongé; souvent amélioration et même guérison, mais passagère. Marche en général moins suivie que celle de la méningite simple.

Quelquefois la méningite tuberculeuse est constituée seulement par un épanchement aigu, intra-ventriculaire ou extra-cérébral, et on a alors des phénomènes apoplectiformes, mais sans paralysie (*hydrocéphalie aiguë*). La facilité avec laquelle les accidents se dissipent, leur retour, l'âge des malades, leur constitution, mettent sur la voie du diagnostic.

Méningite cérébro-spinale. Douleurs vives de la tête et du rachis; délire, fièvre, trismus, roideur tétanique du col, et renversement de la tête en arrière, exaltation de la sensibilité. Gêne dans les mouvements des membres supérieurs, asphyxie par paralysie du thorax. Marche rapide. Épidémie d'affections semblables, coïncidant avec le typhus.

Méningite chronique. Si l'on met à part la méningo-encéphalite chronique diffuse des aliénés, on trouve que la méningite chronique, soit primitive, soit consécutive, est très-rare. Ses phénomènes se confondent avec ceux de l'hydrocéphalie chronique, du ramollissement cérébral, des tumeurs, de l'atrophie du cerveau, etc.

Méningite rhumatismale. Dans le cours du rhumatisme articulaire aigu généralisé : inquiétudes, pressentiments funestes; délire, agitation, état comateux ; mort dans le plus grand nombre des cas. Trois variétés : 1° *rhumatisme compliqué de délire ;* 2° *méningite rhumatismale,* avec tous les caractères de la méningite vraie; 3° *apoplexie rhumatismale,* caractérisée par un état ataxique brusque et imprévu, suivi de collapsus et de coma mortels. Le traitement par le sulfate de quinine est peut-être une cause fréquente de cette maladie.

Hémorrhagies. *Hémorrhagie méningée.* Chez les jeunes enfants, vers l'âge de dix mois à un an, et à l'époque de la première dentition : hémorrhagie dans la cavité de l'arachnoïde ; attaque brusque de convulsions, suivie de coma et de résolution ; plus tard retour des fonctions, et, au bout d'un temps plus ou moins long, accroissement sensible du volume de la tête.

Chez les vieillards, les hémorrhagies méningées se font dans la cavité de l'arachnoïde ou dans le tissu cellulaire sous-arachnoïdien. Dans les premiers jours, les symptômes de ces deux espèces sont les mêmes, mais plus tard ils diffèrent sensiblement. Au début, phénomènes apoplectiques, perte brusque de l'intelligence, du sentiment et du mouvement; résolution des membres, mais pas de paralysie localisée, hémiplégique ou autre. Dans l'hémorrhagie arachnoïdienne, décroissance des accidents, comme dans l'hémorrhagie cérébrale, c'est-à-dire lente et graduelle ; dans l'hémorrhagie sous-arachnoïdienne, au bout de quelques jours, fièvre, accidents aigus, extension des accidents du côté de la moelle.

Hémorrhagie cérébrale. Rarement des prodromes. Perte brusque de l'intelligence, du sentiment et du mouvement, avec conservation de la circulation et de la respiration, stertor, face étonnée, exprimant la stupeur, quelquefois rouge, d'autre fois pâle; distorsion des traits, soulèvement d'une joue dans l'expiration. Hémiplégie, rarement paralysie croisée. Pas de convulsions. Contracture dans les hémorrhagies intra-ventriculaires. Les accidents persistent pendant longtemps, sans fièvre, sans phénomènes d'acuité. Diminution lente et graduelle de la paralysie, et retour plus ou moins complet à l'état normal.

Épanchement séreux. Hydrocéphalie accidentelle chronique. Œdème du cerveau. Lésion presque toujours consécutive à une autre maladie du cerveau (apoplexie, corps étrangers), ou à une maladie éloignée (fièvres éruptives, tuberculisation, maladie de Bright). Céphalalgie, somnolence, cris hydrencéphaliques, dilatation des pupilles, affaiblissement de la vue, quelquefois vomissements; puis coma, résolution des membres, paralysies partielles, mais pas d'hémiplégie. Durée longue des accidents; pas de fièvre; alternatives de mieux et de plus mal. Rechutes faciles, mort ou guérison lente.

Quelquefois ces épanchements se produisent rapidement et forment une sorte d'apoplexie qui se distingue de l'hémorrhagie vraie par l'absence de paralysie hémiplégique.

Apoplexie nerveuse. Les exemples les plus certains sont ceux qu'on a rencontrés chez les hystériques. Il y en a deux espèces : la forme comateuse, et la forme paralytique ou hémiplégique.

Dans la forme comateuse : perte subite de l'intelligence, du sentiment et du mouvement, conservation de la respiration et de la circulation; face sans expression de stupeur, pas d'hémiplégie faciale; résolution des membres sans hémiplégie. Sommeil plutôt que coma et impossibilité absolue de réveiller l'intelligence, tandis qu'on le peut presque toujours dans l'hémorrhagie cérébrale, si ce n'est dans les cas les plus graves. Durée de plusieurs heures à plusieurs jours, puis retour complet de toutes les fonctions. Femme. Autres phénomènes hystériques.

L'hémiplégie hystérique survient lentement et graduellement, sans perte de connaissance. On ne s'en laissera pas imposer par les syncopes qui surviennent souvent dans l'hystérie. Hémiplégie du bras et de la jambe, presque jamais de la face; d'ailleurs aucune autre altération de l'économie, qui semble être entièrement à l'état normal, sous le rapport de la nutrition. Autres troubles hystériques, rétention d'urine; cessation rapide des accidents pour faire place à d'autres phénomènes bizarres.

Encéphalite. Ramollissement cérébral. Début d'ancienne date. Hommes de trente-cinq à cinquante ou soixante ans ; souvent buveurs, ayant fait des excès, abusé de la vie, de la masturbation. Depuis longtemps engourdissement, fourmillement dans les pieds, douleurs passagères, comme des éclairs ; crampes, affaiblissement d'un ou plusieurs membres, tremblement, puis céphalalgie localisée, sourde, permanente ; diminution de la sensibilité, de l'intelligence, de la mémoire ; volonté nulle, rires, pleurs sans motifs ; physionomie sans expression, ou riante sans cause, hébétée, abrutie. Mouvements incertains. Toute l'économie dans un état cachectique ou de décrépitude. Rétention, incontinence des urines, des matières fécales. Actes parfois déraisonnables : les malades se lèvent la nuit, se couchent dans le lit de leur voisin, etc. Pas de méchanceté ni de délire. Quelques phénomènes d'acuité ; fièvre, chaleur de la tête. Dans quelques cas, phénomènes apoplectiques, généralement avec conservation de l'intelligence. Rarement hémiplégie ; plus souvent résolution, paralysie partielle, croisée. Retour facile à un état meilleur ; mais on trouve toujours la trace des accidents indiqués ci-dessus.

Induration des centres nerveux. Aucun symptôme connu. On peut cependant indiquer le tremblement et la contracture, mais sans donner ces phénomènes comme pathognomoniques.

Hypertrophie. Comme dans l'empoisonnement par le plomb. On peut la soupçonner quand il se manifeste des accidents cérébraux, qui durent assez longtemps et qui sont ceux de la compression du cerveau.

Atrophie. Reconnaissable seulement quand il y a une dépression d'une partie de la boîte crânienne ou de toute la voûte de la tête. Cependant nous avons vu plus haut que l'idiotie, le tremblement et la contracture s'observaient dans la majorité des cas d'atrophie du cerveau et du cervelet. On pourra donc, même dans le cas de conformation régulière de la tête, au moins soupçonner cette affection.

Corps étrangers. Douleur permanente, sourde, paralysie localisée, diminution de l'intelligence, hébétude, absences ; de temps à autre convulsions épileptiformes, attaques de congestion cérébrale, hémiplégie mais sans perte de connaissance ; phénomènes passagers d'exhalation séreuse dans le crâne, et guérison de ces accidents. Prendre en considération la présence de tubercules, cancer, produits animés, dans d'autres parties du corps.

Delirium tremens. Buveurs d'eau-de-vie ou personnes exposées aux vapeurs alcooliques. Délire quelquefois furieux, mais ordinairement gai; loquacité, les malades parlent du sujet habituel de leurs occupations; chaleur, corps couvert de sueur, ralentissement du pouls, très-souvent tremblement des membres, insomnie. Les accidents surviennent après un excès, ils augmentent sous l'influence des antiphlogistiques et se calment par l'administration de l'opium.

Epilepsie. Le *grand mal* remonte très-ordinairement à l'enfance, et est constitué par des attaques, revenant à intervalles variables, et présentant les caractères suivants : prodromes éloignés ou prochains, quelquefois aura; au moment de l'attaque le malade pousse un cri et tombe privé de connaissance et de sentiment. Rigidité tétanique de tous les muscles, renversement de la tête en arrière, suspension de la respiration, pas de plaintes. Puis convulsions cloniques, d'abord à la face et ensuite aux membres. Ces convulsions augmentent peu à peu et deviennent fortes et énergiques. La suspension de la respiration persiste, la face se tuméfie, devient violette, grimaçante, hideuse. Les convulsions diminuent, la respiration se rétablit, une salive écumeuse, sanguinolente, s'écoule de la bouche. Enfin le calme arrive, le malade reste dans la torpeur et l'insensibilité, la respiration conserve quelque temps le caractère stertoreux, et un profond sommeil termine l'attaque. Au réveil, les malades sont courbaturés, ils ont de la céphalalgie, sont incapables de travailler, etc. On remarquera que, dans ces attaques, il y a plusieurs périodes distinctes, se succédant dans un ordre régulier, et sans *reprises*. On constate après l'attaque que les malades se sont mordu la langue, qu'ils ont uriné involontairement, et qu'ils portent de petites ecchymoses à la face et au front.

Le *vertige épileptique* consiste quelquefois en un simple étourdissement, accompagné de suspension momentanée des facultés intellectuelles; les malades ont si peu conscience de ce qui leur arrive que, si le vertige les surprend dans une conversation, l'attaque passée, ils continuent, comme si de rien n'était, le discours commencé. D'autres fois on voit, au moment de l'attaque, des malades se lever subitement, tourner plusieurs fois sur eux-mêmes, ou bien courir devant eux, battre les personnes qu'ils rencontrent, exécuter des mouvements, des gestes extraordinaires : leur figure est étonnée, stupide, bouleversée; puis tout rentre dans le calme, la connaissance revient; les malades sont honteux des actions qu'ils ont exécutées et dont ils n'ont pas entièrement perdu la connaissance. Ici il n'y a pas eu perte de l'intelligence, du sentiment, ni du mouvement; un désordre passager de ces fonctions s'est seul manifesté. Le vertige épileptique se termine plus facilement et plus fréquemment par la démence que l'épilepsie vraie.

Hystérie. Il y a plusieurs formes de l'hystérie. La forme convulsive, qu'on donne comme le type de cette affection, n'est pas la plus commune. Voici cependant ses caractères.

Forme convulsive. Les malades ont des prodromes, souvent éloignés, puis l'attaque éclate, quelquefois spontanément, quelquefois à la suite d'une contrariété, d'une émotion. Début par : frissons, bâillements, pandiculations, respiration gênée, entrecoupée, larmes, sanglots, battements de cœur. Puis, perte de connaissance et de sentiment. Mouvements convulsifs cloniques, des membres, du tronc, du bassin ; agitation violente dans tous les sens. Conservation de la respiration ; cris inarticulés, plainte comme s'il y avait une souffrance vive. Face pâle ou rouge et animée, mais non violette comme dans l'épilepsie ; yeux convulsés ; mains portées instinctivement à l'abdomen, à l'épigastre, au col, comme pour enlever, arracher un poids, un corps étranger, une cause de souffrance. Calme par instants, puis *reprise* ou retour des mêmes accidents. Enfin les convulsions s'apaisent, la connaissance revient. Fatigue générale, mais pas de sommeil ni de respiration stertoreuse, pas d'écume sanguinolente à la bouche. Quelquefois l'intelligence est en partie conservée dans l'attaque. L'attaque se termine par : sanglots, larmes abondantes, urines aqueuses, prostration, besoin de sommeil ; souvent, un accès de fièvre.

Forme ordinaire. Un très-grand nombre de femmes sont hystériques, sans convulsions ; elles présentent les symptômes suivants : impressionnabilité très-grande, changement de caractère, rires et pleurs sans motifs. Malaises passagers ou permanents ; douleurs passagères, rarement fixes, quelquefois d'une grande intensité, sans fièvre et sans traces d'inflammation localisée, particulièrement au cuir chevelu, à l'épigastre, au dos, à la pointe du cœur, à la paroi abdominale ; on trouve d'autres points, douloureux seulement à la pression, sur quelques apophyses épineuses des vertèbres, dans les gouttières vertébrales, aux attaches des muscles droits de l'abdomen. Analgésie de la peau de la moitié gauche du corps, de quelques muqueuses ; sensation de boule dans l'abdomen, à la gorge. De temps à autre et sans motifs, obscurcissement de la vue, palpitations de cœur, rétention ou incontinence d'urine, syncopes, toux convulsive, aphonie, vomissements, etc., etc.

Forme paralytique. Chez quelques personnes, paralysies d'une moitié du corps, ou des membres inférieurs, qui ne peuvent être rapportées à une lésion du cerveau ou de la moelle; la concomitance des accidents précédents éclaire sur la nature du mal.

Forme apoplectique. Quelques femmes sont frappées d'une véritable apoplexie hystérique ou nerveuse, sans lésions des centres nerveux. Tant que dure la perte de connaissance, le diagnostic est difficile; néanmoins on remarquera que la face exprime la souffrance, ou qu'elle est parfaitement naturelle, tandis que, dans l'apoplexie par lésion cérébrale, il y a toujours une stupeur plus ou moins marquée. L'intelligence revenue, on constate tous les symptômes énumérés précédemment, et la difficulté disparaît alors en grande partie.

Chorée. *Forme commune.* Enfants de six à quinze ans : un des côtés du corps s'affaiblit, puis des convulsions cloniques se manifestent; contorsions de la figure, grimaces involontaires; sautillement d'un bras, d'une jambe; difficulté, impossibilité de la marche ; les objets sont mal tenus par les mains ; les mouvements des bras sont irréguliers, tortueux, angulaires ; augmentation des accidents quand les malades s'aperçoivent qu'on les regarde. Durée longue, cessation graduelle des accidents; quelquefois persistance de la faiblesse des parties autrefois convulsées, et diminution de l'intelligence.   •

Forme grave. Individus de vingt à vingt-cinq ans. Agitation générale continuelle, convulsions cloniques permanentes, sans fièvre, sans désordre intellectuel. Les mouvements se répètent si souvent, que les malheureux malades finissent par user les draps de leur lit, les matelas, par user leur propre tégument et se produire des excoriations, des déchirures plus ou moins profondes. La mort termine fréquemment ces terribles convulsions.

Éclampsie puerpérale. Presque toujours caractères de l'épilepsie. Les attaques surviennent au moment de l'accouchement, chez des femmes qui sont affectées d'anasarque et qui ont de l'albumine dans l'urine. (V. p. 165.)

Éclampsie urémique. Maladie de Bright, urines albumineuses, contenant très-peu d'urée. L'air expiré par les poumons est chargé de carbonate d'ammoniaque; en approchant des narines une baguette de verre, mouillée d'acide chlorhydrique, on voit se former des vapeurs blanchâtres de chlorhydrate d'ammoniaque. Convulsions épileptiformes, répétées, rapidement mortelles. — L'intoxication urémique encore à démontrer!

Tétanos. Homme qui a été blessé ou exposé au froid. Resserrement des mâchoires, roideur et douleur au col. Bientôt rigidité générale, douloureuse, de tous les muscles ; état permanent de contraction, avec des détentes plus ou moins longues. Conservation des facultés intellectuelles, apyrexie, phénomènes d'asphyxie quand la contraction s'empare des muscles de la poitrine.

Catalepsie. « Prenez avec votre main soit le bras, soit la jambe du malade soupçonné d'être atteint de catalepsie ; déplacez ce membre, et ensuite abandonnez-le à lui-même : s'il reste dans la position où vous l'avez mis, et si le malade ne peut en rien modifier cette situation, vous pouvez affirmer que la catalepsie existe. » (Puel, *Mém. de l'Ac. de méd.* 1856.)

Rage. (V. p. 171.)

Ergotisme convulsif. (V. p. 174.)

Paralysies. *Paralysie atrophique.* Affection indépendante d'une altération des centres nerveux ; peut-être produite par l'atrophie des racines antérieures des nerfs spinaux (Cruveilhier) ; caractérisée, anatomiquement, par la diminution, la décoloration des masses charnues, et par le dépôt de matière grasse dans leur tissu (Duchenne). Les muscles principalement affectés sont ceux des mains et des bras, les muscles des épaules, du tronc, le diaphragme. Amaigrissement progressif de ces organes, diminution et perte des mouvements, douleurs, crampes de ces muscles ; retour possible de leur force et de leur volume par l'électricité faradique.

Paralysie générale des aliénés, folie paralytique. Embarras de la parole, balbutiement, bien que la langue ne soit pas réellement paralysée ; affaiblissement des membres et des organes des sens ; troubles des facultés intellectuelles, accès de folie aiguë, démence.

Enfin on se rappellera qu'un grand nombre de *paralysies* sont *essentielles*, c'est-à-dire qu'elles ne reconnaissent pas, pour cause, des lésions du système nerveux. Telles sont : les paralysies produites par le froid et nommées rhumatismales ; les paralysies produites par le plomb, le sulfure de carbone, le curare, etc.

Ataxie locomotrice. *Maladie de Duchenne.* Homme ou femme dans l'âge moyen de la vie. Les premiers accidents chez l'homme se rapportent principalement aux fonctions génératrices. Puissance génitale exagérée, et néanmoins pollutions involontaires, pertes séminales. Troubles de la vue, vertiges, céphalalgie. Puis hésitation, incertitude dans la marche ; sensation de faiblesse des jambes. Impossibilité de donner à la marche une direction déterminée, surtout en fermant les

yeux. Repos définitif par paraplégie apparente. Cependant le malade
est en état de se tenir dans la station verticale et de porter sur les
épaules un fardeau considérable. Ce qui lui manque, c'est de pouvoir ré-
gler volontairement le mouvement musculaire. On constate en effet, par
la *Faradisation*, la conservation de la contractilité musculaire. Divers
autres symptômes s'ajoutent aux précédents : palpitations fibrillaires
des muscles, douleurs fulgurantes, resserrement en ceinture aux
lombes et à la base de la poitrine. Dans le degré le plus extrême,
aphonie, asphyxie par affection du diaphragme et des muscles respiratoires.

Marche sans cesse croissante ; impossibilité d'arrêter les progrès
du mal. Incurabilité.

LIVRE DEUXIÈME

MALADIES DE LA POITRINE.

Ces affections se divisent naturellement en deux groupes, celui des maladies des poumons, et celui des maladies du cœur ; c'est par ces dernières que nous commencerons cette étude.

MALADIES DU CŒUR.

Sous cette dénomination nous comprenons non-seulement les affections du cœur proprement dites, mais encore celles des gros vaisseaux placés à la base de l'organe, et nous nous occuperons aussi, sommairement, de quelques affections tout à fait étrangères au cœur, mais qui, comme l'anémie, la chlorose, certaines névroses, peuvent simuler des affections cardiaques.

Nous présenterons d'abord des considérations sur l'anatomie et la physiologie du cœur, puis nous ferons connaître les règles à suivre dans l'examen des maladies de cet organe ; enfin nous ferons l'exposé des symptômes servant au diagnostic de ces affections.

CONSIDÉRATIONS ANATOMIQUES SUR LE CŒUR.

Situé entre les deux poumons, à la partie antérieure gauche de la poitrine, dans une membrane d'enveloppe qui lui est propre, le cœur est peut-être un des organes les plus libres, les plus mobiles de l'économie : en effet, il n'est attaché que par sa base, tandis qu'il est indépendant de toute adhérence dans le reste de son étendue. Les gros vaisseaux qui partent de sa partie élargie ou qui y arrivent sont ses seuls moyens de connexion avec le reste du corps. Par sa pointe, il est libre de se porter dans différents sens, dans diverses directions ; dans l'état sain, par suite des mouvements de la poitrine, par la réplétion de l'estomac, il change continuellement de place ; mais c'est surtout dans l'état morbide qu'il peut être déplacé, soit par des maladies qui lui sont propres, soit par des affections inhérentes à d'autres organes ; en conséquence, les déplacements du cœur constituent un phénomène important pour le diagnostic, et dont on ne comprend la valeur que quand on réfléchit à cette espèce de suspension dont nous parlons. On remarquera encore que c'est surtout du côté de la pointe que les principaux déplacements se produisent ; aussi insisterons-nous particulièrement sur sa position et ses rapports.

On peut considérer le péricarde comme formé de deux cônes creux, réunis par leurs bases, et dont l'un, supérieur, a son sommet dirigé en haut, tandis que le second, ou inférieur, a son sommet regardant en bas. Ce dernier reçoit la pointe du cœur, l'autre les gros vaisseaux qui partent de la base de l'organe ; il se prolonge dans une grande étendue sur ces vaisseaux après avoir quitté le cœur, et forme un enfoncement que M. Bouillaud compare avec juste raison à un entonnoir, et qu'il nomme infundibulum du péricarde. Chez un individu debout, le cône inférieur est situé plus bas que l'infundibulum, mais dans le décubitus dorsal, c'est celui-ci qui est à son tour inférieur, relativement au cône qui reçoit la pointe du cœur. Ce changement de situation explique la disparition des épanchements peu abondants, par la position couchée, et leur réapparition dans la position verticale.

Appuyé tout à la fois par sa face postérieure et son bord droit sur le diaphragme, le cœur suit tous les mouvements de ce muscle ; il présente en avant sa face dite antérieure et une étendue à peu près égale de ses cavités droites et gauches.

Suivant l'appréciation de Laënnec, confirmée par les belles recherches de M. Bouillaud, le cœur est environ du volume du poing du sujet, et son poids est en moyenne de 250 grammes (demi-livre dans l'ancien système).

Les rapports du cœur avec la paroi thoracique sont indispensables à connaître avec précision (*fig.* 1).

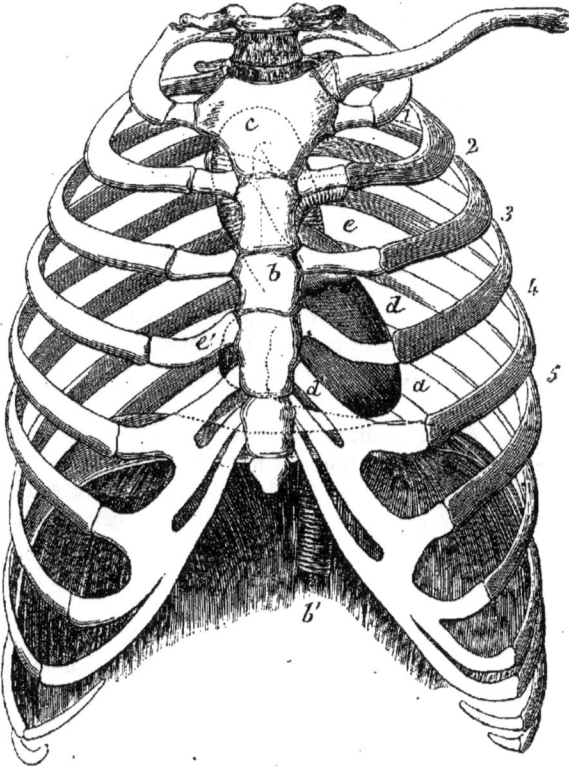

Fig 1. — Rapports du cœur et des gros vaisseaux avec la paroi antérieure du thorax.

1, 2, 3, 4. Les quatre premiers espaces intercostaux. — *a*. l'ointe du cœur répondant au 4ᵉ espace intercostal. — *b*. Origine de l'aorte derrière l'articulation du cartilage de la 3ᵉ côte. — *b'* Aorte. — *c*. Sommet de la courbure aortique, à 2 ou 3 centimètres au-dessous de la fourchette sternale. — *d* Ventricule droit. — *d'* Ventricule gauche. — *e*. Oreillette gauche. — *e'*. Oreillette droite. — *f* artère pulmonaire.

Cet organe est placé derrière la moitié gauche du sternum, et les côtes supérieures du même côté, au voisinage de leur attache sternale. Une partie de sa *base* est engagée sous le sternum, une autre se dégage vers le cartilage de la deuxième côte gauche ou un peu plus bas, suivant la longueur ou la brièveté du sternum (les femmes ont le sternum extrêmement court). Quant à la *pointe*, elle répond au quatrième espace intercostal, c'est-à-dire qu'elle est située au-dessous de la quatrième côte ; et elle a avec le mamelon un rapport invariable chez l'homme et chez la femme, pourvu que chez cette dernière la mamelle ne soit ni trop volumineuse ni déformée ou déplacée par son propre poids ; elle est placée à la fois au-dessous du mamelon et en dedans d'une verticale qui passerait par ce point. La distance est d'environ 3 ou 4 centimètres, mais elle varie avec la taille du sujet. Beaucoup de livres fixent le siége de la pointe du cœur au-dessous de la cinquième ou de la sixième côte et en dehors du mamelon : c'est une double inexactitude contre laquelle on ne saurait trop s'élever.

Sans parler de M. le professeur Bouillaud, qui a le premier fixé avec précision tous les faits que nous émettons, nous devons dire que M. Verneuil est du petit nombre de ceux qui ont indiqué exactement les rapports de cette pointe : « Dans l'état de repos, dit-il, elle répond le plus souvent au quatrième espace intercostal, ou tout au plus au niveau de l'union de la cinquième côte avec son cartilage (1). »

Le *bord gauche* de l'organe s'étend obliquement, de haut en bas et de droite à gauche, en dedans du mamelon, depuis le bord inférieur de la deuxième côte jusqu'à la quatrième, où il se termine à la pointe. Le bord droit, en partie caché sous le sternum, et en partie dégagé, répond particulièrement au foie et au côlon transverse, par l'intermédiaire du diaphragme.

Il résulte, de ce que nous venons de dire, que les orifices ventriculo-artériels sont dans les mêmes rapports que la base du cœur ; ils se trouvent, en effet, en regard de l'articulation du cartilage de la deuxième ou de la troisième côte gauche avec le sternum. Aussi est-ce dans ce point que se

(1) Verneuil, *Thèse*. Paris, 1852.

perçoivent surtout les phénomènes anormaux dont ils peuvent être le siége ; tandis que les orifices auriculo-ventriculaires ont les mêmes rapports que la face postérieure du
cœur ; ils sont voisins du diaphragme, et par conséquent de
l'extrémité inférieure du sternum, d'où le maximum d'intensité des bruits auriculo-ventriculaires à la pointe du cœur ou
à l'épigastre.

Les rapports signalés ne sont pas immédiats ; dans quelques points, des organes, s'interposant, éloignent le cœur des
parois thoraciques, mais pas assez cependant pour qu'il soit
introuvable.

Chez quelques individus, le poumon gauche passe au-devant du cœur et le couvre en totalité ; c'est un fait exceptionnel ou qui se produit accidentellement dans l'emphysème.

Le plus ordinairement, le poumon gauche recouvre les
gros vaisseaux et la base du cœur, ainsi que le côté gauche de
l'organe jusqu'à la pointe qui reste ordinairement dégagée.
Le poumon droit s'avance jusqu'au milieu du sternum, ca-
chant une partie du côté droit de la base, c'est-à-dire la région des oreillettes, qui ne se dégagent que dans les cas de
dilatation considérable.

La pointe du cœur repose, dans une étendue plus ou moins
considérable, sur l'estomac qui se trouve au-dessous et en
arrière ; enfin le foie arrive jusqu'au bord droit de l'organe,
dans le point où il a cessé d'être en contact avec la paroi de
la poitrine. Il résulte de ces rapports que le cœur n'est en
contact avec la paroi thoracique que dans une faible étendue,
et que, dans presque toute sa périphérie, la matité qu'il présente doit être altérée par la présence d'organes ou mats ou
sonores. Et, en effet, par la percussion on n'obtient, dans
l'état normal, qu'une matité de 3 à 4 centimètres dans le sens
vertical et dans le sens transversal, à gauche du sternum, vers
la troisième et la quatrième côte ; au-dessus et au-dessous
il y a une sonorité qui, sans être absolue, est cependant assez
grande. En haut, elle dépend du poumon placé plus superfi-
ciellement que le cœur ; en conséquence, en pratiquant une
percussion un peu forte, on pourra obtenir un certain degré
de submatité qui indiquera la présence et les limites du

cœur. En bas, cette sonorité dépend de l'estomac qui est placé derrière le cœur; on évitera ce son stomacal en percutant très-légèrement sur cette région. La percussion ne peut pas établir la limite entre le bord droit du cœur et le foie, la matité de ces deux organes se continuant sans interruption et sans différences bien tranchées.

Nous dirons, pour ne plus y revenir, que tous ces rapports peuvent être changés, par suite de la *transposition des viscères*. Dans les cas de ce genre, le cœur est à droite (*dexiocardie*), le foie à gauche, ainsi que le poumon à trois lobes. Il ne faut pas s'en laisser imposer pour un déplacement morbide du cœur.

CONSIDÉRATIONS PHYSIOLOGIQUES SUR LE CŒUR.

Les mouvements du cœur s'accompagnent d'un *choc* contre la paroi thoracique, et d'un double battement accompagné de *bruit* qu'on nomme *tic tac* du cœur.

Choc du cœur. On appelle choc du cœur la percussion que cet organe exerce dans ses mouvements contre la paroi thoracique.

On ne doit pas le confondre avec les mouvements exécutés par les côtes et les muscles intercostaux dans la respiration, et qui cessent quand on fait suspendre l'inspiration et l'expiration.

Ce choc est produit par la percussion de la pointe de l'organe; il a lieu dans l'endroit qui correspond à cette pointe; il est perceptible à l'œil et à la main; enfin il est isochrone aux battements du cœur et coïncide avec la systole, avec le premier bruit du cœur et avec le pouls radial.

On aperçoit ce soulèvement dans le quatrième espace intercostal, au-dessous et en dedans du mamelon, dans le lieu qui correspond à la pointe du cœur; quelquefois, mais rarement, dans le cinquième espace intercostal. Chez les individus très-gros, chez les femmes surtout, quand elles ont les mamelles volumineuses, on ne le perçoit que difficilement, et quelquefois même pas du tout; chez ces dernières cependant, en portant le sein en haut et en dehors, on parvient quelquefois à le trouver.

Ce choc est perceptible à la vue ; on reconnaît dans l'espace intercostal un léger soulèvement bref, suivi d'affaissement, et se faisant dans une étendue très-limitée, à peine plus large que l'ongle ; ce choc se perçoit surtout quand on regarde obliquement le thorax. Au doigt, on a aussi la sensation d'une légère impulsion, comme une chiquenaude ; mais souvent elle est faible et ne peut être sentie, même quand elle est visible. On perçoit mieux le choc par l'application de l'extrémité du doigt qu'avec la paume de la main.

Il est isochrone aux battements du pouls des artères rapprochées du cœur ; il précède de peu de temps le pouls des artères éloignées, radiales, fémorales, etc. Il coïncide, comme nous le dirons plus loin, avec le premier bruit du cœur et avec la systole ventriculaire. M. Beau cependant le fait isochrone à la diastole.

Quelle est la cause du choc de la pointe du cœur ? Plusieurs théories ont été proposées à cet égard. Haller et Laënnec n'ont pas hésité à attribuer ce choc à la projection en avant de la pointe du cœur, *pendant la systole ventriculaire ;* et ils s'étaient fondés sur ce fait que les ventricules *s'allongent en se contractant.* Dans cette théorie, le choc est un phénomène systolique ou systolaire, et, par conséquent, une manifestation d'*activité* du cœur ; c'est un fait tout à fois physique et vital. MM. Bouillaud (1), Barth et Roger (2), Hope (3), Auburtin (4) soutiennent cette théorie. Le mécanisme de *bascule,* invoqué par M. Magendie, nous paraît être beaucoup trop simple pour avoir quelque réalité. Mais une autre explication, beaucoup plus importante, et qui mérite discussion, a été proposée par M. Pigeaux (5). Ici le choc aurait lieu au moment où les ventricules sont *dilatés* par l'injection de la colonne sanguine poussée par les oreillettes ; ce serait donc un phénomène diastolique ou diastolaire, et un résultat de la *passivité* de la par-

---

(1) *Traité clin. des mal. du cœur.* Paris, 2e éd., 1841, t. I, p, 103.
(2) *Traité prat. d'auscultation.* Paris, 5e éd., 1860.
(3) *Traité des mal. du cœur.* Londres, 4e éd., 1849.
(4) *Rech. clin. sur les mal. du cœur.* Paris, 1856.
(5) *Thèse.* Paris, 1832. Cette théorie a été abandonnée dans le *Traité pratique des maladies du cœur et des maladies des vaisseaux.* Paris, 1839, t. I.

tie la plus charnue du cœur, puisque les ventricules n'inter-
viendraient que par la nullité de leur action. M. Beau (1) s'est
constitué le rénovateur de cette théorie, à laquelle se rallient
MM. Tardieu, Verneuil, Hardy et Béhier. Ils se fondent principalement sur ce fait, que le cœur se raccourcit *pendant la
systole ventriculaire.* M. Hiffelsheim (2) reconnaît un mécanisme beaucoup plus simple : dans la systole, le cœur projette
le sang qu'il contient dans l'espace artériel, et, comme une
arme à feu, il éprouve un mouvement de *recul ;* de là le choc
de la pointe du cœur. Enfin, MM. Chauveau et Faivre (3), qui
ont constaté aussi le raccourcissement des ventricules pendant
leur contraction, ont exposé ainsi qu'il suit la pulsation précordiale : « Le principe du choc... réside dans le changement
de forme et de consistance des ventricules, quand ils passent
de la diastole à la systole, et dans l'instantanéité de cette transformation. » Ces expérimentateurs ajoutent : que la pulsation
n'a pas lieu au niveau de la pointe, mais au niveau de la partie moyenne du cœur ; que la pointe est immobile, ainsi qu'on
peut s'en assurer en explorant le cœur à travers le diaphragme ;
et, enfin, qu'à aucun moment, la pointe du cœur ne peut être
séparée de la paroi thoracique par un vide. Quant à ce dernier
fait, nous croyons qu'aucun physiologiste n'a jamais admis
que le vide pût se former dans aucun point de l'économie.
Quoi qu'il en soit, les expériences fort intéressantes et très-
clairement exposées de MM. Chauveau et Faivre viennent
appuyer l'ancienne théorie, et nous n'avons pas à les combattre. Mais celle de M. Beau doit attirer notre attention, car
nous la croyons fausse, et nous en indiquerons les points
faibles. Nous nous servirons particulièrement des explications de M. Verneuil, les seules d'ailleurs qui aient été, jusqu'à
présent, exposées avec un grand développement et avec une
rigueur scientifique vraiment dignes d'attention (4).

(1) *Traité expérim. et clin. d'auscultation.* Paris, 1856.
(2) Recherches théoriques et expérimentales sur la cause de la locomotion du
cœur, dans *Comptes rendus des séances de l'Académie des sciences,* t. XXXIX,
séance du 27 novembre 1854.
(3) *Nouv. rech. expér. sur les mouv. et les bruits du cœur.* (*Gaz. méd. de
Paris,* 1856.)
(4) *Thèse de Paris,* 2 février 1852.

M. Verneuil expose d'abord le mécanisme de ce qu'il appelle, après M. Bouillaud, la *locomotion systolaire* du cœur : il appelle ainsi les mouvements de totalité qui se produisent pendant la contraction du cœur. Ces mouvements sont les suivants : la masse ventriculaire se raccourcit, sa face antérieure s'incurve ou se creuse en avant ; il y a un mouvement de bascule en vertu duquel la pointe devient plus saillante ; il y a un mouvement de torsion ou de spirale de gauche à droite, sur l'axe longitudinal de la masse ventriculaire, torsion en vertu de laquelle l'extrémité gauche du cœur (pointe) se rapproche de la ligne médiane, tandis que l'extrémité droite des ventricules (base du ventricule droit) se déprime et semble se porter un peu en arrière ; enfin, la base du ventricule gauche reste à peu près immobile. Pendant ces mouvements, ce qu'il y a de remarquable, dit l'auteur, c'est que la pointe, quoique portée en avant, ne frappe pas les parois thoraciques ; elle se borne à exécuter un mouvement de glissement de bas en haut derrière sa paroi, et comme dans l'état de repos elle correspond à la cinquième côte, ou même à la quatrième, dans le lieu de réunion du cartilage et de l'os, elle ne saurait donner de choc dans le lieu où l'on sent habituellement le battement de la pointe de l'organe. A ces phénomèmes succèdent ceux de la locomotion diastolaire, c'est-à-dire la dilatation de l'organe ; alors ont lieu des mouvements rigoureusement inverses des précédents : la masse ventriculaire augmente de volume, la pointe s'écarte de la base et s'éloigne de la face antérieure ; cette pointe bascule en arrière, redescend, s'abaisse, s'enfonce vers le rachis ; elle décrit un arc de cercle de droite à gauche ; la base du ventricule droit redevient plus saillante en avant. Or, c'est pendant cet éloignement de l'organe et pendant l'abaissement de la pointe qu'a lieu le choc contre la paroi thoracique, choc dû à l'entrée du sang dans la cavité ventriculaire ; aussi ce choc a-t-il lieu entre la cinquième et la sixième côte et s'irradie en bas (Verneuil, thèse citée). Nous convenons qu'on ne peut décrire avec plus d'exactitude les mouvements du cœur ; mais il nous semble aussi qu'on trouve, dans cette description, tout ce qu'il faut pour établir que le choc de la pointe du cœur a lieu pendant la systole, car c'est précisément

14.

pendant ce mouvement que M. Verneuil place le redressement de la pointe et son rapprochement contre la paroi thoracique, tandis que pendant la diastole la pointe se rapproche du rachis.

D'un autre côté, quelles sont les preuves alléguées en faveur du choc diastolaire? ce sont des preuves purement théoriques, car l'auteur que nous citons, plus exclusif encore que M. Beau, rejette toute démonstration fondée sur les vivisections et sur l'examen des cas d'ectopie prosternale du cœur. Il se fonde, il est vrai, sur ce fait qu'au lieu de se faire dans le cinquième espace intercostal, le choc devrait avoir lieu plus haut, puisque, dans la systole, la pointe remonte quelquefois jusqu'à la quatrième côte. Or, la condition demandée existe réellement, car c'est dans le quatrième espace que le choc se produit habituellement. Mais où est la preuve de cette ascension, puisque M. Verneuil rejette toutes les expériences dans lesquelles on ouvre la poitrine des animaux? Et d'ailleurs, comment expliquer la coïncidence de ce choc avec les battements des artères, si ce choc a lieu pendant la diastole, et doit précéder le pouls, et c'est ce qui n'a pas lieu, si ce n'est dans les artères très-éloignées? On peut alors répondre que les artères se remplissent de sang en même temps que les ventricules. Mais qui donne le mouvement au sang? Les oreillettes! Voilà donc les oreillettes devenues les agents de la circulation générale. Que font alors les ventricules? Ce sont des agents inutiles pour la circulation. Mais pourquoi sont-ils si gros, si charnus, si puissants en comparaison de la minceur et de l'état à peine musculaire des oreillettes? Nous savons bien que, selon M. Beau, la systole suit la diastole à un intervalle extrêmement court, et que l'ondée artérielle est presque isochrone au choc de la pointe du cœur; mais presque isochrone n'est pas la même chose que synchrone. D'ailleurs, et en tout état de cause, nous ne comprendrions pas que la contraction ventriculaire, contraction énergique, puissante, ne fût pas perceptible, tandis que celle des oreillettes, organes faibles, le serait. Enfin, la projection du sang dans les ventricules, opérée par les oreillettes, ne nous semble pas suffisante pour produire un choc qui se propage à la peau, après avoir traversé l'épaisseur des parois du cœur et celle des parois thoraciques. M. Beau in-

voque des observations empruntées à M. Bouillaud, où il voit
que le choc était d'autant plus marqué, que l'oreillette gauche
était plus hypertrophiée ; mais dans les mêmes cas les ventricules étaient aussi hypertrophiés et d'une manière proportionnelle, en sorte qu'il y a autant de motifs pour attribuer la
force du choc à l'augmentation des ventricules qu'à celle des
oreillettes. Enfin, nous demandons comment on expliquera le
choc énergique de la pointe du cœur dans les hypertrophies
qui accompagnent les rétrécissements auriculo-ventriculaires.

Le choc diastolaire ne nous semble donc nullement établi ;
et nous nous en tenons à l'opinion la plus ancienne, qui attribue le choc au redressement de la pointe de l'organe ;
nous nous fondons sur la coïncidence de ce phénomène avec
le pouls des artères, et sur le résultat des vivisections et des
cas d'ectopie du cœur, par absence de sternum.

Dans plusieurs cas de cette nature, on a remarqué la projection de la pointe en avant pendant la systole. Il y a peu d'années, M. Cruveilhier a eu l'occasion d'en observer un exemple, et il a constaté ce qui suit, sur un enfant nouveau-né.
Nous croyons devoir citer textuellement le fait, dont la portée
est si grande :

« Le sommet du ventricule gauche, ou ce qui revient au
même, le sommet du cœur, décrit un mouvement de spirale
ou de pas de vis dirigé de droite à gauche et d'arrière en
avant ; c'est à cette contraction en spirale, qui est lente, graduelle et comme successive, qu'est dû le mouvement en avant
du sommet du cœur, et par conséquent la percussion de ce
sommet contre la paroi thoracique ; là systole ventriculaire
ne s'accompagne pas, comme je l'avais cru jusqu'alors, d'un
mouvement de projection du cœur en avant, et c'est la contraction du cœur en spirale qui détermine exclusivement le
rapprochement du sommet du cœur et des parois thoraciques.
La dilatation ou diastole ventriculaire s'accompagne d'un
mouvement de projection du cœur en bas ; ce mouvement a
été porté à son maximum lorsque l'enfant a été placé verticalement. Ce mouvement de projection est tellement prononcé,
qu'un moment j'ai pu croire que c'était pendant la diastole
ventriculaire qu'avait lieu la percussion contre les parois tho-

raciques ; cette idée m'était d'ailleurs restée d'une expérience
que j'avais faite autrefois sur des grenouilles ; mais l'examen
plus approfondi des phénomènes m'a démontré que c'était
bien pendant la systole ventriculaire et à la fin de cette systole qu'avait lieu la percussion du sommet du cœur contre la
paroi thoracique (1). » Nous avouons que nous avons de la
peine à croire que ce ne soit pas là le vrai mode normal des
mouvements du cœur. Ici, il n'y a pas moyen de nier que la
propulsion ne coïncidât avec la systole ; ou bien nous de-
manderions si l'absence de la paroi thoracique peut renverser complétement le temps de projection et celui de retrait
de la pointe de l'organe.

Cependant tous les cas de ce genre ne nous paraissent pas
être également favorables aux recherches physiologiques. Si
les partisans de M. Beau rejettent toute observation expérimentale, il nous sera bien permis de rejeter, à notre tour,
l'observation de Graux, dont on a fait quelque bruit, en 1855.
L'examen de cet homme, atteint d'une fissure congénitale du
sternum, a donné raison à toutes les théories ; c'est un signe in-
dubitable que l'on voyait fort mal les mouvements de son
cœur.

Nous croyons aussi, quoi qu'on en ait dit, que les expériences sur les animaux, grenouilles, petits et grands mammifères,
peuvent aider à la solution du problème. Si on ouvre la poitrine chez une grenouille, on voit très-aisément les mouvements du cœur ; on reconnaît qu'ils persistent pendant très-
longtemps, une demi-heure, une heure, avec beaucoup de
régularité, pourvu qu'on n'ait pas ouvert de gros vaisseaux et
provoqué d'hémorrhagie, et l'on n'a vraiment aucune raison
pour supposer que cette opération ait en rien dérangé le
rhythme des battements de l'organe. On voit alors ce qui
suit ; et nous faisons remarquer qu'on ne peut se tromper sur
l'état de réplétion ou de vacuité de l'organe, car le cœur, à
cause de la minceur et de la demi-transparence de ses parois,
est d'un blanc rosé quand il est vide, et noirâtre quand il est
plein de sang. On remarque donc ce qui suit : Le cœur plein

(1) *Gazette médicale*, août 1841.

est noir, sa face antérieure est convexe, sa pointe fortement
portée en arrière ; quand il se contracte, ce qui a lieu d'une
manière brusque, sa face antérieure devient concave, et la
pointe se porte fortement en avant en remontant un peu ; en
même temps toute la masse ventriculaire devient pâle. D'un
autre côté, si on applique le doigt sur le cœur, surtout chez
une grenouille vigoureuse, on sent de la manière la plus distincte une pression, un choc en avant et un état de rigidité de
l'organe au moment de la systole, et rien de semblable dans
la diastole.

Enfin, les expériences du comité de Dublin ne laissent aucun doute à l'égard de ces faits.

Nous regrettons de ne pas pouvoir traiter complétement
cette question physiologique, et de ne pas avoir l'espace nécessaire pour analyser le remarquable travail de MM. Chauveau et Faivre. Nous en tirerons cependant ce fait important :
c'est que le choc a lieu *pendant la systole*, bien que ces auteurs
ne l'attribuent pas particulièrement à la pointe du cœur.
Ce résultat nous suffit, au moins pour l'application clinique.

Tic tac du cœur perçu par la main. M. Bouillaud, qui étudie ce phénomène physiologique depuis dix ans environ,
n'a encore publié aucune de ses remarques sur ce sujet, et personne, à notre connaissance, ne s'en est occupé. Le savant
professeur veut bien nous permettre de consigner ici les résultats nouveaux et inédits qu'il a déjà obtenus.

Tout le monde sait qu'en appliquant la main sur la région
précordiale, on sent ce qu'on appelle les battements du cœur ;
mais on s'est, en général, borné à constater de la sorte le choc
de la pointe et à sentir la force, l'étendue, l'intensité de ce
choc ; on n'a pas été au delà. Cependant, si l'on palpe avec attention le cœur, on sent d'une manière distincte deux battements, deux mouvements rapprochés l'un de l'autre, et qui
donnent la sensation d'un tic tac si semblable à celui qu'on
apprécie par l'auscultation, qu'il semble qu'on *entende* le cœur
avec la main. Ce n'est pourtant pas un phénomène d'acoustique, c'est simplement la sensation du double mouvement
qui s'opère dans le cœur. Cette perception, obtenue par les

nerfs de la sensibilité générale, semble se transformer pour
l'observateur en un phénomène sonore ; elle est tout à fait
comparable à la perception des râles vibrants ou sonores, des
frottements qui se passent dans la plèvre et que l'on peut obtenir par l'application de la main ; elle ressemble aussi à
celle que donne le gargouillement intestinal non sonore ; on
sait, en effet, qu'en pressant sur l'abdomen, on croit souvent entendre du gargouillement, lorsqu'on ne sent en
réalité que le déplacement et les mouvements des gaz et
des liquides, que d'autres personnes n'entendent pas, parce
qu'elles ne les sentent pas. La perception des battements du
cœur dont nous parlons est un phénomène de même ordre ;
il rentre simplement dans la catégorie des phénomènes tactiles, aussi bien que la crépitation des os fracturés, de l'emphysème sous-cutané, etc.

Chez quelques individus, ce double mouvement est très-peu
prononcé ; chez d'autres il est si fort, qu'il semble qu'on tienne
le cœur dans la main, et qu'on le sente se contracter et se dilater alternativement.

Ces deux mouvements sont rapprochés l'un de l'autre et
suivis d'un repos assez long, le grand repos du cœur ; ils correspondent à la systole et à la diastole de l'organe, et sont isochrones au premier et au deuxième bruit.

Ils ont, comme les bruits du cœur, des caractères différents :
le premier est assez sourd, prolongé ; le second est plus bref
et plus sec ; tous deux ressemblent aux claquements qu'on perçoit en touchant un corps de pompe aspirante et foulante, et
qui sont dûs aux mouvements alternatifs des soupapes. Nous
les attribuons, comme les bruits du cœur, à la tension alternative des valvules, et nous leur conservons le nom de *claquements de soupape* ou *valvulaires* que leur donne avec juste
raison M. Bouillaud.

Ils n'ont pas le même siége : le premier est plus particulièrement perceptible à la pointe du cœur, le second à la base,
M. Bouillaud attribue le premier à la tension des valvules auriculo-ventriculaires pendant la systole du cœur, aussi cor-
respond-il au choc de la pointe ; le second a son maximum
d'intensité à la base du cœur et au niveau des orifices ventri-

culo-artériels; il se passe en effet dans ces orifices, et reconnaît pour cause la tension ou la chute des valvules sigmoïdes de l'aorte et de l'artère pulmonaire.

Chacun d'eux, par son siége et surtout par son caractère, est parfaitement en rapport avec la nature des valvules qui le produisent. Le premier mouvement est sourd, profond, et a quelque chose de gras qui rappelle l'épaisseur, la laxité plus considérable des valvules auriculo-ventriculaires. Ces caractères semblent dus aussi à ce que ces valvules sont insérées à des parois charnues, épaisses et molles. La sécheresse, l'éclat du second mouvement rappellent la minceur, la rigidité des valvules sigmoïdes, et l'on sent très-bien qu'il se passe dans des organes superficiels, à parois minces et d'une certaine fermeté (parois artérielles).

Les caractères de ces mouvements varient avec l'état des valvules et des parties sur lesquelles elles sont insérées ; ils prennent plus d'éclat si les valvules s'indurent, deviennent cartilagineuses ou osseuses ; ils sont étouffés, enroués, si elles s'épaississent, deviennent molles, etc. ; enfin ils disparaissent plus ou moins complétement, tantôt l'un, tantôt l'autre, si les valvules sont détruites, si elles cessent de jouer librement, etc. On peut tirer, au point de vue du diagnostic, de très-précieux renseignements des modifications de ces mouvements perçus par la main. Nous y reviendrons plus bas (1).

(1) Si l'on s'habitue, au moyen d'un long et attentif exercice, à l'exploration des divers mouvements du cœur, par l'application de la main (*toucher*, *palpation*), il devient facile de distinguer les mouvements de systole et de diastole ventriculaires des mouvements ou du jeu valvulaire, cause essentielle du double bruit connu sous le nom de tic tac du cœur, lequel, par conséquent, mérite encore mieux le nom de *tic tac valvulaire*, que nous lui donnons depuis longtemps. Rien, d'ailleurs, pour l'étude du phénomène nouveau qui nous occupe, comme pour celle de tous les phénomènes d'observation, ne peut remplacer l'exercice personnel, soit qu'il s'agisse en même temps de l'éducation de l'esprit ou de celle de l'intelligence, double éducation si laborieuse, et par cela même si souvent négligée ou incomplète.

Quoi qu'il en soit, depuis que notre attention s'est fixée sur l'exploration du jeu valvulaire par la méthode de la palpation, nous avons eu d'innombrables occasions de rechercher, d'apprécier, de déterminer exactement les modifications que présentent les mouvements ainsi perçus dans les principales lésions valvulaires, et de faire intervenir ces modifications dans le diagnostic de ces lé-

Bruits du cœur perçus par l'auscultation. Quand on place l'oreille sur la poitrine d'un homme sain ou sur celle d'un animal, on entend un double bruit qu'on nomme communément *tic tac* du cœur, et qui est dû aux mouvements de l'organe (*Tons du cœur*, Skoda). Ces deux bruits ne s'entendent presque jamais à distance ; ils sont rapprochés l'un de l'autre, séparés par un très-faible intervalle et suivis d'une interruption plus longue ; ils se reproduisent à intervalles égaux, et chaque double bruit correspond à une pulsation du pouls artériel. Il s'en produit environ soixante par minute, ce qui fait quatre doubles bruits pour une respiration. On les entend principalement à la région du cœur, et leur intensité décroît à mesure qu'on s'éloigne de ce point. Ces deux bruits ont chacun des caractères particuliers que nous devons étudier.

Caractères. Le premier bruit est assez sourd, prolongé, un peu profond ; on l'entend particulièrement au niveau de la pointe du cœur. Son maximum d'intensité est au-dessous du mamelon et un peu en dehors ; on lui donne, à cause de ces caractères, les noms de bruit *sourd, prolongé, inférieur*.

Le second est plus clair, plus superficiel, plus bref que le précédent, et il se perçoit surtout à la base du cœur, au niveau de l'articulation de la deuxième côte avec le sternum. Ce second bruit a reçu, par opposition avec le précédent, les dénominations de bruit *clair, bref, superficiel, supérieur*.

Quoique ces deux bruits aient un maximum d'intensité, l'un dans un point du thorax, l'autre dans un autre, ils n'en sont pas moins perceptibles tous deux dans toute l'étendue de la région précordiale et même au delà.

Rhythme. Ils sont séparés par un intervalle assez court qu'on nomme *petit silence* et suivis d'un plus grand, nommé *grand silence* du cœur.

Chaque couple de bruits avec les deux silences s'appelle un *battement* du cœur ou une *révolution* du cœur (Bouillaud), et chaque révolution correspond à une seule pulsation artérielle.

---

sions. Chaque jour, à notre clinique, on a pu nous voir annoncer l'état des valvules, après l'application de la main sur la région du cœur, et confirmer ensuite ce diagnostic, à la faveur des signes fournis par les autres méthodes d'exploration. (*Note communiquée par M. le professeur Bouillaud.*)

Après le grand silence un nouveau battement recommence. On a essayé de fixer la durée relative des silences et des bruits. Presque tous les physiologistes ont divisé la durée d'une révolution du cœur en diverses parties, comme on fait d'une mesure de musique. Cette détermination a peu d'importance. Voici néanmoins ce qu'on a avancé sur ce sujet :

M. Beau (1) compare un battement du cœur à une mesure à trois temps, dans laquelle le premier temps serait occupé par le premier bruit, le second par le deuxième bruit, et le troisième par le grand silence ; d'autres, tout en conservant la même comparaison, établissent que le premier temps est occupé par le premier bruit, le second temps par le petit silence et le deuxième bruit, le troisième temps par le grand silence. Dans la première opinion, le premier et le deuxième bruit pourraient être représentés chacun par une noire, et le silence par un soupir ; dans la seconde théorie, le premier bruit serait formé par une noire, le petit silence par un demi-soupir, le deuxième bruit seulement par une croche, et le grand silence par un soupir. Cette dernière appréciation, bien qu'un peu compliquée, nous parait être plus exacte que la première, car il est certain que le second bruit du cœur est plus bref que le premier. Ces comparaisons ne sont exactes que pour des battements d'une fréquence moyenne. En effet, la mesure est tout à fait dérangée quand les battements deviennent plus fréquents ou plus rares, et l'altération porte alors, pour la plus grande partie, sur le grand silence qui est allongé ou raccourci. Nous devons prévenir le lecteur que la notation adoptée par MM. Chauveau et Faivre (2) n'a aucune espèce de rapport avec le rhythme du cœur perçu par l'auscultation. En effet, les auteurs introduisent dans leur notation musicale la systole auriculaire, qui, pour celui qui ausculte, est absolument *aphone*.

Fréquence. Ces battements, à l'état normal, se reproduisent à des intervalles très-égaux et ordinairement tels, qu'il y a environ 60 révolutions par minute. Cette fréquence est un

_____

(1) *Traité expérimental et clinique de l'auscultation.* Paris, 1856.
(2) *Nouv. Rech. expér. sur les mouv. et les bruits normaux du cœur. Gaz. med. de Paris*, 1856.

peu plus considérable chez la femme que chez l'homme; elle
est d'autant plus grande chez les enfants, qu'on les observe
plus jeunes. A la naissance le pouls est en général de 120
à 130.

Pendant la vie intra-utérine, à l'époque où l'on commence
à entendre les battements, les pulsations seraient très-préci-
pitées, selon M. Bouillaud, tandis que beaucoup d'accoucheurs
assurent que la moyenne n'est pas plus élevée qu'au moment
de la naissance (minimum, 108; maximum, 160; moyenne,
133 : Pajot).

Chez l'homme, la fréquence du pouls a été certainement
exagérée. Il est plus commun qu'on ne le pense de trouver
des individus qui ont le pouls au-dessous de 60. M. Bouillaud fait remarquer chaque jour, à sa clinique, que beaucoup d'individus ont le pouls normalement à 56, 54, 48;
enfin, plus exceptionnellement, on trouve le pouls à 34, 32.
Il est fort important de remarquer les faits dont nous parlons,
car ces individus dont le pouls est rare peuvent, avec 60
ou 70 pulsations, avoir une fièvre très-vive.

Les battements du cœur ont avec la respiration un rapport
à peu près constant; on observe en général quatre battements
pour une respiration. Les affections du poumom altèrent fréquemment ce rapport en donnant trois et quelquefois deux
respirations pour un battement.

Intensité. Les battements sont d'autant plus énergiques et
plus faciles à entendre, que les individus sont plus maigres et
que la poitrine est plus étroite; aussi les perçoit-on facilement
chez les enfants, les jeunes gens et les femmes, plus difficilement chez les adultes, les hommes d'une grosse corpulence
ou chargés d'embonpoint; ils deviennent alors quelquefois si
faibles, qu'on ne les perçoit presque plus. Chez quelques-uns,
le premier bruit s'affaiblit souvent au point de disparaître;
on parvient cependant à le percevoir en faisant asseoir les
malades.

Étendue. Laënnec a un peu exagéré dans ce qu'il a dit à
propos de l'étendue des bruits du cœur, néanmoins il y a
quelques faits vrais. A mesure que l'oreille s'éloigne de la
région précordiale, les bruits du cœur s'affaiblissent; chez

l'adulte, ils s'entendent dans tout le côté gauche et antérieur
de la poitrine, ils s'affaiblissent du côté droit ; ils s'entendent
à peine à gauche et en arrière, et ils disparaissent absolument
à droite et en arrière. Chez les individus obèses, cette décroissance est bien plus rapide et plus complète, tandis qu'elle
est à peine sensible dans le cas de maigreur et chez les enfants ; dans ces circonstances, on entend le cœur partout. A
part ces exceptions, les dégradations suivent assez bien l'ordre
indiqué précédemment. En tenant de cette remarque un
compte rigoureux, on peut arriver à des indications quelquefois très-utiles : ainsi, par exemple, si l'on entend les bruits
du cœur transmis au sommet droit, en arrière, plus intenses
qu'au sommet gauche, on pourra en conclure, à peu près certainement, qu'il existe une lésion, une induration de cette
partie du poumon.

Laënnec a cherché aussi à établir que cette étendue est en
rapport avec le degré d'épaisseur des parois du cœur ; plus les
parois sont minces, plus les bruits s'étendent au loin ; mais
cette extension a lieu, en quelque sorte, aux dépens de l'intensité, car ils sont faibles partout.

La force, les caractères des bruits du cœur sont modifiés
par diverses causes. L'énergie et la fréquence s'accroissent
par un exercice violent ; les battements s'éloignent et s'affaiblissent quand le diaphragme s'élève et qu'il refoule le cœur
en arrière et entre les poumons. Quand l'estomac est distendu par des gaz, les battements du cœur prennent un timbre
argentin qu'on a appelé tintement métallique. Ce bruit est
loin de ressembler à celui du pneumo-thorax.

Théories des bruits du cœur. Nous ne croyons pas devoir
nous occuper de toutes les théories qui ont pour but d'expliquer les bruits du cœur ; elles sont déjà si nombreuses, qu'il
serait difficile d'en faire même l'énumération ; d'ailleurs elles
conviennent mieux à un traité de physiologie qu'à un livre du
genre de celui-ci. Nous sommes d'autant plus fondé à nous
exprimer ainsi, que nous ne croyons pas que ces théories, et
même la meilleure, aient une grande utilité pour le diagnostic.
En effet, on établit le diagnostic sans leur secours, et, bien

loin qu'elles y aient aidé en quelque chose, il faut toujours qu'elles se conforment après coup, qu'elles se plient aux phénomènes pathologiques.

Une fois la pathologie en possession de quelques faits de physiologie morbide, peu importe l'explication que l'on peut en donner; il faut compter avec ce fait; il a sa force, sa valeur, et il n'y a pas de théorie qui puisse en détruire l'importance. Un souffle existe à la pointe du cœur, et coïncide avec une lésion auriculo-ventriculaire; or, toute théorie qui ne serait pas en état de l'expliquer serait par cela même frappée d'impuissance.

Chaque théorie nouvelle, aussitôt après sa naissance, cherchant à se rendre compte de ces phénomènes, se modifie et se transforme jusqu'à ce qu'elle ait pu s'accommoder, plus ou moins, aux exigences des faits. Afin de n'être pas tout d'abord frappées de nullité, toutes cherchent des preuves de leur exactitude dans les faits pathologiques qu'elles doivent plus tard expliquer à leur tour. Or, l'utilité qu'on peut tirer de pareilles théories est plus que problématique; car expliquer des bruits anormaux par une théorie qui leur emprunte en partie sa démonstration, c'est faire certainement une pétition de principe.

Quoi qu'il en soit, nous croyons que, au milieu de ce conflit d'opinions, il y a une théorie plus conforme à la vérité que toutes les autres; cette théorie, c'est celle de M. Bouillaud et de M. Rouanet. Nous l'adopterons; nous nous en servirons pour exposer, et même expliquer plus facilement, plus clairement, les faits que nous voulons faire connaître. Voici en quoi consiste cette théorie, qui nous semble mille fois plus satisfaisante que celle proposée par M. Beau. Nous en empruntons l'exposé sommaire aux leçons de M. Bouillaud (1) :

Ces bruits résultent principalement de la tension alternative des valvules destinées à fermer les orifices. Le premier, celui qui coïncide avec la systole ventriculaire, avec le choc de la pointe du cœur contre la paroi thoracique et avec le pouls,

---

(1) *Traité clinique des maladies du cœur*, 2ᵉ édition, Paris, 1841, 1 vol in-8. — *Leçons sur les maladies du cœur*, professées par M. Bouillaud, à l'hôpital de la Charité, recueillies et rédigées par V. Racle, 1853.

est dû à la tension brusque des valvules auriculo-ventriculaires, qui se rapprochent et s'élèvent pour fermer l'orifice correspondant.

Le deuxième, qui suit le précédent à un très-faible intervalle, et qui se produit pendant la diastole, est déterminé par l'abaissement des valvules sigmoïdes des artères aorte et pulmonaire. La coïncidence du premier bruit avec la systole, et du second avec la diastole est démontrée par l'expérience suivante : On met à nu le cœur d'un animal vivant ; un observateur se charge d'ausculter le cœur et de compter *un* pour le premier bruit, *deux* pour le second ; une autre personne examine les mouvements du cœur et compte *un* pour la systole, *deux* pour la diastole ; et l'on peut remarquer alors, que les observateurs prononcent les mêmes mots *un*, *deux*, ensemble et avec le plus rigoureux isochronisme.

Si l'on pouvait détruire les valvules des orifices du cœur, il serait facile de montrer qu'elles sont une des causes les plus importantes de la production des bruits de cet organe ; mais il est très-difficile de faire une pareille expérience, et, d'un autre côté, si l'on parvenait à la réaliser, il ne faudrait pas beaucoup compter sur les résultats qu'elle pourrait amener : on comprend, en effet, combien une opération de ce genre jetterait de trouble dans l'organe cardiaque.

Ce que nous ne pouvons produire traumatiquement et brusquement, la nature le fait sans nous, d'une manière graduelle et sans porter de profondes perturbations dans les fonctions de l'organe, comme ferait une vivisection ; dans certains cas, en effet, elle altère et détruit les valvules, et il nous devient possible de constater dans les bruits du cœur des modifications dues à ces lésions. Sans entrer dans aucun détail à ce sujet, nous dirons seulement que toutes les fois que les valvules d'un orifice cesssent de fonctionner, par suite d'adhérences, de destruction, de raccourcissement, ou de toute autre altération, le bruit correspondant au temps où cette valvule aurait dû se fermer se trouve remplacé par un bruit nouveau, par un bruit de souffle, de râpe, de scie, etc.; ces faits démontrent aussi bien que les meilleures expériences que la formation des bruits dépend de ces valvules, puisqu'ils se modifient aussitôt qu'elles ont perdu leur intégrité. En sorte que nous considérons ces lésions pathologiques comme de très-bonnes *expériences* cliniques, et bien propres à nous éclairer sur la vraie cause du tictac du cœur. Ces deux bruits résultant de la tension des valvules, nous les nommons habituellement *claquements valvulaires,* à l'exemple de M. Bouillaud.

Peut-être d'autres causes viennent-elles s'ajouter à celles-ci, mais ce ne sont que des causes accessoires ; on en trouvera l'indication dans le résumé qui suit :

En résumé, les causes des bruits du cœur sont les suivantes :

1er *bruit.* — Systole ventriculaire. Redressement, tension brusque des valvules auriculo-ventriculaires et occlusion de l'orifice correspondant. Circonstance accessoire : ouverture des valvules sigmoïdes de l'aorte et de l'artère pulmonaire, et choc de ces valvules contre la paroi des vaisseaux.

2e *bruit.* — Diastole ventriculaire. Abaissement et tension brusque des valvules sigmoïdes des artères aorte et pulmonaire, et occlusion des orifices correspondants. Circonstance accessoire : relâchement des valvules auriculo-ventriculaires, et choc contre la paroi interne des ventricules correspondants.

RÈGLES A SUIVRE DANS L'EXAMEN DES MALADIES DU CŒUR.

Les unes sont relatives au malade, les autres au médecin :

1° Le malade sera au repos, couché ou demi-assis. Quand on voudra explorer le cœur, le tronc sera soutenu par des oreillers ; on évitera les positions gênantes qui peuvent provoquer des contractions des muscles de la poitrine ; nous avons vu des élèves prendre le murmure rotatoire des muscles pectoraux pour des bruits anormaux du cœur. Il sera souvent nécessaire de faire asseoir le malade, de le faire coucher alternativement sur un côté et sur l'autre pour produire des déplacements, etc. Dans tous les cas, on examinera à nu et sans aucun vêtement la région précordiale. Il faudra quelquefois faire suspendre la respiration, pour ne pas confondre les bruits, les mouvements respiratoires, avec ceux du cœur.

Quelquefois on ne peut examiner un malade qu'au bout de quelques jours, le trouble du cœur étant trop considérable pour qu'un examen fait dès la première visite puisse être utile. Il conviendra alors de faire reposer les malades, de leur donner même un peu de digitaline, etc. On réservera le diagnostic jusqu'à ce qu'on ait pu procéder à un examen complet.

D'autres fois c'est le contraire qu'il faut faire ; il est nécessaire de faire prendre un peu d'exercice au malade, de le fatiguer légèrement avant l'examen, afin de provoquer le développement de phénomènes anormaux qui, sans cette précaution, ne se produiraient pas. Nous avons vu un jeune malade chez lequel le cœur, à l'état de repos, paraissait sain, et qui, après un léger exercice, offrait un triple bruit très-manifeste.

2° L'observateur, après un interrogatoire sommaire, se placera à la gauche du malade ; il prendra connaissance, par un coup d'œil superficiel, de l'état de la face et de sa coloration, de l'état des jambes (œdème, etc.), du volume de l'abdomen ; il tâtera le pouls en même temps ; il procédera ensuite à l'examen du cœur par l'inspection, la palpation, la percussion et l'auscultation ; il étudiera ensuite avec détail tous les organes, et rapprochera les résultats observés de ceux fournis par le cœur ; il terminera enfin en complétant l'interrogatoire, et le faisant porter surtout sur les maladies qui ont pu exister antérieurement, comme rhumatismes, pleurésies, etc. ; si cela est nécessaire, il s'occupera de la santé des parents, etc., etc.

Quant à l'examen local, nous recommandons de suivre méthodiquement l'ordre que nous allons indiquer, parce qu'il abrége les recherches. L'auscultation du cœur a bien plus de chances de donner de bons résultats, si elle a été précédée de la percussion, de l'inspection, etc., que si elle est pratiquée tout d'abord. Quelquefois le diagnostic est fait par l'inspection ou la palpation, avant que l'auscultation soit intervenue. En voici un exemple : Un de nos élèves, examinant, il y a peu de temps, un malade, commençait ses recherches par l'auscultation ; il ne trouvait qu'un bruit de souffle au premier temps, bruit fort étendu et sans caractères particuliers. Nous lui fîmes recommencer ses recherches en lui recommandant d'inspecter, de palper la région précordiale avant d'ausculter. En

procédant à la palpation, il sentit un frémissement vibratoire et des battements distincts de ceux du cœur, dans le
côté droit du thorax, et il annonça de suite qu'on pouvait
croire à l'existence d'un anévrysme de l'aorte, ce qui était en
effet. Dans ce cas, l'auscultation ne lui avait rien appris, tandis que la palpation l'avait mis sur la trace de l'affection existante. En conséquence, nous recommandons un ordre méthodique et une investigation sévère et rigoureuse.

SYMPTOMES ET SIGNES DES MALADIES DU CŒUR.

Nous suivrons la division que nous avons adoptée pour les
maladies du cerveau, c'est-à-dire que nous étudierons successivement : l'*habitude extérieure du corps*, les *symptômes locaux*,
les *symptômes éloignés*, et les *phénomènes généraux* des maladies du cœur.

CHAPITRE PREMIER

DE L'HABITUDE EXTÉRIEURE DU CORPS.

Il y a certainement, chez les individus affectés de graves
maladies du cœur, un état particulier, une manière d'être extérieure du corps, qui, dès l'abord, fixe l'attention du médecin
sur une lésion de l'organe central de la circulation; il y a
donc un *type cardiaque* (*facies propria*, Corvisart), comme il
y a des types cérébraux et abdominaux. Mais, il faut le dire,
ce type est loin d'avoir cette généralité que Corvisart lui
attribuait : d'abord, il ne se présente jamais dans les affections
aiguës, et, pour ce qui est des maladies chroniques, il ne se
montre que dans quelques-unes d'entre elles seulement. Cependant, comme les maladies où il se manifeste forment la
très-grande majorité des cas observés dans la pratique, nous
ne pouvons pas passer sous silence un renseignement aussi
précieux. C'est ce type que M. Beau nomme *asystolie*.

Les malades, affectés de ce que M. Bouillaud nomme une
maladie chronique organique, comme une hypertrophie, un

rétrécissement d'orifice, une dilatation des cavités droites, présentent ordinairement l'état suivant : Peu de changement dans l'état d'embonpoint du corps, facies généralement congestionné, d'un rouge vif ou d'une teinte vineuse, lèvres livides, dilatation variqueuse des veinules des lèvres, du nez, des joues, des conjonctives; dans le degré le plus avancé de ces affections, la face devient bouffie, d'une teinte jaune, cireuse; les paupières, et particulièrement la paupière inférieure, sont tuméfiées, demi-transparentes; les veines du col sont dilatées, toujours distendues, plus flexueuses que de coutume. La peau du corps est jaunâtre et d'un ton mat. Il y a de l'œdème des extrémités inférieures; l'abdomen est volumineux. La respiration est courte, fréquente, anxieuse; les malades ne peuvent pas monter un escalier, à cause de la dyspnée et des palpitations qu'ils éprouvent. Quelquefois syncopes, congestions cérébrales, spasmes, accès d'asthme, hémorrhagies nasales, pulmonaires, intestinales. Pouls presque toujours troublé, ou trop fort ou trop faible, et jamais dans un rapport exact avec la taille du sujet et le volume apparent du cœur. Quelquefois aphonie, toux habituelle.

Dans un degré plus avancé : gêne extrême de la respiration, anxiété, agitation; accès d'asthme; impossibilité de se coucher; les malades passent la journée, la nuit sur un fauteuil ou près d'une fenêtre, quelquefois sur leur lit, les jambes pendantes.

Persistance des accidents; amélioration lente, rechutes faciles.

Ces caractères, qui frappent au premier abord, ne manquent pas d'attirer l'attention sur une maladie du cœur, mais ils n'en précisent ni la nature ni le siége.

Il y a quelques autres accidents qui, quoique plus isolés, doivent aussi faire soupçonner une maladie du cœur; tels sont : d'œdème des membres inférieurs, l'anasarque, l'ascite, l'hypertrophie du foie, l'albuminurie, les phénomènes de la cirrhose, une hémorrhagie cérébrale, une apoplexie pulmonaire.

Enfin, un individu présentera un rhumatisme, une pleurésie, une pneumonie; quoiqu'il n'y ait là rien de l'habitude extérieure des maladies du cœur, on devra néanmoins recher-

15.

cher s'il n'y en a pas, car la coïncidence est extrêmement fréquente, ainsi que l'a établi M. Bouillaud ; et, d'un autre côté,
les complications cardiaques ont alors si peu de phénomènes
extérieurs apparents, qu'il faut les chercher ; elles ne se présentent pas et ne s'accusent pas par des symptômes tranchés,
comme la pneumonie se décèle par la douleur, la variole par
des vomissements et de la rachialgie, etc.

CHAPITRE II

SYMPTOMES OU SIGNES LOCAUX.

Les uns sont physiques, les autres fonctionnels.

ART. I. — SYMPTOMES PHYSIQUES.

Ils se divisent naturellement en quatre classes, fondées sur
les méthodes d'examen qu'on peut mettre en usage dans la
pratique. La conformation de la région précordiale ne permet
pas d'apprécier directement le volume, la forme, les rapports
du cœur, comme cela se fait pour les organes abdominaux. On
n'obtient ces renseignements que par une voie détournée,
c'est-à-dire en employant les procédés de l'auscultation, de la
percussion, etc.; et, par conséquent, on ne peut pas séparer
les résultats qu'on désire obtenir des procédés qui servent à
les trouver.

Nous étudierons donc successivement les signes qui sont
fournis par l'*inspection*, la *palpation*, la *percussion*, et l'*auscultation*.

§ I — Signes fournis par l'inspection.

A l'aide de l'inspection, on reconnaît la *voussure* de la région
précordiale, sa *dépression*, l'*écartement des côtes*, le *choc du
cœur*, les *battements de l'épigastre*.

I. — DE LA VOUSSURE DE LA RÉGION PRÉCORDIALE.

Chez un homme bien fait, les deux côtés de la poitrine sont égaux et parfaitement symétriques, en avant et en arrière, et la région du cœur ne se fait remarquer par aucune modification particulière de forme ; mais il n'en est plus de même dans l'état pathologique ; cette région peut s'élever d'une manière visible, ce qui constitue alors la *voussure*.

Caractères. La voussure qui tient aux affections du cœur est située à gauche du sternum, et en dedans du mamelon. Cette saillie est formée, tout à la fois, par la projection en avant des cartilages des côtes, et par l'effacement des espaces intercostaux qui sont moins déprimés, moins creux que ceux du côté opposé. Nous ne saurions admettre qu'elle dépende de la paralysie sur les muscles intercostaux, comme le dit M. Gendrin (*Maladies du cœur*, p. 365). Dans les cas de voussure simple ou commençante, ces espaces seuls sont élevés lorsque les côtes ne sont pas encore projetées en avant. Elle s'étend généralement de la troisième à la cinquième ou sixième côte ; souvent elle n'est bien prononcée que vers la base, tandis qu'à la pointe il y a une sorte de dépression, et réciproquement. Son étendue varie donc de quelques centimètres à un décimètre ; elle est généralement plus longue que large. Sa forme est celle d'une convexité fort légère, peu saillante au centre, à bords plus ou moins nettement arrêtés ; chez quelques individus elle se confond avec la saillie du bord inférieur du grand pectoral, quelquefois facile, le plus ordinairement difficile à apprécier ; on se placera donc successivement à gauche et à droite du malade, pour comparer le volume des deux côtés du thorax ; mais il vaut mieux faire coucher très-symétriquement le malade, se mettre au pied de son lit, et examiner comparativement les deux côtés de la poitrine ; on peut également faire cet examen, le malade étant assis ou debout.

On a conseillé, pour constater la voussure précordiale, de mesurer la poitrine avec un ruban métrique. (Voyez *Mensuration* dans les maladies des poumons.) Ce moyen est absolument infidèle. La voussure n'est jamais assez prononcée, à moins de cas tout à fait exceptionnels, pour donner une diffé-

rence, en faveur du côté gauche de la poitrine, de plus de
1 centimètre et demi à 2 centimètres. Or, les différences normales entre les côtés de la poitrine peuvent aller jusque-là, et,
de plus, les erreurs d'observation peuvent donner aussi le
même chiffre ; il s'ensuit que, si dans un cas de voussure réelle
du cœur on trouvait, en faveur du côté gauche de la poitrine, une augmentation de 2 centimètres, on serait tenté de
ne l'attribuer qu'à une erreur d'observation ou à une conformation particulière du thorax ; de sorte que, loin d'être un
auxiliaire utile, la mensuration deviendrait alors une source
d'erreur. On dira que, dans quelques cas, la voussure est telle,
qu'on peut trouver une dilatation de plusieurs centimètres ;
nous ne le nions pas, mais, quand il en est ainsi, elle est suffisamment visible, et alors la mensuration est inutile. Nous
considérons donc la mensuration comme infidèle ou super-
flue.

Caractères différentiels. Avant d'établir la valeur de la voussure, nous devons mentionner les circonstances où elle peut
être produite par d'autres causes que les maladies du cœur. Il
y en a quatre principales : une conformation naturellement vicieuse de la poitrine, l'emphysème pulmonaire, la pleurésie,
la saillie des muscles pectoraux.

Sénac, il y a déjà longtemps, avait signalé une conformation vicieuse du thorax commune à quelques individus, et
dans laquelle on remarque une voussure ou incurvation des
côtes au-devant du cœur, mais il n'avait guère porté son observation plus loin. M. Piorry a repris dernièrement ce sujet,
et a fait voir que cette disposition est ordinairement liée à une
incurvation de la colonne vertébrale, qui forme une légère
convexité du côté gauche. Par suite de cette disposition, les
côtes gauches sont reportées en avant, et elles subissent une
flexion au niveau de l'articulation avec leurs cartilages ; il y a
alors une insymétrie prononcée, qui n'est pas seulement visible au niveau du cœur, mais qui affecte tout le thorax et
se traduit en arrière par une disposition inverse de celle qu'on
remarque en avant ; là, en effet, l'angle des côtes du côté droit
est saillant, tandis qu'il est un peu déprimé à gauche. Cette
espèce de distorsion a des caractères si tranchés, qu'il est inu-

tile que nous y insistions. S'il n'y a aucun autre phénomène du côté du cœur, il sera très-facile d'en reconnaître la véritable origine ; mais elle peut être cause de quelques difficultés chez des malades chlorotiques et qui se plaignent de palpitations ; on s'attachera alors à l'examen des phénomènes concomitants et aux phénomènes fournis par la percussion.

L'emphysème pulmonaire donne aussi lieu à une voussure qui peut d'autant mieux simuler celle du cœur, qu'elle siége très-souvent au bord antérieur des poumons ; mais cette élévation est toujours accompagnée d'une sonorité extrême, et de plus, il est rare qu'elle occupe seulement la région précordiale ; elle siége en effet aussi souvent à droite qu'à gauche, et plus fréquemment dans les régions sus et sous-claviculaires ; enfin l'auscultation lèvera tous les doutes en signalant des troubles respiratoires, la faiblesse du mouvement d'inspiration, l'expiration prolongée, des râles sibilants, et l'absence de phénomènes anormaux du côté du cœur, etc. Nous avons vu souvent l'emphysème accompagner les maladies du cœur, mais il est fort rare alors que le poumon passe au-devant du cœur ; celui-ci, au contraire, se dégage du poumon, émerge en quelque sorte, pour venir toucher la paroi de la poitrine, et forme une voussure résistante et mate à la percussion.

Nous avons vu, au numero 8 de la salle Saint Jean de-Dieu (service de M. Bouillaud), un malade atteint d'emphysème et d'hypertrophie du cœur, qui présentait en même temps les deux genres de voussure. Il était facile de distinguer celle qui appartenait à chaque affection : la poitrine était généralement globuleuse ; il y avait, en avant et des deux côtés, de la voussure sus et sous-claviculaire. Celle du côté gauche se confondait avec celle du cœur ; mais au niveau de cet organe, de la deuxième côte à la cinquième, le soulèvement était plus fort, les côtes étaient écartées, elles résistaient plus fortement à la pression, et il existait une forte matité précordiale.

Cependant il peut y avoir de la difficulté à reconnaître si la voussure tient au cœur ou au poumon, quand celui-ci s'interpose entre le cœur et le thorax, ce qui se voit quelquefois.

Un épanchement pleurétique peu étendu, circonscrit par des adhérences, peut aussi induire en erreur, mais il est rare qu'il ne se prolonge pas en bas et en dehors; alors on ne saurait rapporter au cœur la voussure qu'il détermine.

Nous ne faisons que mentionner la voussure qui peut être due à un excès de volume des muscles pectoraux. Chez les individus très-développés, cette espèce d'hypertrophie peut en imposer au premier abord; mais on reconnaît, par la palpation, que les côtes ne sont pour rien dans la saillie en question.

Maladies dans lesquelles la voussure se rencontre. — Valeur diagnostique.

La voussure dépendant des maladies du cœur se rencontre surtout dans l'hypertrophie, la péricardite avec épanchement, l'endocardite, les tumeurs anévrysmales de l'aorte.

Celle de l'**hypertrophie,** et qui dépend du volume augmenté du cœur, est ordinairement assez élevée, quelquefois générale, quelquefois bornée à la base de l'organe; elle résiste beaucoup à la pression, et offre une matité qui n'est pas aussi absolue que celle d'un épanchement. Le cœur est d'ailleurs sous la main et sous l'oreille; on en sent les battements. Enfin elle est permanente : ce caractère a une grande importance.

Dans la **péricardite avec épanchement,** la voussure ne se manifeste que quand il y a une grande quantité de liquide, 500 à 1,000 grammes; une quantité de 100 à 200 grammes ne la produit pas d'une manière sensible. Elle est plus générale, plus étendue que dans le cas précédent, et jamais limitée à la base; elle est mate à la percussion, *tanquam percussi femoris*; le cœur ne se sent plus, on ne l'entend plus que dans l'éloignement. Enfin cette voussure se modifie facilement, et quelquefois avec une rapidité surprenante; une saignée copieuse la fait quelquefois disparaître. M. Bouillaud insiste avec raison sur ce caractère, et nous l'avons observé nous-même bien des fois. Ces changements rapides mettent souvent des médecins dans un grand embarras, surtout dans les hôpitaux. Un malade affecté de péricardite avec voussure entre le soir à l'hôpital, on lui fait une saignée; le lendemain on annonce l'existence d'une voussure, on la cherche, mais elle n'existe plus; on croit avoir été dupe d'une illusion, et l'on peut passer, aux yeux des assistants, pour avoir porté un diagnostic erroné.

Nous avons dit plus haut que la persistance de la voussure est le propre de l'**hypertrophie**. Voici un cas où ce caractère a été extrêmement utile.

Un homme de trente ans, couché au numéro 17 de la salle Saint-Jean de Dieu (service de M. Bouillaud, juin 1853), était affecté de pleurésie gauche avec épanchement abondant; le jour de l'entrée, on constata une forte voussure précordiale avec matité, éloignement des bruits du cœur, et l'on diagnostiqua, en outre de la pleurésie, un épanchement dans le péricarde. Plusieurs saignées générales et locales procurèrent, en quelques jours, la résorption des deux épanchements; il se manifesta un frottement péricardique très-prononcé, mais la voussure persista; on songea alors à une hypertrophie du cœur, et l'on apprit en effet que, depuis plusieurs années, le malade avait des accidents du côté de cet organe. L'abaissement de la pointe, des bruits anormaux, un œdème des jambes, qu'on n'avait pas su expliquer jusqu'alors, confirmèrent ce diagnostic, sur la voie duquel on avait été mis par la persistance de la voussure.

Ainsi cette persistance sera un caractère différentiel très-utile entre les péricardites et les hypertrophies.

Pourtant il ne faut pas méconnaître que les épanchements chroniques (hydropéricarde et péricardite chronique) donnent aussi lieu à une voussure persistante, mais ces cas sont toujours rares en comparaison des deux précédents.

C'est surtout aux travaux de M. Louis et de M. Bouillaud qu'on doit la connaissance de la voussure dans la péricardite et dans l'hypertrophie.

L'endocardite, selon M. Bouillaud, donne aussi lieu à une voussure, qui serait alors le résultat de la tuméfaction fluxionnaire du cœur, et d'un épanchement extra-cardiaque dû à la péricardite qui accompagne si habituellement l'endocardite.

Nous ferons remarquer, en terminant, que toutes les maladies, et même les hypertrophies, les épanchements, ne donnent pas toujours lieu à la voussure, et que l'absence de ce phénomène ne prouve pas contre l'existence de ces maladies. En effet, dans l'hypertrophie, la voussure ne se manifeste que quand le cœur a un volume déjà considérable, et qu'il est à l'étroit dans la poitrine ; et, d'un autre côté, il peut arriver qu'au lieu d'émerger entre les poumons, le cœur plonge entre eux, si l'on peut ainsi dire, et se cache plus ou moins dans la profondeur de la poitrine. Quant à la péricardite, la voussure ne commence à apparaître que lorsque le liquide est en grande quantité, et quand il ne se porte pas, comme cela a quelquefois lieu, à gauche ou à droite, ou en bas, en refoulant le diaphragme.

II. — DE LA DÉPRESSION DE LA RÉGION PRÉCORDIALE.

Rétrécissement de la région précordiale (Bouillaud).

Ce phénomène n'a été, jusqu'à ce jour, rencontré que dans les adhérences générales du cœur au péricarde, et il se produit par le même mécanisme que l'affaissement d'un côté de la poitrine à la suite des pleurésies. C'est toujours le résultat de la péricardite. Lorsque la résorption du liquide s'est faite, et que des adhérences fixent le cœur aux deux côtés du médiastin et au diaphragme, celles qui s'étendent du cœur à la paroi thoracique forcent celle-ci à se déprimer pour s'appliquer sur le cœur. Ce phénomène, pour avoir une certaine valeur, doit être bien prononcé et accompagné de quelques autres caractères, comme le défaut de choc distinct de la pointe, l'impossibilité de son déplacement, des bruits étouffés, particulièrement au second temps, une sorte de mouvement confus du cœur, l'absence des claquements valvulaires perçus par la main. Quelquefois une dépression se manifeste à l'épigastre pendant la systole.

On n'oubliera pas que le foie, devenu volumineux, peut élever le côté droit du thorax au voisinage du sternum, de façon à faire paraître la région précordiale comme déprimée.

M. Bouillaud considère cette dépression comme l'indice d'une adhérence *étroite* du cœur au péricarde.

Ce signe a été indiqué par MM. Barth (1), Bouillaud (2), et par Aran (3).

III. — DE L'ÉCARTEMENT DES CÔTES.

L'inspection fait encore reconnaître, ainsi que la palpation, un notable écartement des côtes, dans tous les cas où il y a augmentation de volume et saillie en avant du cœur, ou quand il existe des produits anormaux dans le péricarde. La distance entre deux côtes peut être de moitié plus grande que dans l'état normal. Cet écartement se remarque aussi bien à la pointe qu'à la base.

Quelquefois il porte surtout sur l'espace intercostal où bat la pointe du cœur, et alors cette pointe, quoique abaissée, ne dépasse pas le quatrième ou le cinquième espace, mais elle est toujours plus ou moins en bas et en dehors du mamelon. On tiendra donc compte de cet élément quand on voudra juger absolument, et non relativement, de l'abaissement de la pointe.

Dans le cas de battements énergiques, si l'on ne voit ni l'abaissement dont il est question, ni la voussure, ni l'écartement des côtes, on peut croire à des battements purement nerveux du cœur. (Voir pour plus de détails l'article *Palpitations.*)

IV. — DU CHOC DE LA POINTE ET DE LA PAROI ANTÉRIEURE DU CŒUR CONTRE LE THORAX.

Nous sommes obligé de décrire ici, tout à la fois, ce qui peut être reconnu par la vue et par le toucher, car il est difficile d'isoler les renseignements fournis par ces deux modes d'examen.

Dans l'état normal, la pointe bat dans le quatrième espace

(1) *Archives gén. de médecine*, 1835.
(2) *Traité clinique des maladies du cœur*, 2e édit., 1841.
(3) *Manuel prat. des mal. du cœur.* Paris, 1842.

intercostal, quelquefois dans le cinquième, et en dedans du mamelon ; et il n'y a que ce battement qui soit appréciable. Dans l'état pathologique, des changements s'opèrent dans ce choc de la pointe ; et, de plus, le cœur peut battre par une partie de l'étendue de sa paroi antérieure ; enfin, quelques autres battements isochrones à ceux du cœur peuvent se faire dans différents points.

Choc de la pointe.

Il a lieu dans une étendue de la grandeur de l'ongle : il est bref, bien frappé, et l'on sent qu'ensuite la pointe se détache, se décolle nettement et brusquement ; son intensité est moyenne ; on le voit facilement ; il soulève médiocrement le doigt, mais il ne communique aucun mouvement au stéthoscope ni à la tête. Dans les maladies il varie dans sa force, son étendue, son siége et sa netteté.

Force. Dans les **battements nerveux** il devient quelquefois très-fort, dur, mais il est presque toujours aussi brusque, aussi bien arrêté que dans l'état normal, et de plus il conserve son siége habituel. Dans l'**hypertrophie** avec **épaississement** des parois il est aussi plus fort, quelquefois très-énergique, mais il semble que la pointe reste plus longtemps appliquée contre le doigt, qu'elle se détache incomplétement, que le retrait de l'organe est moins prononcé. Dans les premiers moments de la **péricardite**, quand il n'y a encore que des fausses membranes molles, la force du choc reste la même, mais la pointe se décolle difficilement et semble comme engluée ; plus tard, quand il se forme un épanchement, le choc s'éloigne peu à peu et disparaît. Nous avons dit cependant qu'il ne disparaît que quand l'épanchement est considérable ; dans ces cas, en faisant asseoir le malade, et forçant par conséquent le cœur à se rapprocher de la paroi thoracique, on peut faire reparaître le choc, sinon en totalité, du moins en partie. Dans les **adhérences générales** du cœur, ce choc disparaît quelquefois, ou bien se transforme en une espèce d'ondulation qui n'est plus une impulsion réelle.

Étendue. Elle est proportionnée à la force des battements

du cœur; mais surtout à la forme de la pointe. Dans les **hypertrophies sacciformes**, la pointe bat dans un espace qui devient large comme une pièce de *un* ou *deux francs*, circonstance qui coïncide presque toujours avec un notable élargissement de l'espace intercostal correspondant. M. Bouillaud fait souvent remarquer ce phénomène qui n'a encore été indiqué nulle part, et sur lequel il n'a rien publié.

Siége. Quand le cœur augmente de volume, il change de position et de rapports, principalement par sa pointe, qui en est la partie la plus mobile, ainsi que nous avons eu soin de le faire remarquer dans nos considérations préliminaires. On disait autrefois que le cœur *tombe* sur le diaphragme. Il n'y a rien de réel dans cette chute prétendue, car la base de l'organe ne se déplace pas, mais voici comment on doit entendre ce fait : reposant sur le diaphragme, qui se déprime assez difficilement, le cœur, en augmentant de volume, glisse par son sommet dans le sens de l'obliquité qu'il affecte déjà ; ce sommet se porte en bas et à gauche, l'organe devient tout à fait transversal, et se couche sur son bord droit. Alors on voit et l'on sent la pointe plus ou moins déviée suivant l'augmentation de volume. Dans les premiers temps, elle se cache derrière la cinquième et la sixième côte; alors on la voit difficilement, et il faut, pour la trouver, la rechercher par la palpation : on recourbe le doigt en crochet et on l'enfonce doucement entre les côtes comme si on voulait les contourner. A un degré plus avancé, elle se place dans l'espace intercostal inférieur à celui où elle se trouve d'habitude, et dans le prolongement de la ligne verticale du mamelon; enfin elle dépasse cette ligne et se porte plus ou moins en dehors. Elle peut dévier ainsi de 4, 5, 6 centimètres de son siége normal. Nous ne l'avons jamais vue au-dessous du sixième espace intercostal, ce qui tient sans doute à la résistance du diaphragme.

On comprend que ce choc, dans un endroit inférieur au lieu normal, pourrait aussi tenir à une tumeur surajoutée à la pointe de l'organe, comme cela a lieu habituellement dans les **anévrysmes vrais du cœur**, qui siégent, sinon toujours, du moins souvent à la pointe ; mais ce fait n'a pas été noté avec précision jusqu'à présent, de sorte qu'on ne peut rien affirmer à cet égard ; et comme, d'ailleurs, les signes des cardiectasies partielles ne sont rien moins qu'obscurs, on ne pourra inférer de l'abaissement du choc rien autre chose que ce que nous avons exposé jusqu'à présent.

En résumé, on tire un grand profit de l'étude du déplacement de la pointe du cœur, de l'étendue, de la force de son impulsion. Nous ajouterons, en terminant, que presque toujours cette pointe se déplace un peu à droite ou à gauche si l'on fait coucher le malade alternativement sur l'un et sur l'autre côté, et qu'elle ne se déplace pas de la sorte dans les **adhérences**. Ce petit signe peut avoir quelque importance dans les cas où, malgré les adhérences, on sent encore les battements d'une manière distincte.

Choc de la paroi antérieure et des divers autres points du cœur.

Dans les **hypertrophies considérables**, tous les points du cœur battent contre les organes environnants, et leur communiquent un ébranlement plus ou moins considérable : ce n'est plus alors un phénomène local comme le précédent, c'est un choc de la masse, de la totalité de l'organe. Dans les cas les moins tranchés on voit dans l'espace intercostal, situé au-dessus de celui de la pointe, un choc plus ou moins fort et étendu ; il faut y faire bien attention et ne pas le prendre pour celui de la pointe, qu'on pourrait alors supposer n'être pas abaissée. Nous voyons journellement des personnes prendre ce choc pour celui du sommet du cœur : en y regardant bien cependant, on voit deux pulsations distinctes, séparées par une côte, et le choc inférieur est toujours, sinon le plus visible, du moins le plus fort. Dans des cas plus prononcés, les battements ont lieu tout le long du bord gauche du sternum ; les malades les perçoivent eux-mêmes, et quelquefois si haut, qu'ils croient sentir leur cœur *battre dans la gorge*. Dans ces cas extrêmes il n'est pas rare de voir des battements transmis à la base du col d'une part, et au creux épigastrique de l'autre ; alors tout le thorax est agité d'un battement continuel, d'une secousse qui fait mal à voir et dont les malades sont fatigués au delà de toute expression.

Tous ces phénomènes appartiennent aux seules hypertrophies du cœur, mais leurs caractères ne suffisent pas pour permettre d'en préciser le siége et la nature, peut-être pourrait-on dire que, quand ces grands battements occupent particulièrement la pointe, ils annoncent plutôt une **hypertrophie des ventricules** ; quand ils siégent à la base, ils indiquent une **hyperthrophie des oreillettes,** et à l'épigastre une **dilatation des cavités droites.**

Quelques observations de l'ouvrage de M. Bouillaud (2ᵉ édit., t. I, p. 175 et suiv.) établissent en effet que des mouvements de choc ou d'ondulation, liés à des lésions des oreillettes, occupaient la base du cœur et jusqu'à la région sous-claviculaire; et, d'un autre côté, nous avons plusieurs fois, en présence de battements épigastriques, diagnostiqué des affections des cavités droites, affections dont l'autopsie a confirmé l'existence.

Ce choc, que, jusqu'à présent, nous avons toujours trouvé *dans la systole,* peut avoir lieu *dans la diastole.* M. Bouillaud est le seul médecin qui ait jusqu'à présent appelé l'attention sur ce sujet. Nous lui empruntons (1) tout ce qui s'y rapporte :

« Laënnec enseigne que l'impulsion du cœur n'est sentie que dans le moment de la systole des ventricules, qu'elle est par conséquent *unique, simple,* et non *double,* comme le bruit du cœur. Cela est très-vrai dans l'immense majorité des cas, mais non dans tous, et peut-être de nouveaux viendront-ils démontrer que la diastole ventriculaire produit, plus souvent que nous ne l'avons encore observé nous-même, un mouvement distinct de choc et d'impulsion contre la poitrine, sans que toutefois ce choc puisse jamais égaler en force celui qui accompagne la systole. Un phénomène bien plus curieux encore, c'est que, pour une seule impulsion de la systole, il peut y avoir deux impulsions correspondantes à la diastole. Entre autres exemples de cette particularité assez extraordinaire, je citerai le suivant. Chez une femme... la main appliquée sur la région précordiale distinguait trois mouvements : le premier et le plus fort correspondait au pouls et au premier bruit, à la

---

(1) *Traité des maladies du cœur,* 2ᵉ éd., t. I, p. 173.

systole par conséquent ; les deux autres succédaient coup sur coup au premier, et étaient isochrones à la diastole. L'œil fixé sur la région précordiale apercevait les trois battements indiqués, les deux derniers toutefois moins nettement que le premier. Enfin, si l'on regardait attentivement la tête d'une personne qui explorait les battements du cœur par l'application immédiate de l'oreille, on voyait qu'elle était agitée d'un triple mouvement pour une seule pulsation de l'artère radial.»

Enfin M. Bouillaud ajoute que, si la systole auriculaire n'est pas accompagnée d'impulsion à l'état normal, il n'en est pas de même dans certaines maladies. Chez une femme affectée d'une énorme hypertrophie du cœur, avec induration de la valvule mitrale, on voyait distinctement un mouvement d'impulsion communiqué à la région sus-mammaire gauche (deuxième et troisième espace intercostal). Ce mouvement, qui ne pouvait être attribué qu'à la systole de l'oreillette gauche dilatée et hypertrophiée (les battements ventriculaires se faisaient sentir à deux pouces plus bas), alternait avec un autre qui répondait à la diastole. Ce double mouvement imitait celui que présente le cœur mis à découvert.

Toutes les maladies et toutes les formes des maladies du cœur ne présentent pas de choc; mais l'absence du phénomène n'indique pas l'absence de maladie du cœur. Nous avons déjà parlé de ces hypertrophies où le cœur se retire, en quelque sorte, dans l'intérieur de la poitrine, et de celles où, étant à l'étroit, il ne se meut que d'une manière confuse.

On remarque quelquefois dans le thorax des battements isochrones à ceux du cœur et qui ne sont pas produits, au moins directement, par cet organe. Les anévrysmes de l'aorte et les tumeurs encéphaloïdes volumineuses les présentent à un haut degré.

Il est excessivement rare que les **anévrysmes de l'aorte** se développent au-devant du cœur et que leurs battements se confondent avec ceux de cet organe. Quelquefois, il est vrai, il se forme des anévrysmes dans la portion de l'aorte qui est comprise dans le péricarde, mais ils se rompent presque toujours avant d'avoir acquis un volume assez fort pour donner des battements et même aucun symptôme propre à en révéler l'existence à l'extérieur. Cette espèce d'anévrysme n'a jusqu'à présent jamais été reconnue qu'à l'autopsie. Mais il n'en est pas de même de ceux qui naissent de la crosse de l'aorte, en dehors du péricarde. Ceux-ci peuvent acquérir un développement quelquefois considérable, et ils se manifestent alors par des battements et quelques autres symptômes ; il est alors possible d'en reconnaître l'existence. C'est, du reste, moins par des phénomènes d'auscultation que par des phénomènes d'impulsion qu'ils se manifestent. Le choc qu'ils déterminent se perçoit longtemps avant qu'ils aient assez de volume pour donner lieu à une voussure et à un amincissement des os et des parois membraneuses du thorax ; on le perçoit dans des points variables, mais toujours plus ou moins éloignés du cœur. Il y a donc alors *deux centres de battements*, l'un qui correspond au cœur et qui siége dans le lieu normal, l'autre qui dépend de l'anévrysme et se perçoit, soit à droite du sternum, soit sous les clavicules, soit à la partie inférieur du col ; on en a senti quelquefois dans l'aisselle et jusque dans la région dorsale. Entre ces deux centres il y a un espace où les battements manquent plus ou moins complétement. A mesure qu'on se rapproche du cœur, on sent les battements de cet organe ; à mesure qu'on s'éloigne de celui-ci, ses battements s'affaiblissent ; mais on en sent d'autres qui s'accroissent à mesure qu'on se rapproche du point où siége l'anévrysme, et l'on sent que ce nouveau choc a d'autres caractères et provient d'une autre cause que l'autre. Ce choc est quelquefois double, quelquefois simple ; il donne quelquefois la sensation du claquement et s'accompagne habituellement de frémissement vibratoire. Au bout de quelque temps on voit se former, dans le même point, une voussure et un amincissement, une perforation des parois du thorax.

Des **tumeurs encéphaloïdes** développées dans le médiastin, dans le poumon, ou dans tout autre point du thorax, produisent, comme beaucoup de tumeurs de ce genre, même éloignées du cœur et des gros vaisseaux, des battements perceptibles à l'œil et à la main, qu'on peut être porté à confondre avec ceux d'une hypertrophie du cœur ou d'un anévrysme.

Nous avons observé à l'hôpital Saint-Louis, en 1842,

dans le service de Philippe Boyer, un homme qui portait, sous l'aisselle gauche, une tumeur du volume de la tête d'un enfant à terme, hémisphérique, solide, mate à la percussion, qui paraissait provenir de l'intérieur du thorax, et dans laquelle les côtes se perdaient sans qu'on pût bien déterminer le mode de connexion qu'elles affectaient avec la tumeur. Cette masse était agitée de battements énormes, sensibles à la main et à l'œil. Ces battements se transmettaient dans tous les sens, et la masse paraissait éprouver une dilatation sensible. On ne pouvait la confondre avec le cœur, mais elle ressemblait beaucoup à un anévrysme de l'aorte. On hésitait entre un anévrysme et une tumeur encéphaloïde, car la peau était recouverte de veines fortement développées et bleuâtres. Lorsque le malade mourut, on trouva une masse encéphaloïde d'un volume considérable, dont le point de départ était dans le poumon gauche, et qui avait envahi les côtes. Le centre de la tumeur était transformé en une sorte de bouillie rosée, et le reste du tissu était pénétré d'un grand nombre de vaisseaux sanguins. Nous indiquerons un peu plus loin quelques autres phénomènes qui se rencontrèrent dans cette remarquable tumeur (p. 284).

V. — DES BATTEMENTS ÉPIGASTRIQUES.

On voit quelquefois à l'épigastre des battements isochrones à ceux du cœur, et qui s'accompagnent d'un soulèvement et d'un retrait alternatifs plus ou moins prononcés. Ces battements sont quelquefois extrêmement visibles, d'autres fois peu prononcés ; mais l'impulsion qui les détermine est toujours assez faible pour qu'on ne les sente que fort difficilement avec la main. Ils occupent ordinairement une grande étendue et quelquefois arrivent jusqu'à la pointe du cœur ; quelquefois ils sont plus prononcés sous les côtes gauches qu'à l'épigastre ; ils sont permanents ou passagers.

On ne les confondra pas avec les *pulsations abdominales* (V. *Maladie de l'abdomen*), qui ont souvent le même siége, mais qui donnent une impulsion sensible à la main, comme s'ils étaient produits par un anévrysme, et ont des battements tumultueux, souvent en désaccord avec ceux du cœur ; on les distinguera aussi de la dépression précordiale qui survient dans l'inspiration chez les individus dont la plèvre pulmonaire adhère au péricarde et à la plèvre pariétale voisine (Bouillaud).

La valeur de ces battements épigastriques est mal déterminée, car on ne connaît pas toutes les causes qui les produisent ; et, d'un autre côté, chez un même malade, on les voit quelquefois se produire et disparaître sans qu'on puisse bien saisir les conditions de ces alternatives. Quoi qu'il en soit, on les rencontre particulièrement chez quelques femmes hystériques et chez des hypochondriaques, dans la réplétion gazeuse de l'estomac, dans l'hypertrophie du foie, dans les adhérences du péricarde au cœur, dans les anévrysmes vrais de la pointe du cœur, et dans la dilatation des cavités droites de cet organe, peut-être aussi dans certains épanchements abondants du péricarde et de la plèvre gauche et dans l'abaissement du cœur ; mais on ne peut pas inférer de leur absence qu'il n'existe aucune de ces affections.

Chez les hystériques et les hypochondriaques, ils paraissent dépendre de **battements nerveux**, ou de la réplétion de l'estomac par des **gaz**; dans le cas d'**hypertrophie du foie**, c'est un effet de transmission mécanique.

Dans quelques péricardites avec épanchement, nous avons observé des battements de ce genre qui nous ont paru dépendre de l'**abaissement du diaphragme**; en effet il nous a semblé, dans ces cas, que nous sentions, en enfonçant les doigts au-dessous des côtes, une réticence plus ou moins forte et une fluctuation obscure.

Nous les avons rencontrés certainement dans la **dilatation des cavités droites du cœur**. Tout le monde sait que, dans ces cas, le sang stagne dans ces cavités, s'y accumule, qu'il s'y forme un véritable engouement, et que les battements ordinaires sont incapables d'expulser la totalité du sang accumulé de la sorte ; on conçoit que les pulsations de cette portion du cœur s'étendent alors dans un certain rayon, et en particulier à l'épigastre, point auquel répond cette partie du cœur. Ce qui donne du poids à cette opinion, c'est que ces battements dimi-

nuent, disparaissent même, lorsque la circulation se régularise ; ainsi, quand les battements tumultueux, les palpitations
se calment par le repos, par l'action de la digitale, par les
saignées surtout, les battements épigastriques cessent ; on peut
croire alors que les cavités droites cessent d'être engouées, se
vident complétement ou à peu près, et dès lors la transmission des battements à distance ne peut plus avoir lieu. De là les
changements considérables qui se manifestent, sous ce rapport, comme sous beaucoup d'autres, chez les malades qui
séjournent quelque temps dans les hôpitaux.

Peut-on observer ces battements épigastriques dans le cas
d'**adhérence** du cœur au péricarde? M. le docteur Sander, au
rapport de M. Bouillaud, donne le fait comme certain. Voici
en effet ce qu'il dit : « On peut reconnaître l'adhérence du
péricarde au cœur par l'existence d'un mouvement perpétuel
d'une très-forte ondulation, se montrant plus bas que celle
que l'on sent naturellement dans la région du cœur... Pendant la contraction simultanée des ventricules, la pointe s'é-
lève en avant et doit entraîner en haut la partie inférieure du
péricarde avec le diaphragme et tout ce qui est adhérent, et
en même temps se dessine un enfoncement sous les côtes
gauches de la région supérieure du ventre ; dans le moment
suivant, les ventricules se dilatent, la pointe du cœur se meut
subitement en bas, et, n'étant pas dans un espace libre, communique actuellement au péricarde, adhérent au diaphragme
et aux autres parties, le choc qui est sensible à l'extérieur par
une petite élévation qui se dessine dans le même endroit où
peu auparavant s'était formée la concavité, et qui s'étend pourtant un peu plus bas. »

M. Bouillaud, qui dit n'avoir point encore observé la particularité dont parle M. Sander, nous paraît être aujourd'hui plus
disposé à en reconnaître la valeur. Quant à nous, nous l'avons
rencontrée dans plusieurs cas où d'autres circonstances nous
portaient à admettre les adhérences du cœur, mais nous n'a-
vons pas eu la démonstration anatomique de la coïncidence de
ce symptôme avec la lésion indiquée. Dans tous les cas, ce ne
peut être qu'un phénomène fort douteux et suspect, puisqu'il
se présente dans un très-grand nombre de circonstances, et

que, d'un autre côté, les symptômes des adhérences du cœur sont encore incomplets. Ce qui pourrait donner quelque importance à ce fait, c'est qu'on l'a signalé dans une autre affection où l'adhérence du cœur au péricarde est un phénomène habituel. En effet, on paraît avoir quelquefois constaté ce battement dans les **anévrysmes vrais** du cœur, et surtout dans ceux de la pointe de l'organe ; or, on sait que, dans ces cas, l'adhérence du sac anévrysmal au péricarde a été fréquemment observée.

En résumé, c'est un fait qui par lui-même a peu d'importance, mais dont l'existence est de nature à faire soupçonner quelques-unes des affections assez rares dont nous venons de parler ; si ce phénomène n'est pas pathognomonique, il devra au moins faire rechercher tous les autres symptômes de nature à confirmer les suppositions qu'il peut faire naître.

§ II. — Signes fournis par la palpation.

Quelques-uns des phénomènes constatés par l'inspection peuvent être perçus aussi par la palpation, qui, sous ce rapport, ne fait que compléter les renseignements fournis par la vue.

Par la palpation on perçoit le *choc* ou l'*absence de choc du cœur*, les *perforations des parois du thorax*, le *frottement*, le *frémissement vibratoire*, et les *mouvements* ou *claquements valvulaires*.

VI. — DU CHOC DU CŒUR.

Nous avons décrit, à propos de l'inspection, la plupart des phénomènes normaux et anormaux qui se rapportent au choc. Nous ajoutons ici ce qui est plus particulièrement propre à la palpation.

Chez les individus obèses, chez quelques femmes, on ne sent pas ce choc ; il disparaît dans les péricardites avec fort épanchement ; dans quelques hypertrophies, quand la pointe se cache derrière une côte, quand elle se recourbe en arrière et se porte entre les poumons ; dans les adhérences serrées de la pointe du cœur.

Il augmente d'énergie dans les **palpitations nerveuses;** mais il n'y a pas déplacement de la pointe.

Il augmente aussi dans l'**hypertrophie,** mais la pointe se déplace, et les côtes s'écartent. Dans quelques cas, il est si violent, qu'il ressemble au coup porté par un marteau ; il fait mal à la main ; il ébranle et soulève la tête de l'observateur qui ausculte ; à un degré plus avancé, il secoue violemment les parois thoraciques et jusqu'à la base du col ; dans ces cas il y a choc non-seulement par la pointe, mais encore par toute l'étendue du cœur. Pour en apprécier la force, on emploie le sphygmomètre de M. Hérissant, tombé aujourd'hui en désuétude, ou simplement le stéthoscope. En appliquant le pavillon de l'instrument sur la pointe du cœur ou dans tout autre lieu, on voit le stéthoscope soulevé, tandis qu'à l'état normal il n'est pas déplacé ; son extrémité libre est redressée à chaque battement et décrit un arc de cercle plus ou moins étendu, selon la force d'impulsion ; on peut, chez un même malade, et par suite des progrès ou de l'amélioration de sa maladie, observer de grandes différences dans l'amplitude des mouvements ainsi communiqués.

On a dit que l'énergie du choc pouvait être assez considérable pour fracturer les côtes. Saint Philippe de Néri était sujet à des palpitations si violentes, qu'elles avaient détaché deux côtes de leurs cartilages ; ces côtes s'abaissaient et s'élevaient alternativement par les mouvements de la respiration (Césalpin). Ces faits peuvent être exacts, mais il est probable qu'il s'agissait d'anévrysme de l'aorte et non d'hypertrophie du cœur.

En l'absence de tout autre mode d'exploration, la palpation fournit les plus précieux renseignements pour distinguer les battements d'une hypertrophie du cœur des battements purement nerveux ou palpitations. Dans ce dernier cas, les battements sont quelquefois énergiques, intenses, étendus, mais ils ne donnent jamais qu'un choc médiocre et n'offrent que peu de résistance. Quand il s'agit d'une hypertrophie, on sent un mouvement de totalité ou de masse de l'organe ; il semble que le cœur soit dans la main, et que cet organe forme une masse volumineuse, épaisse, résistante, et dont on perçoit d'autant mieux la solidité, qu'on appuie davantage sur la paroi tho-

racique ; il semble que l'organe réagisse alors et se débatte
sous la pression. Enfin, dans les palpitations nerveuses, on
sent que la force des battements résulte de l'énergie de la
contraction de l'organe, plutôt que de son volume, tandis que,
dans l'hypertrophie, c'est le contraire ; il n'y a pas d'énergie
plus grande que de coutume de la contraction : seulement
elle produit un choc énorme en raison de la masse musculaire
qui est en mouvement.

VII. — DE L'ABSENCE DE CHOC DU CŒUR.

Nous avons déjà dit que quelquefois les battements du
cœur ne sont pas visibles ; il arrive aussi que la main ne les
perçoive pas.

Ce fait se rencontre normalement chez les femmes, les individus obèses ou fortement musclés, mais on le remarque
aussi dans l'état pathologique.

Dans la **surcharge graisseuse du cœur** (*cor adipe obru-
tum*), c'est un phénomène fort commun. On ne rencontre
alors aucun autre phénomène saillant d'affection cardiaque.

C'est un signe d'une haute importance dans la **péricardite
avec épanchement;** mais, pour en tirer tout le parti possible,
il faut assister au développement, à l'évolution de ce phénomène. Un homme est affecté de rhumatisme, de pleurésie, de
pneumonie ; aujourd'hui son cœur est dans un état normal ou
à peu près ; le lendemain on sent moins distinctement battre
la pointe, puis elle disparaît tout à fait ; il se forme de la
voussure, une matité étendue ; on peut soupçonner alors que
le péricarde s'est rempli de liquide et que la pointe de l'organe
s'est éloignée de la paroi thoracique. Si l'on fait asseoir le
malade, on sent les battements reparaître, mais légers, mal
frappés ; ils disparaissent de nouveau quand le malade se re-
couche. On emploie un traitement énergique, les battements
reparaissent, embarrassés, faibles d'abord, puis plus forts ; le
doute n'est plus permis : il y a eu, il y a encore de l'épanchement dans le péricarde. Ces mêmes accidents se reproduisent
souvent à plusieurs reprises dans le cours d'une péricardite,
suivant que le liquide est résorbé ou sécrété de nouveau.

16.

Même absence de choc, mais plus persistant, dans les **épan-chements chroniques** du péricarde.

Les **adhérences** serrées du péricarde s'opposent à l'impulsion du cœur; si à ce phénomène se joint la dépression précordiale, l'étouffement des bruits; s'il y a des antécédents de péricardite, de rhumatisme, l'existence de cette espèce de lésion est extrêmement probable.

Enfin l'absence de choc se remarque également dans une affection où au premier abord on ne s'attendrait pas à la rencontrer; nous voulons parler de l'**hypertrophie** du cœur. Différentes circonstances amènent ce résultat, l'engouement des cavités, l'étroitesse extrême des orifices, le volume exagéré de l'organe.

Dans la période avancée des affections organiques du cœur, la circulation ne se fait plus d'une manière régulière; le cœur ne se contracte plus que d'une façon incomplète, et ses mouvements se traduisent seulement par une sorte d'ondulation dans les artères et les veines; il est évident qu'alors il ne se contracte plus complétement, et qu'une partie du fluide sanguin stagne dans ses cavités, les contractions étant dans ce cas comme avortées, l'impulsion cesse de se produire à la région précordiale, ou tout au plus se traduit par une simple ondulation. Une saignée, en opérant une déplétion du système circulatoire, permet au cœur de se contracter plus efficacement, de lutter contre l'obstacle formé par l'accumulation du sang, et le choc se reproduit. Tous les jours dans les cliniques on voit de ces cas où le cœur semble se dégager, où ses mouvements se rétablissent, son choc se prononce; on dit alors que la circulation se régularise, que l'engouement cardiaque disparaît. Parmi les symptômes qui signalent cette amélioration se trouve surtout le rétablissement du choc de la pointe du cœur. Le diagnostic se tire alors de l'état général de gêne de la circulation, et surtout de ce fait que le repos, les saignées, procurent le retour du choc contre la paroi thoracique.

Quand un orifice, surtout l'orifice auriculo-ventriculaire, est étroit, le cœur se contracte souvent à vide, ses battements sont comme avortés, c'est à peine s'il y a du sang lancé dans les artères; on conçoit qu'alors le cœur batte à peine contre les côtes. Ici la cause étant persistante, l'absence de choc sera permanente aussi. Ce fait est d'autant plus remarquable, qu'on trouve en même temps une matité considérable, et que les bruits sont remplacés par des souffles rudes; on ne confondra pas ces cas avec des épanchements chroniques du péricarde, car le cœur est immédiatement sous l'oreille quand on ausculte la région précordiale. — Nous avons eu longtemps, dans le service de M. Bouillaud, un homme (salle Saint-Jean de Dieu, n. 8) chez lequel il a toujours été impossible de déterminer le lieu de la pointe du cœur, et même de sentir avec la main aucun choc, aucun tic tac. Cependant il y avait une matité énorme, et l'on entendait un violent souffle râpeux, dans le sixième espace intercostal et en dehors du mamelon. Nous avons soigné un concierge de la prison de Saint-Lazare, qui présentait tous les caractères d'un extrême rétrécissement auriculo-ventriculaire gauche, et chez lequel nous n'avons jamais pu sentir la pointe du cœur.

Enfin cette même absence d'impulsion se remarque aussi dans les hypertrophies énormes, même sans rétrécissements, surtout chez les sujets dont la poitrine est étroite. Dans ces cas, le cœur est véritablement resserré, mal à l'aise dans le thorax, et ne peut exécuter avec liberté aucun mouvement.

Nous avons observé un malade qui nous présentait un exemple de ce fait (service de M. Bouillaud, salle Saint-Jean de Dieu, n° 18). Cet homme, cocher d'omnibus, est d'une grande taille, mais chétif, maigre et a la poitrine étroite, cylindroïde ; son cœur, mesuré par la matité, est certainement un *cor bovinum*; cependant il n'y a qu'une faible impulsion ; on sent que l'organe se soulève, se déplace en masse, mais qu'il bat avec difficulté ; il y a bien une impulsion, mais elle est comme avortée ; elle n'est nulle part franche, accusée, détachée comme quand le cœur bat en liberté.

Nous rappelons, en terminant, que la **dilatation** avec **amincissement**, le **ramollissement**, les **déplacements du cœur**, l'**emphysème pulmonaire** sont aussi des causes d'absence de choc.

VIII. — DE LA PERFORATION DES PAROIS THORACIQUES.

La palpation fait aussi constater l'existence de perforations des parois thoraciques, et de plus celle de tumeurs pulsatiles qui font hernie par ces ouvertures. Ce genre de lésions est à peu près caractéristique des anévrysmes de l'aorte, mais elle peut être produite aussi par des cancers.

Les **anévrysmes de l'aorte** usent les côtes, le sternum, la colonne vertébrale, déplacent les cartilages, et viennent se placer sous la peau. C'est à des lésions de ce genre qu'il faut rapporter les fractures de côtes attribuées à la violence des battements du cœur. On sent, dans un point, un défaut aux parois thoraciques, une ouverture plus ou moins grande, et dans le centre un point quelquefois mou, fluctuant, réductible même, mais toujours pulsatile, formé par le centre de la tumeur distendue par du liquide. Ces perforations se remarment particulièrement à la partie moyenne ou supérieure du sternum, au côté droit de cet os, dans les régions claviculaires, sous les aisselles, sur l'un des côtés de la colonne vertébrale; une ou plusieurs côtes sont interrompues; on sent flotter leurs extrémités détruites; les côtes voisines sont plus ou moins écartées.

Tous ces phénomènes sont quelquefois simulés par un **cancer**, et même les battements. Nous en avons rapporté plus haut un exemple remarquable (p. 276). Au bout de quelque temps on reconnut une vraie perforation du thorax, car on sentit les extrémités des côtes fracturées, ou, pour mieux dire, détruites.

IX. — DU FROTTEMENT.

On sent quelquefois avec la main un léger frôlement ou grattement, quelquefois un frottement ou raclement véritable, dans la **péricardite sèche** avec fausses membranes plus ou moins dures, et dans le cas de **concrétions ossiformes** de la surface du cœur. Dans la péricardite avec fausses membranes molles et récentes, on sent comme un décollement difficile et pénible de la pointe du cœur.

X. — DU FRÉMISSEMENT VIBRATOIRE.

Le frémissement vibratoire, nommé aussi murmure vibratoire ou cataire, ressemble assez au murmure ou *râle* de satis-
faction, au *ronron* ou bruit de rouet que font entendre les chats;
et c'est de là que lui vient la dernière dénomination.

Ce phénomène, qui est beaucoup plus commun qu'on ne le
pense, a été décrit pour la première fois par Corvisart, et ensuite par Laënnec.

Caractères. Il a plusieurs degrés. Quand il est très-faible,
il ressemble à la vibration de la corde d'un violon ou de tout
autre instrument de cette espèce ; il est alors ordinairement
court, et on ne le perçoit que dans un point et avec le bout des
doigts. Plus fort, il ressemble au frémissement du sang dans
une varice anévrysmale, à celui qu'on perçoit en plaçant la
main sur le larynx d'une personne qui parle, au frottement
d'une brosse ; alors il est étendu et prolongé ; à un degré plus
avancé enfin, il donne la sensation du *ronron* d'un chat, du
bruit d'un rouet, du râpement d'une étrille (Bouillaud). Plus
ces phénomènes sont rudes, plus ils sont prolongés. Ce sont
d'ailleurs des phénomènes tactiles plutôt qu'acoustiques, car
il est rare qu'on les trouve à l'auscultation ; ils font place alors
à des souffles. C'est parce qu'on pratique plus ordinairement
l'auscultation que la palpation, dans les maladies du cœur,
qu'on les reconnaît et qu'on les décrit rarement. On ne perçoit
pas le frémissement vibratoire à distance, comme on entend
le piaulement.

Ce frémissement est permanent, continu ou intermittent.

Il est général ou partiel, et, dans ce dernier cas, il a son
maximum à la pointe, à la base du cœur ou dans tout autre
point du thorax. Quand il existe au niveau du cœur, il accompagne l'un ou l'autre des temps, et quelquefois tous les deux.

Ce frémissement peut être borné au thorax ou se propager
dans les artères ; alors on le trouve quelquefois seulement au
col, quelquefois dans les artères des membres, et jusque dans
les ramifications d'un faible volume (pédieuse). Pour le percevoir dans ces vaisseaux, il suffit quelquefois de les toucher,

mais le plus souvent on doit les comprimer ; on sent alors
comme une tige métallique rigide vibrer sous le doigt.

Cas dans lesquels on rencontre le frémissement vibratoire. —
Valeur diagnostique.

Corvisart avait parfaitement saisi la cause du frémissement
vibratoire ; il l'attribuait au frottement éprouvé par le sang qui
passe dans un orifice rétréci et irrégulier ; seulement il bor-
nait à l'orifice aortique le lieu où il se produisait habituellement ; il faisait remarquer, en effet, que presque toujours ce
frémissement se prolongeait dans les artères ; et il en était arrivé à ce point, qu'il diagnostiquait les rétrécissements aortiques d'après les seules qualités du pouls vibrant. La théorie
de Corvisart était très-vraie, seulement les applications en
étaient trop restreintes. Laënnec, qui avait étudié avec soin le
frémissement vibratoire, l'attribuait, dans quelques cas, au
spasme du cœur ou des vaisseaux ; car, disait-il, on l'a trouvé
chez des individus qui n'ont présenté aucune lésion au cœur.
Cette explication tenait à toute la grande théorie imaginée
par Laënnec, sur les souffles et bruits nerveux des vaisseaux ;
nous croyons qu'elle n'est pas fondée sur des faits, car nous
pouvons dire que, à notre connaissance, on n'a pas encore
rencontré un frémissement vibratoire sans une lésion qui pût
l'expliquer.

Les lésions qui le produisent présentent toujours des conditions telles qu'il peut y avoir un frottement plus ou moins
long de deux corps solides l'un contre l'autre, ou un glissement pénible et plus ou moins gêné d'un liquide dans un orifice étroit ou sur des surfaces irrégulières. On comprend alors
que le frémissement vibratoire s'observe dans la péricardite
avec fausses membranes, dans les rétrécissements aortique,
auriculo-ventriculaire, dans les simples endocardites avec irrégularités des valvules, des orifices, dans les anévrysmes du
cœur ou de l'aorte, sur le trajet des artères comprimées par
une tumeur, peut-être dans les communications anormales
des cavités du cœur entre elles. Aussi conçoit-on que ce phénomène puisse se modifier, disparaître, se reproduire suivant

les modifications qui surviennent dans les orifices ; s'ils s'élargissent, si les franges se déplacent ou se détruisent, le frémissement disparaîtra, jusqu'à ce que de nouvelles modifications des ouvertures le reproduisent.

Le frémissement de la **péricardite** est superficiel, général, et ressemble à un frottement, mais limité à la région précordiale.

Celui des **rétrécissements auriculo-ventriculaires** est senti principalement à la pointe de l'organe, et il donne la sensation d'une colonne de liquide qui frapperait perpendiculairement le doigt et tendrait à sortir du thorax ; quand ce phénomène se produit dans un rétrécissement, avec grande hypertrophie, on le sent dans toute l'étendue du cœur, dans toute celle du thorax et jusqu'à la base du col, mais jamais au delà ; le pouls est ou large ou étroit, mais non vibrant.

Celui du **rétrécissement aortique** est limité à la base du cœur, et se propage dans les artères, où il produit une vibration marquée.

Celui des **anévrysmes** a un siége différent de celui du cœur ; il existe au niveau d'un second centre de battements, quelquefois d'une tumeur, d'une perforation du thorax, etc.

Le frémissement vibratoire est un phénomène important à consulter, mais trop négligé, parce qu'il est méconnu dans ses degrés les plus légers. Quoiqu'il soit très-sujet à varier de caractère et d'intensité, et aussi à disparaître, il indique toujours une lésion mécanique, par suite de laquelle un liquide éprouve de l'obstacle à franchir un orifice, ou bien dans laquelle deux surfaces solides, rugueuses, frottent l'une contre l'autre.

XI. — DES MOUVEMENTS OU CLAQUEMENTS VALVULAIRES.

Il résulte d'observations récentes de M. Bouillaud, qu'on sent, avec la main appliquée sur le cœur, le double mouvement de systole et de diastole du cœur, et le double claquement valvulaire correspondant. On conçoit que, quand il se produira des altérations de la masse du cœur, des orifices et surtout des valvules, ces mouvements varieront eux-mêmes.

Ces mouvements participent des caractères des bruits cardiaques, et, par conséquent, ne sont pas semblables. Le premier est sourd, étouffé ; le second, plus vif, plus net.

Or, qu'il survienne un **épaississement,** un **état fongueux des valvules** auriculo-ventriculaires, dont la tension coïncide avec le premier mouvement, on comprend que ce phénomène va se modifier et devenir encore plus étouffé, plus sourd ; il finira même par disparaître ; alors on ne percevra que le mouvement correspondant au deuxième temps. Qu'il s'agisse, au contraire, d'une **ossification** de ces mêmes **valvules,** le mouvement sera plus arrêté, plus net, plus claquant. Maintenant, pour compléter ces renseignements, supposons que ces modifications soient plus perceptibles à la pointe du cœur qu'à la base, il n'y aura presque pas à douter que le siége de la lésion ne soit à un orifice auriculo-ventriculaire. Voilà donc un diagnostic, et un diagnostic délicat, qui peut être fait uniquement à l'aide de la palpation.

Si la lésion occupe les valvules sigmoïdes, mêmes résultats, mais dans un autre lieu. État épais, fongueux de ces valvules : deuxième temps enroué, étouffé, avorté. État crétacé au contraire : deuxième temps sec et avec claquement marqué. Ces phénomènes se passent exclusivement à la base de l'organe.

Bien interprétés, contrôlés à l'aide des caractères fournis par les autres modes d'exploration, ils ont une grande valeur.

§ III. — Signes fournis par la percussion.

La percussion ne fournit qu'un seul signe, celui de la *matité*. On perçoit cependant en même temps une *résistance au doigt*, dont les caractères varient et peuvent aider au diagnostic.

XII. — DE LA MATITÉ ET DE LA RÉSISTANCE AU DOIGT.

Caractères. Dans l'état normal, on perçoit, par la percussion, une submatité plutôt qu'une matité véritable, à la région précordiale. Sa limite inférieure est à la pointe du cœur, sa limite supérieure à deux travers de doigt au-dessus de cet endroit ; elle commence au bord gauche du sternum et se porte de deux à trois doigts en dehors et à gauche ; de sorte qu'elle est de trois à quatre centimètres carrés, en dedans et au-dessous du mamelon.

Quand on percute, le son n'est pas absolument mat ; il y a toujours un léger degré de résonnance, et de plus la résistance au doigt est peu prononcée.

Dans l'état pathologique, cette matité varie ; elle acquiert jusqu'à quinze et vingt centimètres de largeur ou de hauteur, et présente une résistance quelquefois aussi grande que celle d'un corps absolument solide.

Mode d'exploration. Pour étudier cette matité, on doit procéder d'une façon particulière, mise en usage par M. Bouillaud, et, malheureusement, très-peu pratiquée. Les limites les plus extérieures de la matité offrent un son moins obscur que le centre ; de sorte que, si l'on explore du centre à la circonférence, le passage graduel de la matité au son fait que l'on ne sait au juste où placer la limite de la matité. En procédant d'une manière inverse, on rencontre très-exactement cette limite. On percutera donc, non le cœur, mais les parties sonores voisines du cœur, et l'on cessera la percussion quand on arrivera aux points mats. On marquera ces points, et, quand on aura agi de la sorte dans tous les sens, on se trouvera avoir formé sur le thorax la figure exacte du cœur.

Comme on le voit, cette manière de percuter diffère beaucoup d'un procédé grossier, trop généralement usité, qui consiste à percuter, de haut en bas et de droite à gauche, la région précordiale, et à limiter par des lignes droites les quatre points extrêmes de la matité. On obtient de cette façon une figure quadrilatère, qui ne représente jamais la forme du cœur.

La planche suivante est destinée à faire comprendre les résultats que l'on obtient à l'aide de la percussion exercée méthodiquement sur la région précordiale. (*Fig. 2.*)

Voici maintenant la manière de procéder.

M. Bouillaud percute d'abord de haut en bas jusqu'à la limite supérieure du cœur, et s'arrête en traçant une ligne à l'encre ; quelquefois il faut tracer deux lignes, l'une supérieure

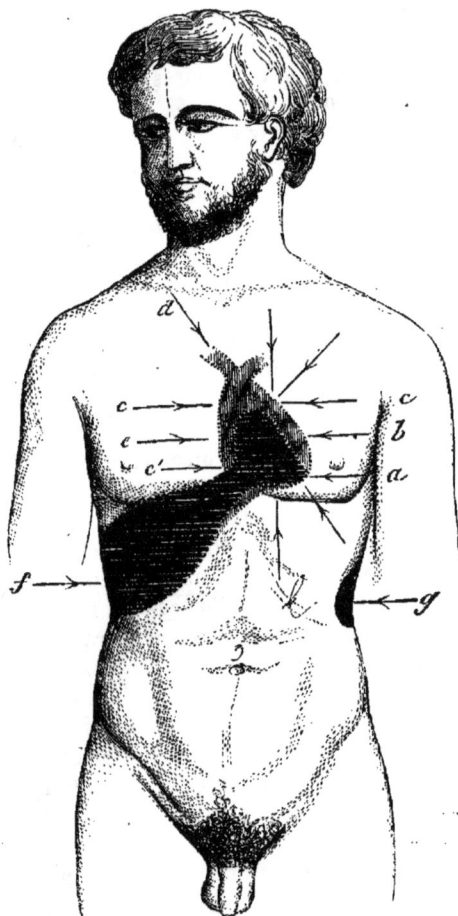

Fig. 2. — Résultat de la percussion de la région précordiale.

L. Pointe du cœur. — b. Région des ventricules. — c, c. Oreillette gauche et origine des grosses artères. — c'. Oreillette droite. — d. Aorte ascendante. — e. Limite de la matité vers le bord droit du sternum. — f. Foie. — g. Rate.

Les parties teintées de noir donnent une matité absolue, celles en demi-teinte une sub-matité. — Toutes les lignes, et même celles qui correspondent aux lettres, sont les rayons selon lesquels on doit exécuter la percussion convergente pour déterminer exactement les limites du cœur.

pour indiquer le commencement de la matité légère, l'autre inférieure pour la matité absolue. On comprend que la présence d'une lame de poumon, entre le cœur et la paroi thoracique, doit rendre la matité moins accusée, moins absolue vers la base du cœur qu'à sa partie moyenne. La percussion est ensuite reprise de bas en haut, de l'abdomen vers le cœur ; on perçoit d'abord la sonorité stomacale, puis, en arrivant au cœur, on trouve de la matité ; là encore il y a une matité absolue et une matité relative, car la pointe de l'organe repose sur l'estomac, et à travers sa faible épaisseur on perçoit la sonorité de celui-ci ; on remarque donc deux lignes. Puis on recherche les limites de la matité du côté droit, et celles du côté gauche, toujours en partant des points sonores. Ensuite, percutant suivant des diamètres obliques, on fixe les limites de la matité en haut et à droite, en haut et à gauche, et de même pour la pointe. De sorte que, en dernière analyse, on obtient une série de points de repère qui, joints ensemble par une ligne continue, donnent une figure exacte de la forme et des dimensions du cœur. On peut, persque toujours à l'aide des deux lignes déterminées par la matité absolue et la matité relative, avoir deux figures concentriques, dont l'une, la plus extérieure, représente le volume total et la forme générale de l'organe, tandis que l'autre, la plus intérieure représente surtout l'étendue dans laquelle le cœur touche directement à la paroi thoracique.

Nous faisons remarquer que, dans les explorations de cette nature, il est impossible de fixer la limite du cœur en bas et à droite, la matité de l'organe se confondant toujours avec celle du foie.

En pratiquant la percussion, on se rendra compte du degré de résistance de la région précordiale.

On n'oubliera pas non plus de fixer le lieu de la pointe du cœur, et de rechercher ses rapports avec les limites inférieures de la matité. On en verra plus bas les motifs.

La recherche de la matité doit être faite surtout quand le malade est à jeun. Si l'estomac est plein d'aliments, on est exposé à trouver une matité qui dépasse de beaucoup celle qui appartient en propre au cœur.

Nous croyons qu'on détermine mieux la matité du cœur à
l'aide du doigt qu'avec le plessimètre. M. Bouillaud emploie
quelquefois cet instrument, mais fort rarement.

Maladies dans lesquelles la matité se rencontre. — Valeur dia-
gnostique.

On rencontre de la matité à la région précordiale, dans les
péricardites aiguës et chroniques avec épanchement, dans
l'endocardite, dans l'hypertrophie du cœur, dans les cas de
tumeurs anévrysmales de l'aorte ou de dilatation de cette artère, dans les cas d'épanchement pleurétique abondant et de
tumeur précardiaque.

Lorsqu'il s'agit d'un **épanchement aigu ou chronique
dans le péricarde,** la matité est franche, absolue, bien limitée, et la résistance au doigt est extrêmement prononcée ;
comme le liquide ne se met en contact avec la paroi thoracique que quand il est très-abondant (4 à 500 grammes au
moins), on trouve en même temps une voussure prononcée.
Cette matité se déplace facilement, suivant qu'on fait coucher
le malade à droite ou à gauche. En général, la pointe du cœur
a cessé de toucher la paroi thoracique. On n'en sent donc plus
le choc ; cela n'est pas constant cependant ; ce choc persiste
soit quand le malade est dans le décubitus dorsal, soit surtout
quand il est assis ou debout. Quand ce choc persiste, on devra toujours préciser l'endroit où il a lieu. Il y a peu de
temps, M. Gubler (1) a indiqué un signe précieux tiré de cette
situation de la pointe, et qui permet de distinguer facilement
la matité d'un épanchement péricardique de celle d'une hypertrophie. Dans ce dernier cas, la pointe existe au niveau même
de la limite inférieure de la matité ; dans l'épanchement, la
pointe bat plus haut que cette limite. En effet, le cœur n'a
changé ni de volume ni de situation, tandis que le liquide,
s'étant accumulé dans le cône inférieur formé par le péricarde, fait descendre au-dessous d'elle, et un peu en dehors,
la limite inférieure de la matité.

(1) Duroziez, *Thèse*, 1853, p. 25.

Beaucoup d'autres caractères serviront d'ailleurs à établir qu'il s'agit d'un épanchement. La maladie est aiguë, ou elle succède à un rhumatisme, à une pleuro-pneumonie ; les bruits du cœur sont profonds, sourds, éloignés, et il n'y a aucun autre symptôme qui puisse se rattacher à une hypertrophie aussi considérable que la matité l'indiquerait. Enfin, il survient dans cette matité des modifications en plus ou en moins, qui sont si étendues et si rapides, qu'elles font tout de suite éloigner l'idée d'une lésion organique du cœur ; ainsi, des purgatifs, une saignée la diminuent quelquefois de moitié, puis elle se reproduit comme auparavant.

La matité de l'**endocardite** est bien moins prononcée, à moins qu'il n'existe en même temps un épanchement dans le péricarde.

- C'est à tort, selon nous, que M. Skoda attribue une matité égale, un son semblable aux organes solides, quelle que soit leur nature, et aux accumulations de liquides. Nous nous associons à la critique fort judicieuse que M. le docteur Aran a faite de cette opinion, et nous répéterons, avec ce médecin et avec M. Piorry, que tout corps solide ou liquide, tout organe ne contenant pas d'air, rend à la percussion médiate un son qui lui est propre (1). L'hypertrophie du cœur nous fournit un argument en faveur de notre assertion.

En effet, la matité de l'**hypertrophie** est moins nette, moins absolue que celle de l'épanchement. Le doigt éprouve la sensation d'une résistance un peu molle et comme charnue ; les limites sont moins nettes. La pointe correspond au point le plus inférieur de la matité, et on la sent toujours ou presque toujours facilement. Le cœur est sous la main et sous l'oreille ; il y a en même temps des bruits anormaux, des phénomènes antérieurs d'affection cardiaque chronique. Il y a un cas difficile, celui où l'impulsion du cœur est nulle ; on peut croire alors à un épanchement. Mais, en auscultant, on entend que le cœur n'est pas notablement éloigné de l'oreille, et son tic tac n'est pas confus, masqué, comme dans la péricardite avec exhalation de liquide. Au reste, la marche de la maladie, l'im-

(1) Skoda, *Traité de percussion et d'auscultation*, traduction d'Aran, 1854.

possibilité de réduire les limites de la matité, ne tarderont pas à jeter de la lumière sur l'obscurité qui peut exister pendant quelques jours.

Un cas difficile encore est celui où il existe une hypertrophie réelle du cœur et un emphysème pulmonaire. Le poumon passe alors au-devant du cœur, le masque et empêche d'apprécier la matité. Dans ce cas, on doit recourir à une percussion un peu forte, capable de faire découvrir la matité de l'organe éloigné de la paroi thoracique (percussion profonde). Mais, à notre avis, le meilleur moyen d'apprécier l'augmentation de volume du cœur, c'est de rechercher le lieu où siége la pointe; car on la sent fort souvent, malgré l'emphysème. Si elle est abaissée et portée en dehors, le cœur est plus gros que de coutume, et le degré d'abaissement indique le degré d'hypertrophie.

Quand la matité existe en remontant au-dessus de la base du cœur, sous la partie supérieure du sternum et jusqu'à la racine du col, on peut croire à une altération des gros vaisseaux et surtout à une **dilatation de la crosse de l'aorte**. Il est bien entendu que cette hypothèse ne pourra être faite s'il s'agit d'un enfant scrofuleux, d'un individu affecté de tuberculisation. Dans ces cas, en effet, on trouve une pareille matité produite par des masses tuberculeuses des poumons, du médiastin, etc. Mais, s'il y a quelques caractères d'affection du cœur ou des gros vaisseaux, on ne laissera pas échapper l'idée d'une dilatation aortique.

Les **anévrysmes de l'aorte** donnent aussi une matité, mais qui, dans l'immense majorité des cas, occupe le côté droit du sternum. Ce signe n'a généralement pas grande valeur, parce qu'il est presque toujours précédé d'un frémissement vibratoire et d'un mouvement pulsatile qui ont déjà fait reconnaître la tumeur. Au reste, les praticiens verront bien qu'il n'est pas toujours aussi facile que le disent les livres de limiter par la percussion les tumeurs aortiques. Ces tumeurs sont douloureuses, soit par elles-mêmes, soit par les lésions des parties voisines, et dans beaucoup de cas on doit absolument renoncer à la percussion.

Des **tumeurs de diverse nature** peuvent se développer

dans le médiastin, au-devant du cœur, et donner lieu à une matité plus ou moins étendue. Ces faits sont extraordinairement rares. Pour notre part nous n'en avons jamais vu. Nous ne pouvons donc imaginer les symptômes plessimétriques ou autres qu'ils présenteraient. Nous renvoyons aux faits particuliers consignés dans les recueils d'observations.

Enfin un **épanchement dans la plèvre gauche** donne souvent lieu à une matité qui s'étend à la région précordiale. Dans ce cas le cœur est dévié soit sous le sternum, soit même à la droite de cet os. Quand donc on trouvera une énorme matité précordiale, on examinera si la pointe du cœur n'est pas à droite du sternum, pour savoir si l'on n'a pas affaire à un cas du genre de ceux qui nous occupent ici.

En résumé, quand on a écarté les épanchements de la plèvre et les tumeurs du médiastin, on ne peut guère, par la matité, soupçonner autre chose qu'une hypertrophie du cœur ou un épanchement dans le péricarde.

§ IV. — Signes fournis par l'auscultation.

On a l'habitude de regarder ces signes comme les plus précieux de tous ceux que peuvent fournir les divers modes d'exploration physique connus jusqu'à ce jour. Nous n'en disconvenons pas, mais nous ne pouvons pas nous empêcher de faire remarquer que tous les caractères indiqués dans les pages qui précèdent ont une grande valeur, et que ceux tirés des phénomènes généraux n'en ont pas moins. De telle sorte que, sans l'auscultation, un diagnostic peut encore être établi avec une certaine précision; et l'on pourrait même dire que, souvent, elle ne fait que confirmer ce qui a déjà été reconnu par l'ensemble des autres phénomènes.

Ainsi, par exemple, que l'on trouve chez un malade la pointe du cœur plus bas et plus en dehors que de coutume, qu'il y ait une impulsion énergique, un frémissement vibratoire, il n'en faudra pas davantage pour établir qu'il y a certainement une hypertrophie et probablement un rétrécissement d'orifice; que ce frémissement siège à la pointe, qu'il y ait gêne de la respiration, cyanose, œdème des jambes, il ne pourra y avoir presque aucun doute sur l'existence d'un rétrécissement auriculo-ventriculaire; que le pouls soit étroit, presque insensible, en même temps que les battements du cœur seront énergiques, ce sera l'orifice gauche qui sera affecté. Or, nous le demandons, qu'a fait l'auscultation jusqu'ici pour établir ce diagnostic? Rien, absolument rien. Que pourra-t-elle faire? Rien, que confirmer le diagnostic précédent; et il est tellement certain qu'elle le confirmera, que, s'il existe des bruits anormaux, on peut d'avance affirmer qu'ils se trouveront à la pointe; et, d'un autre côté, si elle ne révélait rien de particulier, il n'en faudrait pas moins maintenir le diagnostic. Combien de fois, en effet, n'arrive-t-il pas qu'on reconnaisse l'existence, la nature et le siége d'une maladie de cœur en l'absence de tout renseignement d'auscultation! D'ailleurs Morgagni, Sénac, Corvisart ne faisaient-ils pas des diagnostics de maladie du cœur, diagnostics précis, malgré l'absence d'auscultation?

Nous ne pouvons pas non plus négliger de faire remarquer que l'auscultation n'est pas suffisante, à elle seule, pour le diagnostic des affections cardiaques, même lorsqu'elle fournit des phénomènes bien tranchés. La plupart du temps, en effet, quand on a examiné le cœur avec l'oreille, on n'a que des renseignements incomplets, on ne peut élever que des probabilités relativement à l'existence de telle ou telle affection, et l'on ne peut les transformer en certitude que par l'examen des autres phénomènes locaux et surtout généraux. Aussi blâmons-nous toujours les observateurs qui, un cas de maladie du cœur étant donné, commencent leur examen par l'auscultation, et veulent tirer de suite leur diagnostic des résultats obtenus par ce moyen. Dans la grande majorité des cas, ils arrivent à des conclusions inexactes, tant il est vrai de dire qu'il n'y a, en médecine, aucun signe vraiment pathognomonique, et que le diagnostic ne peut sortir que de la réunion des signes fournis par tous les modes possibles d'examen.

Nous n'avons pas l'intention de faire le procès à l'auscultation, mais nous voulions montrer, par les remarques précédentes, qu'on doit attacher aussi une certaine importance aux renseignements fournis par les autres modes d'exploration et par les phénomènes généraux.

M. Beau (1) a rappelé que l'auscultation peut faire croire à des maladies qui n'existent pas, ou laisser ignorer celles qui existent réellement. L'asystolie, groupe de phénomènes qui résultent d'un affaiblissement du cœur, a, selon cet auteur, et à notre avis également, une bien plus grande importance pour le diagnostic.

L'auscultation fait percevoir des altérations dans les bruits normaux du cœur, ou des bruits nouveaux et de remplacement. Nous étudierons avec M. Bouillaud et MM. Barth et Roger les altérations de siége, d'étendue, de rhythme, de timbre et de caractère des bruits du cœur, et enfin les altérations par des bruits anormaux.

Plusieurs de ces divisions méritent à peine de fixer l'attention; nous n'en dirons que quelques mots, ayant l'intention de traiter avec détails les questions importantes du rhythme des battements du cœur, et des bruits anormaux.

XIII. — ALTÉRATIONS DE SIÉGE, D'ÉTENDUE, D'INTENSITÉ, DE CARACTÈRE ET DE TIMBRE DES BRUITS DU CŒUR.

Le cœur peut être déplacé par un épanchement pleural gauche et reporté du côté droit du sternum. Il y a alors nécessairement déplacement de ses bruits et même de son choc; c'est le seul cas bien démontré de déplacement du cœur. Tous ceux qu'on attribue à des tumeurs, à des collections enkystées de liquide, à des adhérences, nous semblent entièrement hypothétiques; et personne n'admet plus aujourd'hui les prétendus abaissements ou chutes du cœur sur le diaphragme. Si le cœur s'allonge et que sa pointe se porte en dehors, le bruit habituellement entendu à la pointe descendra, s'éloignera de la base, et ce sera encore un autre mode de déplacement, mais qui ne portera que sur un bruit. En définitive, ces déplacements de bruit ont peu d'intérêt.

Les battements du cœur s'entendent dans une étendue graduellement et rapidement décroissante, que nous avons indiquée. Dans les cas pathologiques, cette étendue peut être aug-

(1) Traité d'auscultation. Paris, 1856, p. 343.

mentée; c'est ce qui a lieu quand l'**énergie des battements**
du cœur est augmentée, quand le cœur est en contact avec des
corps solides ou liquides qui peuvent transmettre ses bruits
à des points éloignés du thorax. Ce dernier cas est le plus important et devrait être étudié si le temps nous le permettait.
Disons seulement que, chez les **tuberculeux**, on entend fréquemment les battements du cœur sous les clavicules aussi
bien qu'à la région précordiale, et cela à cause de l'induration
du sommet du poumon; mais il faut ajouter que cela n'a lieu
qu'à la condition que toute l'épaisseur du poumon, depuis le
cœur jusqu'à la paroi thoracique, sera indurée. Cette même
transmission se fait par un **épanchement pleurétique**, par
une **hépatisation**, qui touchent à la fois le cœur et la paroi
thoracique (1).

Nous n'avons, relativement à l'*intensité*, rien à ajouter à ce
que nous avons dit à propos du choc. C'est ici que devrait se
placer l'histoire des bruits entendus à distance, mais de nos
jours cette question a perdu beaucoup de son intérêt. On
consultera avec fruit une observation publiée sur ce sujet par
M. Barth (2).

A l'époque où l'on ne connaissait qu'imparfaitement les divers faits d'auscultation, et surtout les bruits anormaux, on
devait attribuer beaucoup d'importance aux caractères tirés
de l'étendue dans laquelle on entendait les bruits du cœur,
de leur intensité, etc. Il n'en est plus de même aujourd'hui,
et l'on donne avec raison la préférence aux renseignements
fournis par les bruits anormaux.

Les *caractères* des bruits du cœur sont sujets à varier. Quelquefois ils sont sourds, étouffés, gras, enroués; d'autres fois,
secs, éclatants, claquants, parcheminés, etc. Sans entrer dans
aucune espèce de détails à ce sujet, nous dirons que les bruits
de la première espèce se rencontrent dans les **hypertrophies
simples**, **concentriques** et autres, dans le cas d'**épaississement**, de **boursouflement**, d'**état spongieux**, **fongueux des valvules**; tandis que les bruits de nature opposée

---

(1) V. Racle, *Remarques sur la transmission des bruits produits dans la
ca ité thoracique.* (Arch. gén. de Méd., 1849).

(2) *Moniteur des Hôpitaux*, 21 janvier 1854.

appartiennent aux **dilatations des cavités**, aux **amincissements des parois cardiaques**, à l'état de **sécheresse**, **d'induration**, d'**ossification des valvules**.

Parmi les altérations de *timbre* une seule a été remarquée, c'est le *bruit métallique, tintement métallique, auriculo-métallique*. Digne d'exciter seulement la curiosité, ce bruit n'est encore connu ni dans ses causes ni dans sa valeur séméiologique. Nous croyons en conséquence ne pas devoir nous en occuper ici.

XIV. — ALTÉRATIONS DU RHYTHME DES BATTEMENTS DU CŒUR.

« Le nombre des battements du cœur dans un temps donné, et l'ordre régulier suivant lequel se succèdent les mouvements de cet organe, constituent ce qu'on désigne sous le nom de rhythme des battements du cœur (1). »

Or, ce rhythme peut être troublé, soit parce que les battements seront plus fréquents ou plus lents, soit parce qu'ils ne se succéderont pas à intervalles égaux, ou qu'ils ne seront pas de même force, soit enfin parce qu'il y aura moins de deux ou plus de deux bruits pour une révolution du cœur.

Altération dans la fréquence des battements du cœur.

Dans quelques affections cardiaques, la fréquence des battements *augmente*. Dans les affections chroniques, comme une **hypertrophie avec rétrécissement considerable** d'un orifice, le cœur lutte avec énergie contre l'obstacle, et se contracte dans un temps donné avec plus de fréquence que de coutume. Quelquefois les battements sont si rapprochés qu'ils sont à peine perceptibles ; on ne peut les compter ni au pouls, ni même à la région précordiale, où il n'y a qu'une sorte d'ondulation. Dans ces cas, il y a presque toujours des irrégularités, des contractions plus fortes et d'autres plus faibles, mais on n'entend pas de bruits anormaux ; et d'ailleurs il serait im-

_____

(1) Bouillaud, *Traité clinique des maladies du cœur.* Paris, 1841. t. I. p. 166.

possible d'analyser les battements de l'organe. Le repos, les saignées, la digitale calment cette exagération de mouvement, et au bout de quelques jours on parvient à démêler quelque chose de précis dans les bruits.

Les **caillots** formés pendant la vie sont aussi la cause d'une semblable fréquence. Joignez-y des irrégularités, l'étouffement des bruits du cœur, l'affaiblissement du pouls, un grand trouble dans la respiration, des lipothymies, des syncopes, des sueurs froides, et vous aurez le tableau aussi précis que possible de ce genre d'accidents. Nous avons vu en 1853, dans le service de M. le professeur Bouillaud, un malade qui, à la suite d'un refroidissement, fut pris de quelques douleurs vagues de rhumatisme et de palpitations violentes. Son cœur battait de 160 à 180 fois par minute; quelquefois il montait à 200 pulsations environ, mais il était alors très-difficile de bien compter et de préciser exactement le chiffre des battements. Les bruits étaient faibles et sourds, les artères avaient à peine de battements, la respiration était gênée; il y avait une tendance aux lipothymies. On soupçonna des caillots dans les cavités du cœur, et l'on mit en usage des révulsifs énergiques et quelques saignées. Le malade guérit en très-peu de jours. Un autre malade présenta les mêmes caractères dans le cours d'un rhumatisme articulaire aigu, et mourut. Le cœur droit était rempli par un caillot volumineux, datant de plusieurs jours, et qui s'était formé par couches successives; il ne restait qu'un canal en arrière du caillot, pour établir la communication entre l'oreillette et le ventricule.

On pourrait croire que la **péricardite** et l'**endocardite** devraient donner une accélération extraordinaire aux battements du cœur. Sans doute il y a de la fréquence du pouls dans les cas où ces deux affections coïncident avec un rhumatisme, une pleuro-pneumonie, mais elle n'est guère plus grande que dans les cas où le rhumatisme et la pleuro-pneumonie sont simples.

Les **battements nerveux** du cœur sont quelquefois très-précipités, mais toujours clairs, sans obscurité de son; leur accélération n'est pas continue, et l'on ne trouve aucun caractère de lésion du cœur à proprement parler.

Quand les battements sont *ralentis,* on doit toujours constater le ralentissement par l'auscultation de la région précordiale. Les personnes qui essayent de l'apprécier en tâtant le pouls s'exposent à des erreurs. Quelquefois les battements cardiaques sont faibles et n'arrivent pas jusqu'aux artères; il y a alors moins de battements artériels que de battements du cœur, et l'on compte de ceux-ci moins qu'il n'y en a en réalité. C'est sans doute ce qui donnerait l'explication de ces cas extraordinaires où les mouvements du cœur seraient, dit-on, tombés à vingt-cinq, vingt, et même seize par minute. M. Andral insiste sur cette cause d'erreur. M. Bouillaud dit aussi que dans aucun des faits qui lui sont propres, le *pouls* du cœur n'est descendu au-dessous de vingt-huit à trente.

Pour se rendre un bon compte de la valeur du ralentissement du pouls, il faut savoir ce qui suit :

Beaucoup d'individus ont **normalement** le pouls au-dessous de soixante et même de cinquante. L'**ictère subaigu** et l'**ictère chronique**, sans fièvre, font aussi descendre le pouls. Les **diurétiques**, les **sédatifs** du système nerveux, l'**acétate de plomb**, dit-on, la **digitale** certainement, modèrent la fréquence des battements du cœur.

Dans l'état pathologique, il n'y a guère que les **dilatations simples** et celles avec **amincissement des parois** du cœur qui produiront le même résultat.

Cependant on observe ce même ralentissement dans quelques **rétrécissements;** alors la systole se prolonge et produit un bruit *filé* (Bouillaud).

Un fait thérapeutique, important à connaître pour le diagnostic, est celui-ci, savoir : que la digitale calme beaucoup mieux l'accélération des battements du cœur dans les lésions organiques que dans les palpitations nerveuses.

On dit généralement que dans le ralentissement des battements du cœur il n'y a de modifié que le grand silence, qui se trouve prolongé ; c'est une erreur : quelquefois le premier bruit est aussi d'une durée plus grande, comme cela a lieu dans les bruits filés dont nous avons parlé tout à l'heure.

Altération dans la force de plusieurs battements consécutifs du cœur.

Aucun auteur, jusqu'à présent, à l'exception de M. Bouïl-làud, n'a insisté sur la différence de force que peuvent présenter plusieurs battements consécutifs du cœur. C'est pourtant un fait très-important pour le diagnostic, et auquel nous voulons consacrer un paragraphe spécial.

Quelquefois on entend plusieurs battements réguliers et égaux, puis le suivant s'affaiblit au point de devenir à peine perceptible. D'autres fois, au lieu d'un bruit faible, on en entend plusieurs, formant une série continue, composée de trois, quatre, six, dix battements ; puis les battements de force normale se reproduisent. Les battements faibles sont généralement plus précipités que les autres ; mais nous laissons provisoirement ce fait de côté, pour y revenir plus loin. Dans d'autres circonstances, la plupart des bruits sont faibles, puis il arrive un ou plusieurs bruits énergiques, qui font mal à l'oreille ; le cœur frappe comme un marteau et bondit dans la poitrine. On comprend généralement ces faits dans les irrégularités et les intermittences du cœur. C'est une erreur : on devrait les nommer *inégalités* des battements du cœur.

Les sensations que l'oreille éprouve alors sont variées suivant les cas. Dans certaines circonstances, au moment d'un bruit faible, il semble que la pulsation, que le battement soit *avorté*, c'est-à-dire que les ventricules n'aient pas pu achever leur systole, que leur contraction soit affaiblie ou hésitante ; alors les bruits sont enroués, sourds, étouffés. D'autres fois il semble, au contraire, que le cœur se contracte *à vide*, c'est-à-dire n'étant pas rempli ; il fait comme un *faux pas*. Alors le bruit est très-court et clair. Dans tous ces cas, la pulsation n'arrive point aux artères, et il y a, dans les vaisseaux, des arrêts qu'on ne retrouve point au cœur ; de là le nom de *fausses intermittences* employé par Laënnec.

M. Bouillaud, qui a créé les excellentes dénominations de battements avortés, battements à vide, hésitations, faux pas du cœur, accorde beaucoup de valeur à ces phénomènes, à cause des déductions qu'on peut en tirer.

Les faux pas ou battement à vide semblent tenir à des **ré-trécissements auriculo-ventriculaires,** circonstances dans lesquelles le cœur ne peut se remplir convenablement de sang dans la diastole. Les battements avortés ou hésitations semblent se former dans le cas d'**engorgement des ventricules,** lorsque les parois des cavités sont minces, que leur capacité est augmentée, et que la force de contraction n'est pas suffisante pour chasser la masse de sang stagnante dans le ventricule. Cette sorte de battement indiquerait plutôt une **dilatation de cavité** qu'un rétrécissement d'orifice. On la rencontrerait aussi dans les **ramollissements du cœur,** l'**atrophie** de cet organe, etc. Il est certain qu'on l'observe plus souvent dans les maladies du cœur droit que dans celles du cœur gauche.

Une conséquence de ces battements faibles, c'est le défaut de battement artériel. Or, ce fait a une signification des plus importantes. Si l'on tâte à la fois le cœur et le pouls, et qu'on sente au premier un battement faible, mais réel cependant, et que la pulsation artérielle n'ait pas lieu, il n'y a que deux suppositions à faire : ou le ventricule gauche ne se remplit pas de sang, ou il ne peut se débarrasser de celui qu'il contient. Dans l'un ou l'autre cas, il faut supposer une lésion matérielle mettant obstacle à l'entrée du sang dans le cœur, ou à sa sortie du ventricule. Or, l'absence du pouls artériel, coïncidant avec un battement du cœur, porte le nom de *fausse intermittence.* Donc, une fausse intermittence est toujours l'indice d'une lésion organique du cœur. Nous verrons plus bas qu'il n'en est pas de même des intermittences vraies.

Altération dans l'ordre de succession des battements du cœur.

Les battements du cœur peuvent se suivre à intervalles inégaux.

Quelquefois plusieurs battements sont très-rapprochés; il y a alors *palpitation* à proprement parler. Les battements sont perçus par le malade, douloureux, accompagnés d'anxiété; ils sont souvent énergiques, leurs bruits sont tumultueux, quelquefois avortés; enfin ils se font souvent à vide. C'est le ré-

sultat ou d'un **désordre nerveux** ou d'une **altération organique.**

D'autres fois deux battements sont plus éloignés l'un de l'autre que les précédents et les suivants ; le grand silence est
augmenté ; quelquefois une pulsation manque entièrement,
c'est alors une *intermittence*. Cette absence de battement du
cœur entraîne nécesssairement un arrêt dans le pouls, il y
a alors *intermittence vraie*, par opposition aux intermittences
fausses que nous avons indiquées précédemment. Que signifie ce phénomène ? Le cœur peut bien s'arrêter, hésiter, à cause
d'une lésion organique, mais il peut aussi s'arrêter par l'effet
d'une affection du système nerveux. Or, les caractères de l'intermittence que nous décrivons, n'ayant rien qui indique plutôt une lésion organique qu'une névrose, ne donnent aucune
lumière au diagnostic ; de sorte que les intermittences vraies
n'ont pas de valeur diagnostique comme les fausses intermittences.

Enfin il arrive quelquefois que les battements se font avec
une irrégularité, une ataxie, une *folie* véritable (Bouillaud).
Ainsi les battements sont non-seulement séparés par des intervalles variables, mais encore ils sont de force inégale. Cette
anarchie, comparable au délire, se voit quelquefois dans les
affections nerveuses, mais elle n'est durable que dans les lésions organiques.

Altération du nombre des bruits d'une révolution du cœur.

M. Bouillaud est encore le premier qui ait montré que, pour
une révolution du cœur, on pouvait entendre ou un seul bruit,
ou trois bruits ou même quatre.

Quand les **valvules auriculo-ventriculaires,** dont la tension produit le premier bruit, sont tellement **altérées qu'elles**
ne peuvent plus jouer, on comprend que la systole ne produise
pas de bruit, et qu'on n'entende que le claquement du second
temps, produit par l'abaissement des sigmoïdes aortiques et
pulmonaires. Dans ce cas on n'entend donc qu'*un seul bruit*
du cœur.

La même chose arrive également quand les valvules sont

embarrassées de **caillots**, de **fausses membranes**, quand le
cœur est **dilaté** et **ne se vide pas** complétement, quand il
est tellement **engoua** ou **hypertrophia** qu'il ne se meut qu'a-
vec peine dans la poitrine. On voit souvent entrer dans les
hôpitaux des malades qui n'ont qu'un seul bruit du cœur,
mais au bout de quelques jours, quand la circulation s'est ralentie, que l'équilibre s'est rétabli, le premier bruit se dégage, se reproduit; les ventricules se sont alors vidés complétement, les valvules ont repris leur jeu, le cœur se meut
avec plus de liberté dans le thorax.

On a avancé que les **adhérences du cœur** au péricarde
faisaient disparaître un des deux bruits du cœur; c'est un
fait que la pratique n'a pas confirmé.

Quelquefois on entend *trois bruits* et même *quatre* pour une
seule révolution du cœur. Voici comment on peut expliquer
ce fait :

Si un **orifice auriculo-ventriculaire** est **rétréci**, le ventricule correspondant ne se remplira pas, dans la diastole, aussi
vite que son congénère, et alors il pourra arriver que les sys-
toles des deux ventricules ne soient plus isochrones ; les contractions du côté droit et du côté gauche du cœur seront dé-
doublées, et la tension des valvules auriculo-ventriculaires des
deux côtés du cœur ne se fera plus simultanément, mais successivement; de même pour les sigmoïdes. De là la formation, facile à comprendre, de trois ou quatre bruits. Ne pourrait-on pas dire aussi, avec MM. Barth et Roger, que le même
résultat se produirait si l'un des ventricules était plus **faible**
que l'autre et plus lent à se contracter? Dans tous les cas, les
triples et les quadruples bruits sont toujours des signes de
lésions organiques des orifices, des valvules ou des parois
charnues du cœur.

Le caractère de ces bruits est très-variable; c'est quelquefois un bruit d'*enclume*, de *caille*, de *dactyle*, qu'on pourrait
noter ainsi : tic-tac-tac, ou bien par une longue et deux
brèves; quelquefois c'est l'inverse, et l'on a deux brèves et une
longue : tic-tic-tac, ou un bruit de *rappel*, de *galop*, etc.

XV. — ALTÉRATIONS DES BRUITS DU CŒUR PAR DES BRUITS ANORMAUX.

Les bruits anormaux qui couvrent ou remplacent les bruits naturels du cœur constituent sans doute une source précieuse d'éléments de diagnostic. Mais c'est aussi une source féconde d'erreurs, particulièrement en ce qui concerne le plus important de ces bruits, le souffle proprement dit. La fréquence de ce phénomène dans les lésions organiques du cœur, la facilité qu'on trouve à l'expliquer par le frottement du sang dans des orifices étroits, sur des surfaces rugueuses, ont fait prématurément associer ces deux termes dans l'esprit des observateurs. De sorte qu'il est presque passé en loi que maladie du cœur et bruit de souffle sont synonymes. Cette manière de voir est dangereuse à un double point de vue. En effet, quand le souffle manque, on établit qu'il n'y a rien du côté du cœur ; quand il existe, on prononce le nom de lésion organique. Or, dans le premier cas, il peut y avoir de graves désordres cardiaques; dans le second, il n'y a souvent aucune lésion appréciable. Les conséquences pronostiques et thérapeutiques de cette double erreur seront déplorables, on le conçoit facilement. La source de ce faux jugement, c'est l'auscultation, au moins quand on s'abandonne aux seuls renseignements qu'elle fournit, sans avoir égard à toutes les autres conditions pathologiques que peut présenter le malade.

Il est impossible de compter les victimes de cette fausse application de l'auscultation. Les cas où l'absence de renseignement d'auscultation fait méconnaître les maladies du cœur les plus graves sont nombreux, mais ceux où l'inverse a eu lieu sont plus communs encore... Tous les ans on voit arriver à la clinique de M. le professeur Bouillaud un grand nombre de malades qui, sous prétexte de bruit de souffle, ont été les victimes d'une thérapeutique déplorable. On les a crus atteints de lésions graves du cœur, et l'on a mis en usage les saignées, les sangsues, la digitale, les vésicatoires et même les cautères; or, il s'agissait simplement de malades chlorotiques ou chloro-anémiques.

Il y a donc une grande distinction à établir dans les bruits anormaux du cœur : les uns sont organiques, les autres sont chlorotiques, et dépendent simplement d'une altération du sang.

Il faut le dire hautement, c'est surtout aux travaux de M. Bouillaud qu'est due la distinction des souffles chlorotiques et des souffles organiques du cœur ; et c'est à lui que revient l'honneur d'avoir démontré que les maladies organiques, quoique trop fréquentes encore, sont incontestablement moins communes que les chloroses avec lesquelles on les confond. Nous ne mettons pas en cause ici les médecins des hôpitaux, mais ceux qui, ayant moins d'occasions d'observer, se livrent avec trop de confiance aux résultats d'une instruction incomplète en fait d'auscultation.

Les méprises dont nous parlons se commettent aussi bien chez l'homme que chez la femme. Chez ces dernières, elles sont extrêmement communes, à cause de la fréquence de l'état chlorotique ; et sous ce rapport nous pourrions établir une comparaison très-exacte entre les affections du cœur et celles de l'utérus : il y a peu de femmes, en effet, qui ne soient soupçonnées d'une affection utérine, d'un prétendu engorgement, d'une maladie du col, d'une déviation, quand elles ont présenté des douleurs épigastriques et lombaires, une leucorrhée plus ou moins abondante, de la sensibilité du col et quelques granulations ; mais tous ces phénomènes sont bien plus souvent le résultat de névralgies chlorotiques de l'utérus, que celui d'engorgements, de rétroversion, d'antéversion ou de toute autre déviation.

Chez les hommes la méprise est moins commune, absolument parlant, parce que la chlorose est plus rare chez eux ; mais relativement elle a lieu dans une proportion encore plus considérable que chez la femme, parce qu'on est chez eux moins disposé à reconnaître la chlorose, et à en admettre même la possibilité. C'est encore à M. Bouillaud qu'on doit d'avoir établi péremptoirement que la chlorose est aussi bien une affection de l'homme que de la femme. Il y a constamment, dans le service de l'éminent professeur, plusieurs jeunes gens qui, présentant le phénomène *souffle*, ont été envoyés à l'hô-

pital pour y être traités d'affections du cœur, et qui n'ont, en
définitive, qu'un état chlorotique plus ou moins prononcé; les
preuves du diagnostic d'une lésion organique sont, chez beaucoup, inscrites d'une manière indélébile sur la poitrine, sous
formes de cicatrices de sangsues, de ventouses et même de
cautères. Par un examen bien fait on arrive à reconnaître que
la seule maladie est la chlorose; que cette affection n'est, le
plus ordinairement alors, que le résultat d'excès de différente nature (excès vénériens, de masturbation, et plus rarement excès de travail), de pertes séminales, d'une alimentation insuffisante, ou la suite de quelques maladies graves
et prolongées; et l'on voit aussi tous les accidents cesser ou
diminuer sous l'influence d'un régime tonique et d'un traitement ferrugineux.

Ces remarques n'ont pas pour but de diminuer la valeur
qu'on doit attribuer à l'auscultation, mais seulement de montrer que les phénomènes qu'elle fournit ne sont pas toujours
univoques.

Après ces remarques nécessaires, étudions les *altérations des
bruits du cœur* produites par des *bruits anormaux.*

Des bruits nouveaux peuvent couvrir ou remplacer les
bruits naturels du cœur ; on en reconnaît deux espèces, ceux
qui se passent dans le péricarde, et ceux qui se produisent dans
les cavités mêmes du cœur. Les premiers prennent le nom de
bruit de *frottement,* les seconds celui de bruit de *souffle* ; il y
en a une autre espèce encore, que nous devons décrire à part,
c'est le bruit de *piaulement* ; en effet, ce bruit diffère du souffle par son caractère musical, et par la propriété de se faire
entendre à distance de la paroi thoracique.

XVI. — BRUIT DE SOUFFLE CARDIAQUE.

Bruit de soufflet, souffle, souffle intra-cardiaque, murmure
du cœur, susurrus.

On désigne, sous ces noms différents, un bruit qui se produit
pendant les mouvements du cœur, et qui ressemble au murmure du vent sortant d'un soufflet.

Découvert et décrit pour la première fois par Laënnec, le

souffle a été, depuis, l'objet de nombreux travaux, qui ont
heureusement modifié beaucoup de faits et d'assertions peu
fondés de l'auteur de l'auscultation.

. *Caractères du souffle*. Le souffle ressemble au bruit du vent
qui sort d'un soufflet. Cette comparaison, qui donne une
bonnne idée de la nature du phénomène, lui avait valu, à
l'origine de l'auscultation, le nom de bruit de soufflet ; mais
cette dénomination est tombée en désuétude, et elle est remplacée actuellement par celle de bruit de souffle et même simplement de souffle.

On l'imite jusqu'à un certain point en soufflant dans le
tube d'un stéthoscope, dont on obture en partie le pavillon ;
ou simplement avec la bouche, en allongeant les lèvres
comme pour siffler et faisant une expiration modérée et lente.

Il y a plusieurs degrés de force et d'intensité ; le plus léger
consiste seulement en un prolongement d'un des bruits du
cœur. On dit alors que le bruit est *prolongé* ou légèrement
soufflant; d'autres fois il est plus long, et l'un des bruits est
décidément couvert et remplacé par un *souffle doux*; il peut
devenir *fort, rude, râpeux* même ; quelquefois il est musical, et l'on entend une ou plusieurs notes, mais toujours
d'une modulation fort simple et monotone ; ce timbre musical
peut être intermittent ; nous le décrirons à propos du *bruit
de piaulement*. Quelquefois il ressemble à une *aspiration*, ce
qui a presque toujours lieu dans la diastole ; quelquefois ce
bruit est tout à fait semblable à un *jet de vapeur*.

. Il est généralement borné à une petite étendue qu'on peut
quelquefois recouvrir avec le pavillon du stéthoscope, et alors
il est limité à la pointe, à la base, à la partie moyenne, quelquefois en dehors du cœur (anévrysme de l'aorte). D'autres
fois il est plus étendu, mais alors encore il y a un endroit où
on l'entend mieux, et où existe son *maximum d'intensité*. Chez
quelques malades, on l'entend dans presque toute la poitrine,
même en arrière, et le long de la colonne vertébrale.

Dans quelques cas, le souffle se prolonge dans les vaisseaux
des membres. Nous rappellerons plus loin quelques cas où on
l'a entendu le long du rachis.

Il coïncide tantôt avec le premier, tantôt avec le second des bruits du cœur; le souffle au premier temps est infiniment plus commun que l'autre; quelquefois il y a deux souffles, l'un à chaque temps, ce qui donne lieu à une sorte de va-et-vient qui rappelle le bruit produit par les *scieurs de long* (Bouillaud); on ne confondra pas ce double bruit avec le bruit strident, aigre, qui mérite seul le nom de bruit de *scie*. Le souffle double peut se composer de deux sons égaux ou inégaux.

La coïncidence d'un souffle avec un temps peut n'être pas très-exacte; ainsi il arrive qu'un souffle précède ou suive un peu le temps auquel il correspond; M. Gendrin donne à ces bruits avancés ou retardés le nom de bruits *présystolique* et *périsystolique* pour le bruit du premier temps ou de la systole, et ceux de *prédiastolique* et de *péridiastolique* pour ceux du second temps ou de la diastole. Nous y insisterons peu, parce que ces légères différences de temps ne nous ont pas paru avoir une grande importance pour le diagnostic.

La force du souffle est variable : quelquefois elle est égale pendant toute sa durée; quelquefois elle va en augmentant ou en diminuant.

Enfin le souffle peut être permanent ou intermittent.

Caractères différentiels. Le souffle intra-cardiaque peut être confondu avec le murmure rotatoire des muscles de la poitrine, avec la respiration, les frottements de la plèvre et surtout celui du péricarde.

Le murmure rotatoire se produit quand on ausculte les malades qui, étant assis ou couchés, n'ont pas la poitrine suffisamment soutenue; ce bruit est permanent, très-superficiel; il a quelquefois des intermittences qui ne sont pas isochrones aux battements du cœur; on en évitera toujours la production en ayant égard aux règles que nous avons données pour l'examen du cœur.

Le murmure vésiculaire, quand le poumon passe au-devant du cœur, et quelquefois les frottements de la plèvre peuvent faire naître l'idée d'un souffle cardiaque. Nous rejetons cependant promptement cette supposition, en faisant remarquer que ces deux phénomènes sont isochrones à la respiration et non au pouls.

La confusion avec les frottements du péricarde est bien plus

facile et bien plus commune. En effet, quand il n'y a que des
fausses membranes molles, et même un simple état de *dépoli*
de la surface du péricarde, ou des taches laiteuses plus ou
moins saillantes, on entend un frottement qui ressemble d'une
manière surprenante à un souffle; cependant on l'en distinguera, parce que le souffle est toujours plus ou moins profond,
bien circonscrit, ou ayant un maximum dans un point de la
région précordiale ; parce qu'il donne la sensation du passage
d'un fluide dans un orifice ou un canal cylindrique, et qu'il
présente en conséquence le caractère *filé* (Bouillaud). Le frottement est, au contraire, toujours superficiel, à peu près égal dans
une grande étendue, sans maximum prononcé, comme éparpillé et non filé ; nous avons eu maintes fois l'occasion de constater l'exactitude de ces caractères indiqués par M. Bouillaud.

Causes du souffle. A peine le souffle fut-il découvert, que
Laënnec songea à l'expliquer par le passage difficile du sang
dans les cavités ou les orifices du cœur, et par conséquent par
le frottement de ce liquide contre des parois formant obstacle ;
mais aussi, dès les premières recherches anatomiques, il lui
fut facile de voir que, si le souffle coïncidait souvent avec des
lésions organiques, souvent aussi il arrivait qu'il ne s'accompa-
gnât d'aucune lésion matérielle, appréciable, du cœur. Laënnec établit donc deux espèces de souffles, souffles par obstacle
mécanique, et souffles sans lésion. Il ne put trouver l'explication de ceux-ci que dans l'hypothèse gratuite d'un état spasmodique, d'une névrose du cœur. Mais malheureusement, à
mesure qu'il étudia ce phénomène, son esprit s'attacha si particulièrement à cette dernière explication qu'il finit par n'en
plus admettre d'autre, même pour les cas où il existait des
lésions organiques ; de sorte que dans la dernière édition de
son *Traité de l'auscultation médiate,* ne tenant plus compte
des lésions du cœur, il rapporta tous les souffles à la contraction musculaire spasmodique du cœur; cette contraction, étant
sonore normalement, dit-il, puisqu'elle produit le bruit rotatoire, doit l'être encore davantage dans l'état de spasme de
l'organe; de là les souffles, qu'il y ait ou non lésion du cœur
et de ses orifices. L'explication de tous les bruits de souffle par
le spasme du cœur est donc celle à laquelle Laënnec s'est ar-

rêté en dernier lieu; mais on peut dire que c'est une de ses
entreprises les moins heureuses. Le chapitre, beaucoup trop
long, qui est consacré à ce sujet n'est pas au niveau des autres
parties du magnifique *Traité de l'auscultation*.

M. Andral, reprenant la première idée de Laënnec, attribue
à des obstacles, des rétrécissements, le souffle que présentent
quelques malades, mais il admet de plus deux autres catégories : dans l'une, le souffle coïncide avec des altérations du
sang; dans l'autre, avec diverses névroses, telles que l'épilepsie, l'hystérie, l'hypochondrie.

M. Bouillaud, qui a étudié les mêmes faits avec le plus grand
soin, n'admet que deux catégories de bruits de souffle, ceux
des lésions organiques, ceux de la chlorose ou de l'anémie;
pour ceux qu'on rencontre dans les névroses, ils sont fort
rares, de l'aveu même de M. Andral, et peut-être se ratta-
chent-ils soit à des affections du cœur légères et commençantes, soit à un état chlorotique plus ou moins prononcé.
Dès l'époque dont nous parlons, M. Bouillaud, faisant un pas
de plus que les autres médecins, montrait que la diminution
de densité du sang était la circonstance à laquelle se liait plus
particulièrement ce souffle. Tous les efforts qu'on a pu faire
depuis n'ont pas ébranlé cette doctrine définitivement acquise à la science.

Nous revenons maintenant sur les divers cas contenus dans
ces catégories, afin de faire voir comment le bruit de souffle
peut s'y produire.

1° *Mécanique du bruit de souffle organique.* On constate le
souffle dans les rétrécissements des orifices, les insuffisances
des valvules, les endocardites et leurs suites, dans le cas de
concrétions sanguines, pseudo-membraneuses ou autres; dans
les perforations de valvules, les communications anormales
des cavités du cœur entre elles; dans l'hypertrophie simple,
la péricardite, les anévrysmes de l'aorte, la cyanose, etc.

On comprend parfaitement comment un rétrécissement d'o-
rifice donne lieu au bruit de souffle ; si l'orifice de l'aorte est
plus étroit que normalement, le sang, en y pénétrant pendant
la systole du ventricule gauche, frottera péniblement contre
les parois et déterminera des vibrations, d'où le bruit de souffle.

On comprend moins facilement, au premier abord, la production d'un souffle dans une insuffisance ; mais cependant, en y faisant bien attention, on le comprendra encore ; si l'une des valvules manque, par destruction ou accolement aux parois artérielles, le sang, en rétrogradant pendant la systole de l'artère et la diastole du cœur, formera deux valvules, mais passera dans le lieu occupé primitivement par le troisième ; cet orifice sera fort étroit, n'ayant que le tiers du calibre de l'artère, et relativement au calibre total de l'orifice ce sera un *rétrécissement*. Une insuffisance, ainsi que le fait remarquer M. Littré, n'est donc qu'un rétrécissement placé en sens inverse du cours normal du sang. Ainsi pas de difficulté dans ces cas pour expliquer le souffle.

Dans l'endocardite, il se produit du souffle quand le sang passe sur une membrane dépolie, boursouflée, couverte de fausses membranes ou de produits d'exsudation ; et alors le souffle se forme aussi bien au milieu des cavités du cœur que dans les orifices ; à plus forte raison si l'endocardite a laissé des plaques osseuses, des indurations fibreuses, fibro-cartilagineuses, crétacées, s'il s'est formé des caillots sanguins sur le bord des valvules.

Dans les communications anormales des ventricules on en entendra si l'orifice est étroit, irrégulier, frangé, mais disposé cependant de façon que le sang puisse y pénétrer.

Enfin on entend encore du souffle dans les anévrysmes de l'aorte, quand l'orifice de communication entre l'anévrysme et l'aorte est un peu étroit et irrégulier.

Mais il semble plus difficile d'expliquer le souffle dans la péricardite et dans l'hypertrophie simple du cœur.

Dans l'hypertrophie simple, si les orifices ne se sont pas agrandis avec la cavité de l'organe, ils se trouvent avoir une *aire* relativement trop petite pour la quantité de sang qui doit y être projetée, et pour la force avec laquelle le mouvement est imprimé au liquide ; en sorte que dans ce cas on aura encore un rétrécissement, mais un rétrécissement *relatif*.

Le souffle se rencontre souvent dans la péricardite ; on en a expliqué la production de diverses manières, mais surtout en supposant que le liquide de l'épanchement, quand il existe, comprime les gros vaisseaux qui partent de la base de l'organe, et l'on a même assuré qu'on le faisait disparaître en faisant asseoir le malade et en forçant ainsi le liquide à se reporter en bas. Cette explication nous paraît peu satisfaisante.

Ce souffle, en effet, dépend ou d'une endocardite concomitante de la péricardite, ou d'une endocardite née après coup et transmise à l'orifice des gros vaisseaux à travers leurs parois, ou enfin à ce qu'on a pris pour du souffle le frottement péricarditique dont nous avons parlé plus haut.

En définive, et comme on le voit, le souffle peut s'expliquer dans toutes les maladies organiques du cœur. La cause qui le produit, c'est la vibration du sang dans son passage sur des surfaces rugueuses, irrégulières, ou sur des produits anormaux, qui par leur position en gênent le cours. Seulement nous tenons à faire remarquer que le souffle n'est pas toujours un indice d'un rétrécissement d'orifice, comme on le dit trop souvent. Il appartient souvent, il est vrai, à cette lésion, mais quelquefois aussi à des lésions toutes différentes.

2° *Mécanisme du bruit de souffle inorganique ou chlorotique.*

Ici les opinions sont très-partagées.

Laënnec, comme nous l'avons vu, attribue ces souffles à la contraction spasmodique du cœur, et le bruit serait produit par la fibre charnue elle-même. M. Andral se demande si le sang, lancé dans les artères, n'y est pas poussé avec trop peu d'énergie pour les dilater, et si dès lors on ne retrouve pas les conditions de rétrécissement indiquées plus haut; d'autres ont pensé que le sang chlorotique, moins albumineux qu'à l'état normal, glisse plus difficilement sur les parois artérielles; d'autres ont supposé (Max. Vernois) la formation de plicatures à l'intérieur des orifices artériels et des artères, par suite du spasme invoqué par Laënnec. M. Bouillaud, sans chercher d'explications si éloignées et si difficiles à vérifier, constate seulement que le souffle se manifeste à l'orifice aortique et dans les artères, toutes les fois que la densité du sang descend au-dessous de 6° 1/4 de l'aréomètre de Baumé. Dans quelques cas seulement le souffle a paru tenir à la *vivacité convulsive* avec laquelle le sang était lancé dans les vaisseaux.

Maladies dans lesquelles on rencontre le bruit de souffle. —
Valeur diagnostique.

Lorsqu'on rencontre un bruit de souffle chez un malade,
on doit se demander d'abord si ce bruit est organique ou
chlorotique, c'est-à-dire de la première ou de la seconde
espèce.

Le temps auquel le bruit a lieu, son siége, son timbre, sa
persistance, les phénomènes concomitants sont les éléments
du diagnostic différentiel.

1.° Les bruits chlorotiques n'ont jamais été entendus qu'au premier temps du cœur, jamais au second. D'après cette seule
remarque, la moitié du problème est déjà résolue : si, en effet,
on entend un bruit de souffle au second temps, on peut être
certain qu'on a affaire à une affection organique ; s'il est au
premier temps, on hésitera entre une affection chlorotique et
une affection organique. On consultera alors le siége du bruit ;
s'il a lieu à la pointe, il ne peut être qu'un souffle organique,
les autres ne se produisant qu'à la base. Les autres caractères du souffle seront d'ailleurs consultés. Les souffles chlorotiques sont doux, quelquefois d'un timbre musical; ils sont
variables, passagers : ils ne s'accompagnent d'aucun autre
phénomène propre aux maladies du cœur (abaissement de la
pointe, voussure, matité, frémissement vibratoire, etc.), ni
de phénomènes généraux (cyanose, œdème, etc.).

Ce point réglé, quand on a reconnu que le souffle n'est pas
chlorotique, on se demande quelle est la lésion qui existe, et,
comme dans l'immense majorité des cas, on a affaire à des rétrécissements ou à des insuffisances, on cherche d'abord à
établir ce point; c'est par là que nous commencerons. Il faut
alors résoudre successivement ces trois questions : Quel est
l'orifice atteint, quel est le genre de lésion qui existe, et quel
est le côté du cœur affecté ?

1° *Détermination de l'orifice malade et de la nature de sa
lésion.* Ces deux problèmes sont liés d'une manière si intime,
qu'il n'est pas possible de résoudre l'un sans l'autre. Nous
pourrions nous borner à faire connaître les résultats de l'expé-

rience et ceux qui découlent des autopsies cadavériques, mais on ne retient que difficilement les faits exposés de la sorte. Nous les rattacherons donc aux explications tirées des théories des bruits du cœur, certain de donner ainsi plus d'intérêt aux faits exposés et d'en faciliter l'intelligence. Seulement nous ferons remarquer que rien n'est absolument démontré dans les explications que nous allons présenter, et qu'il n'y a de réel que les faits. Mais la théorie aide la mémoire.

Si l'on a un bruit de souffle au premier temps, ce bruit tiendra à un rétrécissement aortique ou à une insuffisance auriculo-ventriculaire. Voici comment on peut se rendre compte du fait. On se rappelle que le premier bruit a lieu pendant la systole du cœur, et que, pendant ce mouvement, le sang doit passer dans l'aorte et dans l'artère pulmonaire ; s'il y a rétrécissement à l'orifice de ces vaisseaux, il se produira nécessairement un souffle qui coïncidera avec le choc de la pointe du cœur et avec le pouls artériel : c'est ce qui a lieu en effet d'une manière absolument constante. Mais si les valvules auriculo-ventriculaires sont insuffisantes, le sang repassera dans l'oreillette, et, rencontrant le rétrécissement de l'insuffisance, produira un bruit de souffle, toujours dans le même temps. Ainsi, en résumé, un souffle au premier temps appartient aussi bien à un rétrécissement aortique ou pulmonaire qu'à une insuffisance auriculo-ventriculaire.

Si le bruit a lieu au second temps, il donnera lieu à des conclusions inverses ; que se passe-t-il en effet dans ce temps ? Le cœur entre en diastole, le sang y afflue de l'intérieur de l'oreillette, et celui qui a été lancé dans l'aorte tend à rentrer dans le ventricule ; en conséquence, si l'orifice auriculo-ventriculaire est rétréci, il y aura souffle ; si l'orifice aortique est insuffisant, il y aura souffle également. Un souffle au second temps indique donc ou une insuffisance aortique ou un rétrécissement auriculo-ventriculaire.

Jusqu'à présent nous n'avons encore rien déterminé, puisque nous hésitons entre deux hypothèses ; les idées se fixeront par la recherche du lieu où se produit le bruit anormal. Nous avons dit que les bruits des orifices ventriculo-artériels s'entendent particulièrement à la base du cœur, ceux des orifices

auriculo-ventriculaires à la pointe (Barth) : ce qui est vrai
pour l'état normal est encore plus vrai pour l'état pathologique, car les bruits de la seconde espèce se déplacent et
s'abaissent quand le cœur s'allonge.

Il résulte de là que, si nous entendons un bruit anormal à
la pointe, ce sera un bruit auriculo-ventriculaire; s'il a lieu
au premier temps, ce sera nécessairement une insuffisance ;
s'il a lieu au second temps, ce sera un rétrécissement. Même
chose, mais en sens inverse pour l'aorte.

Ainsi, en résumé : Un bruit de souffle au premier temps, à
la base, indiquera un rétrécissement de l'aorte ou de l'artère
pulmonaire ; un bruit de souffle au second temps, à la base,
indiquera une insuffisance artérielle ; un bruit de souffle au
premier temps, à la pointe, une insuffisance auriculo-ventriculaire ; un bruit de souffle au second temps, à la pointe, un
rétrécissement auriculo-ventriculaire.

Mais il peut exister un double bruit, c'est-à-dire un souffle
au premier temps et un au second; s'ils ont tous deux leur
maximum à la base, c'est l'indice d'un *rétrécissement avec insuffisance aortique.* S'ils existent, au contraire, à la pointe,
ils indiquent une *insuffisance avec rétrécissement auriculo-
ventriculaire.*

On observe quelquefois des combinaisons différentes quand
il y a un double bruit. L'un peut être à la base, l'autre à la
pointe. Si c'est le premier qui est à la base et que le second
soit à la pointe, il y aura un double rétrécissement ; si le premier est à la pointe et le second à la base, ce sera une double
insuffisance.

Mais nous avons à faire remarquer que les souffles présentent quelques modifications.

Quelquefois un souffle, au lieu d'être extrêmement limité,
peut être très-étendu. Cela tient quelquefois à son intensité ;
d'autres fois, à ce que l'orifice où il se forme est très-près du
thorax : ainsi le souffle des rétrécissements et insuffisances
aortiques est quelquefois fort étendu. Mais aussi cela peut
tenir à l'étendue des lésions. Nous avons observé récemment
un homme qui avait, à la base du cœur, un double souffle indicateur d'un rétrécissement avec insuffisance aortique ; le

18.

premier bruit s'étendait de la base du sternum jusqu'au voisinage du mamelon, sans descendre cependant absolument jusqu'à la pointe. A l'autopsie, on trouva un rétrécissement de l'aorte avec altération des valvules, et de plus un état crétacé de toute la face ventriculaire de la lame antérieure de la valvule bicuspide, circonstance bien propre à rendre compte de l'étendue dans laquelle le bruit anormal se faisait entendre.

D'autres fois, avec des lésions bien prononcées des orifices et des valvules, le souffle manque ; ainsi un rétrécissement auriculo-ventriculaire, une insuffisance aortique n'ont quelquefois pas de bruit. En voici le motif : ces deux souffles doivent s'accomplir pendant la diastole ventriculaire ; mais cette diastole est un mouvement passif, le sang n'est pas poussé, mais attiré dans le cœur, aspiré pour mieux dire. S'il y a un rétrécissement auriculo-ventriculaire, il n'entre dans le ventricule que la quantité de sang que l'orifice peut admettre, et pas davantage ; d'un autre côté, le sang n'est pas poussé *à tergo* d'une manière énergique ; qu'est-ce en effet que la force de contraction auriculaire ? Peu de chose ; l'orifice n'est donc pas violenté, distendu outre mesure, le sang glisse donc facilement sans produire de souffle. Même remarque pour l'insuffisance aortique ; le sang, en rentrant dans le ventricule sous l'influence de la diastole peu énergique de celui-ci et de la systole artérielle peu énergique également, ne frotte pas avec excès et peut ne pas produire de bruit de souffle. M. Beau attribue à l'asystolie cette absence de bruit ; mais nous ne pouvons pas admettre que cette explication convienne à tous les cas.

Mais il n'en est pas de même des souffles qui se manifestent pendant la systole ; ceux-ci se produisent de toute nécessité et ne manquent jamais ou presque jamais ; en effet, ils ont lieu pendant la contraction du ventricule, contraction énergique, active, et dans laquelle le cœur tend à se vider absolument du sang qu'il contient ; alors, quel que soit l'obstacle, léger ou fort, cet obstacle est surmonté, violenté, le sang le franchit de force, rapidement et produit un souffle. Si l'orifice aortique est rétréci, le sang ventriculaire passe tout entier dans l'aorte ; s'il y a insuffisance auriculo-ventriculaire, l'ondée sanguine rentre aussi de force dans l'oreillette et avec rapidité : en conséquence, les souffles, pendant la contraction du cœur, se produisent à peu près nécessairement.

On peut résumer ces remarques en disant que les souffles systoliques se produisent facilement et habituellement, même pour des lésions faibles, tandis que ceux de la diastole se produisent difficilement, même quand il y a des lésions prononcées. On ne s'étonnera donc plus de la fréquence des bruits du premier temps, et de la rareté comparative de ceux du second temps. On s'étonnera moins encore de voir que des affections des valvules et orifices puissent exister sans bruit de souffle.

D'après ce que nous venons de dire, on doit comprendre que le souffle s'entendra toujours dans le rétrécissement aortique et l'insuffisance auriculo-ventriculaire, tandis qu'il manquera souvent dans l'insuffisance aortique et dans le rétrécissement auriculo-ventriculaire. Si donc on a un malade présentant tous les signes généraux d'une maladie du cœur, sans bruits anormaux, on peut, à peu près sûrement, diagnostiquer une de ces deux maladies.

Mais voici une autre modification dans la production des bruits de souffle, qui est très-importante, embarrassante au premier abord, et qui a servi de point de départ à des objections fort vives contre la doctrine généralement adoptée sur les mouvements du cœur.

On remarque souvent que chez des individus affectés de rétrécissements auriculo-ventriculaires, on trouve à la pointe un bruit de souffle au premier temps, au lieu d'un souffle au second temps, que la théorie indique ; et l'on se demande comment ce bruit peut se produire, et si le mode d'explication proposé jusqu'à ce jour est exact.

Ce fait s'explique très-facilement dans la théorie dont nous nous servons, seulement il faut connaître la disposion anatomique normale des rétrécissements en question. Voici en effet comment se présente cette affection dans la très-grande majorité des cas (nous raisonnerons surtout sur l'orifice auriculo-ventriculaire gauche, où cette lésion s'observe particulièrement).

La valvule mitrale se compose de deux lames distinctes,

l'une antérieure, l'autre postérieure, qui n'ont aucune connexion entre elles, mais qui sont rapprochées par leurs bords
droits et gauches, sur lesquels s'insèrent les cordages des colonnes charnues.

Quand une endocardite se déclare sur ces valvules, elle a
pour premier effet de produire des fausses membranes, qui
donnent lieu à l'agglutination de leurs bords contigus; de cet
accolement résulte un canal un peu aplati d'avant en arrière et qui présente un orifice tout à fait au sommet. Celui-
ci devient alors le véritable orifice auriculo-ventriculaire.
Peu à peu il se rétrécit, devient solide, forme un anneau circulaire ou un peu aplati d'avant en arrière, et qui ne tarde
pas à être privé de toute espèce de souplesse; il demeure
béant; quant au corps des valvules, il s'indure et finit par
former une sorte de cône tronqué, de bec d'entonnoir qui
proémine dans le ventricule; on peut aussi comparer cette
disposition à la saillie du col de l'utérus au fond du vagin. Ce
cône fibro-cartilagineux ou crétacé, qui est assez ordinairement dans l'axe du ventricule, présente du côté de l'oreillette
un enfoncement comparable à l'ouverture anale, et du côté
du ventricule une ouverture plus ou moins large, arrondie,
ovalaire, en forme de boutonnière ou de *glotte*, dont la lumière, constamment ouverte, forme une insuffisance réelle.
Cette disposition a été admirablement décrite par M. Bouillaud (1). — Comme on le voit, dans ce cas l'orifice auriculo-
ventriculaire n'est pas modifié, du moins sensiblement, mais
il n'est plus le véritable détroit, le véritable point de communication entre l'oreillette et le ventricule; il y a un nouvel
orifice situé plus bas, à l'extrémité des valvules; celui-ci est
plus étroit et béant. C'est là ce qu'on appelle en général un
rétrécissement auriculo-ventriculaire; et, en effet, c'en est un,
puisqu'il peut être étroit au point de ne plus admettre qu'un
seul doigt, qu'un tuyau de plume même. Mais c'est aussi, et
à un haut degré, une insuffisance. Eh bien! comment veut-on
qu'une lésion de cette espèce ne produise pas de souffle au
premier temps (Barth et Roger)? Pendant la systole, la colonne

(1) *Traité clinique des maladies du cœur.* Paris, 1841, t. II, p. 318, 319.

sanguine se divise en deux ondes, l'une *progressive* (Gerdy), qui
entre dans l'aorte ; l'autre *rétrograde*, qui rentre dans l'oreillette et produit un souffle, d'autant plus marqué que le détroit
est plus resserré ou plus irrégulier. Le bruit se produit dans ce
cas d'autant plus facilement, plus nécessairement même, qu'il
a lieu pendant la systole, mouvement actif du cœur.

Pourquoi, maintenant, dans le même cas, le bruit de souffle,
au deuxième temps, ne se manifeste-t-il pas, ainsi que la
théorie le demande? Pour deux raisons : d'abord parce que le
sang ne coule à travers le rétrécissement que dans la diastole
ventriculaire, c'est-à-dire pendant le mouvement passif du
cœur; et parce qu'il n'est pressé que par un organe contractile d'une faible énergie (l'oreillette). Nous ajouterons encore
que pendant ce mouvement, malgré l'induration de l'entonnoir en question, il y a toujours un léger degré d'écartement
des valvules, qui facilite le passage du sang ; tandis que dans
le premier temps, il y a rapprochement et tendance à l'occlusion, ce qui resserre encore le détroit par lequel le sang rentre
dans l'oreillette. Aussi avons-nous coutume de dire que le bruit
de souffle se produit au premier temps, parce que *le détroit
de l'insuffisance est plus resserré que celui du rétrécissement*. Ces
considérations nous portent à rejeter, comme inexacte, la proposition de MM. Littré, Barth et Roger : que le souffle de l'insuffisance est ordinairement doux. Cela n'est vrai que pour
l'insuffisance aortique.

Telle est là disposition la plus commune du rétrécissement
auriculo-ventriculaire, et l'on pourrait dire que, pour le côté
gauche du cœur, il n'y a presque pas de rétrécissement sans
insuffisance; mais la réciproque n'est pas vraie.

Ainsi un rétrécissement auriculo-ventriculaire peut se traduire par un souffle au premier temps, aussi bien qu'une insuffisance.

Comment alors distinguera-t-on une insuffisance simple
d'un rétrécissement avec insuffisance? Par les phénomènes
généraux ou éloignés que nous étudierons plus loin, et que
nous pouvons indiquer en deux mots par anticipation. Dans
un rétrécissement, il y a toujours, à un degré plus ou moins
prononcé, gêne de la circulation par arrêt du sang dans

l'oreille ; et l'on observe, de proche en proche, la stase dans le poumon, d'où des congestions, des œdèmes ; la stase dans le cœur droit et les veines, d'où l'anasarque, l'engorgement du foie, l'ascite, les épanchements pleuraux ; enfin moins de sang entrant dans le ventricule gauche, il y a étroitesse et faiblesse du pouls ; aucun de ces phénomènes ne se remarque dans l'insuffisance pure (celle qui est déterminée, par exemple, par le ratatinement des valvules ou leur accolement à la face interne des ventricules).

C'est cependant, et nous ne pouvons laisser passer cela sans nous y arrêter, c'est cependant ce fait d'un bruit de souffle au premier temps dans les rétrécissements, qui a fait naître une théorie des mouvements et des bruits du cœur opposée à celle que professe M. Bouillaud.

M. Fauvel est un des premiers qui ait dirigé son attention sur ce sujet ; mais il n'a pas osé tirer de conclusions de son travail. M. Beau, venant ensuite, a pensé que, pour accorder la théorie avec les faits, il n'y avait qu'à renverser les mouvements du cœur, à mettre la diastole à la place de la systole, et qu'alors tout s'expliquerait. En effet, dans cette manière de voir, le souffle au premier temps s'explique bien par le fait du rétrécissement en question, si le sang passe au premier temps du cœur, de l'oreillette dans le ventricule, si, en un mot, la diastole ventriculaire est le premier des mouvements du cœur. Mais, d'après les indications que nous avons données, le fait ne s'explique pas moins bien par l'insuffisance qui accompagne presque toujours le rétrécissement. Alors, quelle nécessité y avait-il à créer une nouvelle théorie des bruits et mouvements du cœur ?

Cependant, nous ne voulons cacher aucune objection. On a nié la valeur de l'explication que nous avons donnée d'après MM. Bouillaud, Barth et Roger, et plusieurs autres observateurs, en disant que l'insuffisance que nous avons décrite avait été créée pour le besoin de la cause ! Il n'y a qu'une réponse à faire à une pareille objection : c'est que, en dépit de tous les efforts, cette insuffisance n'en existe pas moins, comme un des éléments les plus importants de la lésion qu'on nomme ordinairement rétrécissement ; c'est un fait que

l'examen anatomique démontrera mieux que toutes les dis-
cussions possibles.

Nous ne saurions terminer sans constater que, depuis quelque temps, un compromis s'est établi tacitement entre les partisans de la nouvelle et ceux de l'ancienne doctrine. On a trouvé
dans une distinction plus subtile que réelle, à notre avis, une
sorte de terrain neutre, où toutes deux peuvent exister à la
fois sans trop se nuire : nous voulons parler du bruit de souffle *présystolique*, qui remplace maintenant, pour beaucoup
d'observateurs, le souffle au premier temps. Les partisans de
l'ancienne doctrine admettent, comme on le sait, que le
passage du sang dans le ventricule se fait au second temps,
mais ils accordent actuellement à la nouvelle doctrine qu'une
certaine quantité de sang passe encore de l'oreillette dans le
ventricule, un peu avant la contraction de celui-ci. N'est-il pas
facile, dès lors, de concevoir que, s'il y a un rétrécissement auriculo-ventriculaire, un souffle puisse se produire, non au second temps, mais un peu avant le premier temps, et dans la
présystole. Or, suivant cette nouvelle manière de voir, ce
souffle présystolique ne serait rien autre chose que ce que l'on
a pris jusqu'à présent pour un souffle au premier temps ; et
ce souffle présystolique caractériserait un rétrécissement auriculo-ventriculaire, sans qu'il fût nécessaire désormais d'admettre l'insuffisance que nous avons décrite. Nous ne pouvons
insister sur ce nouvel ordre d'idées, dont on trouvera le résumé dans un bon travail de M. le docteur Hérard (1). Tel
est l'état de la question. Nous ne ferons qu'une seule remarque : c'est que, si l'on a déjà bien de la peine à reconnaître qu'un bruit se passe au premier ou au second temps
du cœur, il doit être encore bien plus difficile de déterminer
si ce phénomène se passe exactement avant le premier temps,
c'est-à-dire dans la présystole.

Nous croyons devoir terminer ici des remarques que l'on
pourrait développer davantage, mais sans grande utilité. Ce
que nous voulions, avant tout, faire remarquer, c'est que la

_____

(1) Hérard, *Des signes stéthoscopiques du rétrécissement de l'orifice auriculo-ventriculaire du cœur, et spécialement du bruit de souffle au second temps*.
(*Arch. gén. de Méd.*, 1853-54.)

doctrine nouvelle est née d'une discussion théorique, qu'elle a procédé par une hypothèse pour expliquer un fait, et qu'elle a institué des expériences, non pour découvrir, mais pour confirmer une idée. Or, tout le monde le sait, c'est là une voie un peu dangereuse pour arriver à la découverte de la vérité.

Ajoutons, enfin, que c'est aussi de cette doctrine des mouvements que celle des bruits est sortie après coup.

Peut-on en dire autant de la doctrine des mouvements et des bruits professée par M. Bouillaud? Pour les mouvements, elle remonte à Haller, et se fonde sur l'observation directe et l'expérience. Avant de songer à aucune théorie, on avait établi que la contraction systolaire du cœur est le premier des mouvements de l'organe, et la dilatation le deuxième. Pour les bruits, après qu'on en a constaté la coïncidence avec chacun des mouvements, on a essayé tour à tour toutes les théories qui pouvaient s'accorder avec les mouvements physiologiques trouvés, et on ne s'est arrêté qu'à celle qui s'y adaptait le mieux. Est-on, dans ce cas, parti d'une hypothèse? Non, assurément; on a pris pour point de départ un fait, une chose certaine, démontrée. Maintenant, quand l'explication serait fausse, le fait n'en resterait pas moins : le premier temps du cœur, c'est la systole; un bruit qui se produit pendant ce temps est un bruit systolaire, on ne peut pas sortir de là.

2° *Détermination du côté de l'organe où se trouve la lésion.*

Reste maintenant à déterminer le côté du cœur dans lequel siége la lésion des orifices ou des valvules.

On a dit que l'on entendait particulièrement les bruits anormaux du cœur droit dans le côté droit de la poitrine, et ceux du cœur gauche dans le côté gauche; c'est une règle beaucoup trop vague et surtout très-peu exacte.

M. Littré a donné quelques préceptes d'une grande importance quand ils sont bien appliqués. « Quand il y a, dit-il, rétrécissement ou insuffisance au cœur gauche, le bruit morbide qui, à la région précordiale, masque le bruit naturel correspondant au cœur droit, disparaît à mesure qu'on s'éloigne; et dans un point du côté droit de la poitrine, point qu'il faut

chercher, on n'entend plus qu'un tic tac naturel, quoique
éloigné. M. Rayer a observé que l'endroit où l'on entend le
mieux le cœur droit sain, quand le cœur gauche est malade,
est la région épigastrique. J'ai entendu plusieurs fois en ce
point, d'une manière très-nette, le tic tac régulier, tandis que
le cœur gauche donnait un bruit morbide. Le contraire a
lieu si c'est le cœur droit qui est malade ; c'est à gauche et
loin du cœur qu'il faut chercher le tic tac naturel. Enfin, si
l'on trouvait, loin du cœur et des deux côtés de la poitrine,
un bruit morbide, on conclurait que les deux moitiés sont
affectées, etc. (1). »

Ainsi que MM. Barth et Roger le font observer, on a souvent
mal appliqué la règle indiquée par M. Littré ; il ne s'agit pas
du *siége absolu* du bruit, mais bien de son siége relativement
à un point où l'on entend le tic tac normal du cœur ; si ce
tic tac est relativement à droite, quelle que soit d'ailleurs la
position du bruit à la région précordiale, le cœur droit est
sain, et inversement pour le côté gauche du cœur.

Les auteurs que nous venons de citer font observer avec
très-juste raison que cette règle ne s'applique qu'aux orifices
auriculo-ventriculaires, mais nullement aux orifices artériels ;
ici, en effet, les bruits anormaux de l'aorte se propageront
dans la direction de cette artère, c'est-à-dire derrière le sternum et vers la clavicule droite, tandis que ceux de l'artère
pulmonaire tendront vers la clavicule gauche.

Toutes ces règles peuvent avoir leur importance, mais nous
croyons que les phénomènes généraux en ont plus encore. En
effet, dans les rétrécissements auriculo-ventriculaires gauches,
on remarquera surtout de l'étroitesse du pouls ; dans celui
de l'aorte, le pouls sera vibrant, accompagné de frémissement
vibratoire ; et dans les lésions du cœur droit, c'est surtout
dans les veines qu'on observera des phénomènes anormaux,
tels que la dilatation, l'état variqueux, le pouls veineux ; on
observera aussi de la cyanose, un œdème passif, etc.

Maintenant nous devons nous poser une question. Quand on
entend au cœur un bruit de souffle non chlorotique, doit-on

_____

(1) *Dictionnaire de médecine,* en 30 vol. t. VIII. p. 333.

RACLE. 3ᵉ édit.   19

toujours supposer ou un rétrécissement ou une insuffisance ?
Non, car nous avons vu que le simple état de gonflement, de
dépoli de l'endocarde, que de légères concrétions sanguines ou
fibrineuses peuvent donner lieu à un souffle. On ne se décidera
donc à diagnostiquer une lésion d'orifice ou de valvule, que
quand il y aura, en même temps que du souffle, des phénomènes généraux en rapport avec la lésion que l'on suppose. Il
nous arrive bien souvent, chez des individus affectés de mala-
dies-étrangères au cœur, et qui n'ont pas de chlorose, de trouver un souffle soit à la base, soit à la pointe ; nous ne diagnos-
tiquons alors ni rétrécissement ni insuffisance ; nous établissons
seulement qu'il existe quelque lésion de peu d'importance,
ancienne, reste d'inflammations partielles de la membrane interne du cœur, comme on en voit si souvent chez les personnes qui ont eu des rhumatismes, des fluxions de poitrine, ou
même des bronchites intenses et prolongées. Ce diagnostic a
été si souvent confirmé par l'autopsie, que nous n'en comptons plus les cas. On se rappellera combien il est rare de trouver sur le cadavre des valvules saines, minces et translucides,
comme dans l'état normal ; et, d'un autre côté, combien il faut
peu de chose pour produire un bruit de souffle cardiaque. Enfin, on remarquera que ces bruits qui se rattachent à de
simples rugosités, à des végétations, etc., ne s'entendent jamais qu'au premier temps.

Inutile d'ajouter que les dilatations aortiques, les anévrysmes donnent aussi lieu à un souffle simple ou double, dont le
siége est en général à la partie droite du sternum, vers le haut
de cet os, à la base du col, etc.

Nous ne pouvons pas terminer ce qui est relatif aux souffles
sans rappeler ce que nous avons dit plus haut. L'auscultation
est sans doute d'un grand secours, mais elle n'est pas un guide
infaillible dans le diagnostic des maladies du cœur. Souvent
elle fait percevoir des souffles quand il n'y a point d'affection
cardiaque ; quelquefois elle n'en fait pas reconnaître, quoiqu'il
y ait des lésions organiques fort prononcées ; d'autres fois enfin ses renseignements sont si incomplets qu'ils ne peuvent
donner des résultats que quand on consulte en même temps
tous les autres phénomènes observables.

XVII. — BRUITS DE RAPE, DE SCIE, DE LIME.

Ce ne sont que des modifications du bruit de souffle, et ils ne s'en distinguent que par leur rudesse et la gravité ou l'acuïté de leur timbre.

Le bruit de râpe ressemble au bruit de la râpe à bois, au ronflement d'un rouet ; il imite le son prolongé de la lettre R ; il est ordinairement très-prolongé, et quelquefois assez pour remplacer complétement les deux bruits du cœur. Son timbre est toujours plus ou moins gras, comme enroué ; le plus ordinairement il change de caractère pendant sa durée, et il commence ou finit par un souffle, il a souvent assez d'intensité pour être entendu dans une grande étendue de la poitrine et pour se propager surtout dans la région dorsale. Souvent aussi il paraît se passer à une grande profondeur, et il ne s'entend que dans un seul point ; il semble que l'ondée sanguine arrive perpendiculairement aux parois de la poitrine et que le bruit pénètre directement dans l'oreille. Presque toujours le bruit de râpe se passe dans les orifices auriculo-ventriculaires.

Les bruits de scie et de lime ont un timbre aigu et criard, qui va jusqu'au sifflement, mais ils sont généralement plus brefs que les précédents. Le premier imite le son prolongé de la lettre S ; tous deux sont plus communs dans la systole que dans la diastole ; ils se passent principalement dans les orifices artériels.

Tous sont permanents ; ils ne se modifient que très-lentement, et ordinairement leur rudesse va en croissant, par suite de l'augmentation des lésions qui les produisent.

Presque toujours ils s'accompagnent de *frémissement vibratoire*.

Le caractère de ces bruits est en rapport avec l'état anatomique des orifices traversés par le sang. Le bruit de râpe se produit surtout dans des orifices rétrécis, et garnis de rugosités épaisses, à demi solides ; aussi indique-t-il surtout l'épaississement des valvules, les végétations, les dépôts fibrineux durs, les caillots, etc. Il emprunte son caractère gras et ronflant à la demi-mollesse des parties dans lesquelles il se passe. Les bruits de scie et de lime indiquent plus particulièrement la sécheresse, la dureté, l'ossification des membranes valvulaires et des orifices. C'est pour cette raison qu'on entend surtout ces derniers aux orifices artériels, tandis que les autres se manifestent plutôt aux orifices ventriculo-auriculaires, l'état d'ossification se produisant plus promptement dans les premiers que dans les seconds.

Il résulte de ce que nous venons de dire que les bruits rudes ont une valeur plus grande que le souffle simple, car ils indiquent toujours une lésion des valvules ou des orifices. Et de plus, ils traduisent pour ainsi dire la nature de la lésion et le degré auquel elle est parvenue. Tandis que par le souffle on ne peut juger que d'un état de dépoli, de la présence de rugosités légères sur l'endocarde, par le bruit de râpe on reconnaît l'épaississement, la formation de produits cellulo-fibreux, de végétations plus ou moins dures, et par celui de scie ou de lime, la formation de concrétions tout à fait dures, cartilagineuses, ossiformes.

Ici nous devons faire une remarque importante. MM. Littré, Barth et Roger ont établi que les bruits de souffle par insuffisance sont toujours doux. Or, cette proposition nous paraît être inexacte; et elle doit tomber, s'il est vrai que le bruit de souffle au premier temps, à la pointe, et que l'on rapporte au rétrécissement auriculo-ventriculaire, est réellement lié à l'insuffisance qui accompagne celui-ci, ainsi que nous avons cherché à le démontrer. La proposition, disons-nous, serait inexacte, puisque ce bruit a ordinairement le caractère râpeux (1).

XVIII. — BRUIT DE PIAULEMENT.

Le bruit de piaulement (*sibilus, sifflement musical*) ne serait, selon M. Bouillaud, que le degré le plus élevé, le ton le plus aigu du bruit de souffle, et il supposerait à peu près les mêmes conditions portées à leur degré extrême. « Il y a

(1) Le lecteur consultera avec intérêt un mémoire de M. le docteur Duroziez, ancien chef de clinique de la Faculté, sur le *Rhythme pathognomonique du rétrécissement mitral* dont la valeur réside dans l'interprétation ingénieuse mais tout à fait délicate des faits de détail. (*Arch. gén. de méd.*, oct. 1862.)

entre ces deux bruits la même différence qu'entre l'action de *souffler* et celle de *siffler*, et tout le monde sait par quel mécanisme on passe de l'une à l'autre. »

Le bruit de piaulement a été remarqué pour la première fois par M. Bouillaud et par M. le docteur Moret. Sa découverte remonte à l'année 1828, mais jusqu'à l'époque de la publication du *Traité des maladies du cœur* (1), personne, au dire de M. Bouillaud, n'en avait encore parlé; il a été depuis constaté par plusieurs observateurs et décrit dans bon nombre de livres.

Caractères. Le bruit de piaulement se distingue du souffle par son timbre musical; il ressemble quelquefois au miaulement d'un jeune chat, au roucoulement d'une tourterelle ou d'un pigeon, au cri de la caille (Bouillaud); M. J. Pelletan, MM. Barth et Roger l'ont comparé au cri du *canard*, que l'on imite avec ces jouets d'enfants que tout le monde connaît. M. Cazenave l'a assimilé au piaulement d'un jeune poulet. Ce bruit est toujours sur un ton musical élevé, mais la note peut varier quelque peu dans un court espace de temps, de façon à donner une sorte de modulation.

Ce bruit, à la différence des bruits anormaux et musicaux des artères, n'est jamais ni double ni continu; il ne se fait entendre qu'à un seul temps des battements du cœur; il n'a été entendu jusqu'à présent qu'au premier temps; souvent il termine un bruit de scie; on trouve ce fait noté deux fois dans les livres de M. Bouillaud. Il est souvent faible et difficilement perceptible, quelquefois fortement accusé, quelquefois si intense qu'on peut le percevoir sans appliquer l'oreille sur la poitrine, et à une distance de plusieurs pouces à un et deux pieds; les malades en ont alors conscience. Ce qui est singulier, c'est que quand on l'entend à distance du thorax, on ne le perçoit plus aussi bien par l'application de l'oreille. On le constate soit à la pointe, soit à la base du cœur, et, même quand il se fait entendre à distance, on peut encore facilement le rapporter à tel ou tel point de la région précordiale.

(1) *Traité clinique des maladies du cœur*, 2e édition. Paris, 1841.

C'est de tous les bruits peut-être le plus variable ; il se fait entendre d'une manière continue, ou bien pendant quelques battements seulement, pour revenir après un intervalle plus ou moins long ; la plupart du temps il ne dure que quelques jours, et en présentant toujours par intervalles une diminution ou une augmentation de force. Chez un jeune homme, où il était assez intense pour être entendu à près de deux pieds de la poitrine, il n'a duré que quinze jours environ, et ne s'est pas reproduit depuis, quoique ce malade fût atteint d'un rétrécissement avec insuffisance de l'aorte. Presque jamais il n'est seul ; il coïncidait une fois avec un triple bruit (1). Le plus souvent il s'accompagne de bruits de râpe ou de souffle pendant le premier ou le deuxième temps, et quelquefois aux deux temps ; quand il est seul, il peut masquer un souffle qui redevient perceptible quand le sibilus disparaît. M. Bouillaud l'a rencontré une fois chez une femme dont les battements du cœur se répétaient cent seize fois par minute. Peut-être cette accélération était-elle la cause du bruit dans ce cas, mais elle n'est pas nécessaire cependant pour la production du sibilus, car chez le malade dont nous avons parlé, la circulation était calme.

Maladies dans lesquelles on rencontre le bruit de piaulement.
Valeur diagnostique.

Le piaulement accompagne toujours une maladie organique du cœur, circonstance dont on ne peut douter quand même on n'a pas l'occasion de s'en assurer anatomiquement, car il existe toujours simultanément d'autres phénomènes si tranchés qu'on ne peut les méconnaître.

M. Bouillaud l'a rencontré, une fois, chez une femme atteinte d'un **rétrécissement auriculo-ventriculaire** gauche si prononcé qu'il n'existait plus qu'une fente de 7 millimètres dans le plus grand diamètre de l'orifice. Chez une autre, il y avait un **rétrécissement aortique** avec épaississement et incrustations calcaires et fibro-cartilagineuses des valvules,

(1) *Traité des maladies du cœur,* t. II, p. 353.

qui rendaient leur surface inégale et comme raboteuse. Chez deux autres malades, on a constaté des rétrécissements d'orifice, dont le siége n'est pas indiqué. MM. Barth et Roger l'ont trouvé dans un rétrécissement aortique ; le cas que nous avons cité était de ce dernier genre. Il résulterait de ces faits que peut-être le sibilus serait plus fréquent dans les rétrécissements aortiques que dans toute autre lésion, mais nous n'avons pas assez de données pour la solution de ce problème.

Quoi qu'il en soit, il est certain que ce bruit se rattache toujours à des lésions d'orifices ou de valvules ; mais comme il n'est pas permanent, peut-être faut-il en attribuer la formation à des conditions passagères aussi, déterminées par ces rétrécissements. Une fois il coïncidait avec une grande fréquence des battements du cœur ; peut-être n'était-il alors que le résultat de la **rapidité de la circulation** et de vibrations plus vives imprimées par la colonne sanguine aux parois indurées ; mais dans les autres cas, où la circulation n'était pas accélérée, on devait peut-être l'attribuer à des **caillots,** à des **flocons pseudo-membraneux** attachés aux valvules, et qui, en flottant, pouvaient couper la colonne sanguine ; la facilité avec laquelle disparaissent et ce bruit et les caillots dont nous parlons, semble confirmer une pareille supposition. Il a été publié, dit M. Bouillaud, dans le *Journal hebdomadaire de médecine,* un cas de bruit de sifflement du cœur chez un individu à l'ouverture duquel on ne trouva rien autre chose qu'une concrétion sanguine, évidemment formée avant la mort (1).

La présence d'un sifflement musical sera donc l'indice d'un rétrécissement d'orifice avec lésion valvulaire, et de la formation probable de caillots ou de concrétions fibrineuses dans cet orifice.

XIX. — BRUIT DE FROTTEMENT.

Dans l'état normal, les mouvements de *locomotion* du cœur dans la cavité du péricarde se font d'une manière silencieuse ;

(1) *Traité clinique des maladies du cœur*, t. I, p. 212.

dans l'état pathologique et par suite du dépoli des surfaces, il se produit des bruits divers qu'on désigne sous le nom de *frottements du péricarde.*

Laënnec avait entendu « un bruit semblable au *cri de cuir* d'une selle neuve sous le cavalier, » et il le rapportait à la péricardite, mais il renonça à son explication, car il ajoute : « J'ai cru pendant quelque temps que ce bruit pouvait être un signe de péricardite, mais je me suis convaincu depuis qu'il n'en était rien. » Sous ce rapport Laënnec n'a pas été plus heureux que pour l'explication d'un grand nombre de phénomènes acoustiques du cœur. Un de ses chefs de clinique reproduisit le fait et l'explication, et établit qu'en effet le bruit de cuir est un signe de péricardite. Il n'est pas fait mention de cette démonstration dans la deuxième édition du *Traité de l'auscultation,* bien qu'elle soit postérieure au livre de M. Collin. Au reste, l'un et l'autre n'avaient indiqué qu'une des formes les plus rares du frottement ; c'est à M. Bouillaud que revient l'honneur d'en avoir donné une description complète.

Caractères. Le bruit en question donne la sensation de deux corps plats et plus ou moins rugueux qui frottent l'un contre l'autre dans une certaine étendue. Ce bruit est toujours superficiel, car on n'entend que celui qui se passe entre la face antérieure du cœur et la portion du péricarde qui tapisse les côtes et le sternum. Il n'est pas probable qu'on ait jamais entendu celui qui se produit entre la face postérieure du cœur et le feuillet correspondant du péricarde. Nous avons plusieurs fois trouvé des péricardites rétro-cardiaques et dans lesquelles nous n'avions constaté aucun frottement pendant la vie. On le perçoit dans une grande étendue et quelquefois dans toute la région précordiale, à moins que les fausses membranes ne soient partiellement déposées sur le cœur. Nous avons vu une fois M. Bouillaud annoncer qu'il n'entendait de frottement que dans la région des cavités droites, et l'autopsie montra qu'il n'y avait en effet de fausses membranes que sur le ventricule droit ; mais les faits de localisation de cette nature sont fort rares. A part cette exception, il n'y a pas de lieu de maximum d'intensité pour le frottement ; le bruit est à peu près égal dans une grande surface. Enfin il est *plat* et non arrondi ou filé, comme les bruits qui se passent dans les orifices.

Il se produit soit au second temps, soit surtout au premier, et quelquefois pendant tous les deux; il forme alors un va-et-vient qui rappelle le bruit de la scie, non pour le timbre, mais pour le mode de succession. Quelquefois il n'appartient mani-festement ni à l'un ni à l'autre temps, quoiqu'il soit cependant isochrone aux battements du cœur.

Ce bruit est beaucoup plus court que le frottement pleural, plus rapidement formé et terminé, ce qui est nécessairement en rapport avec la rapidité plus grande des mouvements du cœur.

Il est très-sujet à varier; quelquefois sous l'oreille même il disparaît et se reproduit sans cause connue. Il se modifie toujours très-rapidement en peu de jours; il peut persister des semaines et même des mois, mais il est rare alors qu'il conserve les mêmes caractères. Nous reviendrons plus bas sur ce fait. Chez quelques individus on le sent plus fort dans la station assise, ce qui s'explique par le rapprochement du cœur contre la paroi thoracique.

Il s'accompagne quelquefois d'un frémissement vibratoire distinct.

Son intensité et ses caractères diffèrent beaucoup suivant l'état des surfaces qui le produisent. Nous sommes étonné qu'on ait pu dire que le frottement péricardique est presque toujours beaucoup plus fort que le frottement pleural; d'après nos observations, ce serait tout le contraire qu'il faudrait énoncer, au moins pour la plupart des formes de ce bruit.

M. Bouillaud en distingue trois espèces, un bruit doux ou frôlement, un plus rude, craquement, un troisième plus fort encore, raclement.

Le bruit le plus doux donne quelquefois la simple sensation d'un *grattement* léger qui se passerait sous l'oreille et dans un point assez limité, qui généralement ne correspond à aucun orifice et se déplace facilement; d'autres fois c'est un *frôlement* ou un *froissement*, quelquefois une sorte de *lapement* ; enfin, à un degré plus avancé, c'est un *froufrou* comparable à celui

19.

d'une étoffe de soie, du taffetas, du papier de *billet de banque* ou du *parchemin*.

Cette forme de frottement est souvent confondue avec le souffle, néanmoins elle s'en distingue et n'empêche pas de percevoir les claquements valvulaires, quand on les cherche attentivement.

La seconde forme est désignée par M. Bouillaud sous le nom de *frottement rude* et de *craquement*; elle imite le cri du *cuir neuf*, le *tiraillement*, le *craquement sec* qu'on entend souvent au sommet du poumon chez les tuberculeux qui ont une pleurésie sèche et des adhérences commençantes. C'est un bruit très-rare; M. Bouillaud dit ne l'avoir entendu qu'une fois. M. Andral l'a entendu une fois aussi. Nous avons constaté aussi chez un rhumatisant, un bruit qui ressemblait beaucoup à un gros râle crépitant de pneumonie en résolution, et que M. Bouillaud nous dit être analogue à ce qu'il nomme craquement ou frottement rude. Il existait dans les deux mouvements du cœur.

Le bruit de *raclement* est une variété du bruit de frottement, qui diffère de toutes les autres, en ce qu'il semble réellement produit par le raclement d'un corps très-dur et cartilagineux contre la surface du péricarde. Il présente quelquefois une grande ressemblance avec la crépitation des fractures. C'est ordinairement ce bruit qui s'accompagne de frémissement vibratoire.

Les modifications, la marche et la durée du frottement sont variables comme les lésions qui le produisent. Nous analyserons ces phénomènes plus bas.

Diagnostic différentiel. On peut confondre le frottement péricardique avec le frottement pleurétique, le souffle et le bruit de râpe qui se passent dans le cœur.

Le frottement du péricarde peut être confondu avec celui de la plèvre, parce qu'il arrive que dans la pleurésie la respiration accélérée peut se rapprocher par sa fréquence de celle du cœur. On évitera la méprise en faisant suspendre la respiration, précaution que l'on doit toujours avoir quand on n'a pas une grande habitude de l'auscultation.

Quelquefois une péricardite et une pleurésie coexistantes

peuvent donner lieu chacune à un frottement; or, ces deux bruits, ayant lieu dans le voisinage l'un de l'autre, se renforcent mutuellement et peuvent faire croire à une lésion du cœur ou de la plèvre, plus importante que celle qui existe réellement. On amoindrira encore l'effet produit, par la suspension de la respiration, et l'on attribuera alors à chacune des séreuses la part qui lui revient dans la production du bruit.

Nous avons déjà dit que le bruit de souffle du cœur peut être confondu avec le frottement doux du péricarde. Nous répétons que les caractères différentiels sont les suivants : le frôlement péricardique est plat, non filé, ne paraissant pas se passer dans un orifice ; il est superficiel, éparpillé, sans maximum d'intensité. Il varie par la position des malades, c'est-à-dire qu'il est plus fort dans la position assise. Il se modifie rapidement et change en peu de jours. Le souffle est au contraire profond, plus ou moins *filé*, de *forme cylindrique*, toujours circonscrit ; il ne se modifie pas par les changements de position et est ordinairement permanent ; enfin ce souffle s'accompagne ou d'autres phénomènes de lésions organiques, ou de phénomènes de chlorose. On tirera aussi d'utiles renseignements des circonstances dans lesquelles le phénomène se développe. La péricardite ne se produisant guère que dans le cours ou dès le début du rhumatisme, de la pneumonie, de la pleurésie, on ne pensera pas beaucoup au frottement dans d'autres cas ; mais aussi, quand on aura sous les yeux une des maladies en question, on pensera de suite au frottement du péricarde, et, dans le doute, on penchera plutôt en faveur de ce dernier, vu la fréquence de coïncidence de la péricardite avec les maladies énumérées.

Le frottement rude ressemble quelquefois au bruit de râpe, et la distinction est difficile ; cependant, si l'on trouve ce bruit dans la convalescence d'un rhumatisme, d'une pneumonie ou d'une pleurésie, chez un individu qui n'en a jamais eu d'autres attaques et qui n'a pas eu consécutivement de maladies du cœur ; si ce bruit se manifeste en peu de temps, il est à peu près certain que c'est un frottement, car les endocardites valvulaires ne produisent jamais si promptement les altérations fibreuses, fibro-cartilagineuses qui peuvent donner lieu au souffle râpeux.

La rapidité avec laquelle le frottement rude se modifie et disparaît, pour faire place à un souffle plus ou moins doux, aidera encore le diagnostic. Le frottement râpeux n'est quelquefois pas tout à fait isochrone à l'un ou à l'autre des temps du cœur, et l'on peut alors percevoir le double claquement valvulaire sans altération. Enfin il est rare qu'on ait un souffle râpeux sans hypertrophie du cœur, frémissement vibratoire, battements irréguliers, modifications dans la circulation artérielle ou veineuse.

Maladies dans lesquelles le frottement se rencontre. — Valeur diagnostique.

Ce phénomène ne se montre et ne peut se montrer que quand il y a un état de dépoli et de rugosité du cœur et du péricarde pariétal, et, comme ces deux états ne se rencontrent que dans la **péricardite**, il devient nécessairement un caractère à peu près univoque de cette maladie.

Mais, pour bien en faire comprendre la valeur, nous devons en étudier les diverses formes.

Tout à fait au début de l'inflammation du péricarde, et quand il n'y a qu'un peu de boursouflement de la séreuse, quand la surface n'est que dépolie, desséchée ou moins humide que de coutume, on ne peut percevoir qu'une sorte de grattement et de lapement; on sent que la pointe se décolle un peu difficilement de la paroi thoracique, mais il n'y a pas de frottement rude à proprement parler. Un peu plus tard, tout phénomène acoustique disparaît, car il se fait un épanchement qui éloigne le cœur des parois thoraciques : les bruits sont éloignés, sourds, plus ou moins étouffés ; on entend quelquefois alors un léger souffle, mais qui tient à une endocardite. Quand l'épanchement se résorbe, on commence à entendre de nouveau un bruit de frottement, dû au retour du contact du cœur contre le thorax. Il y a donc dans la péricardite un bruit de frottement de *début* et un bruit de frottement de *retour*, comme il y a pour la pneumonie un râle crépitant d'invasion et un râle crépitant de retour. Mais tandis que dans la pneumonie ces bruits se ressemblent beaucoup, ils diffèrent considérablement dans la péricardite. En effet, celui de début est doux et léger, quelquefois à peine perceptible ; celui de retour est plus ou moins rude, circonstance qui dépend de ce que les fausses membranes ont eu le temps de s'organiser, ou, du moins, de se solidifier pendant le temps qu'a duré l'épanchement. Alors ce bruit prend les caractères du froufrou, du râle crépitant, du bruit de cuir neuf, etc. Ces bruits se modifient promptement ; quelquefois, mais rarement, ils deviennent plus rudes ; le plus ordinairement, ils diminuent d'intensité, ce qui indique que les pseudo-membranes se résorbent ou deviennent plus unies à la surface. Quand celles-ci se réduisent à l'état de taches blanches ou laiteuses, on retrouve un frôlement doux et comparable à un souffle. M. Bouillaud a souvent diagnostiqué cette disposition, par la présence d'un frôlement superficiel, plus ou moins étendu, chez des individus atteints antérieurement de rhumatismes ou de pleuro-pneumonies. S'il se forme des adhérences, on entend du craquement, du tiraillement ; enfin, si les produits pseudo-membraneux deviennent crétacés, on entend du raclement plus ou moins prononcé. M. Bouillaud a diagnostiqué une fois la présence d'un produit de cette nature, et à l'autopsie on rencontra en effet une plaque ossiforme, qui recouvrait en partie le cœur et s'enfonçait, d'autre part, entre ses fibres charnues.

Comme on le voit, le frottement est un signe certain de péricardite, ou, pour mieux dire, de la présence de *produits récents ou anciens de péricardite* à la surface du cœur et du péricarde pariétal. Comme il ne se manifeste que quand il n'y a pas de liquide, c'est un signe de péricardite sèche, ou du moins avec peu de liquide. Par ses modifications, il indique l'état des fausses membranes qui le produisent. Enfin, comme il ne se manifeste que très-faiblement au début, et qu'il devient plus fort après la résorption de l'épanchement, ce sera, toutes les fois qu'il deviendra bien appréciable, un signe de péricardite en résolution plutôt qu'en voie de progrès. Cette circonstance est fort importante pour la thérapeutique. En effet, si l'on pense qu'un frottement un peu rude indique une forte péricardite, on se croira obligé d'intervenir à l'aide d'un traitement actif, et l'on nuira plus au malade qu'on ne lui sera utile, car on agira alors sur une maladie en résolution, et qui se serait terminée seule.

Ainsi, un frottement de moyenne intensité est plutôt un symptôme de péricardite en résolution que de péricardite commençante.

Nous avons vu une fois le péricarde parsemé de **tubercules** crus, assez volumineux, chez un individu qui n'avait présenté aucun symptôme morbide du côté du cœur. Peut-être, dans d'autres cas, cette lésion peut-elle donner lieu à un frottement, de même aussi que des **tumeurs colloïdes, mélaniques**, des **kystes**, de **petits anévrysmes sans adhérences**; mais jusqu'ici rien de tout cela n'a été vu.

Art. II. — Signes locaux fonctionnels.

Nous ne décrirons comme tels que la *douleur* et les *palpitations*. Nous pourrions y joindre la dyspnée, mais, d'abord, ce phénomène n'appartient plus au cœur, et, d'un autre côté, nous l'étudierons à propos des maladies pulmonaires.

I. — DE LA DOULEUR.

Nous devons rappeler ici ce que nous avons dit à propos des affections cérébrales, et ce que nous répéterons à l'occasion des maladies de l'abdomen. La douleur ne se manifeste et ne peut se manifester que dans des organes naturellement pourvus de nerfs sensitifs, c'est-à-dire provenant du système cérébro-spinal, tandis qu'elle manque et qu'elle doit manquer dans les viscères privés de nerfs rachidiens directs et qui ne sont animés que par le grand sympathique. Nous ferons remarquer combien sont latentes les affections, même les plus graves, de l'intestin grêle, parce que ce viscère ne reçoit directement aucun nerf de l'épine. Nous rappellerons que les ulcérations tuberculeuses sont indolentes, que celles de la fièvre typhoïde le sont aussi. En effet, comment la localisation intestinale de cette affection aurait-elle échappé jusqu'à présent à l'observation, si elle n'avait pas été tout à fait *latente*

sous le rapport de la douleur ? Ce n'est pourtant pas une affection moderne ; elle existe probablement depuis la plus haute
antiquité ; cependant on n'a connu ses lésions intestinales que
par l'anatomie pathologique, et pas autrement. Il n'en a pas été
de même de toutes les affections douloureuses; de toute antiquité on les a localisées, de toute antiquité on a connu la pleurésie, la pneumonie, la phrénésie (méningite), la paraphré-
nésie (pleurésie diaphragmatique),

Ce que nous disons de l'intestin grêle, nous pouvons le dire
du cœur. C'est un viscère dont beaucoup d'affections sont res-
tées *latentes* jusqu'ici et doivent rester telles en effet, si l'on
ne sait pas les rechercher par des moyens particuliers d'observation.

Le cœur est en effet insensible dans l'état normal (Haller).
On peut le pincer, le tenailler, etc., sans y déterminer la
moindre douleur ; et, dans l'état pathologique, il n'est pas, il
ne peut pas être plus douloureux ; l'inflammation ou tout autre
état morbide ne peut pas l'*élever* jusqu'à la hauteur d'un organe sensible, à moins qu'elle ne détermine la formation
spontanée, et de toutes pièces, de nerfs sensitifs, ce qui est peu
probable !

Si l'on part de ce principe, que M. Bouillaud s'efforce toujours de mettre en lumière, on verra combien on doit en tirer
d'importantes conséquences pour le diagnostic des maladies
du cœur et pour le traitement des malades.

Par lui-même le cœur est insensible, c'est donc dire que
toutes ses maladies sont indolentes ; le fait est vrai, mais demande quelques développements.

Maladies dans lesquelles la douleur se manifeste. — Valeur
diagnostique.

On voit beaucoup de personnes jeunes, surtout des femmes,
se plaindre de palpitations, d'étouffements, et qui, de plus, ressentent une douleur plus ou moins vive sous le sein gauche et
au niveau de la pointe du cœur. On commettrait une erreur
si l'on considérait ces personnes comme affectées de lésions
du cœur, et si l'on regardait cette douleur comme apparte-

nant au cœur lui-même. La plupart de ces malades sont chlorotiques ou anémiques, leurs palpitations sont nerveuses, et
leur douleur n'est qu'un point névralgique. En effet, on voit
que, pour les palpitations, elles ne reviennent que sous l'influence d'une émotion, d'une agitation un peu forte, de l'action de courir, de monter, qu'elles se passent promptement,
qu'elles sont aussi mobiles dans leur manière d'être, que les
maladies nerveuses elles-mêmes; qu'elles ne s'accompagnent
d'aucun trouble notable dans la circulation, et qu'il est impossible de saisir aucun indice de changements dans le volume,
la forme, l'épaisseur du cœur. Ces individus présentent, en outre, les souffles chlorotiques des vaisseaux; et, quant aux phénomènes généraux, ils témoignent seulement de l'état de liqui-
dité ou d'appauvrissement du sang et nullement d'une gêne de
la circulation. Quant à la douleur, elle est nerveuse, car elle
est superficielle et siége dans l'épaisseur de la paroi thoracique, comme on peut s'en assurer par la pression; elle est
mobile, et de plus il existe d'autres points douloureux dans le
même côté du thorax, vers les trous de conjugaison des vertèbres; enfin il y a aussi d'autres affections douloureuses, des
névralgies abdominales, faciales, de la gastralgie; chez les
femmes, des névralgies du col utérin, de la leucorrhée, etc.

Tous ces phénomènes sont chlorotiques, et si les faits précédents ne suffisent pas pour le démontrer, nous ajouterons
qu'ils finissent ordinairement par disparaître en laissant les
malades en santé, ce qui n'arrive que de la manière la plus
exceptionnelle pour les affections organiques du cœur. On
aurait donc tort de considérer la douleur précordiale comme
indiquant une lésion organique. C'est cependant ce qui n'a
lieu que trop souvent, soit chez les femmes, soit chez les
hommes. On pratique des saignées, on applique des sangsues, des ventouses; les accidents augmentent par l'appauvrissement du sang, et l'on voit alors survenir des palpitations
énormes, des douleurs extrêmes et des accès de dyspnée, une
coloration jaune de la peau semblable à celle des maladies
du cœur, accidents qui peuvent en imposer même à un médecin instruit.

On se tiendra donc toujours en garde contre les erreurs

que peut causer l'existence d'une douleur précordiale, et l'on se demandera toujours, quand on en rencontrera, si l'on n'a pas affaire à une simple **chlorose**.

Dans la **péricardite**, observe-t-on de la douleur ? Tous les écrivains en ont parlé comme d'un symptôme constant, et lui ont attribué des caractères particuliers et une intensité remarquable. La douleur de la péricardite, dit-on, siége à la pointe du cœur, et de là s'irradie à la paroi.antérieure du thorax, au diaphragme, à l'épaule et dans le bras gauche; elle est aiguë, lancinante, atroce ; les malades sont dans un état d'anxiété extrême; il y a des lipothymies, des défaillances, des syncopes même. M. Bouillaud, le premier, s'est élevé contre ces assertions si formelles, qui ne sont nullement l'expression de la vérité; nous partageons sur ce point sa manière de voir. Dans la grande majorité des cas, la péricardite existe sans les symptômes précédents, et quand ils se manifestent ils sont toujours l'indice d'une affection différente, d'une complication.

Si, en effet, on considère la péricardite dans son état de simplicité, comme quand elle accompagne le rhumatisme articulaire aigu, et qu'il n'existe ni pleurésie ni pneumonie, on voit qu'elle se développe sans aucune espèce de douleur; il y en a si peu que le malade ne dirige pas l'attention du médecin sur ce qui se passe du côté du cœur, parce qu'il n'y sent rien en effet; et si l'on n'examine pas la région précordiale et les divers signes qu'elle peut fournir, on peut laisser passer inaperçues les péricardites les plus intenses. Il n'y a peut-être aucune maladie qui soit aussi latente sous le point de vue de la douleur, et, est-il nécessaire de le dire? c'est à cause de l'absence de ce symptôme qu'elle est restée si longtemps méconnue. Depuis les temps les plus reculés, on connaît la pleurésie et la pneumonie, à cause du point de côté par lequel ces maladies se caractérisent, mais on ne connaît la péricardite que depuis les recherches de l'anatomie et de l'auscultation. On a pourtant cité des exemples de péricardite avec douleur, et en particulier celui de Mirabeau. On trouva, à l'ouverture du corps du célèbre orateur, une péricardite purulente, et l'on attribua à cette affection les douleurs atroces qui avaient existé pendant la vie ; ces douleurs étaient si vives qu'il suppliait son médecin, Cabanis, de lui donner de l'opium pour obtenir un état d'engourdissement et d'insensibilité. Mais on peut se convaincre, d'après la relation de sa maladie, qu'il y avait autre chose qu'une péricardite ; il y avait aussi une pleurésie purulente, et selon toutes probabilités, une pleurésie diaphragmatique (Bouillaud) ; or, on sait que de toutes les formes de la pleurésie, celle qui occupe le diaphragme est la plus douloureuse ; dans le cas actuel, il est bien présumable que c'est à cette complication qu'était due la douleur.

Cette même douleur peut être observée dans la péricardite, si l'inflammation s'étend aux parties environnantes pourvues de nerfs sensitifs, c'est-à-dire aux parois thoraciques, aux nerfs phréniques, au médiastin, etc. ; mais quant à l'inflammation de la séreuse, considérée en elle-même, elle n'est point douloureuse.

Dans la grande majorité des rhumatismes, on trouve une coïncidence de péricardite, qu'on ne découvrirait pas, si l'on ne s'en rapportait qu'aux sensations des malades. Il faut donc chercher le mal sans attendre qu'il se présente. Voici un fait que nous avons observé :

Un jeune homme de 22 ans, entré en juin 1853 dans le service de M. Bouillaud, et couché au n° 16 de la salle Saint-Jean-de-Dieu, était affecté depuis huit jours d'un rhumatisme du poignet doit. Au moment de l'entrée, il ne présentait rien du côté du cœur, et il n'avait que peu de fièvre. Deux jours après, nous recommençons l'examen de la région précordiale, quoique le malade ne ressentît et n'accusât rien de ce côté ; il existait alors une voussure étendue, de plus d'un centimètre de saillie, et une matité de quatre travers de doigts dans tous les sens ; le choc de la pointe était imperceptible, les bruits étaient profonds et éloignés. Un épanchement abondant s'était fait à notre insu et à celui du malade. Deux saignées suffirent pour faire disparaître la matité et la voussure, et bientôt le cœur se trouve sous l'oreille.

Ainsi, pas de douleur dans la péricardite, si ce n'est lorsqu'il y a coïncidence de pleurésie ou d'inflammation des parties environnantes. Nous ne voulons pas dire qu'il n'existe pas quelquefois des sensations incommodes et dépendant de la

péricardite, mais c'est seulement un état de gêne, d'embarras
à la région précordiale. Nous admettons aussi qu'il peut se
produire des lipothymies, des syncopes, mais sans ces affreu-
ses douleurs indiquées par les auteurs.

Quant à l'**hydro-péricarde** et à l'**épanchement chronique** résultant d'une péricardite, ils ne sont pas plus douloureux que la maladie précédente, et le plus ordinairement on
ne les reconnaîtrait pas, si l'on ne possédait les ressources de
la percussion et de l'auscultation.

Nous pouvons dire de l'**endocardite** ce que nous avons dit
de la péricardite.

L'**hypertrophie simple** du cœur n'est nullement douloureuse, et l'on est étonné de trouver quelquefois le cœur volumineux, chez des individus qui n'ont jamais accusé de symptôme du côté de cet organe.

Mêmes remarques à propos des **lésions des orifices** et des
valvules : ces affections se développent dans l'ombre et ne
se traduisent que tardivement, et par des phénomènes éloignés, dépendants du trouble de la circulation dans les poumons, le système veineux, artériel, etc.

Mêmes remarques également pour les **anévrysmes partiels,**
les **perforations,** les **communications anormales des
cavités.**

Il y a une maladie qui ferait exception à la règle, s'il était
démontré qu'elle a réellement le cœur pour point de départ.
Nous voulons parler de l'**angine de poitrine.** On sait qu'elle
est caractérisée par un sentiment de barre ou de constriction,
siégeant à la base de la poitrine ou entre les mamelons ; par
une anxiété considérable, sans gêne de la respiration, et enfin
par une douleur aiguë qui envahit le côté gauche de la paroi
thoracique, l'épaule, et qui descend dans le bras gauche en
suivant le trajet du nerf cubital. Cette affection revient par
accès, souvent pendant la marche, surtout quand on monte
une côte, un plan incliné, etc. On sait aussi qu'on l'a attri-
buée, tour à tour, à des lésions de l'aorte, des valvules, de la
substance charnue du cœur, à l'ossification des artères coro-
naires, etc., mais qu'aucune de ces hypothèses ne peut soutenir la discussion ; plus rarement on a placé son siége dans les

nerfs cardiaques, et l'on en a fait une névralgie du cœur
(Desportes, Grisolle). Mais nous ferons remarquer que la
plupart des éléments de la maladie, douleurs de parois thoraciques, de l'épaule, du bras, siégent dans des points qui n'ont
aucune connexion nerveuse avec le cœur ; que celui-ci ne
reçoit que des nerfs du grand sympathique, c'est-à-dire des
nerfs non sensitifs ; il reçoit, il est vrai, des filets du pneumo-
gastrique et des nerfs laryngés, mais qui pourraient bien n'être
que des rameaux indirects de ce même grand sympathique,
par suite des anastomoses du pneumo-gastrique, au col, avec
le ganglion cervical supérieur et quelques autres points du
même système. Enfin, pendant l'accès, on n'observe aucun
trouble du côté de la circulation ; le pouls est calme, régulier
sans intermittences. Or, la plupart des névralgies ont pour
effet de déterminer des contractions, des spasmes des muscles
dans lesquels les nerfs malades se distribuent (névralgies de
la face, du col de la vessie, de l'estomac, du rectum, etc.).

N'est-il pas plus naturel de ne voir, jusqu'à présent, dans
l'angine de poitrine, qu'une névralgie des parois thoraciques et des nerfs du plexus cervico-brachial ? On resterait,
du moins, dans la limite des faits.

En résumé, l'absence de douleur à la région précordiale ne
doit pas empêcher de rechercher s'il y a des altérations du
cœur, la plupart des affections cardiaques étant *indolentes*.
Et, au contraire, la douleur de cette région doit éveiller l'attention sur une simple névrose de la paroi thoracique, névrose
très-ordinairement concomitante de la chlorose, ou sur une
une complication de pleurésie, de pleuro-pneumonie, etc.

II. — DES PALPITATIONS.

On désigne sous ce nom des battements de cœur énergiques, pénibles pour le malade, et coïncidant avec une irrégularité du rhythme de ses mouvements. C'est un phénomène à la fois fonctionnel et physique, car le médecin peut
le constater aussi bien que le malade.

Pour celui-ci, elles lui donnent la sensation d'un choc incommode au niveau de la pointe du cœur, ou dans une plus

grande étendue de la région précordiale; quelquefois ces battements sont peu prononcés, d'autres fois ils sont assez forts pour produire le soulèvement de la paroi thoracique, des vêtements, des couvertures; les palpitations s'accompagnent d'une sensation ingrate ou d'un pincement passager au cœur, de battements dans la gorge, d'une sorte d'étranglement; les malades sont obligés de s'asseoir, la voix s'altère, des syncopes surviennent. Quelques malades assurent que le sang ne pénètre plus dans les membres. Nous en avons vu un chez lequel le fait devait être réel : en effet, pendant les accès de palpitations, il n'y avait pas de pouls dans les principales artères, et la mort survint par une gangrène des jambes.

Les palpitations reviennent par accès plus ou moins éloignés; ces accès sont rarement longs, mais souvent la moindre cause les fait reparaître.

Quand elles se répètent fréquemment, les malades finissent par s'alarmer; ils sont en proie à la tristesse, à un chagrin sombre, et rien ne porte plus le découragement dans l'esprit que cette sensation incommode. On voit beaucoup de jeunes gens, et surtout d'étudiants en médecine, tourmentés et livrés aux plus tristes appréhensions, parce qu'ils ont quelques accès passagers de palpitations, que, d'ailleurs, leurs préoccupations viennent encore accroître. C'est de là qu'est née l'idée, professée par Corvisart, que les maladies du cœur disposent au suicide.

Quelquefois elles se terminent par des épistaxis, des hémorrhagies pulmonaires, etc.

Le médecin perçoit, pendant les palpitations, des troubles dans le choc du cœur et dans le rhythme de ses battements; nous en avons parlé précédemment, et nous n'y reviendrons ici que succinctement.

Le choc se fait avec plus de violence, dans une étendue quelquefois plus grande : ainsi, on voit souvent le cœur battre par sa base ; ces pulsations alternent quelquefois avec celles de la pointe et se passent alors pendant la dilatation des ventricules. Quelquefois, on voit plusieurs chocs successifs et rapides de la pointe, comme si plusieurs contractions se faisaient les unes après les autres, sans être suivies chacune d'une diastole, ou plutôt comme si la systole s'opérait en plusieurs temps, fait d'ailleurs confirmé par l'auscultation.

Quant au rhythme, il est troublé de plusieurs manières, que nous avons analysées dans un des paragraphes précédents; nous n'y reviendrons donc pas.

Maladies dans lesquelles on rencontre des palpitations.
Valeur diagnostique.

Les palpitations surviennent dans deux cas bien distincts: chez des individus qui n'ont aucune lésion matérielle appréciable du cœur, chez des individus dont le cœur est plus ou moins fortement altéré dans son organisation. Les premières sont des palpitations *essentielles, nerveuses, inorganiques*; les autres sont *symptomatiques* ou *organiques*.

Les palpitations nerveuses sont incomparablement plus fréquentes que les autres.

Beaucoup de jeunes garçons et de jeunes filles, à l'époque de la **puberté**, et même un peu avant, sont sujets à des palpitations nerveuses; ces palpitations surviennent sans cause connue, ou bien par suite d'un exercice un peu violent; elles se calment aussi spontanément ou par une épistaxis; pour quelques médecins, elles sont l'expression d'une pléthore passagère.

Après la puberté, ces mêmes palpitations persistent chez les jeunes filles, par suite d'un **état chlorotique** ou **anémique**, par l'effet de l'**irrégularité de la menstruation**, par des habitudes secrètes de **masturbation**, ou enfin par la **mobilité nerveuse** propre à leur sexe et à cet âge de la vie; chez les jeunes garçons, elle est entretenue par quelques-unes des causes énumérées plus haut, mais surtout par des excès de diverses natures, parmi lesquels ceux de travail sont les plus rares.

Ce n'est que d'une manière exceptionnelle que ces palpitations, à cette époque de la vie, sont produites par de vraies maladies du cœur. Aussi doit-on souvent calmer les craintes qu'éprouvent alors les malades, ainsi que leurs parents, sur leur prétendue gravité.

Il ne faut pas oublier non plus que chez beaucoup de personnes et chez les individus prédisposés, comme ceux indiqués ci-dessus, **diverses substances** provoquent des palpitations : nous signalerons surtout le thé et le café, les liqueurs fortes, les vins généreux pris en trop grande quantité, l'opium, etc.

On cite, au nombre des causes des palpitations, la marche, la course, l'action de monter un escalier, les émotions morales ; tout cela a réellement une influence, mais seulement chez les individus que nous venons d'indiquer.

Dans une autre classe, se rangent les malades qui ont réellement des **affections chroniques organiques du cœur**. Chez ceux-là aussi des palpitations surviennent, mais elles ne sont plus l'expression d'une irritabilité trop grande du cœur ; ce sont simplement des effets d'une gêne de la circulation dans les cavités cardiaques ou les gros vaisseaux. Aussi voit-on que ces palpitations surviennent seulement quand il y a une cause de cette nature, et qu'elles cessent quand la circulation se calme et tombe dans le repos. C'est donc spécialement dans les affections avec **rétrécissements des orifices** qu'on observera surtout les palpitations organiques. Aussi voit-on qu'elles sont excessivement rares dans la **péricardite simple**, qu'elles s'observent, dans l'**endocardite aiguë**, seulement quand il se forme des **concrétions sanguines** ou **pseudo-membraneuses** sur les valvules et dans les orifices, qu'elles sont rares dans les **insuffisances**, l'**hypertrophie simple**, etc.

Quand un malade se présente en accusant des palpitations, il faut rechercher immédiatement s'il rentre dans la première ou dans la seconde des catégories indiquées. On n'oubliera pas d'abord que les palpitations nerveuses sont incomparablement plus fréquentes que les autres.

Il y aura probabilité de palpitations nerveuses si le malade est un jeune homme ou une jeune fille, si l'on peut soupçonner un des excès que nous avons signalés, si ces palpitations sont accompagnées de douleurs au cœur (signe ordinaire de chlorose) ; il ne faut pas s'en laisser imposer par de l'embonpoint et des couleurs fraîches, ces caractères de santé persistant chez des individus chlorotiques ; il y aura certitude s'il existe un souffle doux, au premier temps et à la base du cœur, des bruits anormaux dans les vaisseaux du col; si la pointe du cœur n'est pas déplacée, si la matité n'a pas augmenté; et, en outre, s'il y a d'autres symptômes nerveux, quelques phénomènes d'hystérie ou d'hypochondrie, un état d'excitation nerveuse, d'éréthisme, des douleurs vagues, une diurèse aqueuse; enfin si ces phénomènes ont une marche intermittente.

Les palpitations seront plutôt organiques, si le malade a été affecté une ou plusieurs fois de rhumatisme, de pleurésie, de bronchite graves; si les palpitations sont venues peu à peu et ont augmenté depuis cette époque; s'il n'y a aucun phénomène de chlorose; si l'on trouve quelque changement dans le volume et la matité du cœur, et dans l'énergie de son impulsion habituelle; s'il y a quelque altération dans les battements des artères, etc.; s'il y a des intermittences fausses. (Voyez *Rhythme*.)

Au début des affections organiques la distinction est fort difficile. On tirera alors quelque parti des propriétés de la digitale et de l'influence de quelques moyens de traitement.

Les émissions sanguines exaspèrent les battements nerveux, en augmentant l'état chlorotique et l'irritabilité des sujets.

La digitale apaise, avec une rapidité merveilleuse, les palpitations qui se lient à une affection organique, et n'a pas d'influence sensible sur les palpitations nerveuses.

Le traitement tonique calme celles-ci et exagère les autres.

Enfin les palpitations organiques ne surviennent pas par accès, ne s'accompagnent pas de troubles nerveux, de cette mobilité particulière aux individus impressionnables, de cette diurèse aqueuse signalée plus haut. D'un autre côté, il y a souvent des affections pulmonaires liées aux affections du cœur, et qu'on ne rencontre pas dans le cas opposé.

En résumé, les palpitations ne caractérisent aucune affection en particulier; et, quand on les observe, loin de penser à une affection organique du cœur, on songera d'abord à un état spasmodique, à une névrose, et l'on ne se décidera pour une lésion organique que quand on aura des caractères indubitables. C'est surtout à cause du traitement que nous insistons sur cette distinction.

CHAPITRE III

SIGNES ÉLOIGNÉS ET SIGNES GÉNÉRAUX DES MALADIES DU CŒUR.

Sous ce titre, nous comprenons les signes fournis par les artères, les veines et les capillaires, les phénomènes qui se passent du côté du tissu cellulaire, de la peau, des membranes séreuses et muqueuses, dans les parenchymes, et enfin dans les principaux organes de l'économie.

I. — PHÉNOMÈNES PRÉSENTÉS PAR LES ARTÈRES.

Dans certaines affections le pouls n'offre aucune altération. Dans d'autres il est petit, filiforme et ressemble à un fil métallique en vibration ; quelquefois il est si faible, qu'on ne peut le compter. Cet état du pouls artériel est d'autant plus remarquable que souvent il contraste avec la taille et la force des malades, l'énergie des battements du cœur, l'augmentation de la matité, et l'abaissement de la pointe, qui témoignent d'une forte hypertrophie. Cette faiblesse du pouls n'appartient pas indistinctement à toutes les affections du cœur, elle est particulièrement propre au **rétrécissement auriculoventriculaire gauche**, et on s'en rend compte en réfléchissant que, dans ce cas, le ventricule ne peut jamais être rempli par une bien grande quantité de sang, et que l'ondée artérielle doit être fort petite à chaque pulsation, le sang stagnant en grande partie dans l'oreillette ; cette stagnation s'explique par ce fait que le sang n'est attiré dans le ventricule que par la diastole, c'est-à-dire par une sorte d'aspiration passive, et qu'il n'est poussé que par la contraction fort peu énergique de l'oreillette ; il ne passe alors par l'orifice que la quantité de sang que le rétrécissement veut bien admettre.

On a pensé et l'on a dit que ce rétrécissement du pouls était un signe de **rétrécissement aortique** ; cela n'est vrai que pour les cas extrêmes. Ce qui est plus vrai, c'est que, dans les rétrécissements moyens, le pouls est aussi fort et quelquefois même plus fort que de coutume. Cela se conçoit, car, dans ces cas, le ventricule s'hypertrophie toujours d'une manière suffisante pour surmonter l'obstacle et chasser dans l'aorte toute la masse du sang qu'il contient ; aussi remarque-t-on que l'hypertrophie du cœur n'est jamais portée aussi loin que dans les rétrécissements aortiques ; et que c'est surtout dans les affections de ce genre, que les bruits de souffle ou de râpe du premier temps (à la base) sont le plus fortement prononcés. Cette ampleur du pouls dépend encore de ce que les valvules auriculo-ventriculaires, fonctionnant normalement, empêchent la rétrogradation du sang dans l'oreillette.

Dans le rétrécissement aortique, le pouls est donc ou large comme dans l'état normal (à moins de lésions auriculo-ventriculaires concomitantes), ou même plus large ; il est, de plus, souvent accompagné d'un frémissement vibratoire, qu'on sent aux carotides, aux humérales et aux radiales, en comprimant ou légèrement ou fortement l'artère ; il semble alors qu'on ait sous le doigt une tige métallique en vibration ou la corde d'un violon. Nous avons senti une fois et entendu ce frémissement jusque dans l'arcade palmaire et dans la pédieuse. Corvisart connaissait la valeur de ce phénomène, qui lui suffisait quelquefois pour diagnostiquer un rétrécissement aortique.

Quelquefois les artères battent d'une manière visible au col, aux coudes, aux poignets, dans la paume de la main, aux aines, au dos du pied, c'est ce qu'on appelle *vibrations* des artères. Cette dénomination est assez exacte, car au lieu d'une pulsation unique, simple et bien arrêtée, on voit une sorte de tremblement de l'artère, qui continue même entre deux pulsations. Ces vibrations sont toujours accompagnées de frémissement perceptible à la main ; elles ont été indiquées pour la première fois par Corrigan, et se rattachent à une insuffisance des sigmoïdes aortiques ; et, comme cette insuffisance accompagne presque toujours un rétrécissement, on peut, quand on la rencontre, annoncer tout à la fois l'une et l'autre maladie ; il ne restera aucun doute si l'on entend à la base du cœur un double bruit de souffle sous forme de va-et-vient.

Ce frémissement tient-il à ce que la systole artérielle de-

vient perceptible et visible comme la diastole, ou doit-on
croire que c'est une diastole qui se fait en plusieurs fois et
d'une manière pour ainsi dire permanente? On conçoit en
effet que quand les sigmoïdes sont insuffisantes, l'ondée sanguine est toujours sous l'influence des contractions du cœur.
Dans ce même cas, si l'on fait élever le bras aux malades, on
trouve que le pouls devient encore plus fort et plus *vibrant*,
fait inexpliqué jusqu'ici.

On n'oubliera pas que dans les **ossifications des artères**
le pouls est sec, et que cela n'indique rien du côté du cœur.
Cet état crétacé des artères est commun chez les vieillards et
se reconnaît à la dureté, à la forme tubulaire des artères.

Enfin le pouls radial est quelquefois différent aux deux bras,
dans les **anévrysmes de l'aorte**, lorsque le tronc brachio-cé-
phalique ou la sous-clavière se trouvent plus ou moins com-
primés par la tumeur.

Ces caractères bien appréciés ont une grande valeur.

On entend différents bruits dans les artères. A l'état normal
elles donnent un son mat, étouffé, simple aux membres, double au col. Dans l'état pathologique, ce bruit se transforme
en un souffle simple ou double, en un murmure sibilant,
sifflant, musical.

M. le docteur Duroziez (1), chef de clinique de la Faculté,
a fait connaître un nouveau signe des maladies du cœur,
déduit de l'auscultation des artères. L'auteur résume ses remarques dans les conclusions suivantes :

« 1° Le *double souffle intermittent crural*, signalé par beaucoup d'auteurs dans l'*insuffisance aortique*, n'a jamais, à ma
connaissance, du moins, été donné comme un signe constant
de cette lésion.

« 2° Le plus souvent il n'existe pas, il faut le produire au
moyen de la compression.

« 3° Dans l'insuffisance aortique, le sang, chassé au premier
temps par le ventricule gauche jusqu'aux extrémités, reflue
des extrémités vers le cœur, repoussé par les artères de la
périphérie et attiré par le ventricule gauche.

(1) *Arch. gén. de méd.* 1861.

« 4° Le doigt comprimant l'artère à deux centimètres environ en amont du stéthoscope, produit le premier souffle; à deux centimètres en aval du stéthoscope, produit le second souffle, etc.

« 5° Le double souffle intermittent crural existe dans la fièvre typhoïde, dans la chlorose, dans l'intoxication saturnine, etc., mais passager; il est bientôt remplacé par des bruits continus. »

Souffle prolongé dans l'aorte et perçu au dos jusqu'au sacrum, dans les cas de **lésions aortiques**. Nous avons rencontré le même phénomène chez un homme qui avait un énorme **épanchement purulent dans le péricarde.**

II. — PHÉNOMÈNES PRÉSENTÉS PAR LES VEINES.

En général on n'observe dans ces vaisseaux que des phénomènes résultant de la gêne de la circulation en retour; mais ces accidents diffèrent suivant les régions.

Il est rare que les membres inférieurs présentent des lésions veineuses; la circulation intracardiaque n'est jamais assez embarrassée pour provoquer la formation de dilatations des veines, de varices permanentes. En général ces dilatations dépendent bien plus de lésions de la veine cave inférieure et de ses branches que de toute autre chose; s'il y a un obstacle sur le trajet d'une des iliaques primitives, les veines du membre correspondant se distendent; s'il y a obstruction de la veine cave elle-même, il y a dilatation des veines des deux membres, et, de plus, dilatation des veines sous-cutanées abdominales qui, recevant, au niveau de l'aine, le sang des fémorales, le transportent dans les veines mammaires, et de là dans la veine cave supérieure. Dans un cas fort remarquable observé il y a quelques années, dans plusieurs hôpitaux, on a constaté une dilatation considérable avec battement des veines des membres inférieurs. On aurait pu rapporter ce cas à une affection cardiaque, mais la lésion était trop limitée pour cela; et, comme il y avait dans la région moyenne de l'abdomen un frémissement, un susurrus appréciable à la main et à l'oreille, comme la maladie était consécutive à une plaie pénétrante, on pensa qu'il y avait une communication anormale entre l'aorte et la veine cave, une varice anévrysmale en un mot.

Quand on trouve une dilatation seulement des veines des membres supérieurs, on peut croire que la lésion siége dans la veine cave supérieure, et non dans le cœur.

Nous avons cité ces exemples pour montrer que la dilatation des veines ne saurait être rapportée à une maladie du cœur si elle n'est générale ; à moins cependant qu'elle ne siége, comme nous allons le dire tout à l'heure, dans des veines qui peuvent recevoir directement l'impulsion du cœur. Nous devons ajouter que cette dilatation générale est d'ailleurs extrêmement rare et tout à fait passagère. Nous n'en avons vu qu'un seul cas : c'est celui d'un garçon de seize ans qui fut couché, en 1853, au n° 7 de la salle Saint-Jean-de-Dieu (service de M. le professeur Bouillaud, à l'hôpital de la Charité). Ce jeune homme avait une énorme hypertrophie du cœur, un rétrécissement de l'orifice auriculo-ventriculaire gauche et une dilatation des cavités droites. Le jour de son entrée à l'hôpital, il était très-fatigué, essoufflé, son cœur battait très-irrégulièrement ; toutes les veines superficielles du col, des bras, des jambes, étaient remplies de sang, tendues, résistantes, comme si le sang y eût été coagulé. Plusieurs petites saignées, pratiquées à quelques jours d'intervalle, ramenèrent le calme dans la circulation et la distension des veines disparut.

Il y a quelques veines qui sont plus directement sous l'influence du cœur que toutes les autres, et où l'on peut, par conséquent, observer des phénomènes sous la dépendance immédiate du cœur : ce sont les veines du col. Ces canaux sont, en effet, la continuation en ligne droite de la veine cave supérieure, et elles peuvent, en conséquence, sentir l'action des contractions de l'organe cardiaque. Aussi le sang y stagne quelquefois ou y reflue, d'où quelques signes importants (dilatation des veines, pouls veineux, reflux ascendant du sang).

La *dilatation des veines* occupe la jugulaire interne, la jugulaire externe et leurs branches afférentes ; ces vaisseaux ac-

20.

quièrent le volume du doigt, celui de la veine cave elle-même ;
ils forment des flexuosités, des ampoules dont une surtout,
placée au niveau de la clavicule, est particulièrement remarquable. On apprécie cette dilatation et cette ampoule sus-cla-
viculaire en faisant faire une grande inspiration ; le sang
pénètre alors dans l'intérieur du thorax, et l'on voit se former une dépression quelquefois très-considérable, mais toujours en rapport avec le volume anormal des vaisseaux.

Le *pouls veineux* consiste en une dilatation des veines, isochrone aux battements du cœur, visible, mais jamais assez
forte pour donner un choc sous le doigt. Le pouls veineux se
montre aux jugulaires, surtout du côté droit, et quelquefois il
s'étend jusqu'aux veines du bras. Si l'on place le doigt en
travers sur le milieu de la veine pour en intercepter le calibre,
on voit que la pulsation persiste dans la moitié inférieure,
mais cesse dans la moitié supérieure. On ne confondra pas le
pouls veineux avec les battements communiqués aux veines
par les carotides.

Dans quelques cas, si l'on chasse le sang de la veine, par
une compression exercée avec le doigt, de haut en bas, et
qu'on oblitère l'extrémité supérieure de la veine, on voit
néanmoins le sang reparaître brusquement et de bas en haut,
refoulé de l'intérieur du cœur. C'est ce phénomène que nous
nommons *reflux ascendant*. Quelquefois il ne se manifeste que
dans les efforts de toux.

Ces trois accidents se montrent dans l'**hypertrophie de
l'oreillette droite**, dans le **rétrécissement auriculo-ventriculaire droit**, dans l'**insuffisance de la valvule tricuspide**, et
enfin dans l'**élargissement de l'orifice auriculo-ventriculaire** par suite de la dilatation des cavités droites. On comprend si facilement le mécanisme de leur production, que
nous n'y insisterons pas.

III. — PHÉNOMÈNES PRÉSENTÉS PAR LES CAPILLAIRES.

Lorsque la gêne de la circulation veineuse dure depuis longtemps, les veinules de différentes parties du corps se distendent ; de là la formation de réseaux visibles sous la peau ou

dans son épaisseur et le gonflement de certaines régions ; le *facies propria* des maladies du cœur (Corvisart) tient en partie à cette cause. En effet, on observe alors l'épaississement des paupières, des lèvres ; l'injection des vaisseaux des conjonctives ; la formation d'étoiles veineuses sur les pommettes, le nez, les oreilles ; de petites tumeurs molles et variqueuses à la surface interne des lèvres, des joues, etc.

Quand la gêne de la circulation ne date pas de longtemps, mais qu'elle est très-considérable, on observe à la face, aux lèvres, aux mains, aux pieds, une teinte bleuâtre, asphyxique, qu'on nomme *cyanose*. Les individus affectés de **persistance du trou de Botal** ont une cyanose qui peut tenir au mélange du sang artériel et du sang veineux, mais qui pourrait bien aussi s'expliquer par la gêne de la circulation veineuse ; car il y a toujours, ou presque toujours alors, un rétrécissement considérable de l'artère pulmonaire ou quelque lésion analogue qui agit à la manière de ce rétrécissement.

La circulation capillaire peut être gênée au point d'amener la gangrène des extrémités.

Mais, comme on le voit, ces phénomènes ne se manifestent et ne peuvent se manifester que dans des maladies mécaniques, dans des affections avec entrave de la circulation ; aussi ne les observe-t-on pas dans la **péricardite et l'endocardite aiguë**, dans l'**atrophie simple du cœur**, dans les **insuffisances** (excepté celle de la **valvule tricuspide**), mais on les trouve dans tous les **rétrécissements d'orifices**.

Si l'on consulte le pouls capillaire (V. *Maladies de la tête*, p. 45 et 226), on trouve qu'il présente aussi des indices d'un trouble et d'un ralentissement considérables de la circulation.

IV — PHÉNOMÈNES PRÉSENTÉS PAR LES MUQUEUSES ET PAR LA PEAU.

Nous avons déjà signalé la coloration violette de la peau dans quelques cas, sa teinte jaune cireuse dans les maladies organiques très-avancées ; quelquefois elle est le siége d'un ictère dépendant d'une hypertrophie et d'une congestion du foie, très-communes dans beaucoup d'affections. Sa température est généralement basse dans la cyanose par persistance du trou de Botal, et les malades sont très-impressionnables au froid. Elle s'éraille quand il y a anasarque, et quelquefois se déchire, se perfore, se gangrène, pour laisser passer le liquide accumulé dans les mailles du tissu cellulaire. Alors elle devient souvent le siége d'une gangrène envahissante ou d'un érysipèle qui se termine à son tour par mortification.

Beaucoup de muqueuses sont le siége de congestions passives, de stases mécaniques du sang, d'où des hémorrhagies par diverses voies, des flux catarrhaux, etc. On a attribué certaines espèces d'hémorrhoïdes à des maladies du cœur, mais cette origine est douteuse. Nous avons vu souvent des épistaxis dans les insuffisances aortiques.

Parmi les phénomènes que l'on observe du côté de la peau, on doit surtout remarquer la *cyanose*.

Cette expression a été employée abusivement par M. Gintrac, pour indiquer les communications congénitales ou accidentelles entre les cavités droites et les cavités gauches du cœur. Le nom de *cyanose* ne devrait être usité que pour indiquer la coloration bleue ou livide de la peau.; et, si on voulait continuer à s'en servir pour dénommer la lésion du cœur que nous venons d'indiquer, il conviendrait de l'appeler *cyanose par persistance du trou de Botal*.

Considérée d'une manière générale, la cyanose n'est qu'un symptôme, et, à ce titre, elle rentre dans le cadre de ce livre.

Elle est caractérisée de la manière suivante : teinte bleuâtre ou livide de la peau et des membranes muqueuses visibles à l'extérieur ; turgescence légère ou engouement de ces membranes ; dilatation variqueuse des veinules superficielles ; abaissement de la température de la peau, refroidissement facile ; tendance à l'œdème et aux escarres.

La cyanose peut être permanente ou passagère ; cependant, même dans le cas où elle dérive d'une lésion organique permanente, elle est plus ou moins prononcée ; ainsi, chez les enfants, elle augmente par les efforts, les cris, les pleurs, et diminue dans les moments de repos et de calme. Elle est quelquefois limitée à une partie du corps, aux muqueuses, aux extrémités.

Cet accident dépend de la stase du sang dans les vaisseaux capillaires et des obstacles qui s'opposent à sa rentrée dans les cavités droites du cœur.

La cyanose se montre dans les maladies suivantes :

Au début des accès de **fièvre intermittente** (forme algide); alors elle est souvent générale. Dans les accès de **fièvre intense**; dans ces cas, elle est partielle, et se révèle, par un cercle bleu autour des yeux, la lividité des lèvres, la couleur bleuâtre des ongles, la décoloration et la flaccidité de la peau; dans la période algide du **choléra sporadique** et du **choléra épidémique**; enfin dans toutes les **maladies du cœur** où il y a obstacle à la circulation veineuse; tels sont : les rétrécissements des orifices auriculo-ventriculaires, les dilatations du cœur, l'amincissement de ses parois, l'affaiblissement de sa force contractile (asystolie de M. Beau), les épanchements abondants dans le péricarde, le déplacement du cœur, les communications anormales entre les oreillettes ou entre les ventricules, l'anévrysme variqueux de l'aorte et de la veine cave supérieure, les oblitérations de cette même veine, etc.

Comme on le voit, la cyanose n'est qu'un symptôme et son importance diagnostique n'est pas grande; en effet, elle ne sert qu'à fixer l'attention sur un certain nombre de maladies, et le diagnostic doit s'appuyer sur d'autres éléments.

V. — PHÉNOMÈNES PRÉSENTÉS PAR LE TISSU CELLULAIRE.

Nous avons dit que l'on n'observait dans les maladies du cœur ni amaigrissement ni embonpoint remarquables. Mais le tissu cellulaire est fréquemment le siége d'une infiltration œdémateuse plus ou moins considérable.

L'œdème ou l'anasarque des maladies du cœur est généralement froid ou passif, c'est-à-dire sans chaleur, ni rougeur, ni douleur de la peau, et sans réaction fébrile; il est mou, indolent, pâteux, à moins qu'il n'y ait une distension extrême de la peau; il se produit d'abord dans les parties les plus déclives du corps, c'est-à-dire aux jambes; dans les premiers temps il ne se manifeste que le soir, mais bientôt il devient permanent; on le voit ensuite remonter aux cuisses, à la paroi

de l'abdomen et au tronc, au scrotum et à la vulve. Ce n'est
que dans les cas les plus avancés qu'il gagne la face et les
membres supérieurs. Cet œdème s'accroît par l'exercice, la
fatigue, et diminue ou disparaît par le repos au lit.

Quand il est extrême, il produit la déchirure de la peau ; la
sérosité s'écoule ; la petite plaie, constamment baignée par ce
liquide, s'ulcère, s'enflamme ; un érythème ou un érysipèle
se produit, gagne les points voisins et se termine souvent par
une gangrène mortelle.

Ce n'est que dans les cas extrêmement rares qu'on voit l'œ-
dème se manifester d'abord à la face et aux bras.

Quand l'œdème est un peu étendu, il se forme presque toujours de l'épanchement dans les différentes séreuses du corps.

Cet œdème des maladies du cœur se distingue de celui de
la maladie de Bright, par l'absence d'albumine dans l'urine ;
à la vérité, l'urine en contient quelquefois, mais toujours fort
peu, et elle est très-colorée ; d'ailleurs, l'anasarque de l'albuminurie commence par la face, il disparaît facilement et à
plusieurs reprises, et ne s'accompagne d'aucun phénomène
sérieux du côté du cœur.

On voit aussi survenir l'anasarque dans la cachexie des
fièvres intermittentes, dans celle du cancer, du scorbut ; chez
les tuberculeux, chez les chlorotiques extrêmement affaiblis ;
chez les malades affectés de pleurésie chronique simple ou
double.

L'œdème en question est surtout l'effet des **péricardites
chroniques** avec **épanchement considérable**, des **rétrécissements auriculo-ventriculaires**, des **dilatations des cavités
droites du cœur**, et des **maladies cardiaques peu profondes**,
mais compliquées d'**hydrothorax** simple ou double, ou de
néphrite albumineuse.

Ajoutons que, dans ces derniers temps, M. le docteur Oulmont (1) a signalé une forme très-remarquable d'œdème,
due à l'**oblitération** de la **veine cave supérieure**. Cette oblitération est produite soit par coagulation spontanée du sang,

_____

(1) *Des oblit. de la veine cave supér.* Mém. de la Soc. méd. d'obs. 1856,
t. III, p. 391.

soit par des concrétions cancéreuses formées dans la veine, soit aussi par des tumeurs extérieures qui rapprochentet compriment ses parois ; les anévrysmes de l'aorte, les tubercules des ganglions bronchiques, les tumeurs cancéreuses des poumons sont les plus importantes à signaler.

Lorsque la veine cave est ainsi oblitérée, il y a stase du sang dans toutes les veines de la partie supérieure du corps, et ensuite dilatation de toutes les veines collatérales (intercostales, azygos) qui peuvent rétablir la circulation par la veine cave inférieure.

Rien n'est plus facile à comprendre que la production et le mode de succession des symptômes de cette affection, car ils sont entièrement mécaniques. Le début a lieu d'une manière lente, par de la dyspnée, des palpitations, de la toux, des hémoptysies ; puis on voit survenir un œdème de la face, qui s'étend ensuite aux bras et à toute la partie supérieure du corps ; la partie inférieure en est exempte, puisque la circulation en retour, par la veine cave inférieure, n'éprouve aucun obstacle. On observe ensuite de la cyanose de la face, et la dilatation de quelques veines superficielles, quelques hémorrhagies par le poumon et par les fosses nasales ; mais surtout des troubles cérébraux.

Lorsque la circulation collatérale s'est rétablie, on peut voir diminuer ou disparaître l'œdème, mais la cyanose persiste.

L'œdème limité à la tête, aux bras et à la partie supérieure du tronc, est le caractère pathognomonique de la maladie. Cependant on pourrait confondre ce cas avec le début de la *maladie de Bright*, qui, en effet, commence souvent par un œdème de la face. Mais dans ce dernier cas, il n'y a pas de cyanose, l'œdème se généralise et s'accompagne d'épanchements dans les cavités séreuses ; l'urine contient une *grande* quantité d'albumine. Si l'œdème avait disparu, on pourrait penser à une communication des cavités droites et gauches du cœur, maladie nommée improprement *cyanose*. Le diagnostic serait impossible, s'il n'existait pas une dilatation marquée des veines sous-cutanées, comme témoignage de l'obstruction de la veine cave supérieure.

L'œdème de la partie supérieure du corps, et tous les autres symptômes énumérés plus haut, appartiennent encore à une autre affection des gros vaisseaux, l'**anévrysme variqueux** ou **artérioso-veineux** de l'aorte et de la **veine cave supérieure.** L'obstacle à la circulation en retour du sang veineux explique l'identité des symptômes. Le diagnostic se tirera des considérations suivantes : L'anévrysme variqueux débute brusquement, les accidents arrivent à leur summum d'acuïté en quelques jours ; la marche de la maladie est si rapide, que la mort survient du troisième au dixième jour ; enfin on constate, par l'auscultation, l'existence d'un bruit de souffle et d'un frémissement vibratoire très-intense, à la partie droite et supérieure du sternum.

VI. — PHÉNOMÈNES PRÉSENTÉS PAR LES MEMBRANES SÉREUSES.

A une certaine époque des maladies du cœur, les séreuses deviennent le siége d'un épanchement plus ou moins abondant, mais passif et sans traces d'inflammation ; c'est le résultat d'une gêne extrême de la circulation. Quelquefois ces épanchements sont antérieurs à l'anasarque, le plus souvent ils lui sont consécutifs. Mais il existe, pour l'abdomen, une cause particulière d'épanchement, qui fait que l'ascite est plus commune que l'hydrothorax et l'hydropéricarde, et qui fait aussi qu'elle précède quelquefois l'œdème des jambes. Cette cause est l'hypertrophie du foie. Lorsque cette augmentation de volume succède promptement à une maladie du cœur, on voit survenir une ascite plus ou moins forte, avant que tout autre phénomène d'hydropisie se soit manifesté ; il serait facile de confondre les cas de ce genre avec la cirrhose, si les malades n'avaient pas des douleurs assez prononcées, un foie volumineux et des traces de maladie du cœur.

Les épanchements dans les plèvres sont presque toujours doubles, indolents, ne se traduisant que par une augmentation de la dyspnée. Ceux du péricarde produisent peu de phénomènes. Il est très-rare de voir des épanchements séreux dans les cavités du cerveau et dans les méninges ; quand il s'en manifeste, on voit survenir les accidents de la compression aiguë ou lente du cerveau. L'ascite produite par une maladie du cœur, soit directement, soit par l'intermédiaire du foie, n'est jamais considérable, et lorsque, par hasard, elle prend un grand développement, on peut presque toujours la rattacher non plus à une congestion du foie, mais à une cirrhose concomitante de la maladie du cœur.

Nous avons vu quelquefois, dans diverses séreuses, un liquide séro-sanguinolent, mais c'est un cas rare.

VII. — PHÉNOMÈNES PRÉSENTÉS PAR L'APPAREIL RESPIRATOIRE.

Aphonie dans certains anévrysmes de l'aorte, par suite de la compression ou de la destruction du nerf récurrent laryngé du côté gauche. Œdème de la glotte dans quelques cas. Dyspnée, accès d'asthme, nécessité de se tenir assis sur le lit, sur le bord du lit, les jambes pendantes, etc. On remarquera que les plus graves maladies du cœur, quand elles sont seules, ne produisent qu'un degré modéré de dyspnée, et que celle-ci n'est véritablement sérieuse que quand il y a complication d'une lésion pulmonaire. Or celles-ci sont nombreuses : l'œdème du poumon, la bronchite capillaire, la bronchite chronique, l'emphysème, l'apoplexie, les épanchements pleurétiques simples et doubles. En sorte que, quand une personne affectée d'une lésion du cœur est prise d'une dyspnée intense, on peut soupçonner une lésion des poumons.

VIII. — PHÉNOMÈNES PRÉSENTÉS PAR L'APPAREIL URINAIRE, LE TUBE DIGESTIF, LES CENTRES NERVEUX, ETC.

En général, urine peu abondante, foncée, contenant quelquefois un peu d'albumine, et souvent du sucre.

M. Gendrin signale des accidents qu'il nomme *diurèse colliquative*, « et qui consistent dans l'excrétion habituelle d'une quantité d'urine supérieure à celle des boissons ingérées. C'est ordinairement pendant la nuit que cette excrétion est surtout abondante. L'urine est incolore, sans albumine. La diurèse colliquative n'est pas toujours continue; lorsqu'elle existe, la dyspnée est ordinairement diminuée; la diurèse précède presque toujours l'anasarque, et, presque toujours, reconnaît pour cause les obstacles qui ont leur siége aux orifices, et surtout aux orifices auriculo-ventriculaires. Cependant on l'observe assez souvent dans quelques cachexies, dans la chlorose, par exemple (Aran). »

Pour le tube digestif, nous avons déjà cité les hémorrhagies par les muqueuses, par l'intestin, les lésions du foie, l'ictère, l'ascite, etc.

Du côté du cerveau, on observe des congestions passives ou actives, des hémorrhagies, des suffusions séreuses, etc. En général, ces accidents sont le résultat de rétrécissements; mais nous avons vu, une fois, survenir une hémorrhagie cérébrale chez une femme affectée d'insuffisance aortique.

Pour compléter ce sujet, nous devrions étudier les accidents véritablement généraux qui peuvent se rencontrer dans les maladies du cœur, tels que la fièvre, les phénomènes nerveux, les modifications des forces, etc.; mais nous abandonnons complétement ce sujet qui n'a de valeur qu'au point de vue du pronostic, préférant présenter quelques remarques, d'une grande importance pratique, sur les phénomènes étudiés dans ce chapitre.

REMARQUES ET CONCLUSIONS SUR LES PHÉNOMÈNES ÉLOIGNÉS ET GÉNÉRAUX DES MALADIES DU CŒUR.

On donne aux phénomènes étudiés ci-dessus, tels que l'anasarque, les épanchements dans les membranes séreuses, les accidents pulmonaires, le nom de symptômes généraux ou communs des maladies du cœur. Cette dénomination est inexacte. En effet, ces phénomènes ne sont pas généraux, à proprement parler, puisqu'ils se localisent dans certains tissus et certains appareils; et, d'un autre côté, loin d'être communs à toutes les maladies ou au plus grand nombre des maladies du cœur, ils sont, au contraire, tout à fait particuliers à un très-petit nombre d'entre elles. C'est pour ces motifs que nous leur donnons le nom de symptômes éloignés, réservant celui de symptômes généraux à des accidents tels que la fièvre, les troubles nerveux, etc.

Il est bien facile, par l'expérience et par le raisonnement, de démontrer que les phénomènes dits généraux ne sont pas communs à toutes les maladies du cœur. S'ils étaient com-

muns, en effet, il y a longtemps qu'on aurait reconnu avec
leur aide, pendant la vie, un grand nombre d'affections mé-
connues jusqu'à présent, comme la péricardite, l'endocardite,
les adhérences du cœur, la cyanose, les insuffisances, etc.;
et, d'un autre côté, on ne trouverait pas, après la mort, un si
grand nombre d'altérations du cœur qu'on n'avait pas soupçonnées pendant la vie.

En cherchant à expliquer la production de ces phénomènes,
nous allons montrer à quels cas ils appartiennent en réalité.

Supposons que nous ayons affaire à une insuffisance auriculo-ventriculaire gauche. Dans ce cas, pendant la contraction ventriculaire, une partie du sang va refluer vers l'oreillette, mais ce mouvement rétrograde sera bientôt arrêté par
les colonnes de sang provenant des veines pulmonaires, et le
reste de la colonne contenue dans le ventricule continuera de
progresser dans l'intérieur de l'aorte; en définitive, il y aura
une quantité de sang à peu près normale, lancée dans les artères. Il n'y a donc pas de gêne de la circulation, partant pas
de stagnation du sang, pas d'œdème, d'ascite, de tuméfaction
du foie, pas de congestion des veines, de la face, de stase du
sang dans les poumons; en un mot, aucun des phénomènes
dits *généraux* des maladies du cœur. Même remarque pour
une insuffisance aortique. Même chose aussi pour un rétrécissement de l'aorte. Que se passe-t-il dans ce dernier cas ?
Ici, dira-t-on, il y a obstacle, impossibilité au sang de progresser comme de coutume. Mais on remarquera que, derrière
ce rétrécissement, il se forme toujours une hypertrophie proportionnelle du ventricule, peut-être même exagérée, relativement au rétrécissement; et le résultat de cette hypertrophie est que l'obstacle sera surmonté, vaincu (*hypertrophie
providentielle* de M. Beau); enfin, d'un autre côté, comme les
valvules auriculo-ventriculaires sont saines, il sera impossible que le sang ne passe pas dans les artères. Ainsi, malgré
le rétrécissement artériel, la circulation conservera sa régularité; alors encore aucun phénomène de gêne de la circulation, autrement dit *général*, ne se manifestera. Donc encore :
ni ascite, ni anasarque, ni phénomènes pulmonaires, dans
les maladies de l'orifice aortique.

Mais il n'en sera plus de même dans les rétrécissements de l'orifice auriculo-ventriculaire. Ici, en effet, se rencontrent toutes les conditions les mieux choisies, si l'on peut ainsi dire, pour la production de la gêne de la circulation. Un rétrécissement auriculo-ventriculaire gauche existe ; le sang va-t-il passer facilement dans le ventricule? Non certainement. D'abord le rétrécissement s'y oppose mécaniquement; et ensuite, il n'y a plus ici d'agents d'impulsion énergique pour forcer et violenter l'orifice. La principale cause de l'entrée du sang dans le ventricule est l'aspiration exercée par la diastole. Or, c'est une force passive, pour ainsi dire, et qui n'est pas comparable à la force active de la systole, lorsque celle-ci fait passer de force le sang par l'orifice aortique rétréci. Puis, la seconde cause de l'arrivée du sang dans le ventricule réside dans la contraction de l'oreillette, contraction faible, peu énergique, on en conviendra. En conséquence, il ne passera par l'orifice que ce que le rétrécissement voudra bien admettre, et le ventricule ne se remplira pas, ou que d'une manière incomplète. Alors, stagnation du sang dans l'oreillette et dans le poumon ; et de là, de proche en proche, dans les cavités droites du cœur, dans les veines caves et le foie. De là, par une conséquence bien facile à comprendre, naîtront la cyanose de la face et des mains, l'œdème, l'engorgement du foie, l'ascite, les épanchements dans les cavités séreuses, les engorgements pulmonaires, etc.; enfin tout l'ensemble des symptômes dits *généraux* des maladies du cœur.

Or, comme on le voit, bien loin d'être *généraux* ou *communs*, ces symptômes sont extrêmement *spéciaux*, c'est-à-dire qu'ils sont particuliers à une affection ou aux affections dans lesquelles il y a gêne réelle de la circulation intracardiaque.

Ces affections sont peu nombreuses ; nous citerons comme les plus communes : le rétrécissement auriculo-ventriculaire gauche, la dilatation avec ou sans amincissement des cavités droites du cœur, l'atrophie et le ramollissement de cet organe, le rétrécissement de l'artère pulmonaire (presque toujours cause de la persistance du trou de Botal), les épanchements chroniques abondants du péricarde, les maladies du

cœur de moyenne gravité, mais accompagnées d'un épanchement pleural simple ou double, et enfin, les vastes épanchements pleurétiques avec déplacement du cœur.

Il résulte de là une conséquence pratique importante : c'est
que l'existence de ces symptômes, chez un malade, doit tout
de suite attirer l'attention sur une affection avec gêne de la
circulation intracardiaque, et, en particulier, sur un rétrécissement auriculo-ventriculaire ; car, en définitive, dans la pratique, on rencontre vingt cas de ce genre contre un des autres
affections indiquées. Il est bien entendu, cependant, que l'on
ne se bornera pas à consulter ces symptômes, et qu'on devra
recourir à un examen local et à celui du pouls ; quand ces
phénomènes existent, le pouls est généralement étroit, irrégulier, intermittent.

Nous ajoutons que ces symptômes sont précieux dans une
autre circonstance. Nous avons dit que le rétrécissement et
l'insuffisance auriculo-ventriculaire produisent, tous deux, un
bruit de souffle au premier temps à la pointe du cœur, et
que, par conséquent, l'auscultation ne sert en aucune façon à
établir une distinction entre ces deux états. La présence ou
l'absence de ces phénomènes *généraux* peut seule trancher
la difficulté : phénomènes généraux dans le rétrécissement ;
absence de ces phénomènes s'il n'y a qu'une insuffisance,
mais une insuffisance franche, c'est-à-dire sans rétrécissement.

M. Beau, dans son *Traité d'auscultation* (1), étudie tous les
phénomènes dont nous venons de nous occuper longuement ;
il les rapproche, les réunit en faisceau, et en forme un groupe
morbide naturel, qu'il nomme d'abord *symptômes rationnels* des maladies organiques du cœur ; et enfin, il cherche à
les rattacher à quelque *principe pathogénique* qui en rende
compte d'une manière satisfaisante. M. Beau énumère successivement comme symptômes rationnels : l'aspect de la face,
le gonflement des veines jugulaires, la petitesse du pouls,

(1) *Traité expérimental et clinique d'auscultation, appliquée à l'étude des
maladies des poumons et du cœur.* Paris, 1856, p. 318 et suiv.

la dyspnée, les congestions sanguines des principaux viscères, les hydropisies. Et il ajoute : « On a peut-être droit de s'étonner que le groupe des symptômes précédents, qui est, comme nous le verrons, si naturel et si important, n'ait pas encore été envisagé à part, et par conséquent n'ait pas encore reçu de nom qui lui donne une existence pathologique; c'est une lacune qu'il faut combler (p. 322). »

M. Beau est certainement un peu injuste envers les auteurs. La plupart d'entre eux, en effet, ont insisté sur cette réunion de symptômes qui, dit Laënnec, permettent de reconnaître une maladie du cœur « au premier coup d'œil. » Ce même auteur a donné un très-bon tableau de ce groupe de phénomènes (1). Après lui, MM. Bouillaud, Andral, Gendrin, Hope, en ont fait mention. Mais il y a plus, c'est que plusieurs auteurs ont déjà donné des noms divers à cet ensemble de symptômes. Corvisart le nommait *facies propria* (2); Stokes le rapporte à ce qu'il nomme *weakness or deficient muscular power of the heart* (3); et enfin, si l'on nous permet de nous citer nous-même, après ces maîtres, nous ferons remarquer que, dès 1854, dans la première édition de cet ouvrage, nous avons caractérisé les divers phénomènes d'ensemble des maladies du cœur, par le nom de *type cardiaque* (4). D'ailleurs il est proverbial, depuis longtemps, dans la pratique, de les rapporter à la *faiblesse*, à l'*atonie*, à l'*engouement* du cœur.

M. Beau nous pardonnera ces remarques, parce que nous ne voudrions pas laisser croire que la faiblesse et la diminution d'énergie du cœur n'eussent pas encore été remarquées, et que les symptômes qui en résultent n'eussent été ni réunis ni dénommés.

Mais si nous nous sommes permis cette très-légère contradiction, nous ne devons pas moins rendre justice à M. Beau,

---

(1) *Traité de l'auscult. méd.*, 4ᵉ éd. Paris, 1837, t. III, p. 159 et suiv.

(2) *Essai sur les mal. du cœur.* Paris, 1806, p. 373.

(3) *The diseases of the heart and the aorta.* Dublin, 1854

(4) *Traité du diagnostic*, 1ʳᵉ éd. Paris, 1854, p. 235, 254 et 259 ; et, dans l'édition actuelle, p. 260, 277 et 282.

pour les études nouvelles qu'il a faites sur ce sujet, pour l'intérêt qu'il a su leur donner, et pour la dénomination heureuse et euphonique dont il a fait usage.

C'est en effet, par le nom d'*asystolie* que M. Beau a désigné l'ensemble des symptômes énumérés plus haut. Cette dénomination indique, non pas le défaut de contraction du cœur, mais séulement la diminution de sa puissance d'action. Sous ce nom on doit comprendre, tout à la fois, et l'affaiblissement du cœur et les symptômes de dyspnée, et ceux de stase sanguine et d'épanchements séreux dans tous les organes.

Mais ici apparaissent dans toute leur nouveauté et dans tout leur imprévu, les doctrines de M. Beau ; et nous avouons que nous sommes fortement disposé à les partager, sauf quelques restrictions. Si nous comprenons bien la pensée de l'auteur, l'asystolie serait une espèce d'affaiblissement ou d'atonie du cœur, par suite de laquelle il ne remplirait plus ses fonctions mécaniques d'une manière complète. Comme conséquence de cet état, on verrait apparaître la dyspnée, l'injection et l'état vultueux de la face, la congestion sanguine des organes parenchymateux, les hydropisies, etc. Et ce même nom d'asystolie conviendrait aussi bien aux effets qu'à la cause : ainsi, un homme affecté d'asystolie serait un individu présentant cette réunion de symptômes, réunion que l'on pourrait légitimement attribuer à l'affaiblissement du cœur.

Selon M. Beau, l'asystolie dépendrait, d'abord, d'obstacles au cours du sang ; incapable de les surmonter, le cœur se laisserait distendre et *forcer* ; et il recevrait plus de sang qu'il n'en enverrait. De là les stases sanguines et toutes leurs conséquences. D'un autre côté, le cœur pourrait encore tomber en asystolie, s'il perdait sa force par l'amincissement et l'atrophie de ses parois ; alors, sans qu'il y eût de rétrécissement des orifices, la circulation serait encore entravée : ainsi, par exemple, l'effort à faire pour soulever la colonne de sang aortique, serait au-dessus de la puissance du ventricule gauche ; et, encore une fois, le sang stagnerait en partie au lieu de progresser dans l'arbre circulatoire. Comme dernière influence, M. Beau signale les causes morales, le chagrin profond, le désespoir, la contrariété, la peur.

Entraîné par ces conceptions séduisantes, M. Beau fait de l'asystolie une maladie, une entité pathologique. S'il a fait bon marché des lésions d'orifices, en ne les considérant que comme causes occasionnelles, il est encore moins généreux pour l'hypertrophie, qui est rejetée sur un plan tout à fait secondaire. L'hypertrophie n'est plus une maladie primitive, existant par elle-même; c'est un effet nécessaire et qui résulte d'un besoin fonctionnel; le cœur s'hypertrophie pour recouvrer sa puissance d'action; et, à ce titre, elle mérite bien le nom d'*hypertrophie providentielle*. Enfin, comme il n'y avait pas moyen de s'arrêter sur une semblable pente, la digitale serait le *quinquina du cœur*; car il est certain que ce médicament amende les phénomènes de l'asystolie; et comment pourrait-elle le faire, si elle ne tonifiait pas, si elle n'augmentait pas la puissance contractile de l'organe?

De toute cette théorie, nous n'acceptons que l'asystolie, c'est-à-dire l'affaiblissement du cœur; mais nous ne pouvons pas y voir une maladie, ni la cause de l'hypertrophie. Il nous semble qu'elle ne constitue qu'un élément des maladies du cœur; élément quelquefois forcé, nécessaire, et quelquefois futur, éventuel. L'asystolie pourrait, comme l'adynamie dans les fièvres, tour à tour se présenter ou faire défaut; de sorte que telle maladie du cœur, sans lésion propre à gêner la circulation, déterminerait des stases sanguines, des hydropisies, de la dyspnée, etc.; dans ces cas, le trouble circulatoire ne serait pas un obstacle matériel, il dépendrait seulement de ce que le cœur serait tombé dans l'asystolie. Et réciproquement, avec des obstacles bien évidents des orifices, ces mêmes symptômes manqueraient, parce que le cœur ne serait pas en état d'asystolie. On expliquerait par l'apparition ou la décroissance de ce phénomène, la production et la guérison alternatives des hydropisies, de la dyspnée, etc., dans un grand nombre d'affections du cœur.

CHAPITRE IV

RÉSUMÉ. TABLEAU DES SIGNES DES PRINCIPALES AFFECTIONS
DU CŒUR.

Asystolie. A notre avis, l'asystolie décrite par M. Beau n'est pas une maladie, mais seulement un élément des maladies du cœur, comme l'ataxie et l'adynamie sont des éléments des fièvres ; car elles ne peuvent pas avoir d'existence indépendante. L'asystolie peut se joindre à toutes les maladies chroniques organiques du cœur, et leur imprimer, en conséquence, des caractères communs, qui constituent le *facies propria* de Corvisart, le *weakness* de Stokes, ou ce que nous avons nommé le *type cardiaque.*

L'asystolie est l'affaiblissement du cœur ; elle est quelquefois produite par un obstacle mécanique, comme un rétrécissement d'orifice ; d'autres fois par l'accumulation du sang dans le cœur, ainsi que cela a lieu dans les efforts ; par l'affaiblissement des fibres communes aux deux ventricules ; par le poids de la colonne de sang aortique ; par l'anémie globulaire, par des causes morales. Dans tous ces cas, le cœur se trouve dans l'état d'un instrument qui a été *forcé*, et qui ne peut plus remplir qu'imparfaitement son office.

Cet affaiblissement *vital* ou *dynamique* donne lieu aux symptômes suivants, qui permettent de reconnaître une maladie du cœur, « au premier coup d'œil, » comme le dit Laënnec :

Face gonflée ou bouffie, ayant une teinte cireuse et une demi-transparence ; yeux saillants, paupières œdématiées ; lèvres livides, violacées, couvertes d'arborisations et d'étoiles veineuses ; jugulaires gonflées, ne se désemplissant pas complétement dans l'inspiration, souvent agitées de battements ; dyspnée, toux, catarrhe pulmonaire ; augmentation du volume du foie ; œdème, anasarque, épanchements dans les cavités séreuses ; souvent albuminurie.

Déplacement. C'est presque exclusivement dans les épanchements considérables de la plèvre gauche, que le cœur est dévié ; il est alors porté sous le sternum ou sous les côtes du côté droit. On constate alors : absence du choc et des battements du cœur, au côté gauche de la poitrine ; choc et battement à l'épigastre ou à droite du sternum ; matité dans les mêmes points (Piorry), signe illusoire, car cette matité dépendant du cœur se confond avec celle de l'épanche-

21.

ment et avec celle du foie, et elle n'a pas de caractères acoustiques propres à la faire distinguer des deux autres. Double bruit déplacé et accompagné ou non d'un choc perceptible à la main ; bruits semblables à ceux de l'état normal, ou modifiés par quelque souffle, s'il y a endocardite concomitante, fait assez ordinaire ; ces deux bruits dans les mêmes rapports qu'à l'état normal, c'est-à-dire ayant chacun un siége particulier, l'un à la pointe, l'autre à la base, et à la même distance l'un de l'autre. Pas de voussure notable, pas de douleur, pas de frémissement vibratoire ; signe d'un épanchement pleural, qui remplit toute la cavité gauche du thorax ; tendance à la syncope ; mort subite.

Ne pas oublier que les bruits du cœur peuvent être déplacés sans que l'organe le soit ; l'induration du bord antérieur du poumon droit ou du sommet de ce poumon, une pleurésie à droite, peuvent les transmettre et les faire entendre à droite du sternum ou sous les clavicules, sous l'aisselle ; mais alors il y a matité dans ces points, absence de choc, et d'ailleurs on sent encore le cœur battre à la région précordiale ; enfin il n'y a pas d'épanchement pleurétique à gauche.

Un anévrysme de l'aorte peut donner un choc et des battements simples ou doubles, à droite du sternum. On n'oubliera pas de rechercher alors si le cœur bat encore dans son lieu normal ; à un certain degré, l'anévrysme use et perfore les côtes ; il donne lieu à un frémissement vibratoire, à une inégalité dans la force des battements des artères radiales, à de l'aphonie, à des phénomènes de compression de l'œsophage, de la trachée, des veines, etc.

Le cœur peut être déplacé par des tumeurs du médiastin ; nous n'avons pas encore vu de cas de ce genre, et il nous serait impossible d'en donner la description.

Déplacement du cœur par transposition des viscères. Pour mémoire.

Péricardite. *Péricardite aiguë.* Malade affecté d'un rhumatisme articulaire aigu, généralisé ou étendu à plusieurs articulations importantes, ou bien d'une pleurésie, d'une pleuro-pneumonie, d'une bronchite grave généralisée, etc. ; ne se plaignant d'aucune douleur précordiale, n'ayant ni agitation, ni anxiété, ni syncopes. On trouve, dès les premiers jours : région précordiale sans voussure ni matité ; choc de la pointe normal ; à l'oreille, léger grattement ou frôlement dans un point quelconque ; la pointe semble collée contre la paroi thoracique et ne se détache que difficilement ; plus tard, frôlement, froissement superficiel, large, disséminé ; bruit de taffetas, froufrou dû au dépoli de la séreuse, ou au frottement de fausses membranes, molles, à demi liquides. En très-peu de temps, formation d'un épanchement, voussure, matité de plus en plus étendue; le choc de la pointe du cœur n'a plus lieu; bruits profonds, éloignés, obscurs, sans froissement ni frottement d'aucune espèce; mais le frottement peut revenir si l'on fait asseoir le malade; souffle léger s'il y a endocardite. La matité se déplace un peu, si l'on fait coucher le malade sur le côté droit et sur le côté gauche alternativement. Aucun sentiment d'angoisse, mais gêne, sensation pénible, *ingrate*, sentiment de l'accomplissement pénible d'une fonction; cœur nageant dans l'eau, quelquefois mais rarement des lipothymies; pouls sans changement ni irrégularités, palpitations nulles. Disparition ou diminution de l'épanchement : la voussure et la matité diminuent; le cœur redevient superficiel à la main et à l'oreille; on sent de nouveau le choc de la pointe. Quelquefois froissement, frémissement vibratoire, cas fort rare; à l'oreille, frôlement, craquement, bruit de cuir neuf, bruit semblable au râle crépitant, râpement, à l'un ou à l'autre temps, aux deux, ou dans l'intervalle; généralement bref, bien plus fort qu'au début; ces bruits changent rapidement, en quelques heures disparaissent et reviennent, suivant les alternatives de sécheresse et de retour de l'épanchement. Quelquefois ils augmentent, le plus souvent ils diminuent de force, pour revenir au frôlement doux qui ressemble à un bruit de souffle, ce qui dépend de l'absorption des fausses membranes et du poli que prennent leurs surfaces. Quand elles s'indurent, le bruit devient de plus en plus rude, mais cela ne s'observe que longtemps après. Ce qui frappe surtout, dans cette affection, ce sont les modifications rapides des phénomènes locaux. Phénomènes généraux (fièvre, sang couenneux), qui persistent, quand les douleurs et le gonflement articulaires viennent à disparaître.

Quand il y a complication de pleurésie, de pneumonie, et surtout de pleurésie diaphragmatique : douleurs quelquefois atroces, lipothymies, syncopes, et la plupart des phénomènes indiqués par Corvisart. Exemple, Mirabeau.

Péricardite chronique. Antécédents : péricardite aiguë, ou au moins rhumatisme, fluxion de poitrine, traitement peu énergique ou lent; guérison lente, incomplète; depuis ce temps, accidents persistants du côté du cœur. Pas de douleur, à moins de pleurésie; voussure, absence de choc et de battements perceptibles à la pointe; le cœur peut venir se mettre en contact avec la paroi thoracique quand on fait asseoir le malade. Matité, quelquefois dans une grande étendue, absolue, très-résistante au doigt, ne se prolongeant pas dans le côté gauche du thorax; déplacement des limites droite et gauche de la matité quand on fait coucher le malade sur le côté. Pas de fluctua-

tion sensible ; le cœur ne bat pas *çà et là*, comme dit Corvisart. Tic
tac profond, sourd, éloigné, comme les bruits du cœur du fœtus ;
souffle et bruits anormaux, mais non sous l'oreille, à moins qu'on ne
fasse asseoir le malade. Pas de frottement ; modification de la voussure, de la matité et des bruits, par les saignées et les vésicatoires ;
le liquide diminue rapidement, la voussure et la matité diminuent
aussi ; les bruits deviennent plus superficiels, plus clairs, et le cœur
se rapproche de l'oreille. Cette modification, due au traitement,
empêche de confondre les épanchements chroniques avec l'hypertrophie du cœur. Symptômes éloignés, variables et sans importance.

Hydropéricarde. Accumulation de sérosité simple, par excès
de sécrétion (hydropéricarde active) ou défaut d'absorption du péricarde (hydropéricarde passive). Mêmes caractères que ci-dessus, si
ce n'est que la maladie, ne succédant pas à une affection inflammatoire, n'a pas, à son début, présenté de caractères d'acuité. L'hydropéricarde active arrive rapidement chez les sujets jeunes, vigoureux,
sanguins, après un refroidissement, un excès de travail. On ne peut
citer que bien peu de cas d'hydropéricarde active ; la plupart de
ceux qui ont été donnés comme tels n'étaient peut-être que des péricardites. L'hydropéricarde passive est plus commune ; elle se manifeste chez les sujets épuisés par des maladies antérieures, et infiltrés.

Hémopéricarde. Les signes physiques de cet épanchement doivent être essentiellement les mêmes que ceux d'un épanchement
séreux. Nous manquons, au reste, de faits sur ce sujet. Lorsque cet
épanchement est le résultat d'une rupture du cœur, de l'origine de
l'aorte ou de l'artère pulmonaire, il est suivi d'une mort subite, aussi
prompte que l'éclair, et c'est là l'hémorrhagie foudroyante par excellence (Bouillaud).

Pneumo-péricarde et hydro-pneumo-péricarde. Le cœur
peut être entendu à distance. « Il m'est arrivé quelquefois d'annoncer
le pneumo-péricarde à une résonnance plus claire du bas du sternum, survenue depuis peu de jours, ou à un bruit de fluctuation
déterminé par les battements du cœur et par les inspirations fortes »
(Laënnec). Le diagnostic de l'hydro-pneumo-péricarde repose sur
deux signes principaux, savoir : une résonnance tympanique et un
bruit de fluctuation dans la région du péricarde (Bouillaud), bruit
qui ressemble assez bien à celui que fait l'eau agitée par la roue d'un
moulin, et dû évidemment aux mouvements alternatifs du cœur. Ce
caractère a été observé par M. Bricheteau, dans un cas où le péri-

carde contenait du pus fétide et des gaz qui s'échappèrent en sifflant (*Archives*, 1844). Ce bruit de *roue de moulin* et l'agitation rhythmique du liquide par les mouvements du cœur sont, en quelque sorte, la clef du diagnostic (Bouillaud).

Plaques laiteuses. Celles de la surface postérieure du cœur ne donnent pas de symptômes; celles de la face antérieure donnent souvent un frottement léger, superficiel, semblable à un grattement ou à un souffle, mais diffus et non cylindrique, siégeant vers la partie moyenne du cœur et non vers les orifices. Ce caractère peut acquérir une certaine importance, s'il est permanent, s'il augmente quand on fait asseoir le malade, si l'on sait qu'il y a eu antérieurement une pleurésie, un rhumatisme, ou mieux encore une péricardite. Nous avons vu, plusieurs fois, M. Bouillaud diagnostiquer des plaques laiteuses un peu épaisses, polies, mais saillantes, de quelques centimètres de diamètre.

Adhérences du cœur au péricarde. Le diagnostic des adhérences partielles, lâches, molles, celluleuses, est impossible.

Celui des adhérences générales, serrées, est quelquefois possible, mais toujours difficile. Au reste, il n'est pas absolument indispensable, car on ne peut rien faire à ces adhérences, et elles n'ont pas la gravité que leur attribuait Corvisart. Dépression plus ou moins forte des côtes et espaces intercostaux de la région précordiale (Bouillaud, Barth); mouvement perpétuel d'une très-forte ondulation, se montrant plus bas que celle que l'on sent naturellement dans la région du cœur et sous les côtes gauches de la région supérieure du ventre (Sander). La pointe du cœur donne une sensation d'ondulation plutôt que de choc; elle se détache mal dans la diastole; elle ne se déplace pas quand on fait coucher le malade sur le côté droit ou sur le côté gauche (Bouillaud). Bruits superficiels, sous l'oreille, mais sourds et comme avortés; l'un d'eux, le deuxième surtout, s'affaiblit et peut venir à manquer complétement (Aran).

Surcharge graisseuse. Ne peut être diagnostiquée positivement. On peut en soupçonner l'existence chez des individus gros et replets.

Atrophie du cœur. Les cavités se rétrécissant, ne peuvent admettre que peu de sang; le pouls sera donc petit (Sénac). Les malades sont moins sujets aux affections inflammatoires et ont plus rarement des lésions de la circulation (Laënnec). La matité normale diminue sensiblement (Piorry). Impulsion faible, profonde ou nulle; bruits

sourds, à peine perceptibles, clairs quand les parois sont minces et
la contraction brusque; pouls petit, mince, étroit, dur, résistant dans
l'atrophie concentrique; mou, faible, large, dans l'atrophie excentrique (Bouillaud).

L'atrophie du cœur est une affection problématique. Nous pensons que le cœur peut maigrir, comme tous les autres organes, et
perdre de son poids, par la disparition de la graisse, du tissu cellulaire qui entrent dans sa composition; la fibre charnue peut se décolorer et paraître transformée en substance graisseuse; mais nous ne
croyons pas qu'elle diminue ou disparaisse, même partiellement.
Cette atrophie serait incompatible avec la vie. Tous les symptômes
énumérés ci-dessus se rapportent donc à l'amaigrissement du cœur.

Hypertrophie du cœur. *Hypertrophie générale simple.* Impulsion augmentée, soulevant toute la paroi thoracique, les vêtements,
les couvertures du malade, la tête de l'observateur qui ausculte;
battements jusqu'à la base du col; choc de la pointe dans une étendue plus grande, dans deux, trois espaces intercostaux, soulevant le
stéthoscope; quelquefois, battements distincts de la base du cœur,
dans le deuxième ou troisième espace intercostal, pendant la systole,
souvent pendant la diastole, et alternativement avec ceux de la pointe.
Pointe abaissée dans les sixième, septième, huitième espaces intercostaux, et portée dans la ligne verticale du mamelon ou en dehors; voussure, matité exagérée, le cœur restant sous l'oreille et sous la main;
distance plus grande entre le lieu où l'on entend le premier bruit au
maximum, et celui où l'on entend le second; choc comparable à un
coup de marteau, faisant mal à l'oreille et à la main. Cette énergique impulsion est permanente. Le double bruit très-fort, quelquefois
un peu sourd, mais entendu dans une étendue plus grande que de
coutume, et jusqu'à la partie postérieure de la poitrine. Palpitations
par intervalles, soit spontanées, soit par suite d'exercice; difficulté à
monter un escalier, essoufflement, dyspnée facile, respiration habituellement haute, jamais gênée à l'excès, décubitus dorsal, tête élevée; réplétion de l'estomac pénible; œdème, cyanose, etc., seulement quand il y a des lésions d'orifices; pas de bruits anormaux, si
ce n'est dans les palpitations; pas de douleurs; cliquetis métalliques
permanents ou passagers. Tous ces phénomènes, permanents, s'ac-
croissant constamment, datant toujours de loin; marche lente de la
maladie.

Hypertrophie siégeant principalement dans le ventricule gauche.
Pouls fort et développé (Laënnec), vibrant (Corvisart); épistaxis,
disposition aux hémorrhagies cérébrales, prédisposition aux inflammations; face rouge, colorée par le sang artériel, bouffées de cha-

leur, étourdissements, céphalalgie habituelle ; bruit sourd au-dessous et en dehors du sein (Laënnec, Bouilland), bruit normal et clair à l'épigastre.

Hypertrophie du ventricule droit. Matité et voussure sous la partie inférieure du sternum ; choc, bruits anormaux dans le même point et à l'épigastre. Dans un point quelconque du côté gauche de la poitrine, on entend le tic tac normal des cavités gauches (Littré, Rayer) ; engorgement sanguin du poumon, hémoptysies (problématiques), présence habituelle de liquides dans les bronches (Piorry).

Hypertrophie des oreillettes. Jamais isolée. C'est à cette lésion qu'il faut rapporter les battements qui se manifestent quelquefois vers la base du cœur.

On ne doit accepter qu'avec défiance beaucoup des signes précédents, car ces diverses variétés sont rarement isolées, et leurs prétendus symptômes résultent souvent d'altération des valvules et orifices.

Dilatation du cœur. Battements peu sensibles à la vue, obscurs au toucher, impulsion faible, molle, sorte d'ondulation ; pointe abaissée et portée en dehors, peu de voussure, matité comme dans l'hypertrophie, mais diminuant rapidement par les saignées (Piorry). Cœur sous la main ; bruits plus clairs et accompagnés d'une sorte de claquement sec, surtout le premier, entendus dans un faible rayon ; palpitations fréquentes, sourdes, douloureuses, peu énergiques, molles, et avec une sorte de fluctuation.

Dilatation des cavités gauches. Pouls mou et faible ; bruits clairs et faibles de la cinquième à la septième côte gauche, sous le mamelon, entendus aussi au dos ; température abaissée, extrémités froides, gangrène facile.

Dilatation des cavités droites. Matité sous la partie inférieure du sternum, stase sanguine dans les veines, pouls veineux, cyanose extrême de la face, refroidissement, dyspnée forte, diathèse séreuse.

Anévrysmes vrais. Pas de signes connus. « Il nous semble que la poitrine doit donner un son presque mat vers sa partie inférieure gauche, que les pulsations du cœur doivent se faire entendre difficilement et vers la base et vers le sommet de cet organe ; que dans ce dernier lieu elles doivent être obscures et devenir un frémissement, peut-être avec bruissement ou susurrus » (Breschet). « Matité dans une étendue proportionnelle à la tumeur, soulèvement des parois pectorales, bruit anormal au moment où le sang pénètre dans la tumeur et quand il en sort » (Bouillaud). **Les cas où le diagnostic pourrait**

être établi sont ceux où la tumeur aurait un énorme volume et ferait saillie dans la région précordiale.

Endocardite. Malade affecté de rhumatisme articulaire aigu, de pneumonie ou de pleurésie, de bronchite grave. Sensation de malaise à la région précordiale, voussure, matité, choc plus énergique, soulèvement du cœur en masse et mouvement de totalité; les deux bruits moins distincts, enroués, étouffés, gras; quelquefois l'un d'eux manque entièrement; bruit de souffle filé, tubaire, soit à la base, soit à la pointe, soit à la partie moyenne de l'organe. Si la fièvre persiste après la cessation d'un rhumatisme, d'une pneumonie, on doit encore soupçonner l'existence d'une endocardite, c'est-à-dire d'un rhumatisme cardiaque ou angio-cardique, ainsi que le dit M. Bouillaud.

Les signes de l'endocardite valvulaire sont ceux des affections que nous allons décrire.

Caillots formés dans le cœur pendant la vie. Il n'y a aucun symptôme caractéristique des caillots du cœur; le diagnostic peut se tirer de la marche de la maladie. Si l'on a affaire à un malade atteint de rhumatisme, de pleurésie, de pleuro-pneumonie (maladies dans lesquelles l'endocardite se montre à peu près exclusivement), et si l'on a constaté que, pendant les premiers jours, le cœur est en bon état ou à peu près; si l'on voit ensuite se manifester quelques irrégularités, un peu de souffle, un léger degré de matité ou de voussure; puis que, tout à coup, les battements deviennent extrêmement tumultueux, déréglés, fréquents, de 150 à 180 et 200; que le cœur, tout en restant superficiel, ne donne qu'un choc ondulatoire; que les bruits soient sourds, étouffés, enroués; qu'on n'entende pas distinctement le claquement valvulaire, qu'on ne sente pas battre les artères éloignées, qu'il y ait refroidissement, un peu de cyanose; alors on pourra admettre, avec de grandes probabilités, la formation de caillots. Dira-t-on que ce sont des palpitations? mais jamais elles ne donnent lieu à un trouble aussi profond et aussi permanent du cœur et des artères; dira-t-on que c'est le résultat des lésions organiques des orifices? mais on a vu naître la maladie rapidement, en quelques heures; que c'est une péricardite? mais le cœur est sous la main, la matité ne dépasse pas ses limites normales; que c'est une rupture des tendons ou des piliers? mais les accidents ne sont pas permanents et ne vont pas toujours en empirant. On peut donc avoir de grandes probabilités sur la formation des caillots, mais elles se tirent bien plus de la marche des accidents que des caractères des symptômes.

Lésions des orifices et valvules. Végétations. Il est extrêmement difficile d'attribuer aux lésions des valvules et des orifices
les signes qui leur appartiennent véritablement, parce que, dans la
pratique, les phénomènes propres à ces lésions sont confondus avec
ceux des lésions concomitantes, hypertrophie, dilatation, etc. En général, cependant, les phénomènes les plus particuliers à ces lésions
sont des modifications des bruits naturels ou l'apparition de bruits
anormaux.

Il y a un grand nombre de genres de lésions valvulaires ; M. Bouillaud seul les a bien distinguées les unes des autres, et a fait voir
qu'il ne s'agissait pas toujours de rétrécissements et d'insuffisances.

Dans un premier degré d'endocardite valvulaire, les valvules sont
seulement épaissies, boursouflées, mais molles ; alors les deux claquements valvulaires sont encore perçus ; mais ils sont gras, enroués,
étouffés ; si l'endocardite est plus ancienne et que les valvules soient
épaisses, mais sèches, parcheminées, les bruits seront eux-mêmes
secs, parcheminés ; on sentira le mouvement des valvules avec la
main, et ils présenteront aussi un caractère analogue. Si les valvules sont rugueuses, recouvertes de végétations, d'ossifications, de dépôts plastiques, on sentira du frémissement vibratoire,
on entendra un piaulement à distance de la poitrine, et, par l'auscultation immédiate, des bruits de râpe, de scie ou de souffle ; quant
au tic tac normal, l'un des temps aura disparu, et quelquefois tous
les deux seront remplacés par le bruit anormal. Cependant le tic tac
plus ou moins naturel se retrouvera toujours loin du lieu où siége le
souffle.

Nous rappelons avec grand soin qu'un souffle n'est jamais, absolument parlant, et comme on le dit trop généralement, un phénomène de rétrécissement ou d'insuffisance ; car il peut se produire
dans l'intérieur même des ventricules et dans l'état d'intégrité des
orifices et des valvules.

Cependant, quand il est reconnu qu'il se lie à une lésion d'orifice,
il est admis qu'il a une signification assez tranchée, suivant son siége
et le temps où il existe. Voici les cas que l'on rencontre dans la pratique :

Rétrécissement aortique : souffle au premier temps à la base du
cœur ; insuffisance : souffle au deuxième temps et dans le même
lieu ; rétrécissement et insuffisance : souffle double ou de va-et-vient.
Mais ces deux phénomènes s'entendent aussi dans les anévrysmes de
l'aorte. Insuffisance auriculo-ventriculaire : souffle au premier temps
à la pointe. Rétrécissement : souffle également au premier temps à
la pointe, à cause de la présence constante d'une insuffisance concomitante. Pour distinguer les deux cas : phénomènes éloignés, nuls

dans l'insuffisance, très-marqués dans le rétrécissement ; ces phénomènes sont : l'anasarque, les épanchements dans les séreuses, l'hypertrophie du foie, la petitesse du pouls, etc. C'est surtout dans les
rétrécissements qu'on trouve de triples et de quadruples bruits, de
fausses intermittences, des irrégularités des battements du cœur.

Ramollissement. Impossible à diagnostiquer. Phénomènes de
l'atrophie, de la dilatation du cœur et de l'asystolie.

Cyanose par persistance du trou de Botal. Peu de temps
après la naissance, coloration violacée, bleuâtre, de divers points du
corps, des ongles, des mains, puis de la face ; gêne de la respiration
et de la circulation, tendance au refroidissement ; accès de suffocation, d'asthme.

Oblitération de la veine cave supérieure. Début par de la
toux et de la dyspnée, palpitations, vertiges, céphalalgie, tendance
aux congestions cérébrales ; œdème de la face et de la moitié supérieure du corps, cyanose, dilatation des veines superficielles, hémorrhagies (hémoptysie, épistaxis, hémorrhagies cérébrales) ; phénomènes cérébraux, tels que : céphalalgie, éblouissements, tintements
d'oreilles, sommeil agité, pénible ; durée longue (Oulmont).

**Anévrysme artérioso-veineux de l'aorte et de la veine
cave supérieure.** Mêmes symptômes que ci-dessus ; de plus, bruit
de souffle et frémissement vibratoire à la partie droite et supérieure
du sternum ; début brusque, marche rapide, mort en quelques jours.

Anévrysmes de l'aorte thoracique. Sensation de battements
dans la poitrine. Deux centres de battements, isochrones ; susurrus,
frémissement vibratoire ou cataire, presque toujours à droite du
sternum ; matité, souffle simple ou double, distinct de celui du
cœur. Phénomènes de compression de l'œsophage, de la trachée ;
aphonie. Plus tard, saillie de la tumeur au dehors, à travers une
perforation du sternum ou des côtes (le cœur ne perfore jamais les
parois thoraciques). Cette tumeur a tous les caractères des anévrysmes, et ses battements sont distincts de ceux du cœur.

**Maladies qui simulent le plus souvent les affections du
cœur.**

Chlorose. Anémie. Jeunes gens, petites filles, femmes, n'ayant
jamais eu antérieurement de rhumatismes, de pleurésie, ni de pneumonie ; palpitations, remontant quelquefois à une époque antérieure

à la puberté. Excès de tous genres, vénériens, de masturbation, pertes séminales ; privation de sommeil, excès de travail physique ou intellectuel, occupations sédentaires ; continence extrême, inclinations contrariées ; alimentation insuffisante ; dysménorrhée, aménorrhée ; émotions vives ; changement d'habitation, passage de la vie habituelle de la campagne à celle de la ville. Palpitations, étouffements, dyspnée spontanée, ou par le travail, l'action de monter ; palpitations très-fortes, mais non permanentes ; douleur vive à la pointe du cœur, douleurs passagères dans différentes parties du corps ; migraines habituelles, points de côté ; décoloration générale des téguments, quelquefois la face restant colorée ; muqueuses très-pâles ; vaisseaux superficiels absents ou marqués par des sillons violets, veines à demi vides ; maigreur, corps chétif, fatigue facile, travail intellectuel pénible ; émotions faciles, pleurs également ; quand on aborde le malade, production de palpitations qui se calment rapidement ; gastralgie, appétit bizarre, capricieux ; leucorrhée chez les femmes ; cœur de volume normal, pointe non abaissée, pas de frémissement vibratoire, double claquement très-accentué, choc net, bien frappé, souffle doux au premier temps à la base, se prolongeant dans l'aorte. Dans les vaisseaux du col, souffle continu ou à double courant, ou musical et sibilant ; quelquefois frémissement sensible au doigt sur le trajet des grosses veines, et comparable au bourdonnement d'une grosse mouche.

Angine de poitrine. Constriction angoissante de la poitrine, survenant à l'improviste au milieu de la santé la plus florissante, et disparaissant en peu d'instants, après avoir atteint son plus haut degré d'intensité. Accès éloignés d'abord, absence de dyspnée, de toux, de palpitations dans leur intervalle ; douleur s'étendant dans l'épaule et le bras gauche ; régularité des battements du cœur et du pouls ; âge avancé.

Pleurésie chronique. Simple ou double. Nous ne rappelons cette affection que pour mémoire, et parce que c'est une des maladies qui sont le plus souvent cause de méprises et de confusion. Nous en trouverons les caractères dans les chapitres suivants.

MALADIES DES POUMONS.

L'étude des maladies de l'appareil respiratoire est beaucoup plus avancée que celle des affections que nous avons étudiées jusqu'à présent ; les signes en sont mieux connus, mieux appréciés, et en conséquence il est possible d'établir le diagnostic avec plus de facilité et de certitude. C'est surtout ici que la science médicale pourrait être rapprochée des sciences exactes ; car les faits sont, en partie, réduits en formules générales et en principes, jusqu'à un certain point comparables à des axiomes. Cette précision, loin de nous engager à développer le sujet, nous permettra, au contraire, d'être concis ; les détails ne sont véritablement utiles que quand les choses qu'il s'agit de faire connaître sont obscures.

Comme les signes principaux de ces maladies consistent surtout en phénomènes physiques, tirés de la forme, des mouvements, des bruits du thorax, il est indispensable de connaître les dispositions anatomiques de toute la cavité de la poitrine et les phénomènes physiologiques qui s'y produisent.

CONSIDÉRATIONS ANATOMIQUES SUR LES ORGANES DE LA RESPIRATION.

Organes pairs, mais peu symétriques cependant, les poumons sont suspendus dans chacune des moitiés de la cavité thoracique, comme le cœur dans le péricarde. Leurs moyens naturels d'union avec le reste du corps consistent dans un double faisceau de canaux aériens, de vaisseaux et de nerfs, qu'on nomme racines des poumons. Ces deux racines, en se réunissant en un tronc commun dont la trachée-artère est la partie principale, établissent entre les deux poumons une communauté de fonctions, une dépendance mutuelle fort remarquable, et dont on trouve à chaque instant des applications dans la pathologie. Mais il ne faut pas oublier que ces rapports mutuels existent seulement pour la surface muqueuse de ces organes, pour leurs parties vasculaires, mais qu'ils cessent absolument pour leur parenchyme même et pour ce qui est de la surface extérieure de l'organe et pour la plèvre. De là résulte ce fait bien facile à constater, mais sur lequel l'attention ne s'est pas encore suffisamment fixée : c'est que les affections qui procèdent de l'extérieur à l'intérieur, n'affectent ordinairement qu'un côté de l'appareil pulmonaire ; tandis que celles qui naissent du côté de la surface muqueuse sont presque toujours doubles. Ainsi, une pleurésie, une pneumonie, produites par l'action du froid agissant à l'extérieur de la poitrine, sont ordinairement simples ; tandis qu'une bronchite résultant aussi du froid, mais appliquée à la surface muqueuse des poumons, est presque constamment double ; de même aussi une bronchite pseudo-membraneuse consécutive à une angine couenneuse, à un croup, etc. ; de même enfin un œdème du poumon, procédant de la gêne de la circulation dans le cœur, seront doubles aussi, parce que le système vasculaire de chaque poumon sera pris, dans l'un et l'autre, au même degré. De même encore un hydro-thorax est presque toujours double, parce qu'il provient du ralentissement de la circulation dans les deux poumons, et qu'il se produit, en définitive, bien plus pour le compte du poumon lui-même, que pour celui de la plèvre. En un mot, toutes les maladies qui arrivent aux poumons par leur racine, sont en général doubles ; toutes celles qui leur arrivent de l'extérieur sont simples.

L'indépendance que nous signalons, et qui a pour cause l'existence d'un médiastin épais, formant une cloison complète et infranchissable dans l'état normal, est d'autant plus digne de remarque, que, si elle est bien tranchée chez l'homme, elle ne l'est plus chez certains animaux. Chez les chevaux et les solipèdes en général, la cloison du médiastin est incomplète, fine, quelquefois réticulée comme de la dentelle, et il en résulte que l'inflammation d'une plèvre se propage facilement à celle du côté opposé ; alors les épanchements qui se produisent, même dans un seul côté du thorax, se partagent toujours également entre les deux ; dans ces cas, comme on le voit, la pleurésie double est la règle, si l'on peut ainsi dire ; l'inflammation de la plèvre est donc presque nécessairement mortelle chez le cheval, tandis qu'elle est ordinairement sans danger chez l'homme.

Il résulte de cette remarque que l'existence d'une affection double aidera au diagnostic, soit de la nature anatomique, soit de la cause du mal. Que l'on trouve, par exemple, des phénomènes douteux, comme du râle sous-crépitant fin, ou du râle sous-crépitant humide, qui puissent faire croire à une bronchite capillaire ou à une pneumonie ; on recherchera si le phénomène est simple ou double ; ce sera probablement une bronchite capillaire si les deux poumons sont pris, et une pneumonie s'il n'y en a qu'un seul. Que l'on trouve des signes d'épanchement, ce sera très-probablement de l'hydro-thorax, si l'affection occupe les deux côtés de la poitrine ; que l'on n'en trouve que d'un seul côté, ce sera certainement une pleurésie.

Les deux poumons sont d'inégal volume. Le droit est plus court que le gauche, le foie ne lui permettant pas de descendre aussi bas que celui-ci; par opposition, il est plus large dans le sens transversal, de sorte qu'il s'étend jusqu'à la partie moyenne du sternum, tandis que le gauche, refoulé par le cœur, ne dépasse guère la partie interne du mamelon gauche correspondant.

On n'oubliera pas que les bronches ne sont pas égales entre elles, que la droite est plus courte, d'un diamètre plus large, plus horizontalement placée que la gauche, circonstances auxquelles on attribue généralement un souffle normal, perceptible chez beaucoup d'individus en dedans de l'omoplate droite.

Un fait d'une importance capitale, dans la structure des poumons, consiste dans leur élasticité. Ces organes ont, en effet, le même ressort qu'un ballon de caoutchouc ; ils tendent constamment à revenir sur eux-mêmes, à se resserrer, à diminuer leur cavité intérieure ; et ce qui le prouve, c'est que quand on ouvre la cavité thoracique, ils se rétractent et diminuent de volume : on a coutume d'attribuer ce fait à la pression de l'atmosphère, ce qui n'est pas absolument exact. Nous allons essayer de faire comprendre, par un exemple, la nature et le rôle de cette élasticité, qui a surtout été bien appréciée par Van Swieten et par Bérard aîné (1).

(1) P. Bérard, Arch. gén. de méd., 1re série, t. XXIII, p. 169 et suiv. Paris, 1830.

Supposons une vessie élastique fermée, et contenant un peu d'air, placée sous le récipient de la machine pneumatique ; on sait ce qui arrivera si l'on opère le vide : la pression extérieure disparaîtra, et l'air contenu dans la vessie se dilatera, l'agrandira dans tous les sens, jusqu'à ce qu'elle touche les parois du récipient, et en remplisse toute la cavité. La cause de cette dilatation ne sera pas une force active, une force d'expansion de la vessie ; ce sera la pression excentrique de l'air contenu dans son intérieur. Or, que cette vessie contenue dans le récipient soit fermée, ou qu'elle soit ouverte à l'extérieur par un conduit qui traverse les parois du vase, sans que cependant celui-ci communique avec l'air extérieur, le résultat sera exactement le même ; malgré son élasticité et sa puissance rétractile, elle n'en restera pas moins distendue ; en effet, elle est soumise à la puissance expansive de l'air intérieur, tandis qu'elle ne supporte extérieurement aucune pression. Mais si actuellement on ouvre le vase, les phénomènes vont changer : l'air extérieur, en y entrant, pourra contre-balancer la pression intérieure que subit la vessie, et celle-ci, abandonnée à elle-même, en équilibre entre deux forces égales, obéira à la propriété d'élasticité qui lui est inhérente ; elle reviendra sur elle-même, et se rapetissera jusqu'à ce que cette élasticité soit satisfaite. Comme on le voit, le retrait en question appartiendra bien à la vessie, et non à l'air extérieur.

Ce que nous venons de dire s'applique exactement au poumon ; chaque cavité pleurale est un récipient de machine pneumatique. Le poumon n'a pas normalement le volume nécessaire pour la remplir ; mais il est dilatable, et il la remplit, en définitive, parce qu'il y a vide entre sa surface extérieure et la paroi thoracique. Dans ce cas, le poumon est donc tendu, comme un ressort, par la pression de l'air extérieur pénétrant dans la trachée et les bronches. Mais si l'on vient à ouvrir le thorax, l'air pourra y pénétrer, le poumon se resserrera élastiquement et l'air extérieur entrera dans la poitrine pour faire équilibre à la pression intra-pulmonaire. Ce n'est donc pas la pression extérieure qui affaisse le poumon ; c'est le poumon lui-même qui se resserre activement et qui fait entrer l'air dans la plèvre. Cette manière de voir, qui est d'ailleurs l'expression pure et simple de la réalité, avait permis à Auguste Bérard de comparer le poumon à un organe composé d'une infinité de ressorts spiroïdes, qui auraient été allongés de force depuis la racine du poumon jusqu'à la paroi thoracique, et qui, comme autant de rayons divergents, tendraient à se rapprocher de leur centre commun, la bronche principale, lors de l'ouverture du thorax. La connaissance de cette propriété élastique et rétractile du poumon est indispensable pour donner la clef, l'intelligence d'un grand nombre de phénomènes de la respiration et de phénomènes pathologiques, comme ceux du pneumothorax, de l'emphysème, etc. Nous ne pouvons pas terminer sans ajouter que quelques auteurs attribuent l'élasticité du poumon à la capsule cellulaire sous-pleurale et au tissu cellulaire périlobulaire, tandis que d'autres l'attribuent à des fibres élastiques longitudinales entrant dans la composition des bronches.

Malgré leur faible densité, les poumons ont une certaine action sur les parois du thorax ; quand ils se dilatent, ils écartent celles-ci ; ils les forcent au contraire à s'affaisser, quand ils se rapetissent par une cause morbide quelconque ; de sorte que les côtes, qui sont faites pour maintenir forcément la dilatation de l'organe, sont cependant, à leur tour, sous la dépendance de quelques-unes des manières d'être de celui-ci.

La cavité thoracique a la forme d'un cône à base inférieure et à sommet supérieur, et dont l'apparence extérieure de la poitrine donnerait une idée fort inexacte ; en effet, les clavicules situées à la partie supérieure de la poitrine, éloignant de la ligne médiane le moignon de l'épaule, donnent à cette partie du tronc une largeur transversale plus considérable que celle de la base, en sorte que la poitrine semble se rétrécir de haut en bas ; mais ce serait une erreur de supposer que la largeur du corps, mesurée aux épaules, traduit la largeur réelle du thorax. Cette remarque a pour but de nous conduire à ce précepte, qu'il ne faut jamais tenir compte, dans l'exploration de la poitrine, de la partie externe des régions sous-claviculaire et sus-épineuse ; en effet, ces régions ne correspondent ni aux côtes ni aux poumons, mais à ces vastes espaces, remplis de muscles et de plus ou moins de tissu cellulaire, qui forment le creux de l'aisselle.

La poitrine est notablement aplatie d'avant en arrière ; l'égalité du diamètre transversal et du diamètre antéro-postérieur est un cas pathologique. Sa face postérieure est légèrement convexe, l'antérieure est à peu près plane, excepté chez la femme, où l'on rencontre une double convexité transversale et verticale. Le sternum est ordinairement déprimé et plan, si ce n'est chez les femmes encore : en effet, chez elles, la première pièce du sternum fait souvent avec la suivante un angle proéminent en avant. On notera encore, dans ce sexe, la brièveté remarquable de cet os, circonstance qui empêche de faire l'exploration du poumon en avant, dans une grande étendue. Il y a, dans la conformation de la poitrine, des variétés nombreuses, qui sont cependant compatibles avec la santé ; la disposition en carène (saillie du sternum en avant), comme chez les oiseaux, est de ce nombre.

L'épaisseur des parois de la poitrine n'est pas partout la même, et l'on doit tenir compte de ce fait, surtout dans les explorations délicates. Toute la région antérieure de la poitrine est d'une médiocre épaisseur, le poumon est presque sous la main et sous l'oreille ; aussi l'exploration est-elle toujours facile de ce côté, pourvu qu'on ne se porte pas trop vers la région externe de la clavicule. On pourra souvent, avec avantage, explorer la région des clavicules elle-même : en effet, quoique le poumon soit assez éloigné de l'oreille, il fonctionne, à son sommet, avec une énergie plus grande qu'ailleurs (Cruveilhier), énergie qui compense, et au delà, les effets de l'éloignement.

L'auscultation et la percussion dans les fosses sus et sous-épineuses sont de peu de profit ; une double ceinture osseuse, une triple couche de muscles épais, du tissu cellulaire, séparent le poumon de la peau ; il n'en faut pas davantage pour altérer et rendre confus le bruit respiratoire et les sons rendus par la percussion ; aussi conseillons-nous surtout l'examen de la région située entre l'omoplate et la série des apophyses épineuses des vertèbres, celui de la région située au-dessous de l'angle du scapulum, enfin celui des parties latérales du thorax et de la région axillaire. Ce sont là les seuls points où les recherches peuvent faire découvrir distinctement les phénomènes anormaux.

Chez un individu bien conformé, et qui jouit d'un embonpoint ordinaire, on doit sentir assez distinctement les côtes; les espaces intercostaux doivent être déprimés et assez larges pour recevoir l'extrémité du doigt.

Le thorax jouit d'un degré marqué d'élasticité; on peut le comprimer assez fortement et le voir ensuite reprendre sa forme et ses dépressions naturelles. Dans un mémoire d'un grand intérêt, M. Woillez (1) a étudié avec soin les variations de cette élasticité. Comme nous reviendrons sur ce sujet digne de fixer l'attention, nous n'indiquerons ici que quelques points principaux. Si l'on mesure circulairement la base du thorax au niveau de l'appendice xiphoïde, on trouve des dimensions qui varient selon le degré de pression que l'on exerce avec le ruban métrique. Entre la mensuration *par simple application*, et la mensuration *par tension forcée*, c'est-à-dire en serrant le thorax jusqu'à ce qu'il ne cède plus, on trouve des différences toujours considérables. Chez un sujet, elles montaient à 11 centimètres. Or, dans les maladies, cette élasticité est sujette à varier, et l'on peut, selon M. Woillez, tirer de là d'excellents signes diagnostiques. Nous avons déjà dit que nous reviendrions sur ce sujet.

Telles sont les principales dispositions anatomiques qui méritent de fixer l'attention, au point de vue de la pathologie.

CONSIDÉRATIONS PHYSIOLOGIQUES SUR LES ORGANES DE LA RESPIRATION.

L'acte respiratoire comporte des phénomènes de deux ordres : les uns chimiques, les autres mécaniques. Ceux de la première espèce intéressent surtout les physiologistes. En clinique, on ne se préoccupe que des phénomènes mécaniques; c'est donc sur ceux-ci que nous fixerons exclusivement notre attention.

(1) Woillez, *Recherches sur les variations de la capacité thoracique dans les maladies aiguës.* (*Mém. de la Soc. méd. d'obs.* 1854, t. III.)

Mouvements de la respiration. La respiration s'accomplit à l'aide de deux mouvements successifs, que l'on nomme mouvements d'*inspiration* et d'*expiration ;* la réunion des deux constitue ce que l'on appelle, par abréviation, *une respiration.* Dans les respirations ordinaires, ces deux phénomènes sont entièrement distincts l'un de l'autre, sous le rapport de leur cause, de leur nature, et des résultats qu'ils produisent. L'inspiration est un phénomène actif, dû à des contractions musculaires, indépendant du poumon, et même opposé à la tendance rétractile naturelle de cet organe ; enfin il est destiné à l'introduction de l'air dans les cellules aériennes. Le mouvement d'expiration se produit sans contraction des muscles, du moins en très-grande partie, et par suite même du repos des puissances musculaires qui avaient agi dans l'inspiration. Sa cause principale et immédiate réside dans l'élasticité et la tendance au retrait que possède le poumon : il suit de là que c'est un phénomène en grande partie passif ; son but consiste dans le rejet de l'air qui s'était introduit dans le thorax. L'expiration est donc le repos de la poitrine et des poumons, comme l'état de diastole est le repos du cœur. Chacun de ces phénomènes demande à être étudié avec quelques détails.

L'*inspiration* s'opère par un grand nombre de muscles, les scalènes, le trapèze, les intercostaux d'une part, et d'autre part le diaphragme ; mais tous ces muscles ne prennent pas une part égale aux mouvements. Le diaphragme est certainement l'agent le plus actif de ce phénomène, au moins chez l'homme ; son action est plus complexe qu'on ne l'a pensé jusqu'à présent ; il agrandit le diamètre vertical du thorax par l'abaissement de sa convexité centrale (Haller et tous les physiologistes) ; mais de plus, ainsi que l'avait pressenti Magendie et que l'ont démontré MM. Beau et Maissiat (1), et M. Duchenne, de Boulogne (2), il est le dilatateur, dans le sens transversal, de la partie inférieure de la poitrine ; l'appui qu'il prend, pendant sa contraction, sur la surface convexe des or-

---

(1) Beau et Maissiat, *Recherches sur le mécanisme de la respiration* (*Arch. gén. de méd.*, 1842 et 1843).

(2) Duchenne, de Boulogne, *Recherches électro-physiologiques sur le diaphragme* (*Union méd.*, 1853).

ganes abdominaux (Duchenne), et peut-être la résistance que
le médiastin et le péricarde opposent à son abaissement (Beau
et Maissiat), sont les circonstances qui favorisent cette action
dilatatrice ; si l'on vient à ouvrir l'abdomen, de façon que les
viscères qui y sont contenus n'offrent plus de résistance au
diaphragme, l'action de ce muscle se transforme en une puissance de resserrement de la base du thorax.

Telle est l'action du diaphragme ; mais elle a paru à tous les
physiologistes moins prononcée chez la femme que chez
l'homme ; en effet, chez la première, la dilatation du thorax
s'effectue, en très-grande partie, par l'élévation et l'écartement
des côtes à l'aide des intercostaux, scalènes, etc., et dans une
limite plus faible par l'abaissement du diaphragme. On a cru
trouver la raison physiologique de ce fait en disant que les
mouvements d'oscillation, imprimés par ce muscle aux viscères abdominaux, pourraient être nuisibles à l'utérus chargé
du produit de la conception, et que, dès lors, le diaphragme
devait moins agir dans la respiration que les muscles de la
poitrine. Quelle que soit la raison que l'on puisse invoquer,
le fait n'en est pas moins très-réel, et peut se formuler ainsi :
chez l'homme, la respiration est essentiellement *diaphragmatique* ou *abdominale*, et à peine voit-on de légers mouvements
de la poitrine ; chez la femme, la respiration est principalement
thoracique ou *costale*, et à peine diaphragmatique ; en effet,
chez elle on voit surtout la poitrine se soulever, tandis que
l'abdomen est à peine agité de légers mouvements.

La déduction pratique qui résulte de ces remarques est la
suivante : Lorsque, chez un homme, il existera une affection
pulmonaire qui produira de la dyspnée et demandera une augmentation d'action des puissances respiratoires, cette suractivité mettra en jeu des muscles qui se trouvaient jusque-là dans
un repos relatif, c'est-à-dire les muscles thoraciques ; alors on
observera, en outre de la respiration abdominale, une respiration *costale* très-marquée ; en conséquence, que l'on approche
du lit d'un homme malade : si l'on remarque que la poitrine
se soulève comme chez une femme, en même temps que la
respiration abdominale est conservée, on devra penser tout de
suite à une affection des organes respiratoires. Réciproque-

ment, l'existence de la respiration abdominale, chez une femme, devra faire soupçonner un état semblable. Il est vrai que l'on n'aura pas jusque-là de renseignements sur la nature de la lésion, mais on saura du moins quel est son siége principal : et c'est déjà un très-grand point, quand on a affaire à des malades iuintelligents, ou à des maladies que l'absence de douleur ne permet pas aux patients de localiser avec précision.

Pendant l'inspiration, on voit les espaces intercostaux se creuser plus qu'à l'état de repos; les digitations des grands dentelés font une saillie plus accusée; les creux sus-claviculaires se dessinent, et les veines jugulaires, si elles sont un peu distendues, se vident d'une manière rapide, à moins qu'il n'y ait une affection du cœur.

Le mouvement d'*expiration* n'offre rien de très-intéressant à étudier; nous ferons seulement remarquer qu'il est un peu plus lent que le mouvement opposé, sans que l'on puisse apprécier exactement le rapport qui existe entre les deux. Or, on verra plus loin, que le contraire a lieu pour la durée des murmures d'inspiration et d'expiration, entendus par l'auscultation.

Locomotion du poumon. Pendant la respiration, le poumon exécute des mouvements de locomotion très-prononcés. Dans l'inspiration, il se distend, sa base s'abaisse avec le diaphragme et sa surface extérieure glisse de haut en bas derrière les côtes. Pendant l'expiration, cédant à sa rétractilité normale, il se rapetisse et remonte de bas en haut derrière les côtes, en frottant sur leur surface interne ; seulement ces mouvements sont silencieux ou aphones, à cause de l'état poli des surfaces pleurales opposées. L'élévation qui accompagne l'expiration est si considérable, que l'organe quitte, par tout le pourtour de sa base, le sinus où le diaphragme s'unit aux côtes (sinus costo-diaphragmatique). Il résulte de là, selon l'ingénieuse remarque de Cloquet, que, pendant l'expiration, on pourrait, à l'aide d'un instrument piquant, percer la base du thorax et le diaphragme, en traversant la cavité de la plèvre, sans offenser le poumon. Quant à la démonstration du mouvement ascendant et descendant du poumon, on en trouve la

22.

preuve dans le phénomène du *frottement pleurétique* et dans les vivisections. Nous empruntons à M. Fournet l'indication d'une expérience sur ce sujet : « Un lapin de taille moyenne, exécutant de forts mouvements, jouissant d'une bonne énergie vitale, fut assujetti sur le dos. Après une incision médiosternale, on lui disséqua rapidement la peau des régions thoraciques, et on la rejeta sur les côtés. Les muscles pectoraux enlevés, les parois thoraciques ne se trouvant plus formées que par les muscles intercostaux et les côtes, on put voir à travers leur transparence ce qui se passait dans la poitrine : un corps blanc montait et descendait successivement, comme par un mouvement d'expansion et de resserrement : c'était le poumon (1).

Fréquence de la respiration. Les respirations se répètent en moyenne 16 fois par minute, de sorte qu'elles sont avec le pouls dans le rapport de 1 à 4 environ. Dans l'état fébrile et dans presque toutes les affections étrangères à la poitrine, cette proportion se maintient ; ainsi, quand le pouls monte à 80, à 100, 120, la respiration s'accélère aussi et se fait 20, 25, 30 fois par minute, assez exactement. Mais elle se dérange dans les affections thoraciques, et l'on voit la respiration s'accélérer à proportion plus que le pouls ; nous l'avons vue monter à 30, 40 et même plus, quand le pouls ne battait que 80 ou 90 fois par minute. Cette accélération relative peut donc devenir l'indice d'une affection pulmonaire, dans des cas où on ne l'aurait pas soupçonnée, vu l'absence de tout autre phénomène extérieur (2).

Il reste quelques autres phénomènes physiologiques qu'on ne peut apprécier que par divers modes d'examen, que l'on emploie plus généralement pour la recherche des phénomènes morbides. Il est indispensable de connaître les renseignements fournis dans l'état de santé par ces moyens, pour pouvoir apprécier les modifications qui ont pu survenir par le fait d'un état pathologique. Ces caractères auxquels nous

(1) *Rech. clin. sur l'auscultation*, t. I. p. 126. Paris, 1839.
(2) Andral. Notes ajoutées à la quatrième édition de Laënnec, *Auscultation*, t. I, p. 27.

faisons allusion sont surtout perçus par la *palpation*, la *percussion* et l'*auscultation*.

Palpation de la poitrine à l'état sain. Dans l'état sain, quand on applique les mains sur les parties latérales du thorax d'un individu de moyenne taille et d'un embonpoint ordinaire, on sent distinctement l'élévation et l'abaissement des côtes, c'est-à-dire la dilatation et le resserrement du thorax, c'est-à-dire encore les mouvements d'inspiration et d'expiration. Quand on commence l'étude de l'exploration du thorax, on prend assez souvent l'un des mouvements pour l'autre, lorsqu'on ne regarde pas; il faut donc s'habituer de bonne heure à ne pas confondre ces deux actes distincts. On doit aussi s'habituer à les reconnaître, l'oreille et la tête appliquées sur le thorax, parce qu'il est important, quand on ausculte, de pouvoir dire si un phénomène se produit durant l'inspiration ou l'expiration.

Dans la palpation on perçoit aussi la contraction des muscles dentelés, l'affaissement des espaces intercostaux, etc. Au niveau de l'abdomen, on constate, les mains appliquées sur les hypochondres, qu'il y a un mouvement de propulsion en avant et en bas, communiqué à la paroi abdominale par les viscères abdominaux, et dont la contraction du diaphragme est la cause. — Ce fait a été signalé par Stokes et M. Duchenne.

Si l'on fait parler ou compter l'individu qu'on explore, les mains sentent un frémissement énergique transmis aux parois thoraciques par les vibrations de la voix. Ces mouvements oscillatoires se modifient et manquent même dans quelques maladies.

Percussion de la poitrine à l'état sain. Si l'on explore le thorax sain par la *percussion*, on recueille des caractères fournis les uns par la *sonorité*, les autres par la *résistance* des parois thoraciques.

Relativement à la *sonorité*, on constate, en général, que l'on n'obtient que le son des parties les plus superficielles; nous ne croyons pas qu'on obtienne de son des parties situées à

plus d'un ou deux travers de doigt de la surface extérieure
de la poitrine; nous en donnerons plus tard la preuve. Si
l'on veut parvenir à connaître le mode de résonnance des
parties situées au-dessous de la superficie de l'organe, on doit
percuter très-fort (percussion profonde); mais ce mode d'examen n'est pas toujours sans danger, ni même toujours praticable, à cause des douleurs qu'il peut faire naître. Nous ne
nions pas que les parties profondes, par leur nature, ne puissent influer sur la qualité du son, ainsi que l'indiquent
MM. Skoda et Roger, mais, après tout, elles ne changent rien
à la *clarté* ni à la *matité* des sons obtenus.

Dans l'état sain, le son des différents points du thorax varie comme il suit : en avant, depuis les clavicules jusqu'à la
troisième côte, le son est clair, pur, un peu prolongé et d'un
ton assez grave; à droite, au niveau de la quatrième côte, il
est moins clair, plus aigu, moins prolongé, il est brusquement
arrêté par la matité absolue que le foie présente vers la cinquième ou la sixième côte. Ce son s'étend jusqu'à la partie
moyenne du sternum et quelquefois au delà. Nous avons fait
connaître plus haut les limites de la matité du cœur, qui,
comme on le comprend, laisse moins d'étendue à la sonorité
du poumon du côté gauche. A la partie externe des régions
sous-claviculaires, sonorité quelquefois assez marquée, mais
sur laquelle on ne doit pas compter, la percussion ne se faisant
que d'une manière oblique sur les côtes. Sous l'aisselle et jusqu'au bas du thorax latéralement, le son est abondant, plein,
presque tympanique, prolongé et grave; il descend moins à
droite qu'à gauche. En arrière, son peu prononcé, bref, assez
aigu, dans les fosses sus-épineuses; nous accordons très-peu
de confiance aux résultats de la percussion pratiquée dans ce
point. Mais on retrouve le véritable son pulmonaire sans altération, en dedans de la fosse sus-épineuse, entre le bord ver-
tébral de l'omoplate et la rangée des apophyses épineuses des
vertèbres; là ce son est pur, assez clair, mais beaucoup moins
cependant qu'en avant. Même remarque pour la fosse sous-
épineuse, surtout dans sa partie inférieure. Enfin, le son redevient beaucoup plus clair et plus pur en dedans de l'omoplate et au-dessous de l'angle inférieur de cet os. Au reste, le

son est le même dans les points correspondants du côté droit et du côté gauche du thorax, à part les modifications déterminées par la présence du foie et du cœur.

La *résistance au doigt* qui percute ou à celui sur lequel on percute, varie aussi suivant les diverses régions de la poitrine. En avant et sur les côtés on trouve une élasticité très-marquée; le doigt percuté n'éprouve aucune sensation pénible ; mais il n'en est plus de même dans les fosses sus et sous-épineuses, au voisinage du foie, du cœur, sur les clavicules, le sternum, etc. On doit apporter à la recherche et à la perception de ce fait une très-grande attention, car on en peut tirer de précieuses ressources pour le diagnostic.

Il y a des variétés dans les caractères fournis par la percussion, suivant les individus. Un large développement osseux et musculaire, un fort embonpoint font rencontrer une matité générale et une résistance telles, qu'au premier abord on serait tenté de croire à l'existence d'un épanchement abondant de liquide ; mais les mêmes caractères se révèlent du côté opposé, et il ne s'y joint pas d'ailleurs d'accidents assez sérieux pour qu'on puisse admettre une double lésion. Chez les individus ainsi conformés, il faut renoncer à peu près à ce mode d'exploration, et souvent aussi à l'auscultation, comme nous le verrons plus loin. D'autres individus, sans être malades, ont normalement des points de la poitrine peu sonores, tels sont les sommets en arrière ; mais alors ce fait, quand il est normal, est presque toujours double. Quelques autres, par opposition, ont la poitrine qui résonne partout presque à la façon d'un tambour, de sorte que, dans le cas d'une lésion circonscrite, la résonnance des parties voisines couvre facilement la matité qui devrait se manifester. Notons enfin qu'il y a une affection qui rend la percussion absolument impraticable, ou pour mieux dire, inutile : nous voulons parler des déviations de la colonne vertébrale. La présence des corps vertébraux contre la surface interne des côtes du côté de la convexité de l'épine, donne lieu à une matité considérable et qu'on prendrait facilement pour celle de la pleurésie, de la pneumonie, etc.

Auscultation de la respiration à l'état sain. Si l'on explore la poitrine à l'aide de l'*auscultation*, on distingue un bruit que l'on nomme *murmure respiratoire*, *bruit respiratoire*, *bruit vésiculaire*, *expansion pulmonaire*, etc., etc. Ce bruit n'est pas produit par le frottement des plèvres, puisque nous avons dit que le glissement ou locomotion de l'organe pulmonaire dans la cage thoracique se fait silencieusement dans l'état sain; il est déterminé par l'introduction de l'air dans les cellules aériennes du poumon. Ce bruit se compose de deux temps distincts, celui de *l'inspiration* et celui de *l'expiration*; mais il présente en outre à considérer ses *caractères*, son *rhythme*, son *intensité*, son *timbre*, son *acuïté* ou sa *gravité*, et enfin ses *variétés* suivant les régions de la poitrine, suivant les individus et suivant les âges. Étudions tous ces caractères.

Caractères. Le *bruit d'inspiration* est le plus important comme étant le plus prononcé des deux. Il ressemble à un *souffle* sans timbre métallique; il est doux, moelleux, égal et continu, c'est-à-dire non saccadé; l'oreille a la sensation de la pénétration de l'air dans les vésicules d'un parenchyme mou, facile à déplisser, sans humidité ni sécheresse. Ce murmure est prolongé et dure pendant toute l'inspiration; la tête de l'observateur appuyant sur la poitrine éprouve en même temps la sensation du soulèvement opéré par la dilatation du thorax.

A ce bruit succède un repos assez court, suivi d'un *bruit d'expiration* qui se produit pendant l'affaissement de la poitrine. Ce second bruit est beaucoup plus faible et plus court que le premier; on évalue en général sa durée au tiers de la longueur du bruit précédent. Le peu de force dépensé pendant l'expiration rend bien compte de sa faiblesse relativement au premier bruit. Laënnec n'avait point fixé son attention sur les caractères du murmure d'expiration, quoiqu'il l'eût signalé (1); c'est surtout aux travaux de M. Fournet qu'est due la connaissance exacte de ce phénomène (2). Nous devons faire remarquer, comme nous l'avions déjà fait pressentir plus

(1) *Auscultation médiate*, 4e édit. Paris, 1836, t. I, p. 60.
(2) *Recherches cliniques sur l'auscultation*, etc. Paris, 1839, t. I, p. 4.

haut, que le bruit d'expiration est plus court que celui d'inspiration, quoique le mouvement qui l'accompagne soit plus long que le mouvement d'introduction de l'air dans la poitrine. Nous devions présenter cette observation, afin que l'on ne pensât pas que les mouvements et les bruits sont dans un rapport exact et calqués les uns sur les autres.

Rhythme. Le rhythme de ces bruits est le même que celui du cœur, à la fréquence près. Premier bruit sonore et prolongé; petit silence; deuxième bruit court; long silence et ensuite retour d'une nouvelle série ou d'une nouvelle *révolution* respiratoire.

Intensité. L'intensité de ces murmures est telle qu'en général on peut les entendre sans difficulté dans tous les points du thorax. Néanmoins on conçoit qu'on doit mieux les percevoir dans les points où la paroi thoracique a le moins d'épaisseur. Ce murmure s'entend mieux aussi dans les inspirations lentes et ordinaires que dans les respirations forcées, exagérées. Aussi doit-on toujours recommander aux malades de respirer doucement et avec calme. Nous indiquerons plus loin d'autres variations d'intensité, qui tiennent à l'âge, aux individus, etc.

Timbre. Il est impossible de peindre le *timbre* de la respiration normale. Quant à son *ton*, il varie suivant la rapidité des mouvements, et aussi suivant la grandeur des cellules pulmonaires. Aigu chez l'enfant, grave chez le vieillard, il est d'un degré moyen chez l'adulte.

Variétés. Ce qu'il importe surtout d'étudier, ce sont les *variétés* assez nombreuses que présente la respiration suivant les régions de la poitrine, suivant les individus et aussi suivant les âges; c'est qu'en effet, il ne faudrait pas attribuer aux bruits respiratoires des caractères partout et toujours identiques, et prendre, par conséquent, des phénomènes normaux pour des résultats morbides.

La respiration est plus pleine, plus abondante, plus superficielle au sommet du poumon en avant, que partout ailleurs; elle est un peu moins intense dans l'aisselle, à la base du poumon en arrière et en dedans de l'omoplate; mais elle est tout à fait obscure dans les fosses sus et sous-épineuses et vers les régions hépatique et cardiaque. L'abondance et la force des bruits ne dépendent pas seulement de l'épaisseur du parenchyme qui est sous l'oreille, mais aussi du degré d'expansion des vésicules ; en effet, il semble résulter des recherches de M. Cruveilhier que le sommet du poumon respire plus constamment et plus amplement que la base, dont la dilatation complète n'aurait lieu que dans les grandes respirations.

Chez quelques individus, on perçoit, en dedans de l'omoplate droite, soit au sommet, soit plus bas et au niveau de la racine du poumon, un *souffle bronchique* véritable, que l'on a désigné sous le nom de *normal*, et qui mérite en effet cette dénomination. Chez ces personnes ce phénomène est permanent et ne se lie à aucune lésion morbide ; on l'attribue aux dispositions anatomiques de la bronche droite, que nous avons signalées plus haut. Quoi qu'il en soit de cette explication, le fait est réel et assez commun ; on y fera donc toujours attention dans l'état pathologique.

Les individus fortement constitués, loin d'avoir, comme on pourrait le supposer, une respiration large et abondante, ont la respiration faible et quelquefois à peine perceptible ; si bien qu'il faut renoncer totalement à l'auscultation. MM. Barth et Roger, Piorry, L. Mailliot (1) ont surtout insisté sur ce phénomène qui est en opposition avec toutes les prévisions.

Chez les enfants, la respiration est abondante, son ton est élevé et le bruit paraît d'une extrême intensité ; à tel point que l'expression de *respiration puérile* est devenue synonyme de respiration forte, exagérée, etc. On attribue ce fait au nombre considérable et à la petitesse des vésicules pulmonaires, qui augmentent la surface de contact de l'air et des poumons. Par suite de la disposition inverse que présentent les vieillards, c'est-à-dire par la diminution et l'agrandissement des cellules, on explique la faiblesse du murmure respiratoire à cette époque de la vie. Enfin, chez l'adulte, la force des bruits respiratoires est moyenne. Nous devons faire remarquer, en terminant, que l'on ne saurait faire varier à volonté ces caractères ; un adulte, ou un vieillard, en respirant fortement, ne peut pas faire reparaître la respiration puérile ; l'état

(1) *Traité pratique de la percussion*, Paris, 1843.

de maladie d'un poumon est seul capable d'amener ce résultat dans le poumon opposé.

Ici doit s'arrêter l'indication des faits physiologiques utiles à connaître pour l'exploration clinique. Il nous semble absolument indifférent de connaître les causes et le mécanisme de la production de ces bruits. Nous croyons que tout le monde est à peu près d'accord sur ce sujet : le bruit respiratoire se produit dans les vésicules pulmonaires. Seulement nous voulons présenter une observation importante et dont nous tirerons parti plus tard.

Dans l'état normal on n'entend que le murmure vésiculaire, et, à l'exception de la racine du poumon droit, on ne perçoit nulle part de souffle bronchique. Quelle est la cause de ce fait? La colonne d'air qui traverse les bronches ne produit-elle pas de bruit, ou bien le bruit n'arrive-t-il pas à l'oreille? Nous sommes convaincu qu'il se produit un bruit, un souffle dans toutes les bronches centrales, et nous n'en voulons pas d'autre preuve que l'existence normale de ce souffle dans le larynx et la trachée. Si, en effet, l'on applique sur ces organes le pavillon du stéthoscope, on entend un souffle tubaire, métallique, aussi distinct, aussi franchement accusé que celui de la pneumonie au deuxième degré. Or, pour quel motif le même phénomène ne se passerait-il pas dans les bronches? cela serait contraire au raisonnement et même aux faits. Que si l'on n'entend pas ce souffle bronchique en auscultant la poitrine, cela dépend de l'éloignement des grosses bronches, et de l'interposition, entre elles et la paroi thoracique, d'une couche plus ou moins épaisse d'un tissu mou, spongieux, mauvais conducteur du son. Il résulte de là que, dans les cas d'induration du parenchyme pulmonaire, de pneumonie, etc., le souffle n'est pas un phénomène nouveau et de formation morbide; c'est un bruit naturel, mais que la disposition du poumon ne permettait pas de percevoir dans l'état de santé. Cette remarque trouve son application dans les épanchements pleurétiques.

RÈGLES A SUIVRE DANS L'EXAMEN DES MALADIES DES POUMONS.

Les règles à suivre pour l'exploration du poumon diffèrent

peu de celles que nous avons indiquées pour l'examen du cœur. Les unes sont relatives au malade, les autres au médecin :

1° Le malade sera couché ou assis, et dans une station facile à maintenir sans grands efforts musculaires, autrement on entendrait, pendant l'auscultation, un murmure continu (bruit rotatoire), attribué par Laënnec à la contraction des muscles, et ce bruit masquerait la respiration ; il pourrait même être pris pour le bruit vésiculaire. La poitrine sera découverte partout où l'on devra l'explorer ; pour l'auscultation, on pourra interposer entre l'oreille et la paroi thoracique un linge fin, mais on évitera les vêtements épais, et surtout la laine, la flanelle, etc. On fera respirer le malade, tantôt fortement, tantôt faiblement ; on fera quelquefois suspendre la respiration ; on engagera, suivant les cas, le malade à tousser, à parler, etc., etc.

2° Le médecin se mettra tantôt du côté du lit opposé au point à explorer, tantôt du même côté ; il sera nécessaire de se placer au pied du lit, et directement en face du malade, quand il s'agira de comparer les deux côtés de la poitrine, sous les rapports de la symétrie, des mouvements, etc.

Après avoir jeté un coup d'œil sur l'ensemble du malade, pour apprécier sa constitution, son état de maigreur ou d'embonpoint ; après avoir recherché s'il existe de la fièvre, on arrivera à l'examen local du thorax. On mettra successivement en usage l'*inspection*, la *palpation*, la *percussion*, l'*auscultation*; dans quelques cas, la *mensuration*, la *succussion* seront utiles.

La percussion donne quelquefois, dans deux points symétriques de la poitrine, des différences notables, qui disparaissent pour se produire dans un ordre inverse, si l'on se place de l'autre côté du lit du malade. (Piorry.) On ne négligera pas ce renseignement.

Quand on ausculte, on doit toujours explorer les points symétriques des deux côtés de la poitrine, avec la même oreille ; il n'y a pas d'inconvénient à ausculter en arrière de la poitrine avec une oreille et en avant avec l'autre ; mais il y en aurait à ausculter, par exemple, avec l'oreille gauche en avant et à droite, et avec l'oreille droite en avant et à gauche ; on ne pourrait plus alors comparer les sensations, les deux oreilles n'ayant pas toujours le même degré de finesse.

Tous les médecins ont renoncé, depuis longtemps, à l'emploi du stéthoscope pour l'exploration des bruits du poumon. Cet instrument n'est réellement utile que pour les points de la poitrine sur lesquels l'oreille ne peut pas s'appliquer, et dans les cas où les convenances s'opposent à une exploration directe.

On n'oubliera pas l'examen des matières expectorées.

SYMPTOMES ET SIGNES DES MALADIES DES POUMONS.

. Nous reproduisons encore une fois la division que nous avons adoptée pour les deux groupes d'affections que nous avons étudiés précédemment; nous décrirons donc successivement : l'*habitude extérieure du corps* dans les maladies de poitrine, les *symptômes locaux* de ces affections, et enfin les *phénomènes éloignés et généraux* qui s'y rattachent. Un résumé complétera cette étude.

CHAPITRE PREMIER

DE L'HABITUDE EXTÉRIEURE DU CORPS.

L'apparence générale de l'économie est tout aussi caractéristique dans les maladies de poitrine, que dans celles du cerveau et du cœur; mais elle varie dans les principaux groupes de maladies, et surtout, suivant qu'il s'agit d'une affection aiguë ou d'une maladie chronique. De sorte qu'il y a plus d'une espèce de *type pulmonaire*, comme aussi il y a différents types cérébraux, différents types cardiaques. Nous avons déjà insisté sur cette multiplicité d'apparences générales de l'économie dans les maladies d'une même cavité; nous n'y reviendrons donc plus; mais nous devions, au moins, appeler ici de nouveau l'attention sur un fait que nous considérons comme ayant la plus grande importance pratique.

Avant d'indiquer les particularités de chaque type, nous

croyons devoir faire connaître, d'abord, les caractères les plus généraux des maladies des poumons.

Le *facies* frappe tout d'abord. Tandis que, dans les maladies de l'abdomen, la figure exprime la souffrance, l'abattement, les tourments de l'esprit, et porte souvent le masque du *tœdium vitæ*; tandis que, dans les maladies du cœur, elle présente ou les traces de la turgescence sanguine active, ou celles de la stase passive ou mécanique du sang dans le système veineux, ou enfin qu'elle est œdématiée, jaunâtre, cireuse et sans expression; dans les maladies des poumons, l'expression faciale est toujours toute différente et caractéristique. Ici il ne s'agit plus de souffrances, ni de gêne de la circulation; il s'agit de troubles de la respiration, qui se traduisent et se peignent énergiquement sur la physionomie.

Tout le monde le sait, la face est pourvue d'un puissant appareil respiratoire, qui, pour être au repos et à peine évident dans l'état de santé, n'en est pas moins prêt à se manifester dans l'état de maladie. Cet appareil respiratoire (nerf de la septième paire — muscles dilatateurs des orifices de la face — Ch. Bell et Magendie), qui fonctionne d'une manière synergique avec le thorax et le diaphragme, entre en jeu, dans les maladies de poitrine, aussitôt qu'il y a insuffisance des efforts musculaires ordinaires pour l'entretien de la respiration. Sans doute les muscles de la face contribuent peu à faciliter la respiration entravée, mais cependant ils ne peuvent pas ne pas exalter leur action, avec les autres puissances de la respiration, et d'ailleurs ils agissent dans la limite de leur développement. On voit alors : la dilatation forcée des ailes du nez, l'ouverture de la bouche, l'agrandissement de l'ouverture des paupières, le tiraillement excentrique de tous les traits, en un mot l'*expansion* de la face, signe presque infaillible d'une maladie pulmonaire. On rencontre ce signe à divers degrés, avec des modifications, mais au fond toujours le même, chez les phthisiques et les pneumoniques, dans l'emphysème, dans la pleurésie, dans la coqueluche, dans l'asthme, dans le croup, en un mot dans les affections les plus opposées du même appareil.

La _rougeur de l'une des pommettes_ avait déjà été signalée par tous les anciens auteurs. M. Gubler (1) a repris l'étude de ce phénomène, et il résulte de ses observations : que les inflammations pulmonaires donnent lieu à la coloration rouge et à l'augmentation de température des pommettes; que _la joue congestionnée correspond au poumon qui est le siége de la phlegmasie,_ ou du moins à celui qui est le plus affecté; que cette rougeur se montre dans la phthisie, les pneumonies typhoïdes, la bronchite capillaire, la pneumonie, et particulièrement celle du sommet; enfin, que cette _congestion malaire_ peut être le point de départ de plaques érysipélateuses.

Un autre phénomène commun consiste dans l'_accélération de la respiration_ avec _mouvements d'élévation du thorax._ L'existence de ces deux phénomènes se comprend trop facilement pour qu'il y ait besoin de longues explications. La plupart des affections thoraciques portent atteinte à l'hématose, en diminuant la surface d'absorption de l'oxygène de l'air, et il est nécessaire alors que les malades compensent, par des respirations plus nombreuses que de coutume, l'insuffisance de chacune d'elles. Cependant l'ampliation exagérée du thorax peut, à elle seule, fournir à l'air une surface absorbante suffisante pour l'accomplissement de l'hématose, de sorte que l'accélération de la respiration n'est pas toujours indispensable. Cette remarque suffit pour expliquer le peu de fréquence, et même, dans quelques cas, la rareté des mouvements respiratoires dans certaines maladies de poitrine. M. Bouillaud fait souvent remarquer que la respiration ne dépasse pas seize et tombe quelquefois au-dessous de ce chiffre, dans certaines variétés de bronchites, dans l'emphysème pulmonaire, etc.; mais, par compensation, le thorax se développe avec énergie et dans tous les sens.

On doit encore prendre en considération le _décubitus_ qu'affectent les malades, et qui indique quelquefois la nature de l'affection, quelquefois le côté de la poitrine où se trouvent les principales lésions.

Dans les affections où la _douleur_ joue le premier rôle, les

---

(1) _De la rougeur des pommettes comme signe d'inflammation pulmonaire._ (_Union médicale,_ 1857, p. 201.)

malades ne peuvent se coucher sur le côté où celle-ci existe ;
telles sont la pleurodynie, la pleurésie et la pneumonie au
début.

Dans celles où l'*asphyxie* est imminente (asthme, épanchement double, bronchite capillaire, etc.), les malades gardent
le plus souvent la position assise ; ils se placent sur le bord de
leur lit, les jambes pendantes ; ils sont quelquefois obligés de
passer la nuit dans un fauteuil ; s'ils sont couchés, le tronc a
besoin d'être soutenu par plusieurs oreillers, la tête est élevée, etc. Cette attitude est caractéristique des maladies de
l'appareil respiratoire ; on la rencontre dans les maladies du
cœur, mais seulement lorsqu'il existe une complication pulmonaire ; en sorte que, une maladie cardiaque étant donnée, et le
patient affectant le décubitus indiqué, on peut affirmer, avant
tout examen, que l'appareil pulmonaire est compromis plus
ou moins gravement.

Quand il s'agit d'une affection où l'*un des deux côtés de la
poitrine* est surtout affecté, mais de manière que la respiration
y soit *suspendue* à peu près complétement, on remarque que
le malade se couche constamment sur le côté malade, afin de
laisser au côté sain toute liberté d'action ; c'est ce qu'on observe
dans la pleurésie d'un seul côté avec épanchement abondant,
dans la pneumonie avec hépatisation, dans le pneumothorax
et l'hydropneumothorax, dans l'infiltration tuberculeuse de
tout un poumon, etc.

Enfin, il y a dans la phthisie au troisième degré, un décubitus particulier, qui, à notre connaissance, n'a pas encore été
décrit, et que nous avons entendu signaler seulement par
M. Barth, dans ses leçons cliniques. Dans l'immense majorité
des cas, les phthisiques ne se couchent que sur le côté sain et
ne peuvent se tenir, longtemps au moins, sur le côté où existent la caverne ou les cavernes du sommet du poumon. Nous
ne savons si l'on trouverait une explication facile de ce fait,
mais il est réel, et depuis que nous l'avons entendu annoncer
par M. Barth, nous en avons constaté un grand nombre de
fois l'exactitude. Il résulte de là que quand on voit un phthisique à la troisième période, on peut reconnaître, sans aucun
examen, le côté où siége l'excavation tuberculeuse, en prenant

en considération seulement le mode du décubitus. Il résulte aussi du même fait différentes particularités remarquables : s'il y a des cavernes au sommet des deux poumons, le malade se couchera du côté de la plus petite ; si elles sont égales, le décubitus dorsal sera seul possible ; s'il y a une caverne d'un côté et une pleurodynie de l'autre, le décubitus sera également dorsal. Nous comptons encore les exceptions à cette règle remarquable.

Tels sont les principaux caractères communs à toutes les maladies de poitrine. Exposons maintenant ceux qui sont particuliers aux principaux groupes d'affections thoraciques.

L'état fébrile, la turgescence de la face, la coloration des pommettes ou d'une d'entre elles seulement, la dyspnée et le point de côté, quelquefois la teinte ictérique de la peau, l'attitude assise ou demi-assise, l'impossibilité de se coucher sur tel ou tel côté de la poitrine, la toux pénible, déchirante, ou l'impossibilité de tousser, dénotent presque infailliblement une pneumonie, une pleurésie, ou toute autre affection aiguë des poumons. C'est là le *type des affections aiguës inflammatoires*.

Aux accidents précédents se lient une anxiété extrême, une crainte, une terreur profonde et une agitation considérable, dans les affections avec menace de suffocation, comme l'apoplexie pulmonaire, la congestion des poumons, l'hémoptysie, le croup, les corps étrangers du larynx ou de la trachée, la bronchite capillaire, les accès d'asthme de l'emphysème, etc. Ces caractères sont d'autant plus importants à prendre en considération, qu'il n'y a pas de maladies qui donnent lieu à des terreurs aussi profondes et aussi soudaines que celles où la respiration est compromise. Aussi, lorsqu'on arrive près d'un malade qui ne peut répondre et qui est en proie aux accidents que nous décrivons, on doit, avant toute chose, rechercher s'il n'existe pas quelque gêne de la respiration, quelque lésion dans le thorax. Nous donnerons à ces accidents le nom de *type des affections asphyxiantes aiguës*. L'asphyxie par le gaz acide carbonique ne donne pas toujours lieu à ces phénomènes, probablement parce qu'il n'y a pas obstacle à la respiration proprement dite, et parce que l'action du gaz acide carbonique n'est pas seulement asphyxiante, mais encore et surtout toxique.

Dans les affections chroniques l'habitude extérieure est fort différente, mais le type varie suivant l'effet produit sur les poumons et sur l'économie entière par la lésion existante.

S'agit-il d'un état anatomique qui soustraie une grande étendue de poumon à l'action de l'air, on a surtout des phénomènes d'asphyxie lente. Les malades sont dans l'orthopnée, restent habituellement assis dans leur lit ou sur un fauteuil, ne peuvent se coucher; ils ont la tête élevée ou renversée en arrière, leur respiration est haute et fréquente; la face est pâle ou violette, les lèvres sont livides, les joues marbrées ou couvertes de veinules dilatées, les extrémités sont cyanosées, la peau est froide et couverte d'une sueur visqueuse; il y a des détentes, mais tous ces accidents reviennent après un certain temps de repos. Ce *type*, qui est celui des *affections asphyxiantes chroniques*, traduit infailliblement, pour un observateur exercé, quelqu'une des maladies suivantes : un épanchement pleurétique remplissant tout un côté du thorax, un épanchement double, l'hydrothorax, la congestion passive du poumon dépendant des affections du cœur, l'œdème pulmonaire, l'engouement des bronches, la bronchite capillaire à marche lente, la phthisie granuleuse généralisée, et quelques autres affections du même genre.

Pour les maladies pulmonaires qui agissent plutôt en altérant ou appauvrissant les liquides de l'économie, par suite d'une sécrétion excessive, par suite d'une inflammation lente, d'une suppuration, etc., comme les tubercules, le cancer, la mélanose, le catarrhe pulmonaire chronique simulant la phthisie, elles produisent un type différent qu'on pourrait nommer *type des affections organiques*. L'apparence extérieure des phthisiques en est la plus complète expression. Ses traits principaux sont : la décoloration générale de la peau et l'amaigrissement, l'expression de souffrance de la face, la coloration bleuâtre des sclérotiques, une toux extrêmement fréquente avec ou sans expectoration, la déformation de la poitrine, la courbure du tronc en avant, enfin la fièvre hectique et les accidents de colliquation.

Si l'on veut y faire bien attention, on parviendra souvent, à l'aide de ces caractères, à reconnaître, avant tout renseignement d'auscultation, le siége et souvent la nature de la lésion pulmonaire.

Nous n'avons cité que les principales espèces de *types* de l'habitude extérieure du corps dans les maladies de poitrine; il y en a bien quelques autres, mais que nous ne pourrions citer sans entrer dans des détails trop particuliers. Il nous suffit d'avoir indiqué les groupes qui sont les plus communs, et qui ont, par conséquent, la plus grande importance dans la pratique.

CHAPITRE II

SYMPTOMES OU SIGNES LOCAUX.

Les uns sont physiques, les autres fonctionnels. Ceux de la première espèce étant plus nombreux, plus facilement appréciables, plus caractéristiques surtout, fixeront tout d'abord notre attention.

ART. I. — SYMPTÔMES PHYSIQUES.

Les symptômes de cet ordre sont extrêmement nombreux, car on peut explorer la poitrine à l'aide de moyens très-divers; en effet, on peut mettre tour à tour en usage l'*inspection*, la *mensuration*, la *palpation*, la *percussion*, l'*auscultation* et la *succussion*. Nous allons donc voir successivement tous les phénomènes que l'on peut recueillir à l'aide de ces procédés.

§ I. — Signes fournis par l'inspection.

Ces phénomènes consistent dans la *dilatation de la poitrine*, sa *dépression*, les *mouvements anormaux* qu'on peut y

23.

remarquer, les *tumeurs*, les *perforations* dont elle peut être le siége.

I. — AUGMENTATION DU VOLUME DE LA POITRINE. VOUSSURE.

Malgré la solidité de la charpente osseuse de la poitrine et la résistance qu'elle paraît être en état d'opposer au poumon, l'un des organes les plus mous, les moins denses de l'économie, cette charpente n'en est pas moins exposée à éprouver, par l'action de ceux-ci, des modifications très-remarquables de forme et de volume. La généralité du fait dans toute l'économie, peut diminuer l'étonnement qu'on éprouve, mais sans le faire cesser complétement. Personne n'ignore que des épanchements liquides dilatent certaines cavités osseuses (sinus maxillaires, frontaux, cavités de l'oreille interne, des os longs); que la simple pression de la langue projette les dents en avant, lorsqu'elles ne sont plus soutenues par les lèvres; que les os s'incurvent, à la longue, sous l'influence des muscles dont l'action n'est plus contre-balancée par des antagonistes.

Mais cependant, il y a toujours quelque chose de surprenant à voir les côtes s'élever ou s'abaisser, se ployer en divers sens, sous l'influence de la seule pression des organes pulmonaires. Tout au plus trouverait-on un commencement d'explication dans la mobilité des articulations costales, et dans la présence de leur cartilage; mais ce ne sont pas seulement des mouvements d'articulations qui s'exécutent; il y a aussi courbure, incurvation réelle ou aplatissement des arcs osseux que représentent les côtes, et, par conséquent, changement de forme de la fibre osseuse; c'est surtout ce fait qui a lieu d'étonner, lorsqu'on pense que le poumon est le seul agent des déformations de cette nature. Quoi qu'il en soit, et malgré le défaut d'explications satisfaisantes, le fait n'en est pas moins réel; il ne s'agit donc que de faire connaître les diverses espèces de déformations de la poitrine, d'en indiquer les causes et la valeur séméiologique.

Caractères. La poitrine peut être altérée dans sa forme, soit partiellement, soit généralement; l'augmentation de volume est quelquefois très-limitée; d'autres fois elle affecte tout un côté de la poitrine, d'autres fois encore les deux côtés. On réserve particulièrement le nom de *voussure* au développement partiel, et celui de *dilatation* à l'augmentation générale ou au moins fort étendue de la poitrine.

La *voussure* ou *dilatation partielle* occupe fréquemment les régions sus et sous-claviculaire, les deux côtés du sternum dans toute la hauteur de la poitrine, la base du thorax en arrière, ou la région intermédiaire à la colonne vertébrale et au bord interne de l'omoplate. Elle affecte la forme d'une élévation plane, sans sommet marqué, sans limites nettement arrêtées; l'on voit et l'on sent qu'une ou plusieurs côtes sont, dans ce point, plus élevées, plus saillantes que les côtes inférieures et supérieures, ou que celles du côté opposé; les espaces intercostaux sont moins creux; les côtes ainsi élevées offrent quelquefois une résistance plus grande que les autres. Quand la voussure est peu prononcée, il faut faire coucher le malade horizontalement et dans une position très-symétrique, et se placer au pied de son lit : en regardant très-obliquement la surface du thorax, on distingue facilement l'excès de saillie d'un côté sur l'autre; au niveau de cette voussure on constate, par la percussion, une augmentation ou une diminution de la sonorité, quelquefois un son normal. Nous avons déjà dit qu'il y a des déformations normales du thorax, mais qui ne vont jamais jusqu'à simuler une déformation véritablement morbide. (*Voy*. p. 264.)

Quand la voussure occupe les régions sus et sous-claviculaires, on ne sent pas de saillie des côtes, mais il y a élévation des parties molles. On ne s'en laissera pas imposer par la *dépression* sous-claviculaire, qui peut faire croire à une voussure du côté opposé; la percussion aidera beaucoup au diagnostic différentiel. A la partie postérieure de la poitrine, la voussure ne peut être appréciée qu'en dedans de l'omoplate; là elle se traduit par une saillie exagérée de l'angle des côtes; et, comme celles-ci forment une série continue, la voussure est disposée comme une espèce de bande verticale entre l'épine et l'omoplate.

Lorsque la *dilatation* occupe *un côté* de la poitrine, on remarque ce qui suit : le côté semble, à la vue, plus gros, plus arrondi, plus plein ; les côtes sont moins dessinées que du côté opposé, par suite de l'élévation des espaces intercostaux ; les mouvements sont moins appréciables à la vue et à la main. Dans la grande majorité des cas, c'est à la base du thorax, en arrière et en dehors, que la saillie est le plus prononcée ; et, quand elle se manifeste en avant, c'est qu'elle est extrêmement développée en arrière. En faisant asseoir le malade et le regardant de profil, on voit la base de la poitrine dépasser, en arrière et en avant, le plan du côté sain ; si on le regarde de face, on voit le côté dilaté porté en dehors et quelquefois plus relevé que l'autre ; il arrive quelquefois que l'épaule est sensiblement soulevée. La mensuration ne fait pas toujours apprécier aussi manifestement que la vue, les différences qui peuvent exister entre les deux côtés de la poitrine. (V. p. 422.)

La *dilatation double* ou pour mieux dire *générale* de la poitrine, est quelquefois difficile à apprécier ; en effet, si les deux côtés ont subi une égale augmentation de volume, on peut prendre la conformation anormale du thorax pour un état naturel ; mais le plus souvent il n'en est pas ainsi : la déformation n'est pas régulière et symétrique ; un côté est sensiblement plus développé que l'autre ; il y a des points plus saillants, qui ne correspondent pas à une voussure semblable du côté opposé ; en un mot, l'irrégularité est le propre de cette dilatation générale de la poitrine, et elle devient, par conséquent, le moyen qui permettra de la reconnaître quand elle existe.

Causes. Un grand nombre de causes peuvent donner lieu à la voussure ou à la dilatation du thorax. Telles sont : la tuméfaction simple des organes intrathoraciques, des accumulations de gaz ou de liquides, des tumeurs solides, des abcès.

La forme, l'étendue, les caractères de la voussure, varient avec la nature de la cause ; et les différences sont souvent assez tranchées pour qu'il soit possible, à la première vue, de reconnaître l'affection à laquelle on a affaire. Nous devons insister sur ce point essentiel pour le diagnostic.

Un épanchement pleurétique peu considérable et enkysté, une tumeur intrathoracique ne donneront lieu qu'à une voussure localisée et de peu d'étendue, parce qu'il n'y aura pression que contre une faible portion de la paroi de la poitrine. Mais si le corps qui produit la dilatation, est libre dans la plèvre ou dans le poumon, s'il est de la nature de ceux qui transmettent la pression dans tous les sens, si c'est, en un mot, un liquide ou un gaz, le développement du thorax ne saurait être partiel ; aussi, à moins de circonstances particulières (adhérences), toute une moitié de la poitrine subira l'influence dilatatrice. C'est dans ces cas que l'on verra une grande dilatation et comme une sorte de ballonnement de tout un côté du thorax. Que si, enfin, il s'agit de ces cas où la pression excentrique s'exerce dans les deux côtés de la poitrine, la dilatation sera double et générale (emphysème, épanchement double, etc.).

Maladies dans lesquelles on rencontre la dilatation de la poitrine et la voussure. — Valeur diagnostique.

Les déformations du thorax ne reconnaissent pas pour seules causes les affections des organes respiratoires ; il y a une maladie générale qui altère tout le système osseux et qui, en portant son action sur les parois de la poitrine, y détermine quelquefois des changements de forme considérables : nous voulons parler du **rachitisme**. Il ne faudrait pas prendre les déformations qu'amène cette maladie pour un effet d'une affection thoracique. Nous croyons donc devoir, tout d'abord, indiquer les caractères qu'elle peut imprimer aux parois pectorales.

Quand le rachitisme est assez prononcé pour produire la déviation de la colonne vertébrale, le diagnostic est établi sur-le-champ par l'existence de cette déviation. Mais lorsqu'il est moins accusé, il peut y avoir doute, il faut alors prendre en considération les caractères de la déformation elle-même, pour savoir à quoi on a réellement affaire. Les caractères des déformations rachitiques du thorax sont les suivants : sternum saillant, convexe de haut en bas, quelquefois coudé, à angle saillant en avant ; cartilages costaux se portant presque directement en arrière, puis se dirigeant en dehors avant de se courber définitivement; d'où la forme de la poitrine *en guitare, en carène*; articulations chondro-sternales volumineuses; série de nodosités répondant à l'articulation de ces cartilages et des côtes (Rilliet et Barthez). Joignez à ces caractères le développement de la tête et du front, le gonflement des articulations, la tuméfaction habituelle de l'abdomen, l'appétit vorace, la diarrhée fréquente, le retard de la dentition, et vous aurez le tableau des caractères du rachitisme. Si l'on constate, dans ces conditions, des déformations de la poitrine, on songera à cette affection avant de penser à une maladie des organes pulmonaires.

Comme on le voit, quand il s'agit d'établir le diagnostic d'une déformation du thorax, il faut d'abord éliminer la question du rachitisme; c'est seulement alors qu'on peut soupçonner une maladie des organes respiratoires.

Or, en laissant de côté les cas rares, et s'en tenant aux faits les plus communs, et par conséquent les plus cliniques, on remarque que la dilatation du thorax se montre principalement dans la *pleurésie*, la *pneumonie*, la *congestion* et l'*emphysème des poumons*, et dans le *pneumothorax*. Cependant nous indiquerons quelques particularités relatives à la *pleurodynie* et à la *bronchite*.

Chez un individu affecté de **pleurodynie,** la douleur est quelquefois assez vive pour rendre les mouvements difficiles ou impossibles dans le côté malade. Il en résulte une immobilité qui simule souvent une dilatation; mais cette dilatation n'est qu'apparente. En effet, si l'on mesure comparativement les deux côtés de la poitrine, on les trouve sensiblement égaux entre eux. Cette disposition fait souvent croire à un épanchement pleurétique. Les circonstances suivantes feront reconnaître qu'il s'agit seulement d'une pleurodynie : la douleur de cette affection est beaucoup plus aiguë que celle de la pleurésie et sa marche est plus rapide; cette douleur augmente très-fortement par une pression même superficielle; il y a peu ou point de fièvre. D'un autre côté, pour produire une dilatation comme celle qui semble exister, il faudrait un épanchement considérable, et il y aurait alors une matité énorme et facilement appréciable; enfin, un épanchement n'amènerait le résultat en question qu'au bout d'un certain nombre de jours, tandis que c'est seulement après un jour, douze heures, et même moins, que la dilatation apparente du côté se manifeste de la sorte dans la pleurodynie.

Nous croyons avoir remarqué une disposition analogue dans quelques **névralgies intercostales** et dans quelques **hémiplégies**; le mécanisme étant le même que dans le cas précédent, nous n'y insistons pas.

La pleurésie donne lieu à une dilatation fort remarquable, mais variable. — Quand l'épanchement est médiocre, c'est surtout la partie postérieure et inférieure du thorax qui se dilate, quelquefois la partie inférieure et latérale; les côtes s'écartent en s'élevant; les espaces intercostaux s'élargissent et s'effacent. Mais quand on remonte vers la partie supérieure de la poitrine, ces caractères disparaissent pour faire place à ceux de l'état sain. Dans les points correspondants : matité, absence des vibrations produites par la voix, absence de respiration, quelquefois égophonie, surtout vers la limite supérieure de la matité, etc. — Dans les épanchements considérables, et qui remplissent toute une plèvre, le côté se dilate en totalité depuis la clavicule jusqu'aux fausses côtes; il y a voussure en avant, en arrière et sur le côté, effacement de tous les espaces intercostaux et du creux sous-claviculaire, saillie notable de la région mammaire ; enfin, l'hypochondre correspondant est quelquefois plus saillant, par suite de l'abaissement du diaphragme. Si l'épanchement occupe le côté droit du thorax, outre les caractères fournis par la matité, l'absence de respiration, etc., on constate l'abaissement du foie; s'il siége à gauche, on reconnaît un abaissement de la rate et le refoulement du cœur du côté droit.

La dilatation du thorax ne peut pas être signalée comme un fait constant dans la **pneumonie**, mais on l'observe cependant quelquefois. Nous l'avons constatée, il y a peu de temps encore, chez un homme affecté de pneumonie de la base du poumon droit, avec complication d'ictère; peut-être y avait-il aussi un certain degré de pleurésie, mais il n'existait certainement aucun signe d'épanchement. Dans ce cas, toute la base de la poitrine, du côté droit, était développée d'une manière exa-

gérée, et débordait de beaucoup le plan du reste du thorax,
soit en avant, soit en arrière; l'oreille percevait du souffle et
du râle crépitant dans la moitié inférieure de la poitrine. La
question de la dilatation du poumon dans la pneumonie a été
agitée avec passion par Broussais et Laënnec : le premier, en
disant que les côtes s'imprimaient sur le poumon enflammé,
donnait une mauvaise raison en faveur d'un fait vrai; et le
second, en niant la dilatation du poumon par ce motif que les
côtes n'y laissent réellement pas d'empreintes, méconnaissait
une disposition parfaitement évidente. Le premier tirait une
conclusion vraie d'un argument faux, et le second agissait
d'une manière inverse. Les deux adversaires seraient tombés
d'accord s'ils avaient reconnu l'existence de la dilatation de la
paroi thoracique.

En réalité, le poumon se dilate dans la pneumonie et prend
un volume beaucoup plus grand que celui qu'il a à l'état normal; il suffit de voir avec quelle facilité cet organe se gonfle
sous l'influence d'une injection; il suffit de voir quel volume
il acquiert dans une hépatisation complète et générale, pour
qu'il ne reste aucun doute à cet égard.

La **bronchite** produit une sensible dilatation des poumons
et du thorax. Tous les médecins des hôpitaux de vieillards ont
remarqué que, pendant l'hiver, les malades qui s'enrhument
deviennent emphysémateux, c'est-à-dire que leur poitrine se
gonfle, se développe, présente des voussures partielles; lorsque
vient le printemps, cette dilatation passagère disparaît, la poitrine reprend sa conformation habituelle, en même temps que
les symptômes de bronchite se dissipent. Que s'est-il passé
dans ces cas? Peut-être, par suite des efforts de toux, s'est-il
fait quelque rupture de vésicules, et de l'air s'est-il infiltré
dans le parenchyme des poumons; peut-être le poumon pressé
excentriquement par l'air, pendant la toux, a-t-il cédé et perdu
de son ressort; peut-être enfin de l'air est-il resté emprisonné
dans quelques divisions bronchiques par les mucosités visqueuses et tenaces du catarrhe, et a-t-il dilaté quelques groupes de vésicules dans lesquelles il se trouve foulé à la manière
de l'air dans la crosse d'un fusil à vent? Toutes ces suppositions
sont plausibles, aucune n'est démontrée; nous ne tenons ni à

l'une ni à l'autre, nous voulions seulement faire connaître le fait qui est très-réel.

Nous avons remarqué que la **bronchite** avec râle sibilant **des fièvres typhoïdes** produit la dilatation générale du thorax; en effet, la poitrine se bombe en avant et surtout en arrière, et, à mesure que la maladie marche, on constate une augmentation de sonorité du thorax. Nous faisons remarquer qu'il ne s'agit pas ici des phénomènes que l'amaigrissement peut produire. En effet, dans aucune autre maladie aiguë nous n'avons vu de changement aussi notable de forme et de sonorité de la poitrine que dans la fièvre typhoïde; et d'ailleurs nous n'avons constaté ces phénomènes que dans les cas où il y a une bronchite intense.

Mêmes remarques pour la **bronchite capillaire**.

La **congestion des poumons** produit un effet analogue; nous reviendrons sur ce fait à l'occasion de la mensuration.

L'**emphysème pulmonaire** donne aussi lieu à la voussure et à la dilatation de la poitrine. — Lorsqu'il est partiel, il occupe, dans la majorité des cas, le bord antérieur ou le sommet des poumons; il n'y a pas alors de dilatation générale, mais seulement un ou plusieurs points de voussure qui siégent en dehors des bords du sternum, ou bien au-dessus ou au-dessous des clavicules. Quelquefois le sternum est aussi soulevé et porté en avant; au niveau de ces points, la sonorité est exagérée, le bruit d'inspiration presque nul, l'expiration est prolongée, etc. — Quand l'emphysème est général, la poitrine est dilatée dans sa totalité; son diamètre antéro-postérieur est augmenté et aussi long que le diamètre transversal; la forme de la poitrine devient celle d'un cylindre; cependant, comme elle se voûte en arrière, on dit généralement que la poitrine devient *globuleuse*. Sa conformation ne reste jamais régulière; il y a des voussures partielles au niveau des points les plus fortement emphysémateux. Si l'on joint à cette conformation de la poitrine une sonorité partout exagérée, la gêne habituelle et la sibilance de la respiration, des accès d'asthme, une bronchorrhée, c'est-à-dire une expectoration séro-muqueuse ordinairement transparente et écumeuse, on aura la plupart des caractères propres à faire reconnaître facilement l'emphysème pulmonaire.

La dilatation de la poitrine est aussi un des effets du **pneumothorax**. Elle se produit généralement d'une manière assez lente; quelquefois elle est générale; souvent elle est partielle, l'existence de fausses membranes, d'adhérences, limitant fréquemment l'espace dans lequel l'air peut se répandre. Cette dilatation occupe le plus souvent la partie latérale et inférieure de la poitrine; sa forme est régulière; la poitrine ne se meut plus de ce côté; la vibration produite par la voix s'y fait sentir; il y a une sonorité tympanique; enfin les accidents sont survenus brusquement; le malade a senti un craquement, une douleur vive; il respire difficilement; il se couche sur le côté malade, etc. A l'aide de l'auscultation, on constate de la respiration amphorique, du tintement métallique.

Ajoutons que, dans ces derniers temps, M. le professeur Natalis Guillot a fait connaître une nouvelle cause de la déformation de la poitrine, chez les enfants qui toussent. Il s'agit d'une infiltration gazeuse, c'est-à-dire d'un *emphysème*, qui commence par le tissu cellulaire sous-pleural, et qui se propage ensuite au médiastin, au col, aux membres et au tronc. Dans ce cas, il y a déformation de la poitrine par des soulèvements partiels de la peau; la pression détermine de la crépitation, et l'oreille la perçoit aussi. M. Guillot n'a constaté qu'un seul cas de guérison sur seize observations, recueillies chez des enfants atteints de phthisie et surtout de coqueluche (1).

Pour compléter ce chapitre, il est nécessaire de se reporter à celui qui est consacré à la voussure dans les maladies du cœur (p. 263).

II. — DE LA DÉPRESSION DES PAROIS DE LA POITRINE.

Ce chapitre, consacré à la dépression des parois de la poitrine, est en quelque sorte le corollaire ou la contre-partie du

(1) Guillot, *Actes de la Société méd. des hôp. de Paris*, 1855. — Blache et Roger, *De l'emphysème généralisé des enfants* (*Union méd.*, 1853).

précédent. En effet, le raisonnement et l'expérience indiquent que lorsqu'il existe un aplatissement d'une partie de la cage thoracique, il doit exister aussi une lésion inverse de celle qui produirait la voussure ou la dilatation de cette région. Cependant, quoique le fait soit absolument vrai, une remarque est nécessaire : il ne faut pas inférer de ce qui précède que les dépressions dont il va être question seront produites par des *maladies opposées* ou *contraires* à celles qui amènent la voussure. La seule proposition que l'on puisse légitimement formuler est : que ces deux effets reconnaissent pour causes des *lésions anatomiques opposées*. Or, une même maladie peut produire des états anatomiques opposés ; par conséquent, la voussure et la dépression peuvent être deux expressions d'une même maladie, mais à des époques différentes de sa durée.

Caractères. La dépression des parois de la poitrine est partielle ou occupe toute une moitié du thorax ; elle n'est jamais générale.

Le retrait partiel se caractérise par un affaissement, dans une étendue peu considérable, d'une ou de plusieurs côtes ; la convexité de ces os est remplacée par une surface plane ou presque plane ; les espaces intercostaux sont ou à l'état normal ou diminués. Quand tout un côté a subi la rétraction en question, sa conformation est normale et régulière ; mais comparé à l'autre côté, il est plus étroit, plus affaissé ; les côtes sont rapprochées de la ligne médiane et abaissées, l'épaule est déprimée, le scapulum saillant ; quelquefois le rebord inférieur du thorax, soutenu par les viscères abdominaux, conserve sa largeur normale, mais les côtes placées au-dessus s'affaissent, et il en résulte un sillon semi-circulaire et horizontal au-dessus des dernières côtes ; cette conformation rappelle celle des rachitiques.

Maladies dans lesquelles on rencontre la dépression thoracique. Valeur diagnostique.

Deux maladies principales présentent ce symptôme, la phthisie et la pleurésie.

Lorsque la **pleurésie** a donné lieu à un épanchement considérable et à la formation de fausses membranes, épaisses, denses, résistantes, qui ont enveloppé le poumon de toutes parts, il est rare que la dépression du thorax n'en soit pas la conséquence. En effet, le poumon, refoulé vers le médiastin et la colonne vertébrale, a diminué de volume, et c'est dans cet état que les fausses membranes sont venues l'envelopper. Lorsque l'épanchement disparaîtra, retenu par cette enveloppe inextensible, le poumon ne pourra se dilater, reprendre son volume normal, et la paroi thoracique devra s'affaisser, venir au-devant du poumon, par suite du *vide virtuel* qui s'établit dans la cavité de la plèvre. Ajoutons que des adhérences entre le poumon et les côtes peuvent, en se rétractant, ajouter encore à la puissance de la cause que nous venons de signaler.

Il résulte de ce mécanisme que la rétraction, suite d'un épanchement thoracique, s'étend à toute une moitié du thorax. Aussi est-elle régulière, puisqu'il n'y a pas d'action plus prononcée sur un point du thorax que sur l'autre.

Comme on le voit, c'est un phénomène de la guérison de la pleurésie, et l'indice de la résorption de l'épanchement. Laënnec, qui a le premier fait connaître ce phénomène, et qui en a aussi donné l'explication, considérait ce retrait comme définitif; et, selon lui, la déformation de la poitrine était permanente et constituait une infirmité incurable. Cette proposition paraît un peu exagérée. Chomel a reconnu que la poitrine peut reprendre, en plusieurs années, sa dimension première (1). Ce sont les côtes qui, par leur élasticité, amènent l'ampliation du poumon, mais en déterminant souvent la dilatation des bronches (2).

Dans la **phthisie**, il est bien rare qu'on ne rencontre pas, à une certaine époque, des dépressions des parois du thorax. La poitrine se rétrécit dans toute son étendue, cela est incontestable : son étroitesse, la saillie des omoplates et des clavicules, le démontrent suffisamment. En effet, ces phéno-

(1) Chomel, *Pathologie générale.* — Rostan, *Dict. de méd.*, 2e éd., t. XXV, p. 394.
(2) Barth, *Recherches sur la dilatation des bronches. Mémoires de la Soc. méd. d'observation*, Paris, 1856, t. III.

mènes, qui peuvent exister à un certain degré avant la tuberculisation, se prononcent bien plus fortement quand elle est
en voie de progrès, et l'on ne saurait y voir un simple effet
d'amaigrissement.

Mais ce genre d'affaissement de la poitrine est peut-être
difficile à apprécier ; les dépressions partielles le sont bien
moins (1). C'est presque toujours sous les clavicules ou sur les
côtés du sternum qu'elles se montrent. Nous en avons indiqué
les caractères. Elles reconnaissent pour cause ou la formation
de cavernes, ou simplement le retrait, le ratatinement de
l'organe pulmonaire, par suite de l'oblitération des vésicules
autour de quelques masses tuberculeuses.

Dans tous les cas, lorsqu'on trouve chez un individu qui
tousse et qui maigrit, une dépression sous-claviculaire ; lorsqu'il existe au même niveau de la douleur et de la matité,
on ne peut guère conserver de doutes sur l'existence de la
tuberculisation du sommet du poumon. Quelquefois on perçoit dans le même point le bruit de pot fêlé, de gargouillement, etc.

III. — DES MOUVEMENTS ANORMAUX DU THORAX.

A l'aide de la vue, on perçoit les mouvements que le thorax
exécute pendant l'inspiration et l'expiration. En examinant
un malade soupçonné d'affection thoracique, on n'oubliera
jamais d'apprécier ces mouvements, dans leur étendue et
leur fréquence, et de prendre connaissance de leur régularité,
car on pourra recueillir par là des indices précieux.

Nous avons dit que, chez l'homme, la respiration est essentiellement diaphragmatique ; aussi, toutes les fois que l'on
remarquera chez lui une respiration costale bien marquée,
on devra rechercher s'il n'existe pas d'affection pulmonaire.
On se rappellera cependant que la respiration est costale
également dans quelques affections abdominales, par suite de

(1) Il nous est impossible d'utiliser ici un travail de M. Gintrac sur les *dimensions de la poitrine dans la phthisie*, présenté à l'Académie de médecine
(23 septembre 1862). L'auteur dit bien que la circonférence de la poitrine est
moindre que chez les individus sains; mais il s'agit là d'un fait de proportion
relative, et non du rétrécissement absolu qui s'opère chez le malade lui-même.

la gêne des mouvements du diaphragme ; les symptômes
concomitants éclaireront le diagnostic. Mêmes remarques
à l'occasion du diaphragme en ce qui concerne les femmes.

Quand il y a douleur ou paralysie des parois thoraciques,
la respiration diaphragmatique s'exagère, et l'on voit des
mouvements étendus de la paroi abdominale. Nous avons observé, en 1854, à l'hôpital Beaujon, un remarquable exemple
de ce fait. Il s'agissait d'un jeune homme atteint d'une paraplégie récente et rapidement développée. La paralysie remontait jusqu'à la partie moyenne du thorax. Les côtes étaient
immobiles, mais l'abdomen se soulevait d'une manière extraordinaire ; au niveau de l'épigastre surtout, il y avait, au
moment de l'inspiration, une propulsion en avant, de 5 centimètres au moins, de la paroi abdominale.

La respiration augmente de fréquence dans les affections
thoraciques. On devra s'assurer directement du fait. Nous
conseillons de ne pas s'en rapporter aux assertions des malades. En effet, lorsque la respiration est gênée depuis longtemps, ils s'habituent à l'accélération des mouvements de la
poitrine et finissent par perdre la sensation de la dyspnée.
Nous avons vu même des malades affectés de pneumonie et
de pleurésie, assurer qu'ils n'éprouvaient pas de gêne de la
respiration, quoique l'on vît tout le thorax s'élever avec effort,
et que l'on comptât jusqu'à quarante et cinquante inspirations par minute. On regardera donc et on comptera les mouvements du thorax.

Nous avons déjà dit qu'il y a un rapport à peu près constant entre la respiration et la circulation ; on compte, en
moyenne, quatre battements du pouls pour une respiration.
Ce rapport se conserve dans l'état de maladie, quand le cœur
et le poumon demeurent sains. Mais si le poumon devient
malade, la respiration s'accélère, sans que la fréquence du
pouls augmente dans la même proportion ; le rapport se
trouve alors détruit, et l'on peut observer trois respirations,
et même deux, pour un seul battement du pouls. Lorsqu'on
trouvera une pareille discordance entre les deux fonctions,
on soupçonnera une lésion pulmonaire.

Nous n'avons jamais remarqué d'irrégularité ou d'inégalité des mouvements respiratoires dans les maladies thoraciques. Ces symptômes appartiennent plus particulièrement aux affections cérébrales.

IV. — DES TUMEURS DE LA PAROI THORACIQUE.

Nous avons observé deux fois, sur la paroi thoracique, des tumeurs qui avaient des rapports directs avec les poumons. Ces faits sont exceptionnels, et nous n'en connaissons que peu d'exemples. Nous croyons, en conséquence, devoir en donner ici une description succincte :

En 1845, une femme de cinquante-cinq ans environ entra dans le service de Magendie, à l'Hôtel-Dieu ; elle avait un érysipèle de la face et du col, qui bientôt s'étendit sur la poitrine. Au bout de quelques jours, l'inflammation prit les caractères de l'érysipèle phlegmoneux, ou plutôt du phlegmon diffus ; une fièvre vive se déclara, puis de la toux, et un profond état d'adynamie. Sur le côté gauche du sternum, et un peu au-dessous de la clavicule, apparut une tumeur assez aplatie ; de la fluctuation s'y produisit rapidement, et bientôt on sentit facilement un gargouillement, indiquant la présence de gaz dans la cavité de l'abcès. Le sommet de la tumeur se gangrena, mais la malade mourut avant l'ouverture spontanée de la peau. L'intérieur de l'abcès était gangrené ; du pus et des gaz s'y trouvaient en grande quantité. Il y avait, en outre, deux perforations de la paroi thoracique, l'une au-dessus, l'autre au-dessous de la troisième côte. Ces perforations conduisaient dans un énorme foyer gangréneux du poumon gauche. La tumeur extérieure avait donc des rapports extrêmement intimes avec les organes intrathoraciques.

La même année, un phthisique, couché dans le service de Husson, à l'Hôtel-Dieu, nous présenta une tumeur située également au-dessous de la clavicule gauche ; mais il n'y avait pas d'état érysipélateux ; la peau était blanche, il n'y avait pas de douleurs. Cette tumeur était remplie de gaz et de liquides, dont la présence occasionnait un gargouillement considérable. On pouvait la réduire, et l'on sentait que liquides et gaz rentraient dans le thorax. A l'oreille, gargouillement comme dans une caverne. Instruits par le cas précédent, nous pensâmes à une perforation de la paroi thoracique ; et, en effet, à l'autopsie, nous trouvâmes au-dessous de la deuxième côte une ouverture qui faisait communiquer l'abcès extérieur avec une caverne du sommet du poumon.

M. le docteur Gubler a rapporté un cas analogue au précédent (1). Il s'agissait d'une pleurésie purulente du côté gauche.

On voit, par ces exemples, que l'examen des tumeurs qui existent à l'extérieur du thorax n'est pas indifférent, puisque quelques-unes peuvent avoir des rapports avec le poumon.

V. — DES PERFORATIONS DE LA PAROI THORACIQUE.

Ce sujet aurait besoin d'être étudié avec soin, aucun travail important n'ayant encore été publié dans le but de l'éclairer.

Un grand nombre de malades portent au thorax des ouvertures permanentes, des fistules ; on considère généralement ces ouvertures comme résultant d'une affection des côtes (carie, nécrose, etc.). Or, nous avons vu, dans quelques cas, qu'il s'agissait de toute autre chose, c'est-à-dire d'une perforation s'étendant jusqu'au poumon.

Magendie avait recommandé, un jour, de faire des injections d'eau chlorurée, dans un trajet fistuleux qu'une femme portait au dos : on pensait qu'il s'agissait de la nécrose d'une côte. Pendant qu'on faisait l'injection, la malade poussa un cri, en disant qu'elle sentait toute sa poitrine remplie par une vapeur chlorée, et elle sentit cette vapeur remonter et rapporter aux fosses nasales l'odeur du chlore ; suffocation imminente, toux sèche, pénible, quinteuse ; l'odeur étrangère resta dans la gorge et les fosses nasales toute la journée.

Il y avait ici évidemment une fistule broncho-cutanée. Nous avons vu plusieurs cas de ce genre, et tous les recueils en citent d'analogues. Il serait important de faire des recherches qui apprissent dans quels cas on rencontre de pareilles lésions ;

(1) *Comptes rendus de la Société de biologie*, 1850, p. 117.

on pourrait alors, renversant la question, remonter de ce phénomène morbide à la maladie qui l'a déterminé.

§ II. — Signes fournis par la palpation.

On n'a pas encore fait des recherches exactes et suffisamment multipliées, sur les phénomènes qu'on peut apprécier par l'application de la main sur les parois du thorax ; et l'on n'a pas tout dit non plus, sur la valeur des signes que l'on a recueillis par ce procédé d'exploration.

A l'aide de la main, on apprécie la *forme* et les *mouvements* du thorax, l'état des *muscles* et des *espaces intercostaux*, la *tension* de tout le thorax, la *fluctuation* intercostale, la fluctuation produite par la *succussion*, enfin les *vibrations* transmises par la voix.

VI. —TENSION, FLUCTUATION, VIBRATIONS DES PAROIS THORACIQUES.

La palpation fait percevoir, mieux que l'inspection, les changements de forme, les dépressions, les voussures des côtes, dispositions que les parties molles peuvent cacher à l'œil, soit à cause du développement des muscles, soit en raison de l'abondance du tissu cellulaire ou d'un état d'infiltration œdémateuse. Nous avons indiqué plus haut la valeur de ces déformations, nous n'y revenons pas. On reconnaît aussi, par le toucher, l'écartement des côtes, résultant d'une suffusion séreuse abondante.

Les épanchements abondants dans un côté de la poitrine, une pneumonie de tout un poumon, une infiltration tuberculeuse générale, sont autant de lésions qui donnent au côté affecté une tension particulière, que la main apprécie parfaitement. On sent, en effet, que ce côté est dans un état de plénitude très-marqué ; les espaces intercostaux sont effacés, le relief des côtes est à peine appréciable ; il n'y a plus d'élasticité ; les mouvements manquent, ou le côté se soulève en masse ; en un mot, on apprécie, par une foule de petites circonstances, difficiles à bien préciser, que le côté malade est rempli par un

corps plus volumineux et plus résistant que le poumon à l'état
sain.

On a assuré que, dans les épanchements pleurétiques, on pouvait constater la fluctuation dans les espaces intercostaux ; nous n'avons jamais pu apprécier ce phénomène, soit en explorant un même espace intercostal, soit en examinant des espaces voisins.

M. Beau a signalé, de son côté, une *sensation de flot perçue par la main*, lorsqu'on pratique la succussion dans le cas d'hydro pneumot horax, jusqu'à présent on n'avait indiqué que le *bruit* qui accompagne cette fluctuation. On trouvera dans une observation publiée par M. Guyot (1), quelques détails sur ce signe tout nouveau et digne d'intérêt.

Enfin la palpation fait encore apprécier les modifications que les vibrations des parois thoraciques peuvent éprouver. Quand un individu sain vient à parler, les parois de la poitrine entrent en vibration, et font éprouver à la main une sensation particulière de frémissement. Ce phénomène peut être altéré et peut même disparaître dans l'état de maladie ; son absence est marquée au plus haut degré dans la pleurésie.

§ III. — Signes fournis par la mensuration.

VII. — DE L'AUGMENTATION ET DE LA DIMINUTION DU VOLUME DE LA POITRINE.

Nous avons déjà signalé les cas où la capacité du thorax augmente ou diminue. Ces variations peuvent être très-facilement appréciées par la vue, et il est nécessaire de dire que la mensuration ne saurait en donner une idée aussi exacte que l'inspection. En effet, la mensuration, en quelque lieu qu'elle soit faite, ne peut indiquer ni les voussures ni les dépressions partielles ; elle n'indique que les différences de capacité totale qui peuvent exister entre les deux côtés de la poitrine. Ce procédé d'exploration ne donne donc qu'une

(1) *Moniteur des hôpitaux*, 11 mai 1854.

appréciation grossière, si nous osons ainsi dire, et qui n'acquiert d'importance que quand on rapproche ses résultats de ceux fournis par les autres moyens de recherche.

Quoi qu'il en soit, voici ce que l'on a constaté à l'aide de la mensuration, et l'indication des procédés d'exploration.

On mesure la poitrine dans sa circonférence horizontale ou dans son diamètre antéro-postérieur. Dans le premier cas, on emploie un ruban métrique inextensible ; dans le second on met en usage, ainsi que le faisait Chomel, un compas d'épaisseur. L'emploi de ce dernier instrument est facile. Quant au ruban métrique, on doit l'appliquer fortement contre la poitrine, et s'en servir pour comprimer le thorax jusqu'à ce qu'il ne cède plus. Quelquefois on mesure toute la circonférence de la poitrine, à la base, au sommet, à la partie moyenne ; d'autres fois on embrasse seulement une demi-circonférence, et c'est alors presque toujours à la base du thorax ; une des extrémités du ruban est fixée sur l'appendice xiphoïde, tandis que l'autre est dirigée sur une des apophyses épineuses des vertèbres ; on répète ensuite la même opération sur le côté opposé du thorax, dans un point symétrique, en ayant soin que, dans les deux cas, le ruban soit bien horizontal. M. Woillez a publié sur la pratique de ce genre d'exploration et sur les résultats qu'il fournit, des détails très-dignes d'intérêt (1). Voici, en quelques mots, l'exposé de ses recherches.

Nous donnons d'abord le résumé très-succinct des remarques contenues dans son premier ouvrage.

Il est rare que les deux côtés de la poitrine soient égaux ; il en résulte des *hétéromorphies physiologiques* qu'il ne faudrait pas prendre pour le résultat de maladies. Le côté droit de la poitrine est plus étendu que le gauche de 1 à 3 centimètres ; quelquefois les deux côtés sont égaux ; dans des cas plus rares le gauche est plus étendu que le droit de 1 centimètre, ou de 2 au plus. Il existe souvent des saillies latérales antérieures ou postérieures, soit à droite soit à gauche. Ces saillies rendent les deux côtés égaux ou le côté gauche plus étendu

(1) *Recherches pratiques sur l'inspection et la mensuration de la poitrine.* Paris, 1838. — *Sur les variations de la capacité thoracique dans les maladies aiguës.* (*Mém. de la Soc. méd. d'observation.* Paris, 1856, t. III, p. 129.)

que le droit ; à droite, où leur influence est moins nettement
dessinée, elles rendent plus sensible la différence que l'on
observe ordinairement à l'avantage du côté droit. La saillie
antérieure que présentent les gauchers rend ordinairement
le côté gauche plus étendu que le droit. Lorsqu'il n'existe pas de
saillies à gauche, ce côté n'est jamais plus étendu que le droit.

Dans l'état pathologique, ces rapports changent, et l'on observe une augmentation relative de volume dans l'emphysème
et dans la pleurésie avec épanchement; et, au contraire, une
diminution dans la pleurésie et la pneumonie en résolution,
dans quelques cas de phthisie, etc. Il n'y a aucun changement
dans la bronchite.

En analysant avec soin les résultats de M. le docteur Woillez,
on ne peut se défendre de l'idée que la mensuration est tout
à fait incertaine, comme moyen exact d'appréciation, dans
les cas indiqués. En effet, le plus souvent il n'y a pas de différence à la mensuration, entre les deux côtés de la poitrine,
dans les grandes et importantes affections des poumons ; tandis que, si l'on examine, par l'inspection seule, les parois
thoraciques, elles paraissent très-sensiblement altérées. On
trouvera dans les observations du livre que nous citons, la
preuve que les dilatations et les dépressions partielles ont été
bien plus utiles que la mensuration générale pour établir le
diagnostic ; ces remarques rendent donc raison de l'indifférence que les médecins professent, en général, pour ce mode
d'exploration.

Mais il n'en est plus de même pour la valeur qu'il peut avoir
dans l'appréciation des *variations de la capacité thoracique dans
les maladies aiguës*. Ici les résultats sont évidents et en même
temps nets et précis. Il est vrai de dire aussi qu'il s'agit de
faits d'un tout autre ordre que dans les paragraphes précédents. Comme nous n'avons pas encore vérifié ces résultats,
nous laissons parler l'auteur :

« *Résumé général.* 1° Dans le cours des maladies aiguës, la
capacité de la poitrine m'a présenté fréquemment des modifications importantes, qui n'étaient pas sensibles à la vue, mais
seulement à la mensuration circulaire envisagée à des points
de vue particuliers.

2° La capacité relative des deux côtés de la poitrine, que l'on a eue seule jusqu'à présent pour objet dans l'emploi de la mensuration, n'offre pas, dans les maladies aiguës, des variations qui constituent des signes de quelque valeur. Une seule fois, sur 23 cas de pneumonie simple, cette mensuration a démontré l'existence d'une dilatation relative du côté malade.

3° La capacité générale du thorax, explorée à différentes époques des maladies à l'aide de la mensuration, a été, au contraire, presque constamment modifiée dans les affections aiguës les plus diverses, mais seulement lorsqu'elles débutaient par des symptômes généraux fébriles bien caractérisés.

4° La mensuration faisait alors constater, dès le début, une ampliation des deux côtés de la poitrine, présentant trois périodes, de progrès, d'état et de déclin ; d'une durée variable comme celle des maladies dont elle suivait en général les phases, et d'une étendue de 1 cent. 1/2 à 8 centimètres, 4 centimètres en moyenne.

5° De plus, la mensuration, opérée dans de certaines conditions, faisait constater mathématiquement les différents degrés de l'*élasticité générale de la poitrine*. Cette élasticité était constamment diminuée pendant l'ampliation progressive et stationnaire du thorax, puis revenait graduellement vers son état normal pendant le déclin de l'ampliation.

6° L'ampliation thoracique générale des maladies aiguës a été la même pour toutes, si ce n'est que, dans certains exanthèmes, tels que la scarlatine et surtout la variole et l'érysipèle de la face, elle a été, en général, beaucoup plus courte, et que dans la variole elle était terminée avant le développement complet de l'éruption.

7° Dans l'affection typhoïde et les diverses maladies aiguës de l'abdomen, cette ampliation ne peut être toujours régulièrement constatée, à raison des causes particulières qui, dans ces maladies, peuvent faire varier irrégulièrement la capacité générale de la poitrine.

8° Cette ampliation générale avec diminution de l'élasticité thoracique était due à la congestion pulmonaire coïncidant d'abord avec les symptômes généraux du début des maladies.

24.

Cette congestion, révélée par la mensuration, est donc un élément important des affections aiguës.

9° Ni la fréquence plus ou moins grande du pouls, ni les émissions sanguines, ni les évacuations gastro-intestinales, ni le régime alimentaire, n'ont paru avoir d'influence sur l'apparition des différentes phases de l'ampliation thoracique.

10° Les oscillations que présentaient, chez un petit nombre de sujets, les chiffres de l'ampliation progressive, stationnaire ou décroissante, étaient produites soit par la présence accidentelle de gaz dans les organes digestifs, soit par des oscillations de la congestion pulmonaire elle-même.

11° L'amaigrissement produisait, dans certains cas, une rétrocession thoracique très-lente et très-irrégulière, qu'on ne pouvait confondre avec la rétrocession de l'ampliation thoracique des maladies aiguës.

12° L'ampliation croissante annonçait en général les progrès de la maladie; l'ampliation stationnaire persistante, sa prolongation; et la décroissance de l'ampliation, sa résolution. La rétrocession thoracique de la troisième période indiquait souvent la résolution de la maladie avant la diminution de ses symptômes ou signes locaux. »

Comme on le voit, ces résultats sont très-importants et dignes d'intérêt. Nous y trouvons de plus la confirmation de la proposition que nous avons formulée plus haut, et que, dans son premier travail, M. le docteur Woillez avait résolue négativement; nous voulons parler de la dilatation du thorax dans la pneumonie et la bronchite. Si ces résultats se confirmaient, on aurait une sorte d'échelle indiquant les progrès ou la décroissance non-seulement du mal local, mais encore de l'état morbide général de l'économie.

Depuis l'époque de ses premières recherches, M. Woillez a imaginé un instrument propre à faire connaître l'augmentation ou la diminution de la circonférence de la poitrine, et surtout les déformations qu'elle peut subir dans la pleurésie (1).

L'instrument, aussi peu embarrassant qu'un simple ruban

(1) *Rech. clin. sur l'emploi d'un nouveau procédé de mensuration dans la pleurésie.* (*Rec. des trav. de la Soc. méd. d'obs.* Janv. 1857, p. 1.)

gradué, indique : 1° l'étendue du contour circulaire ou *péri-mètre* de la poitrine ; 2° ses différents *diamètres* ; 3° la forme (tracée sur le papier) de sa *courbe circulaire.* M. Woillez le nomme *cyrtomètre.* Nous croyons qu'on peut en donner une bonne idée, en le représentant comme un instrument de *mou-lage.* En effet, c'est une espèce de ruban métrique, mais com-posé de pièces de baleine, articulées à double frottement, et qui, en conséquence, conserve l'incurvation que les par. is thoraciques lui ont donnée. On peut le porter sur un papier et y tracer la configuration de la ligne demi-circulaire qu'il a embrassée. Cet instrument doit donner la forme de la poi-trine à la fin de *l'expiration.*

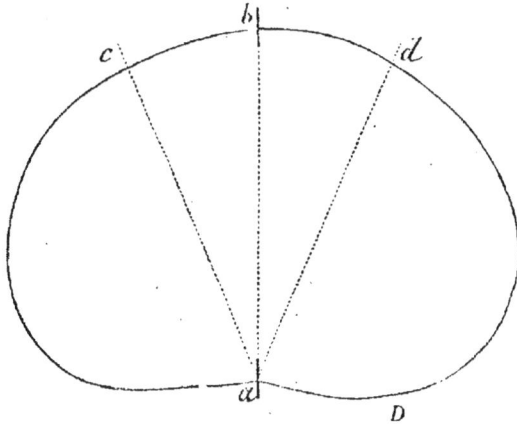

Fig. 3. — Tracé (au quart) de la courbe circulaire norma'e de la poitrine au niveau de l'articulation sterno-xiphoïdienne.

a. Épine vertébrale. — *b.* Articulation sterno-xiphoïdienne. — *ab.* Ligne ver-tébro-sternale. — *ac, ad.* Lignes vertébro-mammaires. — *D.* Côté droit de la poitrine.

Considéré comme simple instrument de mensuration du contour circulaire de la poitrine, le cyrtomètre ne vaut pas mieux que le ruban métrique ; mais il a d'autres mérites : il peut faire apprécier les voussures et les dépressions, et sur-tout il peut indiquer les changements de diamètres.

Or, cette dernière application est intéressante. En effet,
comme la poitrine est ovale, elle peut se remplir de liquide,
dans un de ses côtés, sans que sa circonférence s'accroisse ;
mais elle tend alors à devenir cylindrique, et c'est ce que le
cyrtomètre fait découvrir. On voit alors augmenter les diamètres les plus courts, tels que les diamètres *vertébro-sternal*
et *vertébro-mammaire*. L'exagération ou la diminution de ces
formes anormales indiquent évidemment les progrès ou la
décroissance des épanchements pleurétiques.

Les figures 3 et 4 indiquent au lecteur l'utilité de l'exploration à l'aide du *cyrtomètre*. La figure 3 montre le contour circulaire et les diamètres de la poitrine à l'état nor-

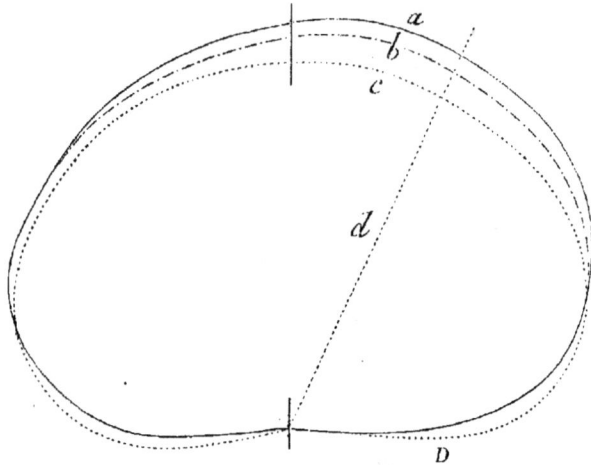

Fig. 4. — Courbes thoraciques pendant la période d'accroissement
de la pleurésie.

a. Développement extrême par suite de l'épanchement. — *b.* Développement
moyen. — *c.* État normal. — *D.* Côté droit.

mal. Dans la figure 4 on remarque les développements
graduels que donne à la poitrine un épanchement pleurétique. On voit qu'il s'agit de mesurer les diamètres vertébro-
sternal et vertébro-mammaire et nullement le contour circulaire, qui n'apprendrait rien à l'explorateur.

Les résultats fournis par ce moulage de la poitrine, justifient l'assertion que nous avions déjà émise dans notre première édition, à savoir : que la mensuration est un moyen insuffisant, et que la vue la remplace parfaitement; car M. Woillez convient que très-souvent la poitrine n'est pas dilatée. Mais nous ne condamnons pas de la même manière l'exploration par le cyrtomètre, car elle donne quelque chose de plus, les diamètres du thorax.

§ IV. — Signes fournis par la percussion.

Les signes fournis par la percussion ont une grande importance dans le diagnostic des affections de la poitrine. En faire l'exposition serait une chose extrêmement simple, si les travaux récents de M. le professeur Skoda n'étaient venus jeter quelque perturbation dans des résultats que l'on croyait acquis à la science. Nous exposerons donc les faits acceptés jusqu'à ce jour et les indications nouvelles fournies par le médecin de Vienne; seulement nous nous abstiendrons de juger les doctrines nouvelles, le temps ne les ayant pas encore sanctionnées.

A l'aide de la percussion on constate les faits suivants : *élasticité des parois thoraciques, diminution du son* ou *matité, exagération du son* ou *son tympanique, bruit de pot fêlé.*

VIII. — DES MODIFICATIONS DE L'ÉLASTICITÉ DES PAROIS THORACIQUES.

Dans l'état normal, lorsqu'on pratique la percussion médiate à l'aide des doigts, on perçoit, et par la main qui percute et par le doigt sur lequel on frappe, on perçoit, disons-nous, une *résistance élastique* des parois thoraciques. Or, cette élasticité augmente ou diminue selon la nature des corps contenus dans le thorax.

S'il y a un épanchement gazeux dans la plèvre, un emphysème, une bronchite sibilante, une très-vaste caverne vide, outre le son clair et tympanique même, on constatera encore un degré très-prononcé d'élasticité des côtes ; et, au contraire, cette élasticité diminuera et même disparaîtra complétement s'il y a pneumonie, épanchement pleurétique, infiltration tuberculeuse d'un poumon, etc.

Ce défaut d'élasticité peut être partiel ; souvent nous l'avons constaté sous la clavicule, en même temps que de la submatité, au commencement de la tuberculisation.

Pour le constater, il faut percuter lentement et avec une certaine force ; le doigt, sur lequel on frappe, éprouve en particulier une sensation pénible, douloureuse même, comme quand on percute sur un corps résistant, un mur, etc.

IX. — DE LA SONORITÉ ET DE LA MATITÉ DE LA POITRINE.

Il est si facile de se rendre compte des causes et du mode de production de la matité ou de la sonorité, d'en constater les caractères, que nous ne voulons pas insister sur ces différents points, et que nous indiquerons immédiatement les caractères qu'offrent les principales affections thoraciques sous ce rapport. Pour bien des faits, une indication suffira.

Maladies dans lesquelles on constate de la sonorité ou de la matité. — Valeur diagnostique.

Une remarque préliminaire est nécessaire. On ne perçoit que le son des parties les plus superficielles du poumon ; les lésions anatomiques qui peuvent exister à la profondeur de 2 à 3 centimètres seulement au-dessous de la surface extérieure du poumon, n'ont plus ou presque plus d'influence sur la nature du bruit ; seulement, elles peuvent en altérer le timbre. Cette circonstance trop négligée a une grande importance pour le diagnostic.

Dans la **pleurodynie**, sonorité normale.

Dans la **bronchite** ordinaire, état naturel également. Dans la bronchite sibilante, son exagéré et presque tympanique, ce qui peut se concevoir par l'emprisonnement de l'air dans des groupes de vésicules et même dans une grande étendue

du poumon. Nous avons déjà signalé l'augmentation de volume du thorax et sa dilatation dans les fièvres typhoïdes : il
n'est donc pas étonnant qu'il y ait aussi alors augmentation
de la sonorité. Ce fait est d'ailleurs confirmé par les résultats
obtenus par M. Woillez, à l'aide de la mensuration.

La **pneumonie** au premier degré offre une diminution de
son, mais appréciable seulement par comparaison ; au deuxième
degré, matité marquée, mais jamais absolue ; quand la surface seule est hépatisée, il n'y a qu'une submatité ; quand une
grande épaisseur ou toute l'épaisseur du poumon est prise,
la matité est complète comme celle de la cuisse, mais pourtant il reste un certain degré d'élasticité, qui manque absolument dans l'épanchement pleurétique. Pendant la résolution de la pneumonie, le poumon conserve longtemps une
sonorité obscure ; cela tient à ce qu'il reste des produits plastiques qui ne sont résorbés que lentement. La persistance de
cette matité ne doit pas engager à continuer un traitement
actif, qui serait nuisible au malade ; si les symptômes généraux ont disparu ou se sont amendés, on s'abstiendra de tout
traitement ; les seuls efforts de la nature suffiront pour produire la résolution du reste de l'engorgement.

L'**œdème du poumon** donne une matité assez facilement
reconnaissable ; faible à la partie moyenne de la poitrine en
arrière, elle augmente jusqu'à la partie inférieure, où elle
est souvent absolue ; l'élasticité des côtes est conservée ; cette
matité est double et parfaitement semblable des deux côtés ;
là respiration est remplacée par des râles muqueux et sous-
crépitant ; il n'y a pas de fièvre ; il y a souvent affection du
cœur.

L'**apoplexie** et la **gangrène du poumon** donnent rarement
lieu à de la matité, parce que le plus souvent elles occupent
le centre du poumon.

Dans la **phthisie,** il y a un si grand nombre de variétés qu'il
est difficile d'indiquer toutes les particularités que la percussion peut accuser. Voici les principaux cas qui peuvent être
observés :

Tubercules crus, petits et en petit nombre au sommet du
poumon : pas de modification sensible de la sonorité. Plus

nombreux : son obscur, sans matité absolue ; infiltration abondante : matité complète, résistance très-forte au doigt. Quelquefois il arrive que la matité est complète, puis qu'il y a un retour, mais un retour incomplet de sonorité ; on peut soupçonner alors que les tubercules ont été entourés d'une atmosphère de congestion ou d'inflammation.

Quand il se forme une caverne, matité plus ou moins forte. Ce fait peut surprendre, mais il est incontestable. On conçoit que si la paroi de la caverne est épaisse, même de l'épaisseur d'un seul doigt, cela suffira pour donner la matité ; la vacuité de la caverne ne saurait rien changer à ce résultat ; l'air est trop loin de la paroi thoracique pour donner des vibrations sonores. Nous engageons le lecteur à remarquer ce fait, car, en général, on pense que les cavernes pulmonaires donnent un son clair à la percussion. La sonorité ne se manifeste que si la paroi est très-mince et constituée seulement par la plèvre, ou bien si la caverne est extrêmement vaste et absolument pleine d'air.

La phthisie granuleuse générale donne une submatité et même une matité assez forte, à peu près égale partout. Ce caractère, joint aux phénomènes stéthoscopiques, a une grande valeur, quand il n'occupe qu'un côté ; mais, quand il occupe les deux côtés, il est difficile à apprécier et, par conséquent, il a moins de valeur.

Il y a aussi de grandes variétés de sonorité dans la **pleurésie**. On doit diviser les épanchements en faibles, moyens et abondants, en primitifs et secondaires. — Quand le liquide est en petite quantité, tout au début de la maladie, il paraît être disposé sous la forme d'une couche mince ou d'une nappe, entre le poumon et la paroi thoracique, de sorte qu'il y a une submatité dans une hauteur plus ou moins grande. — Lorsque la quantité est plus grande, l'influence de la pesanteur se faisant sentir, le liquide s'accumule dans la partie inférieure de la plèvre, tandis qu'une couche mince remonte seule un peu plus haut ; il résulte de là une matité absolue en bas, à laquelle succède une semi-matité qui va sans cesse en diminuant de bas en haut. Dans le cas d'épanchement léger et moyen, c'est toujours en arrière et en bas que la matité est prononcée; jamais on ne l'observe en avant; elle ne se prolonge que rarement vers le côté du thorax. — Si le liquide est en grande quantité : matité absolue, dure, sans vibrations du thorax, et existant en arrière, sur les côtés, en avant; quelquefois il n'y a aucun point sonore dans toute l'étendue d'une moitié de la cavité thoracique.

Quand la pleurésie est primitive, l'épanchement commence par les parties inférieures du thorax, et s'il augmente, il remonte peu à peu; la matité qui le traduit suit la même marche. Il n'en est plus de même quand la pleurésie est secondaire; des adhérences existent souvent alors, et le liquide peut s'accumuler à la partie supérieure ou à la partie moyenne de la poitrine; on trouve de la sonorité dans la partie inférieure, et alors le diagnostic devient difficile. Dans ces cas, on est guidé par la nature et l'intensité de la douleur, par la toux sèche, l'absence d'expectoration, l'égophonie, et par la considération qu'il y a eu une ou plusieurs pleurésies antérieures.

Des travaux récents ont jeté de nouvelles lumières sur quelques points relatifs à la matité dans la pleurésie.

On a l'habitude de considérer la matité de la pleurésie comme pouvant se déplacer facilement, et l'on a même cru pouvoir tirer de là un signe important. En réalité, on s'est abusé à cet égard. Lorsqu'un malade présente une certaine matité à la partie postérieure inférieure de la poitrine et qu'on le fait coucher sur le ventre, il peut arriver que la matité fasse place à une sonorité notable; le liquide s'est, dans ce cas, déplacé en s'accumulant, par l'effet de la pesanteur, à la partie antérieure du thorax qui, dans cette situation, est en réalité devenue inférieure. Mais ce déplacement de la matité est tout à fait exceptionnel, et ne se constate bien que dans l'hydrothorax. Les recherches de M. Damoiseau expliquent cette apparente singularité, en montrant que tous les épanchements inflammatoires s'enkystent, et, dès lors, sont fixés d'une manière invariable dans le lieu de leur première formation.

Les recherches du même médecin (1) ont encore appris de

_____

(1) *Thèse*, Paris, 1845.

curieux détails sur les limites de l'épanchement pleurétique,
sur les lignes que le niveau de la matité trace sur la paroi
thoracique et sur la valeur diagnostique qui peut ressortir de
ces caractères. Indiquer tous les détails serait trop long; voici
le résultat de ces recherches : les pleurétiques sont ordinaire-
« ment couchés sur le dos quand leur épanchement se forme;
le liquide se met de niveau dans cette position, et, par consé-
« quent, sa face supérieure, plane, coupe obliquement le thorax,
selon une ligne dirigée de haut en bas et d'arrière en avant,
« relativement à l'axe vertical de cette cavité. Bientôt l'épanchement s'enkyste dans cette position, et il est dès lors fixé, retenu, sans pouvoir céder désormais à l'action de la pesanteur;
de sorte que si l'on fait asseoir le malade, la matité s'élève
en arrière du thorax, plus haut qu'en avant et sur les côtés.
Si l'on trace alors sur la peau la limite supérieure de la matité, elle décrit une courbe qui affecte, relativement au thorax,
le tracé des *sections coniques obliques.* Cette forme particulière
de courbe serait, selon M. Damoiseau, très-importante pour
établir le diagnostic différentiel entre la matité de la pleurésie
et celle des pneumonies et autres affections avec induration
du poumon. — On tirerait aussi des modifications dans cette
disposition de la matité, des signes importants pour distinguer
les périodes d'accroissement ou de déclin de l'épanchement.
Quand celui-ci est moyen, sa surface est plane et elle forme
avec la direction de la colonne vertébrale un angle aigu ouvert en bas; quand l'épanchement augmente, l'accumulation
du liquide se fait à la partie moyenne du kyste, c'est-à-dire
sous l'angle de l'omoplate; alors l'angle formé avec le rachis
est droit; enfin, si la quantité du liquide s'exagère, l'angle devient aigu, à ouverture supérieure; le résultat serait inverse
dans le cas de résorption du liquide. Il résulterait aussi de là,
que les dernières parties sonores de la poitrine se retrouve-
raient toujours en dedans et en haut du thorax, c'est-à-dire
dans la fosse sus-épineuse et dans la partie interne de la région sous-claviculaire.

Jusqu'à ces derniers temps on s'était surtout préoccupé de
la *matité* de la pleurésie, et nullement de la *sonorité* des points
que le poumon touche encore; on croyait pouvoir dire que, là

où le liquide ne touche point les côtes, le son est normal, ou exagéré si le poumon est trop refoulé, trop comprimé contre la paroi de la poitrine. M. Skoda s'est occupé de ce point, et il résulte de ses recherches que la nature et le degré de la sonorité varient. Quand le poumon est refoulé, en partie vide d'air, le son qu'il fournit est normal ou même exagéré ou tympanique; mais s'il est comprimé et que le gaz qu'il renferme soit à une pression un peu considérable, la sonorité diminue graduellement pour faire place presque à de la matité. Ce résultat, contraire aux prévisions, est confirmé par les recherches de M. le docteur Roger. Cet auteur (1) a établi que : tantôt le son est plus clair, plus haut, plus tympanique ; tantôt il a quelque chose de spécial; il est creux, clair, comme métallique et plus bas que de coutume : c'est ce timbre que les pathologistes distinguent sous le nom d'*humorique*, d'*aérique*, de *bruit de pot fêlé*. Enfin, il est plus mat que de coutume quand le poumon est trop distendu par l'air qu'il renferme.

Jusqu'à présent on n'a pas encore cherché à vérifier ces assertions, mais en somme nous croyons qu'elles sont aussi près que possible de la réalité. Seulement nous réclamerons en faveur de M. Bouillaud la découverte du son de *pot fêlé* comme se rattachant à la pleurésie simple ; il y a de longues années que ce professeur a montré qu'il ne fallait pas toujours faire de ce phénomène un caractère des cavernes pulmonaires.

Dans l'**emphysème pulmonaire**, sonorité générale, exagérée, mais surtout forte au niveau des voussures. Toute la poitrine résonne comme un tambour, soit à la percussion superficielle, soit à la percussion profonde. Ici se produit la remarque de M. Skoda : on peut trouver une diminution de sonorité dans les points où l'air est accumulé en grande quantité et comprimé dans le poumon.

Les mêmes considérations s'appliquent au **pneumothorax** et à l'**hydropneumothorax**, et expliquent des faits, jusqu'ici

---

(1) H. Roger, *Recherches cliniques sur quelques nouveaux signes fournis par la percussion et sur le son tympanique dans les épanchements liquides de la plèvre. (Arch. de méd., 1852.)*

embarrassants, qui s'étaient présentés à beaucoup d'observateurs. Dans ces cas, on entend tantôt un son exagéré, tympanique à un haut degré, quelquefois une absence presque
complète de son, dans des points où il n'y a que de l'air dans
la plèvre; le degré plus ou moins fort de compression que
l'air subit suffit pour expliquer ces variations dans la matité.

§ V. — Phénomènes fournis par l'auscultation.

Il ne saurait entrer dans notre plan de faire ici l'histoire
complète de l'auscultation ; cette science peut, à elle seule,
fournir la matière d'un ouvrage, et nous ne voulons pas faire
entrer un livre dans un autre livre. D'un autre côté, d'excellents traités ont été publiés sur cette matière, et nous ne pourrions que les reproduire. Nous avons cru devoir insister sur
des faits moins étudiés; mais, arrivé à cette partie de notre
tâche, nous nous bornons à des indications absolument som-
maires et presque aphoristiques.

L'auscultation de la poitrine fait percevoir des modifications
dans la respiration, la voix et la toux. Nous reproduisons
presque exactement la division de l'ouvrage de MM. Barth et
Roger (1).
La respiration peut être altérée dans son intensité, dans
ses caractères, dans son timbre, ou remplacée par des bruits
anormaux.

X. — ALTÉRATIONS DE RHYTHME, D'INTENSITÉ, DE CARACTÈRE ET DE TIMBRE DE LA RESPIRATION.

Quand une moitié des poumons ne respire pas, l'autre la
supplée, et le murmure respiratoire augmente, s'exagère; il
en résulte une respiration _puérile, supplémentaire_ ou _exagérée_.
Cette respiration est moelleuse comme dans l'état normal, et
le rapport entre la durée de l'inspiration et celle de l'expiration est conservé. La respiration puérile n'annonce pas d'affec-

(1) MM. Barth et Roger. _Traité pratique d'auscultation_, 5e éd., 1860.

tion du point où elle se manifeste, mais elle indique qu'une autre partie de l'appareil pulmonaire est altérée.

La respiration est _faible_ ou _nulle_ dans la **pleurodynie**, la **pneumonie** commençante, les **épanchements pleurétiques**, les **infiltrations tuberculeuses**, en un mot dans toutes les maladies où le parenchyme pulmonaire cesse d'être perméable à l'air. Elle est faible également dans l'**emphysème**, mais en même temps accompagnée d'expiration prolongée.

Nous avons indiqué la valeur de la respiration _fréquente_ ou _rare_. L'_expiration prolongée_ caractérise surtout l'**emphysème pulmonaire** et les **tubercules** à l'état de crudité.

La respiration peut prendre divers _caractères._
Elle est _rude_ quand elle a perdu son moelleux habituel. L'**emphysème**, la **bronchite commençante**, les **tubercules crus** lui donnent ce caractère.

Elle est _tubaire_ quand elle ressemble à un _souffle_ dans un tube métallique : il y a deux espèces de souffle, le souffle pur et le souffle voilé. Toutes les causes d'induration du parenchyme pulmonaire produisent ce souffle, et notamment : la **pneumonie**, les **tubercules**, l'**apoplexie pulmonaire**, et, en général, toutes les maladies avec épanchement de matières concrescibles dans le poumon. Le souffle existe, mais voilé, dans les **dilatations des bronches**. Selon M. Monneret, et contrairement à l'opinion généralement adoptée, le souffle bronchique est un symptôme très-fréquent de la **pleurésie**.

Quand la respiration semble se faire dans un espace creux, plus volumineux que les bronches, elle est dite _caverneuse_; cette espèce de murmure respiratoire indique une **dilatation des bronches**, une **caverne tuberculeuse** ou **gangréneuse**.

La respiration _amphorique_ indique ou une très-large **caverne** ou **un pneumothorax**. Cependant il résulte des observations récentes de MM. Barthez et Rilliet, que : « 1° La respiration caverneuse, la respiration amphorique et le gargouillement peuvent être perçus dans la pleurésie, et en l'absence de toute excavation pulmonaire; 2° et que ces bruits ne sont que le retentissement exagéré de ceux qui se

produisent normalement dans la trachée et dans les grosses
bronches (1). » Ces observations ont été confirmées par M. Béhier (2).

XI. — ALTÉRATION DE LA RESPIRATION PAR DES BRUITS ANORMAUX.

On nomme *râles* les bruits anormaux qui se passent dans
les bronches, et *frottements* ceux qui s'exécutent dans la
plèvre.

Nous ne pouvons pas donner d'indications sur les caractères
de ces bruits, et moins encore sur leurs divisions, leur nature, etc. ; nous serions, malgré nous, entraîné beaucoup
plus loin que nous ne voudrions. Qu'il nous suffise d'indiquer, en quelques mots, la valeur que l'on doit attribuer à
chacun d'eux.

Râle crépitant. **Pneumonie** à la première période, et dans
la résolution ; **bronchite capillaire, œdème du poumon ;**
quelquefois le frottement pleurétique simule ce bruit.

Râle sous-crépitant. **Bronchite capillaire, œdème du poumon, bronchite, pneumonie** se terminant par une bronchite.

Râle muqueux. **Bronchite, accumulation** de **liquides** dans
les bronches, par suite de **bronchorrhée,** d'**apoplexie pulmonaire** et de **congestion passive** du poumon (comme dans les
maladies du cœur).

Râle caverneux, mélange de râle muqueux et de respiration
caverneuse : **cavernes** de diverses origines, mais surtout tuberculeuses.

Râles ronflants et sibilants ou *vibrants* : sécrétion visqueuse
des bronches. **Bronchite à la première période, emphysème.**

Craquement. **Tubercules** commençant à se ramollir, **adhérences** sèches de la plèvre.

Tintement métallique. **Cavernes** et **hydropneumothorax.**

Frottement pleurétique. **Pleurésie en résolution.** On a attribué le frottement à l'emphysème, mais à tort.

(1) *Actes de la Soc. méd. des hôp. de Paris,* 1855.
(2) *Id., ibid.*

XII. — ALTÉRATIONS DE LA VOIX ET DE LA TOUX.

Bronchophonie ou résonnance de la voix, dans la **pneumonie**
et toutes les **indurations pulmonaires**; *égophonie* dans les
épanchements moyens. *Voix caverneuse* et *voix amphorique*,
dans le cas d'**excavation** plus ou moins large des poumons ou
d'épanchement d'air dans la plèvre, et quelquefois dans la
pleurésie. Mêmes caractères pour la toux.

§ IV. — Signes fournis par la succussion.

Ce mode d'exploration ne donne qu'un seul signe, celui
qu'on nomme *bruit de flot* ou de *fluctuation*.

XIII. — BRUIT DE FLUCTUATION THORACIQUE.

On produit ce phénomène en imprimant au tronc des mouvements brusques et en sens opposés. Le malade peut également
le développer par les mouvements du corps. Le bruit qu'on
entend ressemble au ballottement d'un liquide, dans une bouteille qui contiendrait à la fois de l'air et de l'eau ; il est assez
difficile de percevoir ce phénomène à une grande distance ;
il faut presque toujours, pour l'entendre, approcher l'oreille à
quelques centimètres de la poitrine. Le bruit a quelquefois
un timbre aigu et sonore qui rappelle le son argentin du tintement métallique.

Ce phénomène exige, pour sa production, la présence de gaz
et de liquides dans la cavité de la plèvre; il est donc pathognomonique de l'**hydropneumothorax**. On ne l'a jamais
perçu dans le cas de cavernes. Il est bien entendu qu'on ne
le confondra pas avec le bruit de gargouillement stomacal.
(Voy. *Maladies de l'abdomen*.)

Nous avons parlé plus haut de la sensation de *flot* perçue
par la main. (Voy. p. 422.)

ART. II. — SYMPTÔMES FONCTIONNELS.

La *douleur*, la *dyspnée*, la *toux*, sont les principaux symptômes fonctionnels qu'on puisse observer dans les affections

de poitrine. Il faut y ajouter l'étude des *matières expectorées*
et celle de l'*air expiré*.

IV. — DE LA DOULEUR.

La douleur est un symptôme commun à un grand nombre
d'affections de poitrine, mais on peut tirer de son siége, de
ses caractères, de son intensité, de sa durée enfin, des renseignements précieux pour le diagnostic.

Caractères. La douleur du thorax siége particulièrement le
long du sternum, à l'épigastre, à la base de la poitrine, au dos,
entre les épaules, ou enfin au-dessous et un peu en dehors du
mamelon ; celle-ci est la plus commune de toutes. Les malades la comparent à un déchirement, à une brûlure, à un
point, à une contusion; quelquefois c'est un simple sentiment
de pesanteur. Elle est permanente ou bien elle ne se montre
que quand les malades font une grande respiration, ou qu'ils
se livrent à des efforts pour parler, tousser, etc. D'autres fois
la douleur ne se réveille qu'à la pression, ou que par le décubitus sur un des côtés de la poitrine.

L'invasion en est lente ou rapide, quelquefois instantanée.
Tantôt elle augmente, tantôt elle diminue à partir du moment
de l'invasion. Elle est ou n'est pas accompagnée de fièvre, de
toux, d'expectoration.

Son point de départ est très-variable, ce qui explique les variétés qu'elle présente. Elle occupe, en effet, soit les parties
molles des parois de la poitrine, soit les nerfs intercostaux, soit
enfin le diaphragme ou la plèvre. Selon la très-judicieuse remarque de Récamier, le poumon, à cause de la nature des
nerfs qu'il reçoit, ne saurait être aussi sensible que les autres
parties que nous avons indiquées; de sorte que l'existence
d'une douleur vive doit toujours faire penser que la plèvre ou
les parois thoraciques sont affectées soit primitivement, soit
consécutivement. Nous reviendrons sur ce fait.

*Maladies dans lesquelles on rencontre de la douleur. — Valeur
diagnostique.*

Dans la **pleurodynie**, la douleur siége au-dessous et en dehors du mamelon, comme dans la pleurésie et la pneumonie ;

elle est aiguë, lancinante, non permanente ; elle est plus prononcée dans un point que dans tous les autres, mais elle s'en-
vironne d'une sorte d'atmosphère d'endolorissement. Elle
augmente par la pression. Elle est surtout très-superficielle,
caractère diagnostique important. Les circonstances suivantes
peuvent la faire confondre avec la douleur pleurétique : les
malades ont souvent de la fièvre, la paroi thoracique est immobile et paraît plus saillante que celle du côté opposé ; il y a
absence de murmure vésiculaire et de tout autre phénomène
acoustique. On évitera l'erreur en remarquant que les vibrations thoraciques, produites par la voix, persistent, qu'il n'y a
point de matité, que la douleur est plus vive et plus superficielle que dans la pleurésie ; et, enfin, que pour produire des
symptômes aussi sérieux en apparence, il faudrait un épanchement pleurétique considérable ; or, il y aurait alors des
symptômes qui ne pourraient laisser aucun doute sur la présence de cet épanchement.

Les douleurs de la névralgie intercostale sont trop connues, ses *points* d'élection sont trop bien déterminés, pour que
nous ayons besoin d'insister.

La pleurésie est aussi accompagnée d'une douleur sous-
mammaire, mais plus limitée que la précédente et généralement moins vive ; elle s'accompagne d'une toux sèche ; dans
les premiers temps, cependant, elle ressemble beaucoup à
celle de la pleurodynie, et c'est ce qui a fait dire que souvent
la pleurodynie se transforme en pleurésie. Au bout de quelques jours la difficulté disparaît : la fièvre s'établit, en prenant
le caractère propre aux inflammations des membranes séreuses ; la peau est sèche et brûlante, le pouls étroit, dur et serré ;
le malade ne peut se coucher sur le côté douloureux ; la respiration devient obscure, puis manque dans les parties inférieures du thorax ; de la matité s'établit, en commençant aussi à la
partie inférieure de la plèvre, et va en remontant et en décri-
vant les courbes indiquées plus haut (voy. *Percussion*, p. 434) ;
enfin, l'on entend de l'égophonie. Quand l'épanchement est
formé, la douleur aiguë disparaît et est remplacée par un sentiment de pesanteur.

Dans la *pleurésie diaphragmatique*, la douleur est atroce et

25.

d'une nature si particulière, qu'on en reconnaît le point de départ au premier abord. Dans les inspirations ordinaires qui sont courtes, aucun accident; mais aussitôt que le malade fait une grande respiration, il est pris d'une espèce de sanglot, de mouvement convulsif, et la respiration s'arrête brusquement; en même temps, le malade pousse involontairement un cri très-bref, et tous les traits de la figure se contractent pour exprimer cette douleur (rire sardonique des anciens). C'est cette douleur diaphragmatique qui accompagne souvent la péricardite, et qu'on a prise pour un symptôme de cette affection.

La *pleurésie chronique* est seulement accompagnée d'un sentiment de tension, de gêne, de plénitude, mais jamais de douleur vive, à moins que l'affection ne passe à l'état aigu.

Les *pleurésies partielles* sont accusées par de petites douleurs très-limitées, que nous décrirons plus bas.

Quand un homme se plaint de fièvre et d'une douleur sous-mammaire, qu'il a une toux pénible, mais grasse, et qu'il crache du sang combiné avec les crachats, on ne peut douter qu'il n'ait une pneumonie. Selon Récamier, la douleur n'existerait réellement que dans le cas de complication de pleurésie, c'est-à-dire quand la pneumonie s'étend jusqu'à la surface du poumon. Ce fait, vrai pour la généralité des cas, n'est pas exact absolument parlant, car il y a aussi de la douleur dans les pneumonies centrales; mais alors elle est sourde et obtuse. La douleur pneumonique ne dure pas plus longtemps que celle de la pleurésie, c'est-à-dire trois ou quatre jours; passé ce terme, la toux et l'expectoration s'accomplissent assez facilement.

La douleur manque bien plus souvent dans la pneumonie que dans la pleurésie, de sorte qu'il ne faudrait pas, à cause de l'absence de ce symptôme, rester dans une fausse sécurité. C'est surtout dans les pneumonies des vieillards, dans la pneumonie lobulaire des enfants, et dans les pneumonies consécutives à des bronchites simples ou à des bronchites capillaires (broncho-pneumonie, pneumonie catarrhale, pneumonie latente), que la douleur fait défaut. Le clinicien ne se laissera pas tromper par la marche de ces maladies. Un vieillard est

pris de fièvre et d'accidents adynamiques; il ne tousse ni ne
crache ; il n'a pas de douleur de côté; il faut ausculter néanmoins: souvent on trouve du souffle tubaire dans un côté de
la poitrine, au sommet du poumon : une pneumonie s'est
développée dans l'ombre. Même remarque pour la bronchite
capillaire.

Quel que soit le siége de la pneumonie, la douleur occupe
toujours la région sous-mammaire. M. Beau explique ce fait
par une *névrite* intercostale.

La pneumonie du sommet est à peu près la seule forme de
pneumonie franche qui, chez l'adulte, soit exempte de douleur.

Le retour de la douleur, dans la convalescence de la pneumonie, est quelquefois l'indice d'une récidive ou d'une complication de pleurésie.

La **bronchite** ne donne pas de point de côté. Le plus souvent elle occasionne des douleurs sous forme de brûlure ou
de déchirement, derrière le sternum. Cette sensation n'est
jamais assez pénible pour empêcher la toux. Quand la maladie
a duré un certain temps, il y a de la douleur à la base de la
poitrine, d'une manière égale des deux côtés ; elle occupe les
attaches du diaphragme et résulte de la fatigue de ce muscle.
Quelquefois, mais rarement, la bronchite s'accompagne de
pleurodynie, et, par conséquent, d'une douleur de côté; mais
les phénomènes locaux et généraux ne sont pas ceux des pleurésies et des pneumonies.

L'**œdème, l'apoplexie des poumons** sont sans douleur ou
à peu près.

Les **phthisiques** ont des douleurs de diverse nature; beaucoup souffrent entre les épaules, sur le devant de la poitrine,
et cette douleur semble être le résultat de la fatigue que détermine la toux, plutôt que de toute autre cause. Mais, par instants, ils ont des douleurs vives, fixes, qui durent quelques
jours et disparaissent ensuite; on les attribue à des pleurésies
partielles. Chez beaucoup il y a, dans une région sous-claviculaire ou dans les deux, des douleurs que l'on ne réveille
que par la pression (Beau); elles siégent dans le premier, et
plus souvent, dans le second espace intercostal, et seulement

au niveau du sommet malade; s'ils le sont tous les deux, la douleur est plus forte où le mal est le plus avancé.

Le **pneumothorax** qui résulte d'une perforation du poumon s'annonce par une douleur subite, très-aiguë, avec suffocation imminente, mais cette douleur s'apaise rapidement. Cependant, plusieurs fois déjà, on a vu des perforations du poumon s'effectuer sans la moindre douleur; et l'on est surpris alors de constater l'existence d'un pneumothorax, dont la formation ne s'était révélée par aucune sensation pénible.

L'**emphysème** du poumon est absolument indolent.

XV. — DE LA DYSPNÉE, DE LA TOUX, DE L'EXPECTORATION.

La dyspnée est un phénomène commun à un si grand nombre d'affections pulmonaires, qu'il ne saurait avoir une grande valeur diagnostique. Il sert seulement à fixer l'attention sur le thorax; nous ne croyons donc pas devoir décrire ce symptôme, et nous appliquerons aussi les mêmes remarques au phénomène de la toux.

On ne saurait en dire autant de l'expectoration. L'étude de cet acte anormal est bien certainement de la plus haute importance. Cependant nous ne croyons pas devoir, au moins quant à présent, nous occuper de ce sujet; il nous faudrait, en effet, indiquer les caractères chimiques et microscopiques des produits expectorés, et sortir, par conséquent, des études purement cliniques que nous avons voulu faire jusqu'à présent. Ce serait aussi multiplier, outre mesure, les objets de notre étude et perdre le caractère de concision que nous voulons donner à cet ouvrage.

XVI. — EXAMEN DE L'AIR RESPIRÉ.

Comme nous ne voulons faire connaître, dans ce livre, que les moyens d'exploration facilement applicables, pratiques et *cliniques*, nous ne mentionnerons que très-rapidement quelques procédés indiqués récemment, et qui ne nous semblent pas être appelés à une application générale.

Il n'est pas douteux qu'il ne soit possible de tirer quelques renseignements ou quelques indications diagnostiques de l'analyse de l'air expiré, de la diminution survenue dans la quantité d'air inspiré, des qualités et de la température de ce gaz. Mais ce sont là des expériences de *laboratoire*, qui exigent des instruments spéciaux, une grande dépense de temps, et qui, jusqu'à présent, n'ont encore fourni aucun résultat pratique. Quelques mots suffiront pour ces divers sujets.

Odeur de l'air expiré. L'odeur de l'haleine fébrile est caractéristique ; il serait difficile de la définir, mais tout le monde la connaît. Dans les maladies à caractère typhoïde, cette odeur est fade, nauséeuse ; elle est fétide au plus haut degré. dans le scorbut, la salivation mercurielle ; elle sent le marécage dans la phthisie au troisième degré ; elle exhale l'odeur de gangrène, de matières fécales, dans la gangrène du poumon ; enfin elle est aigre et véritablement acide dans certaines hémoptysies. Dans les empoisonnements où l'élimination du toxique a lieu par les voies respiratoires, l'haleine se charge d'une odeur caractéristique, comme dans l'ivresse, l'empoisonnement par le phosphore, etc., etc. Comme on le voit, ces caractères n'ont qu'une importance médiocre et ne sont applicables qu'à un bien petit nombre d'affections pulmonaires.

Température. L'air expiré est sec et brûlant dans la fièvre et les maladies franchement inflammatoires. Sa température paraît peu modifiée dans les maladies typhoïdes ; l'haleine est réellement froide dans le frisson des fièvres intermittentes, dans le sclérème des enfants, dans la période algide du choléra, dans les derniers instants de l'agonie (Bouchut).

Composition chimique. L'air expiré par un individu sain est chargé d'acide carbonique et de vapeur d'eau. Dans le choléra la proportion d'acide carbonique diminue (Doyère), et quelquefois l'air sort du poumon sans avoir subi aucun changement (J. Davy). On n'a pas encore étudié les modifications que l'air peut éprouver dans les maladies pulmonaires.

Quantité d'air respiré. Spirométrie. Les physiologistes s'occupent depuis longtemps de la quantité d'air respiré, mais il n'y a que peu de temps, que l'on a recherché si les maladies pulmonaires apportaient quelques modifications dans l'ampleur de la respiration.

On donne le nom hybride de *spirométrie* à l'art de mesurer la capacité de la poitrine chez l'homme sain et chez l'homme malade.

Il faut pour ces recherches des instruments spéciaux. Borelli, Keill, Hales recueillaient l'air expiré, dans une cloche renversée sur la cuve à mercure. Edw. Kentisch, médecin anglais, inventa un *pulmomètre*, constitué par une cloche graduée, renversée sur l'eau, et dans laquelle l'air expiré pénétrait par la partie supérieure (1814). Hutchinson, médecin anglais également, perfectionna le mode opératoire, par un instrument compliqué, auquel on donne le nom de *spiromètre* (1846). M. Boudin a fait exécuter un appareil plus simple, en caoutchouc vulcanisé. Wintrich et M. le professeur Bonnet, de Lyon, ont ensuite employé les compteurs à gaz. M. Schnepf a construit un autre spiromètre, hydraulique, d'un emploi assez facile et d'une grande sensibilité (1). Enfin on a encore construit des spiromètres, sur le principe des anémomètres. Parmi ces appareils, les uns sont compliqués, peu sensibles et susceptibles de donner lieu à des erreurs ; les autres, comme celui de M. Schnepf, sont simples et d'une grande sensibilité.

Les seuls résultats fournis jusqu'à présent, par ces appareils, sont les suivants : 1° dans l'âge adulte, et selon la taille, la quantité d'air inspirée, dans une forte respiration, est de 3, 3 1/2 à 4 litres ; 2° toutes les maladies du poumon diminuent la capacité respiratoire ; 3° on doit soupçonner qu'il existe des lésions anatomiques dans les poumons, dès que le plus grand volume d'air que puisse rejeter un adulte, et dans une seule expiration, tombe à deux litres ou à une quantité moindre (Bonnet, de Lyon).

Mais la spirométrie ne peut donner que ces résultats ; elle est impuissante à faire connaître la nature de la lésion pulmonaire ; de plus, elle n'est véritablement utile que quand on connaît la capacité vitale propre à chaque individu, dans l'état de santé. Pour ces motifs, la spirométrie ne peut donner que de vagues indices sur l'existence de lésions pulmonaires ; et, d'un autre côté, l'outillage qu'elle exige en restreindra toujours l'emploi.

(1) *Capacité vitale du poumon.* Paris, 1858.

CHAPITRE III

SYMPTOMES ÉLOIGNÉS ET GÉNÉRAUX.

Les maladies des poumons retentissent sans doute sur toute l'économie, de façon à donner naissance à des symptômes éloignés de l'appareil respiratoire, et à des phénomènes généraux. Mais ces accidents ne sont pas tellement particuliers qu'ils puissent servir à spécifier la nature et le siége du mal. Sous ce rapport, les poumons diffèrent très-notablement de l'appareil cardiaque ; ici, tous les accidents généraux sont caractéristiques ; là, ils ne le sont nullement. Ainsi, un malade a, par suite d'une maladie du poumon, de la cyanose et de l'œdème : cela ne signifie pas autre chose qu'une gêne de la circulation intra pulmonaire ; qu'un individu, affecté d'une maladie du cœur, présente les mêmes symptômes, ils indiqueront, selon toutes probabilités, un rétrécissement d'orifice. D'un autre côté, les maladies du poumon ne donnent lieu à aucun symptôme caractéristique comme l'hypertrophie du foie, les vibrations artérielles, la petitesse du pouls, etc. De sorte qu'en définitive, ce serait en vain qu'on chercherait quelques signes d'une grande valeur, dans les symptômes généraux que présentent les maladies des poumons.

CHAPITRE IV

RÉSUMÉ. SIGNES DES PRINCIPALES AFFECTIONS DES POUMONS.

Pleurodynie. Douleur vive dans un côté du thorax, le plus souvent au-dessous et en dehors du mamelon ; diffuse, mais plus prononcée au centre, superficielle, augmentant par la pression, la toux, la respiration. Diminution ou suspension du mouvement des côtes de cette moitié de la poitrine. Persistance des vibrations produites par la voix. Respiration obscure, quelquefois nulle ; pas de matité. Quelquefois fièvre vive, mais ne durant pas longtemps. Le plus souvent apyrexie, circonstance qui est en opposition avec la vivacité de la douleur, et qui démontre qu'il ne s'agit pas d'une affection inflammatoire.

Névralgie intercostale. Douleurs comme des éclairs; points douloureux fixes, respiration pure, apyrexie. Affection se montrant particulièrement chez les hystériques, chlorotiques, etc.

Pleurésie. *Pleurésie de moyenne intensité ou ordinaire.* Elle commence souvent comme la pleurodynie. Outre la douleur, il y a toux pénible, déchirante, absence d'expectoration; le malade ne peut se coucher sur le côté affecté. Quand l'épanchement se forme, la douleur diminue, quoique la fièvre persiste. Le liquide s'accumulant surtout en arrière et en bas, on constate une matité forte, sans vibrations des parois thoraciques, et dont la limite supérieure forme la courbe elliptique décrite plus haut; diminution, puis absence de respiration. Égophonie, absence de râles, souffle voilé; le malade se couche alors sur le côté de l'épanchement. Dans la résolution, frottement plus ou moins fort. Ce bruit est très-rare au début de la pleurésie; quand on l'entend, il annonce presque toujours la résorption de l'épanchement. — Cyrtométrie (p. 427).

Pleurésie grave. Mêmes symptômes au début; mais bientôt l'épanchement remplit toute une plèvre : on trouve alors de la matité partout, en avant comme en arrière; le thorax est fortement dilaté de ce côté; les espaces intercostaux sont élargis, et moins déprimés qu'a l'état sain; absence de frémissement des parois thoraciques, quand le malade parle. Si l'épanchement est à droite, le foie est abaissé; s'il est à gauche, le cœur est refoulé sous le sternum ou à droite de cet os; absence de murmure respiratoire, quelquefois souffle voilé, au sommet, en arrière ou en avant. Décubitus sur le côté de l'épanchement : impossibilité de se tenir dans toute autre position. Fièvre continue, avec redoublement le soir. Œdème des membres inférieurs. Frissons si l'épanchement devient purulent.

Pleurésie partielle. Jamais primitive; survenant presque toujours chez des tuberculeux, et s'annonçant par des douleurs vives, qui durent quelques jours et se calment spontanément, ou par l'application de quelques vésicatoires. Pas de phénomènes stéthoscopiques, si ce n'est un peu de frottement.

Pleurésie diaphragmatique. Phénomènes précédents, plus une douleur aiguë très-intense à la base de la poitrine, et une respiration entrecoupée et convulsive, ou une sorte de sanglot.

Pleurésie chronique. Ne diffère de la forme grave que par les symptômes généraux, qui sont ceux de la phthisie.

Hydrothorax. Phénomènes des épanchements pleurétiques, mais sans douleur ; presque toujours des deux côtés de la poitrine ; généralement plus de liquide d'un côté que de l'autre. L'affection est toujours symptomatique, soit d'une maladie du cœur, soit d'une maladie de Bright, soit d'un état de cachexie ou de débilité, comme on en rencontre chez les vieillards. L'hydrothorax est commun aussi chez les individus âgés, qui, par suite d'une maladie chronique, d'une fracture, sont retenus longtemps au lit. Dans ces circonstances il faut presque deviner la maladie, car elle ne s'annonce ni par de la douleur, ni par de la toux ; on devra donc, dans les cas spécifiés, explorer le thorax, aussitôt qu'il se manifestera quelque aggravation dans l'état habituel du malade.

Pneumonie. Point de côté sous le mamelon, moins vif que dans la pleurésie ; toux pénible, sèche d'abord, puis avec expectoration visqueuse, collante : plus tard, crachats rouillés, sanglants, jus de pruneau ; pas de voussure notable, si ce n'est quand il y a hépatisation de tout un poumon. Matité, jamais absolue ; il y a toujours un certain degré de résonnance et d'élasticité du thorax. Râle crépitant d'invasion, puis souffle tubaire et bronchophonie ; dans la résolution, râle crépitant de retour. Quand la pneumonie accompagne une bronchite ou lui succède, il y a diverses espèces de râles bronchiques. Frissons, fièvre vive, sueur, rougeur de la pommette.

Dans la *pleuro-pneumonie*, il y a une combinaison variable des signes des deux affections ; et, de même dans la *broncho-pneumonie* ou *pneumonie catarrhale*, un mélange des caractères de la bronchite et de la pneumonie. La *pneumonie lobulaire* des enfants ne se révèle par aucun phénomène stéthoscopique.

Bronchite. *Bronchite aiguë simple des grosses bronches.* Pas de point de côté, dyspnée légère, fièvre, pendant plusieurs jours ; toux sèche, éclatante, pénible ; puis expectoration blanchâtre, aérée, et enfin de couleur jaune et opaque ; tout le thorax résonne bien, quelquefois d'une manière exagérée. Respiration rude d'abord, puis râles ronflants, sonores, sibilants, qui s'entendent à distance et se perçoivent même par l'application de la main. A la période de sécrétion, râle muqueux, à grosses bulles, etc., quelquefois douleur à la base du thorax des deux côtés, par suite des efforts de toux. Dans les degrés les plus légers, pas de râles.

Bronchite capillaire. Gêne extrême de la respiration, anxiété, suffocation, cyanose du visage et des extrémités. Sub-matité ; râle sous-crépitant général, mêlé de râles ronflants et muqueux. Fièvre vive ; marche de la maladie, assez lente ; ténacité des accidents. Gravité extrême.

Tuberculisation des poumons. *Forme commune.* Premier degré : d'abord, phénomènes de bronchite prolongée et souvent de laryngite ; étroitesse de la poitrine, saillie du sternum, dépressions sous-claviculaires et douleurs dans les mêmes points ; matité d'un sommet, respiration obscure ou rude, expiration prolongée et quelquefois soufflante ; hémoptysies. Deuxième degré : craquements secs d'abord, puis humides ; râle muqueux limité à un sommet, soit en avant, soit en arrière, et persistant toujours dans le même point ; autour de ce point, modifications de la respiration, qui est obscure, soufflante ou sèche. Très-souvent phénomènes de pneumonie limitée au sommet, c'est-à-dire : râle crépitant, souffle, crachats visqueux, et, d'un autre côté, état fébrile. Quand on rencontre ces accidents très-localisés chez un sujet d'apparence chétive, on doit craindre l'existence des tubercules ; ces pneumonies partielles guérissent facilement et promptement ; mais, après leur résolution, on découvre de petites cavernes qui n'existaient pas auparavant. Troisième degré : les cavernes sont formées et plus ou moins spacieuses. Une caverne de moyenne dimension, demi-pleine de liquide, donne de la matité à la percussion, et un bruit hydro-aérique ou de pot fêlé, quand le malade a la bouche ouverte ; l'élasticité de la paroi thoracique est moindre, et il y a dépression au niveau de la caverne ; quelquefois douleur dans le même point. A l'auscultation, gargouillement, c'est-à-dire râle muqueux avec respiration caverneuse ; la toux et la voix sont caverneuses. Quand la caverne est vide, mêmes phénomènes, seulement la respiration est creuse ou caverneuse avec résonnance métallique. Si la caverne est vaste, on y entend de la respiration amphorique et du tintement métallique, et la percussion peut donner un son clair. Enfin, si le poumon est creusé de cavernes multiples et de petites dimensions, on perçoit un bruit de gargouillement fin et assez étendu, qu'on a nommé cavernuleux. L'expectoration n'est pas caractéristique de la phthisie, mais elle a cependant une grande importance.

On ne doit pas oublier que la chlorose simule quelquefois la phthisie (Rilliet, 1855).

La *phthisie aiguë* ou *phthisie granuleuse* s'annonce par un grand état de dyspnée, l'obscurité générale du murmure vésiculaire, une sub-matité dans toute l'étendue des poumons, et des phénomènes de bronchite. Les circonstances dans lesquelles la maladie se déclare aident surtout au diagnostic. On pensera surtout à la phthisie aiguë, quand le malade sera un enfant ou une personne de vingt à vingt-cinq ans, lorsqu'on constatera un état aigu fébrile, sans lésion des organes encéphaliques ou abdominaux, lorsqu'il y aura une dyspnée qui ne s'expliquera ni par une pneumonie, ni par une pleurésie, et qu'il n'y aura pas non plus d'affection du cœur. Cette forme de phthisie est insidieuse, quand il n'y a pas de fièvre au début ; lorsqu'il en existe, elle est souvent confondue avec la fièvre typhoïde : la nature des accidents du côté du thorax, le peu d'intensité des phénomènes abdominaux, l'absence de l'éruption des taches rosées lenticulaires, aideront au diagnostic.

Pneumothorax. En général, individu tuberculeux. Dans la grande majorité des cas, la maladie débute brusquement, par une douleur vive, dans un côté du thorax ; gêne subite et très-prononcée de la respiration, anxiété, suffocation, toux quinteuse, sèche, prolongée ; décubitus impossible, le malade est obligé de se tenir assis dans son lit. Côté du thorax sensiblement dilaté, sonorité exagérée. Respiration vésiculaire absente et remplacée par du bruit amphorique ; tintement métallique plus ou moins marqué ; quelquefois ces accidents ne se manifestent qu'au bout de quelques jours. — Quand l'épanchement d'air se fait lentement, la suffocation n'est pas aussi imminente ; lorsqu'il existe des adhérences, le pneumothorax peut être partiel. Le pneumothorax par rupture de vésicules d'emphysème est problématique.

Hydropneumothorax. Presque toujours la conséquence du pneumothorax, mais quelquefois aussi la suite de l'ouverture, dans les bronches, d'un épanchement pleurétique. — Aux phénomènes précédents se joignent : le bruit de fluctuation thoracique, et la sensation de flot perçue par la main (Beau).

Congestion pulmonaire. *Congestion active.* De vingt à quarante ans ; élévation de la température, excès alcooliques, acide carbonique, causes d'asphyxie, tuberculeux. Sensation de chaleur, de gêne dans la poitrine. Oppression, toux sèche, puis crachats blancs, filets de sang ; son obscur quelquefois. Respiration plus faible, quelquefois presque nulle, quoique le point correspondant soit sonore ; râles muqueux, fins, se déplaçant facilement ; fièvre. Ces symptômes sont quelquefois suivis d'une hémoptysie ou d'une pneumonie.

On rencontre, chez quelques individus, une forme de congestion plus aiguë et plus intense encore, qui se traduit par : une suffocation extrême, un état asphyxique très-rapide, et qui fait succomber le malade en quelques minutes ; l'insolation en est la principale cause.

Congestion passive. Maladies du cœur, fièvres graves. Aucun accident appréciable pour le malade ; on est obligé de soupçonner que le mal existe, et de le rechercher, par l'étude des caractères physiques. On rencontre une submatité, une faiblesse considérable de la respiration, et des râles fins permanents. Cette affection a de grands rapports avec la bronchite capillaire et l'Œdème du poumon.

Congestion pulmonaire des maladies aiguës. Dans le cours des maladies aiguës on observe : ampliation de la poitrine, avec diminution de son élasticité, sensibles l'une et l'autre à la mensuration : respiration puérile, faiblesse du murmure respiratoire, avec ou sans râles sonores ; respiration *granuleuse ;* submatité de la poitrine, surtout en arrière (Woillez).

Apoplexie pulmonaire. L'hémoptysie est le seul caractère important, quoique non constant, de cette maladie ; mais toute hémoptysie n'est pas un signe d'apoplexie. Quand le foyer est central, on ne perçoit rien par l'auscultation et la percussion. S'il est superficiel, on peut rencontrer de la matité et un râle à bulles plus ou moins grosses ; plus tard, bruit caverneux ; plus tard encore, phénomènes de pneumonie, limités au voisinage du foyer.

Gangrène du poumon. Aucun signe certain, si ce n'est la fétidité des crachats.

Emphysème pulmonaire. Profession exigeant des efforts musculaires, âge avancé. Pas de douleurs thoraciques ; dyspnée habituelle, toux, expectoration puriforme ou muqueuse, surtout le matin ; apyrexie. Poitrine cylindrique ou globuleuse, irrégulière ; voussures partielles, en avant, près du sternum, au-dessus et au-dessous des clavicules ; en arrière, à la base ; sonorité exagérée, tympanique quelquefois ; respiration obscure, quelquefois à peine perceptible ; expiration prolongée, dans les points sonores. Très-souvent râles sonores, sibilants, perceptibles à l'oreille et à la main, s'entendant aussi à distance. — Par intervalles, accès de suffocation (asthme), expectoration pituiteuse. Accroissement des accidents en hiver. Complication fréquente des maladies du cœur.

Catarrhe pulmonaire. Se rattachant à la bronchite et à l'emphysème, mais devant être étudié à part, à cause de son importance.

Forme ordinaire ou simple. Catarrhe purulent. Toux habituelle, un peu fatigante, se reproduisant par suite des plus légers refroidissements, par l'action de l'humidité, d'un air vif, de l'ingestion des boissons froides, irritantes, alcooliques, etc. Expectoration habituelle, surtout le matin, de matières muqueuses et purulentes ; crachats larges, plaqués, panachés, rarement diffluents ; quand les bronches sont débarrassées, dès le matin, du produit de la sécrétion qui s'est faite la nuit, la toux se reproduit rarement dans la journée. Respiration à peine mêlée de râles, souvent semblable à celle des emphysémateux.

Catarrhe pituiteux. Bronchorrhée. Respiration plus gênée, dyspnée plus marquée que dans les cas précédents, toux et expectoration plus continuelles. Produit de sécrétion consistant en un liquide à peine visqueux, complétement transparent, légèrement filant, homogène, surmonté d'une mousse fine, persistante. Les malades en rendent jusqu'à 250 grammes dans les vingt-quatre heures. Complication fréquente de l'emphysème.

Catarrhe simulant la phthisie. — Fièvre, toux constante, amaigrissement, sécrétion purulente, râles muqueux dans toute l'étendue de la poitrine. Dans quelques points, surtout en arrière, au sommet ou à la partie moyenne, râle simulant le gargouillement; respiration rude, légèrement soufflante, quelquefois voisine de la respiration caverneuse, par suite de dilatation des bronches. Dépérissement général comme dans la phthisie. Différences avec la phthisie : il n'y a que des signes douteux de cavernes, et la lésion est ordinairement double, égale des deux côtés, et aussi prononcée à la partie moyenne des poumons qu'au sommet ; enfin, elle survient à un âge plus avancé que celui où débute la phthisie. Il est vrai que quelques vieillards deviennent aussi phthisiques, mais, chez ceux-là, il se forme ordinairement des cavernes très-faciles à reconnaître avec certitude.

Dilatation des bronches. Maladie qui simule ordinairement la phthisie. Causes : âge avancé, pleurésies, pneumonies répétées ou passant à l'état chronique, bronchites chroniques. Mécanisme : traction excentrique exercée par les adhérences pleurétiques sur le poumon; ou bien atrophie de l'organe par absorption interstitielle. L'affection est rarement double ; un poumon diminue de volume, tandis que l'autre s'élargit et fait saillie dans l'autre moitié du thorax (Barth).

Caractères : avant le développement de l'affection, une ou plusieurs affections inflammatoires thoraciques, comme : pneumonie, pleurésie, bronchites. — Pas de douleur, gêne de la respiration ; décubitus sur le côté sain; toux grasse, humide, quinteuse ; crachats purulents, de 3 à 400 grammes par jour; déformation et atrophie d'une moitié de la poitrine; respiration affaiblie ou rude, bronchique et caverneuse.

Différences avec la phthisie : siége à la partie moyenne ou inférieure d'un seul poumon ; rarement caractères de cavernes en avant ; pas d'hémoptysie ; l'apparence extérieure n'est pas celle de la tuberculisation ; le teint se conserve frais, les forces persistent longtemps. Commémoratifs : maladies inflammatoires des organes pulmonaires, plus ou moins longtemps auparavant. Dans tous les cas, diagnostic très-difficile.

LIVRE TROISIEME

MALADIES DE L'ABDOMEN.

Sous ce nom, nous comprenons toutes les affections des organes abdominaux et les maladies qui, sans résider tout entières peut-être dans l'abdomen, y ont au moins leurs localisations les plus importantes; telles sont : la fièvre typhoïde, les fièvres intermittentes, les affections puerpérales, etc.

Nous indiquerons d'abord, d'une manière très-sommaire, les principales dispositions anatomiques de la cavité abdominale et les règles à suivre dans l'examen des maladies de cette région du corps; puis nous passerons à l'étude des signes de ces maladies, lesquels se divisent naturellement en trois groupes : signes fournis par l'habitude extérieure du corps, signes locaux, signes éloignés et généraux; nous terminerons, comme dans les livres précédents, par un résumé qui contiendra l'énoncé pur et simple des signes principaux des affections abdominales.

CONSIDÉRATIONS ANATOMIQUES SUR L'ABDOMEN.

La paroi abdominale antérieure, la seule qui puisse être explorée, présente des dispositions qui varient selon l'âge et le sexe.

Chez tous les jeunes enfants, l'abdomen est très-volumineux et comme globuleux, l'ombilic est situé très-bas; chez les enfants de quatre à dix ans, il est encore gros et saillant, mais d'une manière moins prononcée; dans l'adolescence, sa saillie disparaît pour faire place à un aplatissement complet; quelquefois même alors, les parois du ventre sont concaves ou excavées; jusqu'à cette époque les différences entre les garçons et les filles sont peu tranchées; elles se prononcent à partir de la puberté.

Chez les hommes, l'abdomen prend peu de développement de seize à vingt-huit ou trente ans, quoique les organes digestifs fonctionnent alors avec beaucoup d'énergie; mais à partir de cette époque, les intestins se développant, la paroi abdominale proémine et s'élève jusqu'au niveau du plan de la paroi thoracique; le ventre redevient alors convexe, de haut en bas et dans le sens transversal; l'ombilic qui est ordinairement déprimé, occupe la partie la plus saillante de la convexité; il existe toujours une dépression à l'épigastre, dans l'écartement des cartilages costaux (fourchette); un pli plus ou moins profond forme, au niveau de l'aine, la limite entre la cuisse et l'abdomen; enfin, les flancs sont toujours un peu excavés et les hanches saillantes. Dans la virilité confirmée, l'abdomen s'élève au-dessus du plan de la paroi thoracique, devient quelquefois très-proéminent, et sa saillie la plus forte répond à la région sous-ombilicale. Dans les flancs, les parties molles débordent la crête de l'os des iles. Chez les vieillards l'abdomen conserve ces caractères ou diminue de volume.

Chez les femmes, à partir de la puberté, l'abdomen devient volumineux et plus ou moins saillant; il est régulièrement arrondi, déprimé à l'épigastre, mais peu dans les flancs; l'ombilic en occupe le centre et est toujours extrêmement enfoncé. Chez celles qui ont eu des enfants, il est généralement un peu plus gros et moins ferme.

Les personnes obèses ont l'abdomen très-gros, quelquefois saillant directement en avant, ou retombant sur les cuisses, et présentant un ou plusieurs plis transversaux.

Dans l'état de santé, la consistance de la paroi abdominale est celle d'un corps mou. Cette paroi se laisse déprimer et permet facilement l'exploration des organes intérieurs. Chez les très-jeunes enfants, elle est presque toujours dure, et cette exploration est à peu près impossible.

Des muscles, la peau et une couche de graisse constituent ces parois. Chez la femme, la couche graisseuse est considérable, en sorte qu'il est toujours difficile, dans ce sexe, d'explorer les organes profonds. Chez les hommes, les muscles droits sont toujours rapprochés; chez les femmes qui ont eu des enfants, ils sont souvent écartés, et, dans les efforts, l'intestin refoulé en avant, forme entre eux une tumeur saillante, à grand diamètre vertical, et plus large au niveau de l'ombilic qu'à ses extrémités (éventration, écartement de la ligne blanche). Le même fait a lieu dans les deux sexes, après une distension considérable de l'abdomen par une ascite, une tumeur, etc.

La sonorité de l'abdomen est faible dans la partie moyenne ou ombilicale, qui répond à l'intestin grêle; elle est plus forte dans les flancs et à l'épigastre, à cause de la présence du côlon et de l'estomac, qui sont toujours distendus par des gaz.

L'estomac ne répond pas toujours à l'épigastre, comme on le dit généralement; il ne se met en rapport avec la paroi abdominale que dans l'état de plénitude, et c'est alors sa grande courbure qui se dirige en avant; dans l'état de vacuité, il perd tout contact avec cette paroi, et l'arc du côlon le remplace. L'intestin grêle occupe la région ombilicale et hypogastrique; le côlon remplit les flancs et la plus grande partie de l'épigastre. La rate est, dans l'état sain, entièrement cachée sous les fausses côtes gauches, inaccessible au toucher et souvent à la percussion : quand on la trouve par ce dernier mode d'exploration, elle donne une matité de 6 à 8 centimètres de hauteur et de 4 de largeur environ. Le foie ne se sent pas par le palper, et ne déborde pas les côtes du côté droit; mais à la région épigastrique, il fait saillie et offre une résistance que l'on ne doit pas prendre pour celle de l'estomac; il s'avance plus ou moins dans l'hypochondre gauche. Sa matité, à droite, commence vers la quatrième côte, et descend jusqu'à la base du thorax, où elle s'arrête brusquement. Chez quelques femmes la pression du corset étranglant cet organe, en fait descendre une partie au-dessous des fausses côtes, et quelquefois jusque dans la fosse iliaque. On ne sent jamais la vésicule biliaire ni le pancréas. Les reins sont trop profonds pour être limités par la palpation, et si l'on peut les circonscrire en arrière par la percussion, ce n'est que d'une manière fort obscure, toute la région postérieure de l'abdomen étant presque mate. La vessie est toujours complétement cachée derrière le pubis, et ne le déborde que dans l'état de distension. L'aorte est sentie par une pression assez forte, mais seulement lorsque la paroi abdominale est souple.

RÈGLES A SUIVRE DANS L'EXAMEN DES MALADIES DE L'ABDOMEN.

Les unes sont relatives au malade, les autres au médecin.

1° On fait coucher le malade sur le dos, on relève sa chemise en couvrant les membres inférieurs et la région du pubis, et en découvrant la base de la poitrine, afin de pouvoir comparer l'abdomen au thorax ; on fait prendre au malade, suivant le besoin, diverses attitudes ; mais celle qui se prête le mieux aux recherches est la suivante :

Le malade doit avoir la poitrine soutenue et relevée par des oreillers, la tête appuyée, la bouche ouverte, les jambes fléchies sur les cuisses, les cuisses fléchies sur le bassin, les bras étendus le long du corps ; on lui recommande de ne faire aucun effort, de se laisser aller comme s'il était mort, de respirer librement et doucement, en ouvrant la bouche et de *ne point agiter* la paroi abdominale par la respiration.

2° Le médecin, se plaçant d'un côté du lit, examine d'abord la paroi abdominale, puis il porte les deux mains sur l'abdomen, et, en commençant, n'exerce aucune pression ; il appuie ensuite légèrement afin que les muscles s'habituent au contact ; une pression brusque les fait contracter d'une manière spasmodique, et la paroi abdominale devient roide comme une planche ; quand cette disposition existe, on presse légèrement les muscles en les prenant à pleine main en différents endroits ; de la sorte on les assouplit, et l'on peut palper ensuite profondément et même avec une pression assez considérable. La palpation se fait par l'extrémité des doigts réunis ou écartés, mais toujours sur de larges surfaces ; autrement on provoquerait de la douleur et des contractions musculaires. Les deux mains doivent agir soit alternativement, soit simultanément, et explorer d'abord d'une manière générale l'abdomen, puis revenir examiner avec plus de soin ce qui peut paraître anormal. Il est quelquefois nécessaire d'exercer une pression un peu brusque, lorsqu'il s'agit de déterminer des gargouillements, ou pour sentir une saillie anormale. Ce procédé est surtout indispensable quand il existe une ascite; alors, en déprimant brusquement la paroi abdominale, le liquide fuit sous les doigts; et, s'il existe un engorgement d'organe ou une tumeur, on en est averti par un obstacle qui empêche les doigts de pénétrer plus avant. C'est ainsi que l'on reconnaît les engorgements du foie et de la rate, dans le cas d'hydropisie péritonéale. Il est souvent utile de faire prendre aux malades diverses attitudes, de les faire tenir sur le côté, debout, à quatre pattes, afin d'apprécier la fixité ou la mobilité de certaines parties, etc. La palpation se fait encore d'une autre manière, qui n'a pas reçu de nom; nous voulons parler du genre de palper par lequel on produit la *fluctuation*; pour obtenir le *flot*, on place une main, par toute sa surface palmaire, sur le côté de l'abdomen opposé à celui où l'on est placé, et, avec un doigt de l'autre main, on donne des chiquenaudes plus ou moins fortes sur le côté où l'on se trouve; les mains peuvent être placées en sens inverse dans quelques cas. Quand la fluctuation n'est pas bien sentie de la sorte, on doit rapprocher les mains, et quelquefois on ne sent le flot que dans un point très-voisin du lieu percuté; il faut alors éviter de prendre pour de la fluctuation le mouvement d'ondulation qui est communiqué à la peau et au tissu cellulaire; cette palpation a reçu de M. Tarral le nom de *percussion périphérique*, par opposition à la précédente, qui pourrait être nommée *percussion diamétrale*; et, selon ce médecin, elle peut être exécutée avec une seule main; en effet, le pouce et le médius d'une main peuvent être chargés de recevoir la sensation, tandis que le doigt indicateur de la même main opère la percussion; ce procédé est utile dans les épanchements peu abondants.

Enfin la palpation a encore une autre forme dans le *toucher*, soit vaginal soit rectal.

La *percussion* complète les renseignements fournis par le

palper, et l'on fait alterner ou concourir les deux modes d'exploration.

La *mensuration*, l'*auscultation*, la *succussion* ne s'emploient que dans des cas particuliers; nous n'en parlons ici que pour mémoire.

SYMPTOMES ET SIGNES DES MALADIES ABDOMINALES.

L'*habitude extérieure du corps*, les *signes locaux* et les *signes éloignés* forment l'ensemble des caractères propres à faire reconnaître les maladies abdominales.

CHAPITRE PREMIER

DE L'HABITUDE EXTÉRIEURE DU CORPS.

Il y a plusieurs types des affections abdominales.

Dans les maladies *avec douleur* et *fièvre* (péritonite, hépatite, dysenterie, cystite), les malades sont couchés sur le dos ou sur le côté, le tronc courbé en avant, les cuisses fléchies sur l'abdomen, en un mot roulés ou pelotonnés sur eux-mêmes; la face présente le masque particulier qu'on nomme grippé, et dans lequel les traits sont amincis et rapprochés du centre du visage; les rides et sillons sont plus accusés que de coutume; la peau est pâle, quelquefois couverte d'une sueur froide, le pouls petit, concentré, misérable. La pression sur l'abdomen est insupportable.

Dans les affections *douloureuses*, mais *sans fièvre* (névralgies, colique intestinale, hépatique, néphrétique, etc.), l'abdomen est rétracté; la pression soulage la douleur; il y a des rémissions franches, l'urine est aqueuse. La figure s'altère promptement et se remet de même.

Les affections *du foie* ont pour caractère de leur type, l'ictère, l'éruption d'acné à la face, le lichen.

Il y a un type *utérin* que tous les praticiens ont remarqué, et dont les principaux traits sont : la pâleur de la face, les yeux

cernés et enfoncés, les douleurs lombaires et inguinales, l'épi-
gastralgie, etc.

Les *affections chroniques* impriment à toute l'économie un
cachet particulier. Au premier abord on reconnaît un individu affecté de cancer de l'estomac. La teinte cireuse ou
jaune de la peau, la décoloration des lèvres, l'état de langueur
générale, l'état d'accablement intellectuel, la tristesse constante, le penchant au suicide dénotent surtout les affections
stomacales.

On pourrait signaler d'autres types; nous avons voulu noter
seulement les principaux.

CHAPITRE II

SIGNES LOCAUX DES MALADIES DE L'ABDOMEN.

Ces signes sont physiques et fonctionnels.

ART. Ier. — SYMPTOMES OU SIGNES PHYSIQUES.

Les modifications qui surviennent dans la forme et le volume de l'abdomen, dans sa consistance, sa température, etc.,
sont les signes physiques des maladies de cette cavité. Nous
les étudierons suivant l'ordre que nous avons adopté pour les
affections des poumons, c'est-à-dire selon qu'ils seront fournis
par l'inspection, la palpation et tous les autres modes d'exploration qu'on peut appliquer à l'abdomen.

§ Ier. — Signes fournis par l'inspection.

A l'aide de l'inspection on constate :

Des éruptions, dont les principales sont : les *taches rosées
lenticulaires*, les *sudamina*, les *taches ombrées*, les *pétéchies*,
l'*éruption varioliforme*.

Des augmentations de volume, dues à des liquides ou à

des gaz. Ces dernières constituent les *pneumatoses* ou *tympanites.*

La diminution de volume ou *rétraction des parois de l'abdomen.*

Nous étudions tous ces phénomènes à l'occasion de l'inspection, parce qu'ils frappent surtout la vue; mais il est bien entendu que, pour en apprécier tous les caractères, on a besoin de mettre en usage tous les autres moyens d'exploration physique que la science possède.

I. — DES TACHES ROSÉES LENTICULAIRES.

Taches rosées lenticulaires, taches typhoïdes, pétéchies, papules typhoïdes, éruption typhoïde.

Description. On désigne sous ces diverses dénominations des taches papuleuses, pleines, formées par un léger épaississement du derme, sans base indurée, de *couleur* rouge variant du rose clair au violet, disparaissant sous la pression du doigt, et qui se développent particulièrement sur la paroi abdominale. Ces taches ont de 2 à 4 millimètres de diamètre; elles sont arrondies, plates, quelquefois unies, très-rarement surmontées d'une vésicule sudorale. Elles sont isolées, et leur nombre est généralement peu considérable; on en compte trois, quatre, dix, vingt, trente; dans des cas exceptionnels elles sont nombreuses et confluentes, et ont pu simuler une varioloïde (Taupin, Rilliet et Barthez), mais il n'en existait pas à la face. Leur siége est la partie antérieure de l'abdomen, la partie supérieure et antérieure des cuisses, les aines, les flancs, les fesses, le bas du dos, la base de la poitrine. Elles commencent par un point rouge très-petit, qui s'agrandit assez rapidement; elles ne durent guère que deux ou trois jours chacune, elles pâlissent alors et s'effacent sans laisser de desquamation; mais elles se succèdent les unes aux autres, et l'éruption a généralement une durée totale de six à dix jours.

On peut les confondre avec les piqûres de puces, l'acné, la varicelle, l'ecthyma, les pétéchies.

Les *piqûres de puces* forment, au début, de larges papules roses semblables à celles de l'urticaire, qui plus tard s'effacent en laissant après elles un petit point noir ecchymotique, que la pression ne fait pas disparaître. L'*acné* est constitué par des *pustules* acuminées, qui suppurent au sommet et laissent une base indurée persistant longtemps, et suivies de cicatrices blanches, enfoncées, déprimées; son siége est principalement au dos, où l'on trouve des pustules à tous les degrés et des cicatrices. La *varicelle* ne pourrait en imposer qu'avant la production de la sérosité ou du pus dans les vésicules. Des pustules larges, plates, ombiliquées, caractérisent l'*ecthyma*; des ecchymoses ne disparaissant pas sous la pression du doigt, caractérisent les *pétéchies.*

Maladies dans lesquelles on rencontre les taches rosées. —
Valeur diagnostique.

Les taches rosées se rencontrent dans la **fièvre typhoïde,** l'**entérite des enfants** (Barthez et Rilliet), dans la **pneumonie,** la **phthisie aiguë,** les **fièvres intermittentes, puerpérales** (forme typhoïde, Voillemier), dans quelques cas de **maladies fébriles** mal déterminées, dans la **morve** (Becquerel (1), etc.; de sorte qu'elles n'ont pas de caractères diagnostiques bien tranchés. Cependant elles sont plus communes dans la fièvre typhoïde que dans toute autre affection, car elles se rencontrent dans les deux tiers et même les trois quarts des cas, et dans une proportion moindre dans toutes les autres affections; en conséquence, quand on a affaire à une fièvre peu caractérisée, qui ne présente que des phénomènes intestinaux peu prononcés, l'apparition des taches rosées donnera à penser que c'est plutôt une fièvre typhoïde que toute autre affection. Ces présomptions se confirmeront si l'éruption affecte la marche suivante, qui est propre à cette affection.

Dans la fièvre typhoïde, les taches apparaissent vers le huitième ou le dixième jour, c'est-à-dire au commencement de la seconde période; elles siégent surtout à la paroi abdominale antérieure; elles ne durent que six ou huit jours. Elles

(1) Roger, *Des éruptions cutanées dans les fièvres*, Thèse de concours pour l'agrégation, 1847.

se montrent exceptionnellement le sixième et même le troisième jour; on a vu cette' éruption n'avoir lieu que vers le
trentième jour de la maladie.

Les taches rosées sont fréquentes dans certaines épidémies
de fièvre typhoïde, très-rares dans d'autres; elles semblent
tenir alors à une constitution médicale particulière. Le traitement antiphlogistique, employé dès le début de la maladie,
s'oppose habituellement à leur développement; aussi est-il
fort rare de les observer dans le service de M. le professeur
Bouillaud.

Les observations récentes faites sur le **typhus** ont dissipé les
incertitudes qui régnaient sur la nature de l'éruption propre
à cette maladie. Il y a, en effet, une double éruption : l'une
érythémateuse, l'autre *pétéchiale*. La première est ordinairement plus précoce que l'autre ; elle paraît vers le cinquième
jour et couvre l'abdomen, la poitrine, le dos, rarement la
face ; elle diffère complétement de l'éruption typhoïde, et se
rapproche à tel point de celle de la rougeole, que bien des cas
de typhus sont pris, dès l'abord, pour des rougeoles ataxiques.
Cette éruption a donc l'apparence d'un *exanthème*, et c'en est
un réel, car il disparaît sous la pression du doigt et est suivi
d'une desquamation furfuracée. Mais il y a un autre élément,
les *pétéchies*. Celles-ci sont un peu plus tardives; à travers la
demi-transparence de l'exanthème, elles se manifestent sous
l'apparence d'un pointillé violet, qui ne disparaît pas sous la
pression du doigt ; d'autres fois ce sont de véritables ecchymoses, d'un violet pâle, ce qui tient à la profondeur de leur
siége ; elles persistent après la disparition de l'exanthème. Ni
l'une ni l'autre de ces éruptions ne peut être assimilée à celle
de la fièvre typhoïde (1).

Ces faits ont été confirmés par M. le docteur Barrallier (2).

(1) Godélier. *Mémoire sur le typhus*. (Bull. de l'Acad. de méd. 1855-56,
tome XXI, p. 888.)

(2) *Du typhus épidémique*. Paris, 1861, pages 73 et suiv.

Sudamina, éruption sudorale.

Description. Cette éruption est formée par de petites vésicules hémisphériques, non acuminées, du volume d'une tête d'épingle à un grain de millet, recouvertes d'une enveloppe épidermique extrêmement mince et transparente, facile à déchirer ; ces vésicules sont absolument incolores et ressemblent à de petites gouttes de rosée (Bouillaud). Elles sont difficiles à voir, on ne les aperçoit qu'en regardant obliquement la surface de la peau ; on les reconnaît quelquefois seulement par le toucher ; elles forment une petite saillie et donnent à la peau une surface chagrinée ; on les écrase facilement par le toucher et les doigts restent mouillés comme par de la sueur ; le liquide contenu est séreux et à réaction acide (Andral). Elles sont toujours nombreuses et confluentes ; plusieurs peuvent se réunir et former des vésicules globuleuses comme celles de l'herpès, ou un peu aplaties et irrégulières. Dans l'intervalle des vésicules, l'épiderme se ride et se détache facilement de la peau, quand on le presse un peu obliquement. Cette éruption se forme rapidement, en quelques heures ; les vésicules durent peu, mais se reproduisent et se succèdent pendant quelques jours. La durée totale de l'éruption est bien plus variable que celle des taches rosées. Les vésicules se terminent presque toujours par la déchirure de l'épiderme et par une légère desquamation ; elles ne passent pas par la suppuration, comme le donnent à penser quelques auteurs.

Les sudamina siégent, par ordre de fréquence, sur l'abdomen, le thorax, les épaules, le haut des cuisses, aux aisselles, aux parties latérales du col.

Cette éruption présente une variété *rouge* et une *blanche.* Dans la première, les vésicules reposent sur un fond rouge, non induré ; elles sont alors très-faciles à voir ; de loin cependant l'éruption ressemble à celle de la rougeole ; la seconde, qui justifie la comparaison qu'on a faite des vésicules avec les graines du *millet,* présente une couleur blanche, due à la teinte lactescente du liquide, qui contient sans doute alors un

peu de pus ; hors ces cas, qui sont rares, les vésicules ne suppurent pas. — Quelquefois, deux ou trois de ces formes de
sudamina se rencontrent sur le même malade.

On ne peut les confondre qu'avec les affections vésiculeuses,
gale, herpès, zona. La distinction est facile.

Maladies dans lesquelles les sudamina se manifestent. — Valeur
diagnostique.

A l'époque des premiers travaux importants sur la fièvre
typhoïde, on remarqua que les sudamina étaient communs
dans cette affection ; on les considéra comme dépendants de
la maladie, comme ayant, ainsi qu'elle, un caractère spécifique, et l'on en fit facilement un signe *diagnostique* de fièvre
typhoïde (Louis, Chomel). Cette proposition fut contestée.
M. Bouillaud, un des premiers, fit remarquer que, loin d'être
propres à cette maladie, les sudamina se montraient dans
beaucoup d'autres, et qu'on les rencontrait dans la variole, dans
la pneumonie, dans les fièvres ou métro-péritonites puerpérales, chez des tuberculeux, et surtout dans le rhumatisme
articulaire aigu. Les sudamina, en conséquence, n'avaient
rien de spécifique, et ils dépendaient si peu de la nature et
du caractère de l'affection, qu'ils ne se rattachaient qu'à une
seule condition commune à tous ces cas, aux *sueurs* abondantes et prolongées. Cette objection n'est pas restée sans
réponse ; on n'a pas contesté l'existence des sudamina dans
toutes les maladies indiquées, mais on a ajouté que ce qui
donne un caractère particulier à ceux de la fièvre typhoïde,
c'est qu'ils se produisent sans sueurs (Andral). Au rapport de
M. Grisolle, M. Louis formulerait même cette proposition,
que la fréquence et l'abondance des sudamina seraient en
raison inverse des sueurs. M. Bouillaud maintient, au contraire, comme un fait cliniquement démontré, qu'ils sont en
rapport constant avec les sueurs, c'est-à-dire d'autant plus
nombreux que les sueurs sont plus copieuses et plus prolongées. — Nous faisons remarquer qu'il est facile de constater
le rapport en question dans les pneumonies, varioles, fièvres
puerpérales, rhumatismes, parce que les sueurs y sont beau-

coup plus continues que dans la fièvre typhoïde, que les malades se tiennent habituellement couverts, comme on le leur recommande, et que, jouissant de leur intelligence, ils rendent un compte exact de ce qu'ils ressentent ; tandis que dans la fièvre typhoïde, on constate difficilement la coexistence des sueurs et des sudamina, bien qu'elle soit réelle, parce que les sueurs ont surtout lieu la nuit, que les malades se tiennent habituellement découverts, et que, interrogés sur l'existence de ce phénomène, ils répondent négativement, comme ils font du reste à l'égard de toute autre question, à cause de leur état habituel de stupeur et d'indifférence.

Nous admettons donc que les sudamina sont liés aux sueurs, dans la fièvre typhoïde comme dans toute autre maladie, et qu'ils n'ont, dans cette affection, aucun caractère spécifique et par conséquent diagnostique. — Ajoutons que leur apparition est presque toujours plus tardive que celle des taches rosées (du douzième au vingtième jour), et que leur durée est extrêmement variable. Ils se montrent dans les formes graves et dans les formes légères, chez les malades qui succombent et chez ceux qui guérissent. On les observe dans plus des deux tiers des cas.

III. — DES TACHES OMBRÉES.

Taches ombrées, taches d'encre, taches bleuâtres, improprement vergetures (Littré).

Éruption très-rare et fort peu connue, qui semble appartenir exclusivement à la fièvre typhoïde et à la synoque ; elle a été signalée par plusieurs auteurs, mais décrite avec soin seulement par Piédagnel, Forget et Davasse.

On peut regarder ces taches comme des espèces d'ecchymoses, et comme un premier degré de pétéchies, qui établiraient le passage des éruptions de la fièvre typhoïde à celles du typhus.

Elles consistent en taches ovalaires, allongées, larges de quelques millimètres, longues d'un à plusieurs centimètres, sans saillie, quelquefois même déprimées légèrement, comme les éraillures de la peau, et sans prurit. Leur couleur est bleu clair, pâle, ou semblable à celle d'une tache d'encre effacée.

Elles ne disparaissent pas par la pression. Elles se forment lentement, disparaissent de même ; leur durée est assez longue ; leur couleur s'affaiblit quelquefois d'un jour à l'autre, pour reparaître le jour suivant. Elles sont peu nombreuses, quatre, six, dix, et siégent sur l'abdomen, le haut des cuisses, la base du thorax, quelquefois aux membres (Roger, thèse citée).

On ne peut les confondre qu'avec les *vergetures* de la grossesse et de l'ascite.

Elles n'ont été rencontrées que dans la fièvre typhoïde et la synoque, et encore elles y sont très-rares ; dans le cours d'une année, et dans un service ordinaire d'hôpital, il est rare qu'on en observe plus de deux ou trois exemples ; elles sont cependant plus fréquentes dans certaines épidémies. Elles se montrent à une époque variable, souvent près du début de la maladie. Elles se rencontrent ordinairement dans les cas légers et qui guérissent facilement (1), circonstance assez bizarre, puisque leur nature (ecchymose) serait propre à faire soupçonner un état de dissolution du sang.

Leur rareté s'oppose à ce qu'on leur attribue une valeur diagnostique.

IV. — DES PÉTÉCHIES.

Description. Les pétéchies consistent en de petites hémorrhagies, qui se produisent dans l'épaisseur de la peau et sous l'épiderme. Elles ont la forme de taches arrondies, d'une teinte rouge, brune ou violette, qui ne disparaissent pas sous la pression du doigt, qui ne font pas de saillie à la surface de la peau, et ne causent ni douleur ni démangeaison. Les unes sont petites comme de simples piqûres, les autres un peu plus larges ; elles sont rares ou confluentes. Ces taches ont tous les caractères du *purpura*. Elles se développent sur le tronc et les membres, jamais à la face.

On ne peut les confondre qu'avec les taches rosées lenticulaires et le purpura.

Les taches rosées sont de simples congestions du derme, qui s'effacent par la pression, tandis que les pétéchies sont de

(1) Littré, Dict. en 30 vol. — *Compendium.*

véritables hémorrhagies qui ne disparaissent pas sous la pression. Plusieurs médecins donnent encore, à tort selon nous, le nom de pétéchies aux taches rosées lenticulaires, et persistent dans cette confusion, parce qu'ils considèrent la fièvre typhoïde et le typhus comme deux degrés d'une même maladie, et que le typhus serait spécialement caractérisé par de véritables pétéchies. Quand même ces deux affections seraient identiques, ce ne serait pas une raison pour confondre deux éruptions différentes. M. Andral (1) blâme lui-même cette confusion de langage. Pringle décrivait déjà les pétéchies comme des « effusions de la sérosité, teinte par quelques globules rouges (2). »

Il n'y a pas lieu d'établir de distinction entre les pétéchies des maladies abdominales et le purpura, car ce n'est qu'une seule et même affection, avec cette différence cependant que le purpura est idiopathique, et que nous nommons pétéchies celui qui est symptomatique.

Maladies dans lesquelles on rencontre les pétéchies. — Valeur diagnostique.

Les pétéchies reconnaissent pour cause un état de dissolution du sang, et se montrent toujours dans des maladies graves. Parmi les maladies abdominales, elles se rencontrent dans les fièvres typhoïdes graves, le typhus et le *typhus-fever*, la peste d'Orient, la fièvre jaune.

Dans la **fièvre typhoïde**, elles sont extrêmement rares, ne se montrent que dans les formes les plus graves ou adynamiques, et le plus ordinairement à une époque avancée de la maladie, quelquefois même dans la convalescence. Cette éruption est quelquefois seule, ou bien elle s'accompagne d'épistaxis, d'hémorrhagies intestinales, d'infiltration sanguine dans les tuniques de l'intestin, dans la vessie, le poumon (apoplexie pulmonaire). Les taches deviennent quelquefois assez étendues pour former des ecchymoses (Andral), et peuvent

---

(1) *Clinique*, 4e édit., t. I, p. 624.
(2) *Maladies des armées dans les camps*, p. 396, 2e édit. Paris, 1793.

être suivies d'escarres (Littré). Ce n'est jamais un des premiers symptômes de la fièvre typhoïde : cette éruption se montre surtout dans la deuxième ou dans la troisième période de la maladie, ou même dans la convalescence ; indiquant ainsi, que l'altération du sang qui en est la cause, n'est pas encore développée au début de la maladie, et ne se produit que consécutivement. Ces pétéchies se mêlent quelquefois aux sudamina et aux taches rosées. — Nous avons vu guérir un jeune homme qui en fut atteint.

Les pétéchies forment, au contraire, un des premiers caractères du typhus ; elles se manifestent dans la première période, au quatrième ou cinquième jour (Pringle), au deuxième ou troisième (Gerhard) (1) ; quelquefois, mais rarement, plus tard (quatorzième jour), et elles disparaissent vers le vingtième. Pringle assure qu'elles se forment quelquefois après la mort. Au début, elles ressemblent aux taches typhoïdes, mais le troisième ou le quatrième jour, elles prennent une couleur violette ; les plus grandes laissent, après la mort, des traces d'ecchymoses, les petites disparaissent complétement. Elles ne sont pas constantes dans le typhus, en sorte que Pringle ne veut point qu'on donne, à l'exemple de de Haën et de Borsieri, le nom de fièvre pétéchiale à la fièvre d'hôpital ou de prison (febris petechialis sine petechiis, Borsieri). Elles sont plus générales, plus nombreuses que les taches rosées de la fièvre typhoïde ; une fois seulement, il ne s'en manifesta qu'au-dessous d'une ligature de saignée ; mais, le plus souvent, elles s'étendent jusqu'aux membranes muqueuses.

On pourrait peut-être conclure, des descriptions assez confuses des auteurs, qu'il y a, dans les pétéchies du typhus, quelque chose d'autre que les hémorrhagies sous-épidermiques. En effet, Pringle parle d'ébullitions qui ne durent que peu de temps et sont souvent suivies de taches de sang ; et M. Rochoux indique aussi le même fait, mais plus formellement.

Ainsi, les pétéchies du typhus seraient peut-être formées, tout à la fois, d'un purpura et d'une éruption de simples taches congestives, comme celles de l'érythème papuleux, de l'urticaire.

(1) Expérience, t. I, p. 305.

RACLE. 3e édit. 27

Nous croyons devoir laisser subsister les considérations qui précèdent, et qui appartiennent à la première édition de ce livre (1834), afin de montrer que, dès cette époque, nous avions déjà soupçonné le double élément éruptif du typhus. Néanmoins nous reconnaissons que M. Godélier a démontré par l'observation la réalité de deux éruptions distinctes dans cette maladie ; nous avons donné une analyse détaillée de ses remarques sur ce sujet, à l'article *Taches rosées* (p. 463).

Sans nous étendre davantage sur ce sujet, nous conclurons que : dans nos pays, une fièvre qui, dès le troisième, le quatrième ou le cinquième jour, présente une éruption plus ou moins abondante, mais bien marquée de *pétéchies*, et une autre éruption, de nature *exanthématique*, ne saurait être une fièvre typhoïde et doit être considérée comme un typhus. Nous ne parlons pas des circonstances d'encombrement, d'épidémie, qui sont encore plus caractéristiques.

Le **typhus fever** présente aussi une éruption semblable à celle du typhus.

Peste. Les pétéchies ne sont, dans la peste, qu'un symptôme ultime, et qui se montre à une époque où la maladie est déjà caractérisée par tous ses autres symptômes et par sa marche. Elles se montrent sur les membranes muqueuses, plus fréquemment que dans le typhus ; on les voit aux paupières, aux gencives, à la langue ; et, après la mort, on les retrouve dans l'intestin, la vessie, le poumon et les principales séreuses. Le diagnostic de la peste est d'ailleurs très-facile ; les circonstances de pays, de contagion, la production des bubons et des charbons la caractérisent suffisamment.

Fièvre jaune. Pétéchies dans la deuxième période, couleur pâle, cendrée, rouge violette ; partout, même à la face, et plus fréquemment que dans la peste ; nombre considérable ; forme ronde, petites dimensions, en moyenne 2 millimètres de diamètre.

V. — DE L'ÉRUPTION VARIOLIFORME.

Cette éruption est constituée par des boutons isolés, peu

nombreux, larges de 5 à 20 millimètres, plats et ombiliqués, qui se montrent à l'abdomen, aux hanches, aux fesses, quelquefois à la figure et aux bras (Andral); ces boutons se remplissent quelquefois de sang, ou suppurent lentement les uns après les autres, sans devenir jamais fort élevés : ils sèchent sur place, ou, en s'ulcérant, deviennent le point de départ de plaques gangréneuses, qui restent isolées ou se réunissent entre elles. Cette éruption est la cause, sinon constante, du moins la plus commune, des escarres, dans les fièvres typhoïdes; et comme elle est disséminée, elle explique la dissémination des plaques gangréneuses du sacrum; enfin, comme elle siége dans des points très-variables, il en résulte que les escarres sont placées tantôt sur des points saillants, tantôt sur des points enfoncés, fait qui ne s'expliquerait pas si l'on voulait toujours attribuer la formation des escarres à la pression du corps sur le lit.

Elle rentre dans l'espèce d'éruption désignée sous le nom d'ecthyma.

Jusqu'à présent on ne l'a décrite que dans la fièvre typhoïde. M. Andral, un des premiers, l'a signalée, et lui a donné le nom sous lequel nous la décrivons. M. Piorry l'a décrite dans ses leçons sur les *dermopathies* de la région sacrée, publiées par M. Blanchet, et l'a considérée surtout dans ses rapports avec la formation des escarres.

M. Andral l'a vue au dixième, au treizième jour, au bout de plus de deux mois et dans la convalescence; tous les malades succombèrent. Nous avons vu cette éruption au huitième jour, chez un homme qui succomba plus tard à une hémorrhagie intestinale; cependant plusieurs autres malades qui nous l'ont présentée ont guéri.

Nous avons vu survenir cette affection, avec tous les caractères indiqués précédemment, dans des pneumonies et des pleurésies, chez des rhumatisants, qui ont tous guéri; en sorte qu'elle ne nous paraît être ni un symptôme grave, ni un signe pathognomonique de fièvre typhoïde.

VI. — AUTRES SIGNES FOURNIS PAR L'INSPECTION.

Enfin on tirera encore de l'apparence extérieure de l'abdomen des renseignements utiles, en examinant l'état de l'ombilic, qui peut présenter des tumeurs (hernies, distension par suite d'ascite), des végétations, des chancres, un écoulement purulent, une ouverture anormale communiquant avec la vessie, l'intestin, etc.; on examinera les cicatrices de brûlures, de furoncles, d'anthrax, les traces de sangsues, de vésicatoires, de ventouses, qui peuvent s'y trouver; les cicatrices des frictions avec la pommade stibiée, l'huile de croton; l'examen des aines, de la verge indiqueront quelquefois des traces d'affections syphilitiques.

Chez les ouvriers qui travaillent aux préparations de plomb l'administration des bains sulfureux détermine une coloration noire (sulfure de plomb), qui peut fournir au diagnostic un renseignement utile; il en est de même encore lorsqu'on soupçonne une affection saturnine, et que les malades ignorent si les matières dont ils font usage contiennent du plomb. Chez une femme traitée dans le service de M. le professeur Bouillaud, pour une chlorose, l'administration d'un bain sulfureux détermina une coloration noire très-marquée de la paroi abdominale, des cuisses et des organes génitaux; après quelques recherches, on apprit que cette femme avait récemment fait usage d'injections d'acétate de plomb.

Les vergetures brunes ou blanches indiquent une distension, suivie du retrait de la paroi abdominale; elles sont produites particulièrement par la grossesse et par l'ascite.

Les veines sous-cutanées sont développées lorsqu'il existe un obstacle à la circulation intra-abdominale. Le réseau veineux sous-cutané établit alors une circulation collatérale ou supplémentaire, qui porte le sang des membres inférieurs dans le système de la veine cave supérieure, par l'intermédiaire des veines thoraciques. Nous avons vu, chez une femme qui avait une tumeur phlegmoneuse du cœcum, des veines sous-cutanées, dilatées de ce côté seulement; il n'y avait obstacle à la circulation que dans la veine crurale droite.

Les éventrations, les hernies, étant du domaine de la chirurgie, ne nous occuperont pas ici.

VII. — DE L'AUGMENTATION DU VOLUME DE L'ABDOMEN, PRODUITE PAR DES GAZ. TYMPANITE.

Tympanite, pneumatose intestinale, ballonnement, météorisme, inflation, flatuosités, flatulence, hydropisie sèche.

Le nom de météorisme est réservé à l'accumulation peu considérable de gaz dans l'intestin ; ceux de tympanite et de ballonnement s'appliquent aux distensions considérables, avec cette différence, que la première dénomination s'applique aux affections aiguës, la deuxième aux maladies chroniques.

Description. La tympanite ou augmentation du volume de l'abdomen par accumulation de gaz dans le tube digestif, est générale ou partielle ; elle occupe l'estomac, le gros intestin, l'intestin grêle, en totalité ou en partie ; la plus commune et la plus prononcée est ordinairement celle du gros intestin.

Générale, elle donne à l'abdomen un volume quelquefois considérable, une forme globuleuse, symétrique, avec projection en avant ; les saillies des côtes et des os du bassin s'effacent ; la base du thorax n'est élargie que dans les cas extrêmes ; la peau est quelquefois tendue, luisante, et semble près de se rompre ; l'ombilic n'est presque jamais saillant. La paroi abdominale offre, au toucher, une résistance élastique, égale partout ; on peut rencontrer des parties plus tendues ou plus dures, formées par les muscles contractés ou par des tumeurs solides ; mais ce caractère est indépendant de ceux de la tympanite elle-même. Il y a généralement peu de douleur, à moins qu'il n'y ait une distension considérable des intestins ou une inflammation péritonéale.

Quand elle est portée très-loin, la tympanite détermine le refoulement du diaphragme en haut, l'élargissement de la base de la poitrine, et par conséquent la gêne de la respiration et de la circulation ; l'asphyxie peut en être la conséquence ; nous avons vu mourir de cette manière une jeune femme affectée de fièvre typhoïde, et chez laquelle la partie convexe du diaphragme remontait jusqu'au niveau de la troisième côte.

La percussion donne partout un son clair et tympanique ;

l'appréciation de ce phénomène est facile dans les cas extrêmes; mais dans ceux où la tympanite est partielle ou commençante, elle l'est moins. Cependant on se rappellera que, dans l'état normal, l'abdomen ne donne qu'un son fort obscur et d'un timbre légèrement métallique ou humorique, dans toute son étendue; et l'on conclura de là, qu'un son *franchement clair*, même avec un faible développement de l'abdomen, doit être considéré comme l'indice d'une tympanite commençante. Dans les distensions considérables, la sonorité remonte jusqu'au mamelon; le foie étant refoulé en haut et en arrière, sa matité diminue de hauteur.

Le son clair de la tympanite était déjà connu du temps de Morgagni. Cet illustre anatomiste dit très-explicitement, dans sa trente-huitième lettre, que ce caractère sert à distinguer la tympanite de l'ascite, qui ne donne point de son. J. P. Franck employait aussi ce caractère, et récemment enfin, M. Rostan et M. Piorry en ont très-complétement indiqué la valeur.

Quand il existe du liquide dans l'intestin, les malades éprouvent des borborygmes, et l'on perçoit alors, dans différents points, un son hydroaérique ou hydropneumatique plus ou moins marqué.

La forme de l'abdomen ne varie pas, non plus que le lieu de la sonorité, quand on déplace le malade et qu'on le fait coucher sur les côtés.

La tympanite partielle occupe la région épigastrique, la région sus ou sous-ombilicale, les flancs, suivant que les gaz siégent dans l'estomac, dans le côlon transverse, dans l'intestin grêle ou dans les côlons ascendant ou descendant.

Quand la tympanite occupe plus particulièrement les anses de l'intestin grêle, on voit celles-ci se dessiner à travers l'épaisseur de la paroi abdominale, et ces bosselures changent de place, quand le gaz est mis en mouvement par les contractions intestinales.

La sonorité surmonte la matité quand il y a ascite.

Lorsqu'il y a tuméfaction, adhérence des anses intestinales, la sonorité est profonde, quelquefois difficile à percevoir, entremêlée de matité quand il y a des tumeurs (tubercules ou autres).

Des gaz sont fréquemment rejetés par la bouche ou l'anus : les uns sont complétement inodores, les autres sentent l'acide sulfhydrique, le gaz nitreux, l'hydrogène carboné; quelques-uns peuvent s'enflammer.

La reproduction des gaz est lente ou rapide ; quelquefois le météorisme se produit tout à coup, en quelques heures, en quelques minutes; dans certains cas il y a des alternatives d'élévation et d'affaissement de l'abdomen.

La tympanite se dissipe soit par le rejet des gaz, soit par leur absorption ; chez quelques malades on voit, sans aucune espèce d'évacuation gazeuse, l'abdomen se détendre et reprendre son volume normal; il faut admettre que les gaz ont été absorbés et sont rentrés dans le sang, sous une forme condensée.

La tympanite ne dure que quelques jours, ou quelques heures, ou bien elle est permanente et persiste des semaines, des mois.

Elle accompagne quelquefois la diarrhée, le vomissement, la constipation, l'ascite.

Causes. La sécrétion exagérée, ou le défaut d'excrétion des gaz, telle est la double cause de la tympanite. Il y a des cas où les gaz sont réellement produits par une *sécrétion exagérée;* c'est ce qui a lieu, par exemple, dans *l'hystérie,* où l'on voit, tout à coup, l'estomac ou l'intestin se distendre, et des éructations abondantes et continuelles se manifester pendant des heures et des journées entières. C'est, d'ailleurs, dans ces mêmes circonstances, qu'on voit aussi les gaz être résorbés tout à coup et la tympanite disparaître plus ou moins brusquement.

Un autre mécanisme préside aussi à la production de cette affection, nous voulons parler de la *rétention.* Elle a lieu toutes les fois qu'un obstacle au cours des matières existe dans l'intestin ou à l'extérieur de l'organe ; ou bien c'est une paralysie de la tunique musculaire, qui empêche le tube digestif de se contracter, ou, enfin, c'est une simple atonie de l'organe, qui donne à ses mouvements une grande lenteur.

Diagnostic différentiel. On doit distinguer la tympanite intestinale de celles du péritoine et de l'utérus.

Tympanite utérine, Physométrie. Avant d'établir le diagnóstic de cette affection, on doit se demander si elle existe réellement, et, par conséquent, si elle doit être mise en parallèle avec les autres pneumatoses abdominales.

On a décrit plusieurs sortes de pneumatoses utérines, mais il paraît à peu près démontré aujourd'hui qu'il n'y en a qu'une seule qui soit réelle, c'est celle qui succède à l'accouchement. On conçoit, en effet, que, dans cette circonstance, l'organe se prête facilement à la dilatation, puisque ses parois sont encore étendues, molles et peu susceptibles de résistance; des gaz peuvent alors, par une pression excentrique, reproduire, en partie, le volume qu'avait l'organe peu de temps auparavant. Mais que, dans l'état de vacuité, des gaz puissent surmonter la rigidité de la fibre musculaire de cet organe, et l'amener à acquérir des dimensions un peu considérables, c'est ce que nous ne comprenons pas; nous rejetons donc, jusqu'à démonstration contraire, les tympanites utérines indépendantes de l'état de grossesse ou d'accouchement.

Cette tympanite reconnaît pour cause l'oblitération momentanée du col de la matrice, par des caillots, des membranes ou tout autre corps. Le sang, les débris du placenta, les liquides contenus dans l'utérus, entrent alors en fermentation putride et produisent des gaz qui distendent l'organe. Deneux a été témoin de deux cas de ce genre, qui ont été publiés par Chomel : l'un est survenu le cinquième jour après l'accouchement; l'époque du second n'est pas mentionnée.

Quand on pratique le toucher, ou que la malade fait quelques efforts, quelques mouvements violents, l'obstacle se déplace et les gaz s'échappent bruyamment, et quelquefois pendant longtemps. Les gaz ont ordinairement une odeur fétide, ils peuvent même s'enflammer au contact d'une bougie. C'est ce qui arriva dans un cas où Leduc retira, avec un crochet, le corps d'un enfant putréfié. L'issue des gaz soulage la malade et fait disparaître tous les accidents, mais ils peuvent se reproduire.

Les accidents qu'ils causent sont : des coliques, de la

dyspnée, de l'agitation, quelquefois de la fièvre ; des phénomènes putrides peuvent suivre une rétention trop prolongée.

On a signalé, comme moyens de diagnostic, les caractères
suivants, dont quelques-uns nous paraissent un peu théoriques : tumeur hypogastrique, semblable à celle de la grossesse,
élastique, remontant quelquefois, mais rarement, jusqu'à
l'ombilic ; sonorité tympanique ; par le toucher, on sent que
l'utérus est distendu et qu'il est *très-léger ;* pas de ballottement ; par l'introduction du doigt dans le col, issue quelquefois rapide de gaz fétides, inflammables.

On a dit que cette affection pouvait se développer dans le
cas de cancer ulcéré de l'utérus. Pomme assure l'avoir rencontrée comme symptôme d'hystérie. Nous ne croyons pas aux
accidents de cette espèce, à cause de la rigidité des parois
utérines dans le cas de vacuité de l'organe. Il s'agissait probablement de gaz contenus seulement dans le vagin. MM. Stoltz
et Nægelé ont nié, d'une manière absolue, la physométrie en
dehors de l'accouchement, et nous croyons que c'est avec raison. Il n'y a donc pas lieu de faire le diagnostic d'une maladie
imaginaire.

Tympanite péritonéale. Pneumatose du péritoine. Il n'y a pas
encore très-longtemps, on croyait que la cavité du péritoine
était le siége exclusif de la tympanite ; des autopsies mal faites
et dans lesquelles on avait perforé l'intestin, avaient pu faire
naître cette erreur. Les recherches modernes montrent, au
contraire, qu'il n'y a pas un seul cas authentique de pneumatose du péritoine. Dans les autopsies, on trouve constamment
l'intestin extrêmement distendu, accolé aux parois abdominales et disposé à faire hernie par la moindre ouverture qu'on
y pratique ; d'un autre côté, on sait que les cavités séreuses
ne sécrètent pas de gaz ; les gaz ne pourraient donc y pénétrer
que par des perforations. Eh bien, même dans ce cas, la tympanite péritonéale ne se produirait pas. On sait combien sont
fréquentes les perforations intestinales, dans la fièvre typhoïde,
par exemple ; pourtant, on n'a jamais trouvé que quelques
gouttes de liquide dans l'abdomen, et point de gaz. Il serait
peut-être difficile d'expliquer ce fait d'une manière satis-

27.

faisante, mais il est réel et autorise à dire qu'il n'y a pas de tympanite du péritoine.

Nous ne voulons cependant pas être exclusif, et nous rappellerons, avec Chomel, que Combalusier et Baldinger ont cité chacun une observation, lesquelles paraîtraient se rapporter à une véritable pneumatose péritonéale; et nous trouvons le fait suivant dans les *Mémoires de la Société de biologie*.

M. Cazeaux a observé sur une femme en couche ce qui suit : « Dans un espace qui avait à peu près 15 à 16 centimètres de largeur sur 10 à 12 de hauteur, les parois abdominales étaient séparées de la paroi utérine par une couche de gaz étalée en nappe, couche qui avait un travers de doigt d'épaisseur pendant la contraction, et semblait diminuer de moitié pendant l'intervalle des douleurs. La percussion donnait un son clair dans toute l'étendue de cette couche, et mal sur tout le reste de la tumeur utérine. En déprimant brusquement avec le doigt la paroi abdominale, on sentait très-manifestement la couche gazeuse qui se laissait refouler, puis on arrivait sur le tissu dur de l'utérus. On avait, en un mot, une sensation semblable, sous beaucoup de rapports, à celle qu'on obtient lorsque dans l'hydropisie du genou, on presse brusquement sur la face antérieure de la rotule (1). »

Le lendemain il n'y avait plus trace de ces gaz; la malade se rétablit parfaitement bien, quoique l'accouchement eût été laborieux. M. Cazeaux pense que les gaz étaient bien dans le péritoine et non dans l'intestin. Provenaient-ils de l'extérieur par une perforation du vagin et du péritoine, ou de la cavité utérine par l'intermédiaire des trompes? Était-ce le résultat d'une sécrétion anormale? Cette dernière supposition a paru la plus vraisemblable.

Nous concluons, en résumé, que, comme cette lésion est au moins excessivement rare, on ne doit guère s'en préoccuper dans le diagnostic des tympanites, hors le cas d'accouchement.

---

(1) *Mém. de la Soc. de biol.*, 1re série. Paris, 1849, p. 161.

*Maladies dans lesquelles on rencontre la tympanite intestinale.
— Valeur diagnostique.*

La tympanite reconnaît pour causes: l'hystérie, l'hypochondrie, la dyspepsie, les diverses espèces de péritonites, la fièvre typhoïde, l'étranglement interne, le cancer de l'estomac; sa coïncidence avec la péritonite explique pourquoi elle accompagne si fréquemment les épanchements ascitiques.

Hystérie. La tympanite peut devenir un élément important du diagnostic de l'hystérie, lorsque la maladie ne se manifeste pas par des attaques convulsives. Si une femme se plaint de douleurs épigastriques, et qu'il survienne une tympanite stomacale, on soupçonnera cette affection. Le diagnostic se confirmera si la malade se plaint de se sentir *gonfler*, de ne pouvoir supporter la constriction des vêtements; si elle éprouve un sentiment de contraction qui remonte de l'estomac à la gorge (boule hystérique), ou qui parcourt l'abdomen (globe hystérique, bosselures intestinales); s'il survient des éructations abondantes de gaz inodores; enfin, si tous ces phénomènes se produisent sans fièvre, sans trouble d'aucune fonction importante. Ces accidents se terminent par des cris, des soupirs, des pleurs, des urines abondantes et incolores; à cette crise succèdent un abattement et une prostration plus ou moins grande. Cet ensemble de phénomènes constitue une attaque hystérique sans convulsion, une attaque de *vapeurs;* espèce de petit drame, qui semble avoir pour point de départ la tympanite stomacale ou intestinale, qui commence avec la production du gaz et finit avec la disparition de ce fluide; l'expression de *vapeur,* consacrée pour les accidents de cette nature, semble, en effet, indiquer qu'on a toujours considéré les gaz intestinaux comme étant l'origine de tous ces phénomènes (1).

Les **hypochondriaques** sont sujets à des accidents qui ont, avec les précédents une grande ressemblance.

Dyspepsie. Les malades atteints de dyspepsie conservent souvent l'appétit, la bouche n'est ni mauvaise, ni amère; mais

(1) Pomme, *Traité des affections vaporeuses,* 4e édit., 1769. — Trousseau et Pidoux, *Thérapeutique et matière médicale,* 7e édit. Paris, 1862, t. II. p. 308.

l'épigastre est le siége d'une sensation pénible, il gonfle après l'ingestion des aliments, et les malades sont obligés de desserrer leurs vêtements; la digestion est longue, pénible, accompagnée de coliques, de borborygmes, d'évacuations par haut et par bas de gaz abondants, à odeur nitreuse ou sulfhydrique; il y a habituellement de la constipation, et, par intervalles, de la diarrhée. Apyrexie, mais lassitudes fréquentes, tristesse, céphalée, difficulté de travail intellectuel. Tous ces accidents diminuent par la diète, et reparaissent quand on recommence trop tôt à prendre des boissons ou des aliments.

Le météorisme est un symptôme à peu près constant de la **fièvre typhoïde**, et qui se manifeste dès le début de la maladie. Au commencement de l'affection, son siége est dans la partie inférieure de l'intestin grêle, et il tient, selon toutes probabilités, à la rétention des gaz arrêtés par la tuméfaction de la valvule iléo-cœcale; aussi occupe-t-il non pas les flancs et l'épigastre, mais la région sous-ombilicale (Bouillaud); nous avons, un très-grand nombre de fois, constaté l'exactitude de ce fait; nous ne croyons pas qu'on doive l'attribuer aux lésions intestinales, à l'entérite elle-même; et M. Andral partage aussi cette opinion, car il fait remarquer qu'on ne l'observe pas chez les phthisiques « dont les intestins présentent toutes les variétés possibles d'inflammation. » Nous croyons, avec M. Bouillaud, que chez ces derniers malades, la tympanite surviendrait si les lésions occupaient le cœcum, et si la tuméfaction de la valvule iléo-cœcale produisait un obstacle mécanique au cours des matières.

Dans les premiers temps elle n'est jamais considérable, et, si le traitement mis en usage est de nature (traitement antiphlogistique) à faire disparaître l'état inflammatoire de l'intestin, et par conséquent l'obstacle à l'issue des gaz, la tympanite disparaît; nous ne nous rappelons pas avoir vu, dans le service de M. Bouillaud, un seul cas de ces tympanites énormes, si communes dans quelques hôpitaux, si ce n'est chez des malades arrivés à une époque très-avancée, et qui n'avaient pas pu être soumis au traitement du professeur de la Charité.

Ce ballonnement augmente d'une manière considérable par

l'emploi des purgatifs. Dans tous les cas, à part les circonstances où les antiphlogistiques sont mis en usage, le ballonnement va en augmentant, et arrive quelquefois à un degré extrême; il occupe alors le gros intestin comme l'intestin grêle, et la paralysie de la tunique musculaire paraît être, à ce moment, la cause principale de la rétention des gaz; cet état n'est probablement alors qu'un effet de l'adynamie générale. L'intestin est quelquefois distendu au point de se déchirer au niveau des ulcérations; ces déchirures sont souvent aussi provoquées par des pressions inconsidérées, exercées alors sur l'abdomen. Nous ferons remarquer que les perforations intestinales ne surviennent guère que comme conséquences de la tympanite, et qu'elles sont à peu près inconnues dans les cas où le traitement antiphlogistique a prévenu le développement de la pneumatose.

Au début de la maladie, la tuméfaction étant peu considérable et circonscrite à la région sous-ombilicale, peut échapper aux recherches; il faut alors se rappeler que cette région est rarement saillante dans la jeunesse, c'est-à-dire à l'époque où la fièvre typhoïde se développe le plus ordinairement, et surtout que l'intestin, à l'état normal, n'offre qu'un son extrêmement obscur; il y aura en conséquence tympanite dès que le son sera notablement clair.

On doit donc considérer la tympanite modérée et sous-ombilicale, comme un signe précieux chez un malade qui n'aurait que de la fièvre, de la céphalalgie, et quelques autres phénomènes incertains de fièvre typhoïde.

La tympanite ne se manifeste ni dans l'**entérite simple**, ni dans la **dysenterie,** fait important à signaler, et que nous appuyons de nouveau sur l'observation des phthisiques, cités par M. Andral. MM. Barthez et Rilliet reconnaissent aussi qu'elle n'existe pas dans l'entérite des enfants, tandis qu'elle est habituelle dans la péritonite tuberculeuse. L'existence de ce phénomène appelle donc l'attention sur toute autre chose que sur l'état de la muqueuse intestinale, le cas de fièvre excepté.

Dans le **carreau** (tuberculisation des ganglions du mésentère), la tympanite manque également la plupart du temps;

le ventre est bien quelquefois tuméfié, mais il est mou, ondulant, peu sonore, et son volume dépend principalement de l'augmentation du volume de l'intestin, des épiploons et souvent du foie, de la rate, etc.

Péritonite. La tympanite est un phénomène à peu près constant des péritonites, et d'une très-grande valeur diagnostique. Elle paraît tenir à la paralysie de la membrane musculeuse de l'intestin.

Qu'un individu ait reçu une contusion de l'abdomen, et qu'il survienne des douleurs, de la tympanite, de la fièvre, on doit craindre une péritonite plutôt que toute autre affection. Si une femme récemment accouchée est prise de frisson et de fièvre, de quelques coliques et de tympanite, on devra concevoir aussi des craintes de péritonite. Ce phénomène est important alors, car il est quelquefois le seul qui se manifeste au début.

Les péritonites simples ou tuberculeuses, à marche chronique, se traduisent quelquefois par ce seul phénomène pendant un certain temps. Une femme, qui était entrée dans le service de M. Bouillaud, à la Charité, au mois de décembre 1852, ne présentait pour toute maladie qu'une tympanite, qui, par son volume considérable, l'empêchait de travailler. On demeura plusieurs jours dans l'incertitude sur la nature de l'affection qui existait, mais on ne tarda pas à reconnaître que c'était une vraie péritonite, car il survint de la fièvre, des vomissements et de la diarrhée ; l'abdomen devint douloureux ; un épanchement ascitique médiocre se déclara. Un traitement antiphlogistique énergique guérit, en quelques jours, la péritonite et la tympanite.

Dans le **cancer** de l'estomac, siégeant au pylore, les gaz et les liquides s'accumulent dans la cavité de l'organe, et donnent lieu à une dilatation quelquefois considérable de ce viscère ; la tympanite épigastrique, la fluctuation produite par la succussion, l'existence d'une tumeur, des vomissements noirs ou glaireux, l'âge du malade, les troubles de la digestion, etc., mettent sur la voie du diagnostic.

Étranglement interne. Une tumeur placée sur le trajet de l'intestin, un cancer déterminant une diminution du calibre de cet organe, ont pour résultat l'interruption du cours des matières stercorales et des gaz. La constipation et la tympanite sont les deux phénomènes qui révèlent cette coarctation de l'intestin; la constipation seule, longtemps prolongée, mais sans tympanite, ne serait pas suffisante pour établir le diagnostic d'une oblitération. La marche des accidents est aussi caractéristique. Dans les premiers temps la coarctation n'étant pas absolue, les matières et les gaz peuvent s'échapper de temps en temps; il y a des *débâcles* de gaz et de liquides et cessation momentanée de la tympanite. Chomel considère ces alternatives de réplétion et d'évacuation de l'intestin, comme caractéristiques de l'étranglement interne; mais il arrive un moment où la distension de l'intestin est permanente, et où la mort par asphyxie en est la conséquence nécessaire. On doit profiter d'un de ces moments de déplétion, pour rechercher s il n'existe pas de tumeur qui puisse rendre compte de ces accumulations de matières.

On a publié (1) un cas très-intéressant de coarctation intestinale, qui a présenté les caractères énumérés précédemment, et qui se termina par un arrêt définitif des matières; on pratiqua la ponction de l'intestin, et, après l'évacuation des gaz, au bout de quelques jours, on reconnut, dans le flanc droit, l'existence d'une tumeur qui avait intercepté le calibre de l'intestin.

VIII. — DE L'AUGMENTATION DU VOLUME DE L'ABDOMEN, PRODUITE PAR DES LIQUIDES. ASCITE.

Le volume de l'abdomen augmente aussi par l'accumulation de liquides dans la cavité du péritoine, ou dans divers organes. Nous n'étudierons ici que les cas de la première espèce, les autres rentrent naturellement dans l'étude des tumeurs.

L'épanchement de liquide dans la cavité péritonéale reçoit le nom d'*ascite* ou d'*hydropisie du péritoine;* on la reconnaît aux caractères suivants :

(1) *Moniteur des hôpitaux,* 26 mai 1853.

Description. L'ascite donne à l'abdomen une forme ovoïde, qui comprend toute l'étendue de cette région; il y a une symétrie parfaite dans tous les points; aucune région n'est plus élevée ni plus déprimée que les autres. Lorsqu'elle est considérable, la base de la poitrine est fortement dilatée et d'une façon égale des deux côtés.

Le ventre ne pointe jamais en avant, et la région épigastrique n'est pas déprimée.

L'ombilic forme quelquefois une petite tumeur saillante, plus ou moins conique, produite par de la sérosité qui a franchi l'anneau et distendu la cicatrice ombilicale; cette tumeur est fluctuante et transparente comme une hydrocèle.

La résistance à la pression est partout égale, elle offre de la souplesse, mais moins d'élasticité que la tympanite; dans les cas d'excessive distension, l'abdomen est d'une remarquable dureté.

La fluctuation est un caractère important de l'ascite : on doit la rechercher par différents procédés, suivant la quantité présumée du liquide. Si elle est abondante, on pratiquera la percussion *diamétrale*; on se placera pour cela à la droite du malade, et l'on appliquera la main gauche à plat, et dans toute son étendue, sur le côté gauche de l'abdomen, tandis qu'avec la main droite, on frappera de petits coups sur le flanc droit, et plus ou moins près du pubis, on produira ainsi un *flot* plus ou moins marqué. Pour que la percussion puisse ainsi transmettre le choc d'une main à l'autre, il faut que le liquide forme une colonne non interrompue entre ces deux points; si l'intestin est interposé, s'il existe une cloison, le flot ne parvient plus; on doit alors placer les mains dans une autre situation, les rapprocher l'une de l'autre, les appliquer sur le même côté de l'abdomen; mais on évitera de prendre pour de la fluctuation les mouvements de tremblement qu'on peut communiquer à la peau par la percussion; on comparera alors la sensation perçue dans le point où l'on suppose l'existence d'un liquide, avec celle que l'on trouve dans un endroit où il n'y en a certainement pas. Quand le liquide est en petite quantité, il faut faire prendre au malade une position (décubitus latéral) qui accumule le plus de liquide possible dans un seul point, et pratiquer la percussion *périphérique* (Tarral). Cette exploration se pratique avec une seule main, dont on applique le pouce et le médius à une distance plus ou moins grande, tandis qu'on percute légèrement avec l'indicateur; s'il existe du liquide, les autres doigts éprouvent manifestement la sensation du flot; si l'on s'est habitué à distinguer les mouvements de la peau des mouvements des liquides, on peut tirer de ce mode d'examen un signe très-important. Nous ne devons pas omettre de dire que la fluctuation est aussi très-difficile à percevoir quand l'abdomen est extrêmement tendu, ou quand il existe un œdème épais de la paroi abdominale.

Ce symptôme est malheureusement moins commun dans l'ascite qu'on ne le pense, et, par conséquent, l'absence de ce signe n'est pas une preuve de la non-existence de cette affection. Sur dix-sept cas d'ascite, M. Andral a remarqué que la fluctuation n'était manifeste que dans six, qu'elle était obscure dans six autres et qu'elle manquait dans les cinq derniers.

La percussion donne des renseignements très-précieux. Nous avons dit que Morgagni et J. P. Frank (1) s'en servaient déjà pour distinguer l'ascite de la tympanite. Mais il était réservé à M. Rostan d'employer ce moyen de diagnostic pour différencier l'ascite de toutes les autres tumeurs liquides de l'abdomen. M. Piorry a ajouté à ce procédé, mais sans changer les faits fondamentaux établis par M. le professeur Rostan. Voici en quoi ils consistent.

Dans le cas d'épanchement ascitique moyen, si le malade est couché en supination, le liquide s'accumule d'abord dans le bassin qu'il remplit, puis il remonte au-dessus du détroit supérieur de cette cavité, et s'élève plus ou moins haut suivant sa quantité, mais en obéissant toujours aux lois de la pesanteur; en effet, sa limite supérieure devient horizontale et suit une ligne de niveau. Quant à l'intestin, entraîné par la légèreté spécifique du gaz qu'il contient, il surnage au-dessus du liquide et s'élève dans les parties les plus supérieures de l'abdomen, c'est-à-dire vers l'ombilic et l'épigastre,

(1) *Traité de médecine pratique.* Paris, 1842, t. II, p. 69.

tandis que le liquide occupe l'hypogastre et les flancs. Tout
l'espace occupé par l'intestin donne un son clair ou tympanique, et tous les points occupés par le liquide, un son mat;
la limite entre ces deux sons différents correspond précisément à la surface supérieure de l'épanchement, et comme
cette surface est horizontale, cette limite l'est également;
elle forme ce qu'on appelle la *ligne de niveau*. Au voisinage
de cette limite la matité est moins absolue, à cause de l'é-
paisseur toujours moins considérable du liquide, et l'on
obtient souvent un *son hydroaérique;* mais cette nuance particulière de sonorité n'empêche pas la ligne de niveau d'être
ordinairement très-prononcée. Que si l'on déplace le malade,
le liquide et l'intestin se déplacent à leur tour, et, obéissant
constamment aux lois de la pesanteur, conservent leurs positions relatives, c'est-à-dire que le liquide s'accumule dans la
partie de l'abdomen devenue en ce moment inférieure, et le
gaz dans la partie momentanément supérieure; et, entre la
sonorité et la matité, la ligne de niveau se rétablit comme
dans le cas précédent. Ce phénomène est un des signes les
plus précieux pour le diagnostic de l'ascite, et ses indications
sont si précises qu'on a voulu en transporter l'application à
d'autres régions (épanchements de la plèvre et du péricarde);
nous avons vu que l'espoir qu'on avait conçu n'a malheureusement pas été réalisé (*Voy.* p. 433).

Il y a aussi pour l'abdomen quelques circonstances, rares
il est vrai, où ces indications ne sont pas aussi précises.

Si quelques anses intestinales adhèrent à un point déclive
des parois abdominales, la sonorité peut y persister, tandis
que la matité se fera entendre dans des points plus élevés;
s'il existe des cloisons, des adhérences, si le liquide est visqueux, s'il contient des concrétions caséiformes, dans les déplacements du malade, le liquide et le gaz ne se déplaceront
pas comme on pourrait s'y attendre, et il restera de l'incertitude dans les résultats; quelquefois le déplacement se fait
seulement au bout de quelques instants; dans d'autres cas, il
n'a jamais lieu; mais alors quelques circonstances particulières viennent, presque toujours, mettre sur la voie de ces
anomalies et aider le diagnostic.

Quand l'ascite devient encore plus abondante, le liquide monte de l'hypogastre jusqu'à l'ombilic et même au delà ; il s'élève aussi dans les flancs, et l'intestin remonte à l'épigastre ; il arrive enfin un moment où, retenu par le mésentère, l'intestin ne peut plus suivre la paroi abdominale, et alors le liquide ascitique s'étale entre cette paroi et l'intestin, la matité devient dès lors générale; cependant elle reste toujours moins forte au niveau de l'intestin.

La percussion, comme on le voit, fournit de précieux renseignements pour le diagnostic.

Ajoutons que si l'on pratique une ponction, soit pour évacuer le liquide soit comme moyen d'exploration, on retire un liquide qui, le plus souvent, établit définitivement le diagnostic. Le liquide de l'ascite est ordinairement séreux, jaune verdâtre, transparent, fort fluide, très-légèrement filant, et coagulable par la chaleur; on le voit rarement teint en rouge; il contient quelquefois des paillettes de cholestérine, qui ont l'apparence micacée.

Nous rappellerons que l'ascite peu considérable, compliquée d'œdème de la paroi abdominale, est souvent fort obscure.

Diagnostic différentiel. L'ascite peut être confondue avec l'*œdème de la paroi abdominale,* les *kystes de l'ovaire,* les *kystes de la paroi abdominale* et de *divers viscères,* l'*hydrométrie,* la *rétention d'urine dans la vessie,* etc.

L'*œdème de la paroi abdominale* ne donne jamais lieu à une saillie globuleuse ; la paroi de l'abdomen conserve sa configuration et ses saillies normales, l'ombilic reste déprimé; il se forme, sur les flancs, des bourrelets qui débordent les hanches, et qui se prononcent davantage sur le côté où le malade se couche habituellement. L'épaisseur de la paroi abdominale devient souvent assez considérable pour qu'il y ait matité partout. Il n'y a pas de fluctuation, à moins de collections partielles; il ne faudrait pas s'en laisser imposer par une sorte de tremblotement semblable à celui de la gélatine, qui se communique, par la percussion, à une distance quelquefois considérable. L'impression du doigt se conserve dans les cas moyens, mais si la distension est très forte, ce symptôme manque.

Cet œdème est rarement isolé; le plus ordinairement il accompagne celui des jambes, de la vulve, du scrotum.

Quand il y a œdème de la paroi abdominale, il est fort difficile de diagnostiquer l'ascite qui l'accompagne quelquefois.

Les *kystes ovariques* se montrent fort ordinairement chez les femmes qui n'ont pas eu d'enfants. Ils forment, au début, une tumeur qui s'élève du bassin et part d'un côté ou de l'autre de la ligne médiane; quand ils sont volumineux, ils donnent à l'abdomen une saillie qui n'est jamais régulière ni symétrique, ce qui est dû aux bosselures de leur surface, et surtout à ce qu'ils s'inclinent d'un côté ou de l'autre; ils sont toujours limités en haut par une surface courbe, résistante, plus ou moins accusée, quelquefois la tumeur est mobile en totalité. Quand leur volume est extrême, ils se portent plus en avant que l'ascite, font pointer le ventre, et ne dilatent que fort incomplétement la base du thorax. Ces kystes sont plus tendus, moins fluctuants que l'ascite. Ils sont mats dans toute leur étendue; il n'y a jamais de ligne de niveau, et les intestins, se trouvant refoulés supérieurement et dans les flancs, donnent de la sonorité dans des points plus inférieurs que ceux où l'on trouve la matité; quelquefois, il est vrai, l'intestin peut être placé entre la paroi abdominale et la tumeur, et la sonorité est alors superficielle; mais ce rapport reste inamovible quelle que soit la position, et il n'y a pas de ligne de niveau marquée (1). Enfin les kystes de l'ovaire s'accordent avec une santé parfaite, une physionomie naturelle, tandis qu'il n'en est presque jamais ainsi de l'ascite. La ponction fournit un liquide très-épais et visqueux, jaunâtre ou verdâtre, généralement trouble, qui file comme du blanc d'œuf et s'écoule difficilement. Une ponction ne vide presque jamais toute la tumeur, car ces kystes sont souvent multiloculaires. Si l'on fait plusieurs ponctions successives, on retire plusieurs espèces de liquides, les uns transparents, les autres roux, bruns, noirâtres, couleur chocolat, car les diverses loges contiennent en effet souvent des produits différents.

(1) L. Bauchet, *Anatomie pathologique des kystes de l'ovaire*, Mém. de l'Académie de médecine. Paris, 1859, t. XXIII, p. 19 et suiv.

Quelques détails sur les *kystes de la paroi abdominale* nous paraissent nécessaires, avant que nous établissions une comparaison entre cette affection et l'ascite.

Sous cette dénomination et celles d'*hydropisie enkystée des parois de l'abdomen*, d'*hydropisie enkystée du péritoine*, d'*hydropisie du péritoine* (Morgagni), on a décrit une affection dont l'existence ne nous paraît pas encore bien démontrée, au moins en tant que maladie indépendante de toute autre affection.

Cette maladie avait été indiquée d'une manière vague et confuse avant Morgagni; mais cet anatomiste est le premier qui l'ait décrite avec soin (Lettre XXXVIIIe). Cependant on voit, d'après ses remarques, qu'il n'admet qu'avec réserve la plupart des observations recueillies avant lui, et qu'il en rejette un grand nombre; enfin il semble ne reconnaître cette affection, comme maladie distincte, que pour ne pas être accusé de nier la possibilité d'un semblable fait pathologique.

Cette réserve n'a pas été imitée, et il y a peu de livres où l'on ne fasse la description et le diagnostic de cette maladie, comme d'une chose bien réelle.

Dans ces derniers temps, Dance a de nouveau reproduit des doutes sur cette affection, et nous croyons que c'est avec raison. En effet, plus on avance dans l'observation, plus on est disposé à croire que les diverses accumulations de liquides ne se font que dans des cavités préexistantes, comme celles des séreuses; et, comme la paroi abdominale n'en présente aucune, on peut être porté à douter de la formation des kystes dont il est question. D'un autre côté, il est certain que les praticiens de nos jours, exercés aux recherches anatomo-pathologiques, n'ont jamais vu rien qui ressemblât à ces kystes. Et enfin, si l'on examine les observations rapportées par Morgagni, on reconnaîtra facilement, et conformément à ses propres remarques et surtout à celles de Dance, qu'on a presque toujours pris pour kystes de la paroi abdominale, tantôt des kystes de l'ovaire adhérant à la paroi du ventre, et dans lesquels on arrivait sans passer par la cavité péritonéale (et Morgagni commet certainement cette erreur dans ses dernières observations), tantôt des ascites avec formation de cloisons, qui isolaient la plupart des viscères de la poche séreuse; cela est si vrai que, dans deux cas, on trouva dans la tumeur l'intestin sans aucun vestige du foie, de la rate, des reins. Comment voudrait on qu'une cavité dans laquelle se trouvent des viscères, ne soit pas celle du péritoine? Nous avons vu nous-même un cas de cloisonnement du péritoine, dans lequel l'intestin occupait la loge inférieure; le foie, la rate; l'estomac, la loge supérieure. Enfin, il est aussi question d'un cas où la tuméfaction était « formée par de l'urine que la vessie, perforée par des ulcères, avait répandue dans la cavité du ventre » (Morgagni). Comme on le voit, rien n'est plus vague que le terme de kystes des parois abdominales; car on a décrit, sous ce nom, une foule d'affections déjà connues sous d'autres dénominations, et pas une seule affection nouvelle.

Il n'y a, dans le livre de Morgagni, qu'une seule observation où il paraisse être question d'un vrai kyste, indépendant du péritoine : il était situé au-dessous des muscles transverses; mais il y avait en même temps une ascite, et la cavité kystique communiquait avec le péritoine par une ouverture située vis-à-vis de l'estomac; le liquide contenu dans le péritoine et dans le kyste était le même. Morgagni conjecture que le kyste s'était ouvert depuis peu dans le péritoine; mais la supposition inverse ne serait-elle pas plus vraisemblable? Nous pensons qu'il existait une ascite, et que le liquide a pu s'échapper à travers une éraillure du péritoine, et former dans l'épaisseur des parois abdominales un kyste, ou pour mieux dire un diverticule latéral, ayant quelque analogie avec les anévrysmes disséquants; nous ne comprenons pas qu'un kyste, même séreux, s'ouvre dans le péritoine sans qu'il se forme une péritonite suraiguë; or rien de semblable ne s'est montré chez la malade de Morgagni.

S'il existe réellement des kystes des parois de l'abdomen, il y a lieu de croire que leur véritable nature est celle que nous venons d'indiquer.

Quoi qu'il en soit, on a décrit les symptômes, la marche de cette affection, on en a établi le pronostic et le diagnostic. Pour n'être pas incomplet, nous rapporterons les signes que Morgagni a donnés comme caractéristiques, mais en faisant

observer que nous les considérons comme théoriques bien
plutôt que comme pratiques.

L'hydropisie enkystée de la paroi abdominale se manifeste
à peu près exclusivement chez les femmes (raison de plus
pour penser qu'on a souvent appelé de ce nom des kystes de
l'ovaire); elle se développe très-lentement ; elle forme une tumeur qui se porte plus en dehors que celle de l'ascite; cela
veut dire sans doute que la paroi abdominale est plus proémi-
nente, et présente comme une tumeur surajoutée (*abdomen
succedaneum*); il y a moins de gêne de la respiration que dans
l'ascite, la soif est nulle, l'urine en quantité normale; les
traits de la figure sont moins altérés, ainsi que la santé générale ; les forces sont conservées, les règles persistent. Elle dure
des années sans dérangement de la santé; pas d'œdème des
pieds, au moins au commencement; les médicaments ne font
aucun effet. Enfin, on a ajouté, dans ces derniers temps, que
la percussion donne lieu à une matité générale qui surmonte
la sonorité intestinale. Rien ne manque à l'exactitude des signes, mais on ne saurait en dire autant de la réalité de l'affection. En lisant cette description dans Morgagni, il est difficile de ne pas reconnaître qu'elle s'applique, de tous points,
aux kystes des ovaires; et cet auteur ajoute, comme pour ne
laisser aucun doute, qu'il ne sait comment on parviendra à
distinguer cette hydropisie de celle qui a son siége dans l'o-
vaire. Cet embarras nous semble en effet fort naturel; comment distinguer deux cas de la même affection?

M. Cruveilhier ne dit que quelques mots de ces kystes et
paraît ne pas en avoir observé ; il fait remarquer qu'ils sont
presque toujours confondus avec l'hydropisie enkystée de
l'ovaire (1).

On a dit que l'*hydrométrie* ou *hydropisie de l'utérus* pouvait
être confondue avec l'ascite.

On peut dire de cette affection ce que nous avons écrit à
l'occasion de la tympanite utérine. C'est une maladie qui
n'existe pas en dehors de l'état de grossesse. Elle est produite

(1) *Traité d'anatomie pathologique générale.* Paris, 1856, t. III.

par le développement de l'œuf dans lequel le fœtus est mort,
et a été détruit par dissolution ou absorption. Ce qui a trompé
beaucoup de médecins, c'est l'absence de tout débris de fœtus, et aussi l'absence de portions de placenta, des membranes, etc.; l'absence de débris de fœtus est réelle, mais il n'en
est pas de même des autres corps solides; seulement il arrive
rarement qu'on les présente au médecin, ou même qu'on y
fasse attention, lorsqu'on voit sortir une grande quantité de
liquide et pas de fœtus.

Les journaux publient fréquemment de nouvelles observations dans lesquelles on s'efforce de démontrer l'indépendance
de l'hydrométrie et de la grossesse; mais aucune d'elles n'est
entourée de détails assez précis pour établir incontestablement
ce fait.

Cette affection se caractérise par la formation d'une tumeur bien circonscrite et arrondie supérieurement, qui remonte de bas en haut et gagne l'ombilic, et qui est plus fluctuante et plus molle que l'utérus contenant un fœtus. Il y a
suspension des règles; pas de ballottement ni de bruits comme
ceux du cœur du fœtus; mais on peut percevoir le souffle
utérin.

En somme, c'est une affection qui se confond plutôt avec la
grossesse qu'avec l'ascite.

Les *kystes séreux* ou *hydatiques du foie, de la rate*, etc., ne
se confondent pas facilement avec l'ascite. Ils forment des tumeurs bien circonscrites, petites au début, qui donnent à
l'abdomen une forme irrégulière; on reconnaît facilement
qu'elles adhèrent par un point à un viscère; si elles proviennent du foie ou de la rate, elles descendent. Pas de son tympanique, frémissement vibratoire s'il s'y trouve des hydatides.
Absence des phénomènes propres à l'ascite, aux kystes ovariques, etc. Fluctuation obscure.

Nous ne citerions pas la *rétention d'urine dans la vessie*, si
cette affection n'avait donné lieu à une erreur de diagnostic.
Plusieurs médecins avaient reconnu une ascite chez un malade; le professeur Boyer, qui n'avait pas vu le patient, devait assister à la ponction; après examen, il fut d'avis que l'on

pratiquât d'abord le cathétérisme; il sortit une énorme quantité d'urine, l'abdomen se détuméfia complétement; il n'y avait jamais eu d'ascite.

Nous venons de présenter les caractères différentiels de l'ascite et des collections liquides de l'abdomen qui peuvent la simuler. Nous avons maintenant une autre série de faits à parcourir.

En effet, quand on a reconnu qu'on a affaire à une ascite, on n'a résolu que la moitié du problème; pour le compléter, il faut faire le diagnostic des affections auxquelles elle se lie.

Or, l'ascite se rencontre dans les maladies du péritoine, dans celles du foie, du cœur, dans la maladie de Bright, et dans diverses affections générales. Et enfin, comme c'est tout à la fois un symptôme et une maladie, elle peut se montrer isolément; elle constitue alors l'hydropisie essentielle du péritoine, l'ascite idiopathique. Étudions ces différents cas.

Maladies dans lesquelles on rencontre l'ascite. — Valeur diagnostique.

Ce symptôme se montre dans les diverses espèces de péritonites, et dans le cas de tumeurs colloïdes, cancéreuses ou autres du péritoine.

L'ascite est rare dans la **péritonite simple**, et surtout dans la forme suraiguë. Lorsque la marche est un peu moins rapide, on voit quelquefois ce symptôme se développer, et il est très-facile alors de reconnaître que cette ascite se rattache à une inflammation du péritoine; elle ne survient en effet que quelque temps après le début de la maladie; elle a été précédée et accompagnée de douleurs vives, augmentant par la moindre pression : les malades ne peuvent supporter même le poids des couvertures; il y a des vomissements peu abondants, mais fréquents et incoercibles; constipation, fièvre, pouls petit, misérable, filiforme, face profondément altérée. Enfin, cette ascite est survenue sans avoir été précédée de lésion viscérale.

La **péritonite chronique** donne plus communément lieu

à l'ascite. Celle qui reconnaît une cause tuberculeuse a une marche lente et insidieuse; l'abdomen se tuméfie insensiblement, et les malades n'y font attention que quand son volume est porté déjà assez loin. Il y a de la diarrhée, de l'amaigrissement, et de la fièvre le soir; la forme de l'abdomen est assez régulière, mais on y sent de l'empâtement ou des tumeurs larges, molles, plates, dues aux anses intestinales agglutinées ou à l'épiploon chargé de tubercules; ces pelotons sont, le plus ordinairement, rassemblés autour de l'ombilic; l'abdomen ne se porte pas en avant. Le son est obscur et se déplace difficilement; le liquide n'obéit pas à l'action de la pesanteur, dans les changements de position du corps; la maladie est lente dans sa marche; chronique pendant longtemps, elle finit par des symptômes aigus, fièvre, vomissements, qui deviennent très-utiles pour le diagnostic; quelquefois il y a des signes de tuberculisation dans d'autres organes, mais souvent il n'y en a nullement, et l'on est fort embarrassé. Dans cette dernière circonstance, la difficulté redouble si l'on a affaire à une femme. En 1832, une jeune femme, fraîche, d'un embonpoint prononcé, entra dans le service de M. le professeur Bouillaud; elle avait l'abdomen assez volumineux, et elle vomissait depuis quelques jours; elle avait aussi de la fièvre. Elle assurait être enceinte de cinq mois. Tout l'abdomen était pâteux, assez résistant; une tumeur mate, qui remontait jusqu'à l'ombilic et plongeait dans le bassin, simulait assez bien l'utérus; par le toucher, on constate que le col est assez élevé, petit, à orifice circulaire, que l'utérus semble peu volumineux, mais très-solidement fixé; pas de bruit du cœur d'un fœtus, pas de souffle utérin. On rejette l'idée d'une grossesse; mais de quelle nature est la tumeur? Au bout de quelques jours une ascite se manifeste, il y avait de la diarrhée; on diagnostiqua une péritonite tuberculeuse. L'existence de cette affection fut, peu après, confirmée anatomiquement : la tumeur était formée par l'épiploon très-fortement chargé de tubercules et par les intestins agglutinés.

On n'observe pas, à notre connaissance, d'ascite dans la **péritonite suite de couches.**

Mais elle est commune dans le cas de **cancer du péri-**

toine, et ce cas est fort difficile à diagnostiquer ; nous avons vu l'ascite se lier à la présence de nombreuses tumeurs colloïdes dans l'épiploon, à l'existence de masses encéphaloïdes, de mélanose, dans ce même organe ou dans tout autre point du péritoine ; le diagnostic est à peu près impossible quand on ne parvient pas à circonscrire, par la palpation, une ou plusieurs tumeurs. La concomitance d'autres cancers éclaire alors beaucoup le praticien. Nous avons observé, dans notre service à l'hôpital Beaujon, un jeune homme affecté d'ascite et qui portait, en même temps, des tumeurs nombreuses dans l'abdomen ; il y a quelques années, on lui avait enlevé l'œil gauche affecté de cancer ; ce renseignement nous parut suffisant pour faire reconnaître comme cancéreuses les tumeurs de l'abdomen, et pour rapporter l'ascite à cette cause.

L'ascite se montre aussi comme symptôme de diverses *maladies du foie*.

La cirrhose, l'hypertrophie du foie, la congestion sanguine, consécutive aux maladies du cœur, en sont les principales causes. C'est en gênant ou retardant la circulation du foie, et en empêchant, en outre, le retour du sang dans la veine cave inférieure, que ces affections donnent naissance à l'ascite ; en effet, on trouve alors, dans l'organe hépatique, des rameaux de la veine porte rétrécis, oblitérés, des radicules complétement obstruées.

La **cirrhose** est rare chez la femme ; ses commencements sont obscurs ; elle ne détermine jamais de douleur ; l'abdomen grossit insensiblement, les malades ne s'en aperçoivent que quand leurs vêtements leur paraissent devenir trop étroits ; il n'y a aucun trouble du côté du tube digestif, mais il se manifeste de l'amaigrissement quand l'ascite est développée. On est alors frappé du contraste qui existe entre le volume de l'abdomen et la maigreur de toutes les parties du corps. Il n'y a pas d'œdème des jambes, ou, s'il s'en développe, ce n'est que consécutivement, et l'on en conçoit la raison. Au début, il n'y a aucune gêne de la circulation dans la veine cave inférieure ; par conséquent pas de motif pour une infiltration séreuse dans le tissu cellulaire des membres inférieurs, où sont les radicules de cette veine. L'hydropisie se développe donc tout entière dans l'abdomen, puisque là seulement se trouvent les origines des veines obstruées ; mais lorsque l'ascite est portée à un point extrême, et que le liquide comprime la veine cave inférieure, de l'œdème se produit aux jambes ; donc cet œdème est consécutif à l'ascite. .

Le foie est d'un très-petit volume, il ne descend plus jusqu'au bord inférieur des fausses côtes. Il n'y a aucun symptôme qui puisse faire penser à une péritonite, à une maladie du cœur, de la rate, etc. Enfin, les affections de cette espèce naissent presque toujours chez les buveurs d'eau-de-vie ; l'abus de ce genre de boisson n'est peut-être pas la cause immédiate de la cirrhose, mais c'est une circonstance qui paraît contribuer à son développement. Cependant, nous avons vu des cas de cirrhose chez des femmes, dont quelques-unes jeunes, n'avaient certainement pas l'habitude de ce genre de boisson.

L'engorgement sanguin du foie, consécutif aux maladies organiques du cœur, et particulièrement aux rétrécissements des orifices, donne aussi lieu à une ascite plus ou moins prononcée, par le même mécanisme que la cirrhose, c'est-à-dire par la diminution du calibre des branches de la veine porte.

Cette ascite n'est jamais extrêmement considérable ; elle se forme lentement, à l'insu du malade, c'est-à-dire sans douleur ; elle s'accompagne fort souvent d'œdème de la paroi abdominale et du poumon ; le foie est volumineux et descend de trois, quatre, six travers de doigt au-dessous des côtes ; nous l'avons vu descendre jusqu'à la crête iliaque ; son bord tranchant est mousse, arrondi ; quelquefois le liquide passe entre le foie et la paroi abdominale, et l'on ne sent plus l'organe par le palper ; il faut alors presser un peu brusquement, de façon à enfoncer les doigts profondément ; on est alors arrêté par une surface lisse, polie, plane, non douloureuse : c'est le foie ; par le même procédé on reconnaîtra le bord de l'organe. Le foie s'étend aussi à l'épigastre ; à cause du poids de l'organe, les malades préfèrent se coucher à droite ou sur le dos. Il y a des accidents du côté du cœur. L'embonpoint est conservé. Cette ascite diminue par le repos, mais ne disparaît pas complétement. Elle précède souvent l'œdème des pieds.

L'**hypertrophie du foie** donne lieu aux mêmes accidents, de même que le **cancer** de cet organe, et quelquefois les **tumeurs hydatiques**; cela dépend de l'action qui peut être exercée sur la veine porte.

Nous n'avons jamais vu le **foie gras** donner lieu à l'ascite.

Les **engorgements de la rate** agissent comme ceux du foie.

Il arrive quelquefois que les **maladies du cœur** donnent lieu à l'ascite, sans produire préalablement l'engorgement sanguin du foie. L'hydropisie est alors le résultat de la gêne de la circulation en retour dans la veine cave inférieure; elle commence par les membres inférieurs, et l'épanchement dans le péritoine ne survient que quand l'œdème a envahi la partie inférieure du tronc. Cette forme d'ascite, née sous l'influence directe et immédiate du cœur, est donc toujours précédée d'œdème des membres inférieurs, ce qui la différencie de l'ascite par compression de la veine porte.

La **maladie de Bright, néphrite albumineuse**, ne donne lieu à l'ascite que quand elle a atteint un degré avancé; l'hydropisie abdominale n'en est jamais la première manifestation; elle est toujours précédée d'œdèmes passagers, variables dans leur siége, et qui ont généralement commencé par la face. Cette ascite n'est jamais considérable. Urine albumineuse, marche lente. C'est presque toujours un symptôme ultime, et qui, avec la diarrhée et les vomissements, indique une cachexie avancée. Cependant, chez un jeune homme que nous avons observé, elle a paru avoir une certaine acuïté : toutes les grandes membranes séreuses étaient le siége d'épanchements, et tous ces épanchements guérirent en quelques semaines. L'albuminurie persista néanmoins.

Des **tumeurs de diverse nature** qui compriment la veine

28.

porte, des oblitérations spontanées par caillots ou autres lésions de cette veine, donnent lieu à une ascite qui ressemble beaucoup à celle que produit la cirrhose. Le diagnostic en sera facile si l'on parvient à reconnaître la tumeur, presque impossible dans le cas opposé. Cependant on pourra approcher plus ou moins de la vérité, en pesant toutes les circonstances et remarquant qu'on n'a affaire ni à une maladie du foie, ni à une affection du cœur ou des reins, etc.

D'un autre côté, l'ascite survient aussi sans aucune espèce de lésion apparente du péritoine ou des organes abdominaux. On doit la considérer alors comme le résultat d'une *exsudation active ou passive* du péritoine. Cette ascite essentielle ou idiopathique prend alors le nom de *sthénique* ou d'*asthénique* ; les circonstances dans lesquelles elle survient sont nombreuses. On reconnaîtra cette affection aux caractères suivants :

L'ascite idiopathique aiguë ou **sthénique** est une affection rare, qui survient surtout chez des jeunes gens robustes, sanguins, à la suite d'exercices violents, d'accès de colère, d'émotions morales; elle est souvent produite par l'ingestion de boissons froides, le corps étant en sueur. Elle commence avec un appareil fébrile prononcé, des frissons, de la chaleur et de la sécheresse de la peau, de la soif, une urine rare et foncée; l'abdomen se tend, devient ballonné et douloureux, mais à un moindre degré que dans la péritonite ; puis un épanchement ascitique se manifeste très-rapidement et devient quelquefois abondant. Vomissements dans quelques cas, mais moins fréquents et moins incoercibles que ceux de la péritonite ; moins d'altération des traits, moins de faiblesse du pouls.

On a vu cette affection se terminer par la mort, et l'on a pu constater alors l'absence des caractères de la péritonite, et la présence d'un liquide séreux, sans pus ni fausses membranes.

Le plus souvent l'état aigu s'apaise, l'ascite se prolonge plus ou moins pour guérir soit spontanément, soit sous l'influence du traitement. Des moyens antiphlogistiques énergiques, jugent rapidement cette affection. On la reconnaîtra facilement d'après la nature de la cause, l'absence de maladies anté-

rieures, l'acuïté de la marche, l'influence du traitement antiphlogistique. On la distinguera de la péritonite aiguë, à sa
durée qui est plus longue, à la présence de l'ascite qui est
exceptionnelle dans la péritonite, à l'altération moins profonde de toute la constitution, à la possibilité de la guérison.
Enfin elle se sépare des ascites symptomatiques par l'absence
des maladies viscérales que celles-ci reconnaissent pour cause.

Nous avons vu un cas de ce genre, qui fut très-aigu à son
début, et s'accompagna d'un léger ictère. La maladie dura
en tout trois semaines, et se termina par une diurèse excessivement abondante ; en quarante-huit heures l'ascite disparut,
et le malade sortit de l'hôpital parfaitement guéri.

Cette forme d'ascite pourrait être rapprochée de la péritonite ; elle semble en effet résulter d'une congestion, d'une
sorte d'érythème du péritoine, qui n'irait pas jusqu'à la formation de fausses membranes et de pus, et dont le seul résultat
serait une sécrétion séreuse abondante. Il est certain que quand
on a des faits de ce genre sous les yeux, on est disposé à les
considérer comme plus voisins de la péritonite, que des ascites
passives ou mécaniques.

C'est à cette même forme qu'appartient l'ascite qui succède
aux fièvres éruptives et surtout à la scarlatine. Cette ascite est
constamment accompagnée d'anasarque et d'albuminurie, et
par conséquent facile à diagnostiquer ; elle reconnaît pour
cause le refroidissement pendant la desquamation ; elle survient du septième au quatorzième jour de la convalescence,
et s'annonce par le retour des accidents aigus, fièvre, etc. ; elle
est un peu moins aiguë et moins rapide que la précédente, et
elle se rapproche moins de la péritonite ; sa durée est de deux
ou trois semaines ; elle guérit plus rapidement par les émissions
sanguines générales et surtout locales ; elle s'accompagne d'un
état congestif des reins, qui fait qu'on la décrit comme une
forme aiguë de la maladie de Bright.

La facilité avec laquelle elle cède aux saignées, justifie de
nouveau l'idée qu'on se forme sur son caractère d'activité.
Sauvages a vu un cas de ce genre guérir par l'emploi de vingt
saignées.

Nous croyons que les **ascites idiopathiques passives** ou

asthéniques tendent à disparaître de jour en jour ; en effet, on arrive, dans beaucoup de cas, à les rattacher à des lésions matérielles dont elles sont un effet mécanique.

On a d'abord rangé dans cette catégorie les ascites, suites de fièvres intermittentes ; mais qui ne sait aujourd'hui que ces affections reconnaissent pour cause un engorgement de la rate, et consécutivement une gêne de la circulation de la veine porte ?

A la même classe appartiennent aussi les ascites observées chez les gens plongés dans la misère, privés de nourriture, d'insolation, d'exercice, livrés aux passions tristes et concentrantes. Mais qui ne sait aussi que toutes ces influences produisent des maladies tuberculeuses, cancéreuses, des altérations du sang ; ne peut-il pas se faire que l'ascite ne soit alors que le résultat de ces affections ? Nous n'admettons donc cette forme qu'avec réserve, certain qu'un jour on fera rentrer tous ces cas dans la classe des ascites symptomatiques. On peut dire de nos jours, que nous appelons ascites asthéniques celles dont nous ne pouvons pas trouver la cause anatomique.

Leurs caractères sont ceux de toutes les ascites, avec absence de phénomènes d'acuité et de lésions appréciables d'organes.

IX. — DE LA DIMINUTION DU VOLUME DE L'ABDOMEN.

Ce phénomène a beaucoup moins d'importance que le précédent, mais on peut en tenir compte, comme d'un signe accessoire de quelque valeur, dans les cas suivants.

Cette diminution de volume a lieu ou par la contraction des muscles des parois abdominales ou par le déplacement des viscères, ou enfin par la diminution de leur volume.

Dans les **méningites** des enfants, le ventre est excavé en bateau, et ce caractère sert quelquefois à différencier cette maladie de la fièvre typhoïde. Ce phénomène reconnaît pour cause la contraction des muscles abdominaux ; en effet, on sent qu'ils sont roides sous la main, et résistants au point d'empêcher l'exploration des parties profondes.

Une rétraction spasmodique de la même nature fait aussi affaisser le ventre dans les **coliques de plomb**, les **coliques néphrétiques** et **hépatiques**, au moment des accès douloureux.

L'abdomen s'aplatit par déplacement des viscères, dans les **hernies** scrotales très-volumineuses, les **hernies diaphragmatiques**, etc.

Enfin son volume diminue dans le cancer du pylore, dans l'étranglement interne par invagination, et dans l'amaigrissement général du corps.

Dans le **cancer du pylore**, lorsque l'orifice pylorique est d'une grande étroitesse, les aliments sont en grande partie rejetés par le vomissement, et l'intestin, cessant d'en recevoir, se rétrécit progressivement. L'abdomen est alors plat, puis excavé très-fortement; la paroi de l'abdomen s'applique contre la colonne vertébrale, que l'on sent très-bien par la palpation ; on sent également l'aorte sous les doigts. L'intestin est divisé en deux paquets situés de chaque côté de la colonne vertébrale. A la partie supérieure de l'abdomen on sent une tension plus ou moins considérable, produite par l'estomac dilaté, et souvent aussi on perçoit la tumeur formée par le cancer pylorique.

L'**extrême maigreur** produit des effets analogues, mais il n'y a pas de tumeur formée par l'estomac. On ne s'en laissera pas imposer par quelques portions saillantes du foie, qui simulent quelquefois la tumeur dont nous parlons.

Dans l'**étranglement interne par invagination**, on sent et on voit, dans un point de l'abdomen, une tumeur formée par l'intestin dans lequel s'est faite l'intussusception, et, du côté opposé, une dépression par absence de la portion d'intestin invaginée.

Enfin tous les accoucheurs ont signalé l'affaissement de l'abdomen qui se fait vers le troisième mois de la **grossesse**; ce peut être un signe de quelque valeur dans les cas douteux.

§ II. — Signes fournis par la mensuration.

La mensuration n'est utile que pour faire apprécier les

modifications en plus ou en moins que l'abdomen a subies
dans le cours d'une maladie. Elle ne fournit pas d'indications absolues, car il n'y a pas ici, comme pour la poitrine,
de terme de comparaison, puisqu'il n'y a pas deux moitiés
symétriques séparées. Pourtant on ne doit pas négliger de
la mettre en usage. Elle indique si une tympanite, une ascite,
entrent en résolution, ou si elles augmentent ; de sorte que, si
cette méthode d'exploration ne sert pas au diagnostic, elle
est utile pour indiquer si l'on doit continuer ou suspendre le
traitement mis en usage contre ces affections.

§ III. — Signes fournis par la palpation.

La palpation fait percevoir les modifications survenues dans
la *température de l'abdomen* et dans sa *consistance* ; elle fait
également découvrir les diverses espèces de *tumeurs*.

X. — DE LA TEMPÉRATURE DE L'ABDOMEN.

Dans les maladies avec état pyrétique général, c'est-à-dire
avec fièvre, l'élévation de la température du corps peut être
perçue sur toute l'étendue de la peau ; la chaleur est égale à
peu près partout ; de sorte qu'il n'est pas possible de juger du
point où se passent les phénomènes phlegmasiques ; ainsi, dans
la fièvre typhoïde, dans la pneumonie, il est impossible de
reconnaître par l'application de la main le lieu où existe le
foyer d'inflammation.

Mais il n'en est plus de même dans les cas où la fièvre est
nulle ou seulement modérée ; on sent, au niveau du point où
se fait le travail de phlogose, une augmentation plus ou moins
forte de la chaleur, laquelle contraste avec l'état de fraîcheur
des parties voisines. On peut dire alors que là est le siége du
mal. La profondeur à laquelle se trouvent les organes en-
flammés n'empêche pas la peau de participer à leur souffrance, et d'éprouver une congestion sanguine, qui se traduit
pour l'observateur par l'élévation de température dont nous
parlons. C'est alors qu'il est utile de se rappeler que l'inflammation a été avec juste raison nommée *fièvre locale*.

Tous les observateurs savent que, dans la méningite, la tête est brûlante, quoique le reste du corps soit à une température naturelle.

Il en est de même pour l'abdomen. Dans l'**entérite**, la **dysenterie aiguë** ou **chronique**, dans la **péritonite chronique**, les **phlegmons de la fosse iliaque, du bassin**, la **métrite**, la **cystite**, etc., la peau de l'abdomen est chaude ; quelquefois sa chaleur est âcre et mordicante; sa surface est sèche, aride, rugueuse, écailleuse, tandis que les parties environnantes sont souples, moites ; les malades ont souvent la sensation de cette élévation de la température.

On doit surtout prendre ce caractère en considération dans les affections douloureuses; en effet, si la douleur n'est pas de nature inflammatoire, la température ne s'élèvera pas, et réciproquement. L'espèce de contradiction qui résulte alors de l'existence de la douleur et de la fraîcheur de la peau, dénonce la présence d'une maladie non phlegmasique, d'une névrose, d'une névralgie, etc. C'est ce qui se remarque dans les névralgies, les douleurs abdominales des femmes hystériques, la colique de plomb, les coliques hépatiques, néphrétiques, etc. Et ce caractère est d'une si grande importance, que, si à l'affection purement nerveuse succède une lésion réellement inflammatoire, les phénomènes changent sur-le-champ : tant que les douleurs ont été purement nerveuses, la chaleur a manqué; aussitôt qu'il se produit une phlegmasie, la température s'élève d'une manière anormale; et dès lors ce phénomène est en quelque sorte le trait d'union qui, pour l'observateur, signale la transformation d'une affection en une autre, le passage d'une affection simplement dynamique à une maladie essentiellement matérielle.

XI. — DES MODIFICATIONS DANS LA CONSISTANCE DE L'ABDOMEN.

Nous ne voulons pas parler ici des modifications de consistance produites par des tumeurs, ce sera l'objet d'un paragraphe particulier; il est question seulement de cette résistance de l'abdomen, qui n'est point déterminée par des masses solides ou liquides circonscrites et dont les limites sont bien arrêtées.

Tous les médecins savent que l'abdomen est plus ou moins

souple dans les maladies; tous cherchent à constater, sous ce
rapport, l'état de la cavité abdominale, car on en tire des caractères diagnostiques, pronostiques et thérapeutiques très-importants; et cependant, jusqu'à présent, personne n'a insisté
sur ce point et n'en a fait une étude particulière. Nous croyons,
en conséquence, devoir donner quelques développements aux
remarques que nous avons à faire sur ce sujet.

Lorsqu'il existe une maladie douloureuse des organes abdominaux, les parois abdominales se tendent sous la main qui
exerce la palpation, et résistent plus ou moins fortement suivant
le degré de la douleur; une résistance analogue a lieu, mais
par un autre mécanisme, quand les organes dont nous parlons sont le siége d'une forte congestion sanguine, lorsque
l'intestin est rempli de gaz, de liquides; même chose encore,
mais par suite de contraction musculaire habituelle, chez les
individus nerveux, irritables ou en proie à une colique de quelque nature que ce soit. Et, par opposition, on remarque une
laxité, un relâchement extrême de ces mêmes parois lorsqu'il
y a vacuité de l'intestin, abattement des forces, défaut de ressort ou de contractilité des muscles. De là bien des signes importants.

Caractères. Dans l'état naturel, la paroi de l'abdomen est médiocrement souple, on peut la déprimer, la presser plus ou
moins fortement, sans causer de douleur; néanmoins on ne
peut circonscrire aucun des viscères intérieurs; un juste équilibre entre la résistance de toutes les parties s'y oppose. D'un
autre côté, par la palpation, on ne reconnaît aucune des parties musculaires de l'abdomen, on ne sent pas les intersections
des muscles droits, les plans des muscles obliques, etc.; la résistance est partout uniforme.

Il n'en est plus de même dans l'état pathologique. Chez
quelques malades l'abdomen se *relâche* au point qu'on pénètre, avec les doigts, jusqu'à la colonne vertébrale; qu'on peut
sentir le foie, la rate, l'utérus; qu'on analyse en quelque sorte
la paroi abdominale, dont on sent tous les muscles et toutes
les parties minces ou épaisses. Chez d'autres, cette laxité n'existe
que dans une moitié latérale de l'abdomen, ou bien dans la
partie supérieure ou dans l'inférieure, etc.

Dans des cas opposés, l'abdomen est plus résistant; on dit qu'il est *pâteux, tendu, bouffi, rénitent*. Quelquefois il est véritablement dur, dur comme une pierre, disent quelques malades. Dans d'autres cas encore, il y a une roideur générale.

Cet accident est quelquefois localisé dans une seule région de l'abdomen, tandis que les autres sont souples comme de coutume, ou même plus que de coutume. Cette tension peut se déplacer.

Il y a en même temps tuméfaction ou aplatissement, sonorité exagérée ou son semi-mat, humorique, ou enfin matité complète. Il est bien entendu que nous ne parlons pas des cas d'ascite, de tumeurs, qui ont été étudiés ou qui seront étudiés plus tard.

Maladies dans lesquelles on rencontre des modifications de la consistance de l'abdomen. — Valeur diagnostique.

Il y a quelques affections étrangères à l'abdomen qui peuvent modifier le degré de résistance des muscles abdominaux.

Dans l'**hémiplégie**, de quelque nature qu'elle soit, on voit souvent, du côté paralysé, une flaccidité absolue de la paroi du ventre, tandis que le côté opposé présente sa consistance naturelle. Il ne faudrait pas s'en laisser imposer par ce fait, car on pourrait craindre une lésion inflammatoire, par exemple, du côté où la résistance persiste, tandis qu'en réalité ce n'est qu'un état normal. On remarquera donc qu'il n'y a aucune douleur abdominale, aucun trouble des organes digestifs ou autres, et enfin l'on prendra en considération l'existence d'une paralysie hémiplégique étendue.

Le **tétanos**, autre affection nerveuse, produit aussi un effet analogue; seulement il y a une roideur générale, avec résistance très-énergique; la contraction qui la produit ne revient que par intervalles, et par conséquent l'abdomen a, par instants, une souplesse naturelle.

Dans l'**embarras gastrique**, la région épigastrique est tuméfiée, un peu endolorie, mais il y a surtout une résistance quelquefois élastique, quelquefois pâteuse; toute la région

sous-ombilicale est saine et quelquefois déprimée. Les malades ont conscience de cet état de l'estomac, car ils ne peuvent
supporter les vêtements serrés à la taille. Cette résistance
devient générale, s'il y a de l'**embarras gastro-intestinal**.
L'existence de borborygmes, les éructations nidoreuses, l'inappétence, le dégoût, la coloration jaune de la langue, l'apyrexie
établissent facilement le diagnostic.

La **dyspepsie flatulente** produit le même effet. Tous les
médecins l'ont aussi remarqué dans l'**hypochondrie** et l'**hystérie**.

Dans tous ces cas, la présence d'une grande quantité de
gaz dans l'estomac, et l'atonie de ce viscère, qui semble ne
pas pouvoir s'en débarrasser, expliquent la tension anormale
dont nous parlons. Dans l'hystérie en particulier, cette tension peut être portée à un degré extrême. Nous avons vu en
1854, dans le service de M. le professeur Piorry, à l'hôpital
de la Charité, une femme de vingt-quatre ans, chez laquelle
l'estomac était rempli de gaz, à un tel point qu'il faisait une
saillie considérable, et se dessinait complétement à l'épigastre.

La **côlite**, la **dysenterie aiguë** ou **chronique** donnent aussi
lieu à la tuméfaction et à la tension de l'abdomen; les flancs,
la région sus-ombilicale et tous les points où se trouve le gros
intestin, sont soulevés et fort résistants. Si la lésion est localisée dans un seul point du côlon, cet endroit seul est saillant
et résistant.

Dans l'**entérite aiguë simple** il est rare qu'il y ait de la tuméfaction et de la douleur, mais on sent un empâtement marqué au niveau de l'ombilic et dans l'hypogastre; une sensation
de brûlure, la diarrhée ou la suppression complète des évacuations aident au diagnostic.

La tension, le ballonnement de l'abdomen sont des signes
importants et fort ordinaires de la **fièvre typhoïde**, et l'on
doit toujours en étudier avec soin les variations. Au début, il
y a une rénitence et une élévation assez fortes dans la région
sous-ombilicale; à mesure que la maladie marche, le ballonnement augmente et devient général; si les malades tombent
dans l'adynamie, il devient énorme (voyez *Tympanite*). La di-

minution du volume du ventre commence avec la convalescence. Néanmoins, pendant plus ou moins longtemps, il y a
moins de souplesse que de coutume, tout le côté droit de l'abdomen principalement est empâté ; cet accident augmente par
les écarts de régime, et, très-souvent, la palpation de l'abdomen
apprend au médecin si le malade a mangé plus qu'il ne lui a
été permis.

Dans le cours de la fièvre typhoïde, la production et la rétention des gaz et des liquides dans l'intestin est la cause de
cette résistance. Dans la convalescence il semble, au toucher
et à la percussion, qu'il y ait plutôt gonflement, tuméfaction
congestive de l'intestin lui-même. Les autopsies montrent
en effet qu'alors les parois intestinales sont épaisses, gorgées de
sang et de fluides blancs ; cette lésion occupe souvent la région
des plaques de Peyer, mais quelquefois aussi toute la longueur
du gros intestin.

En définitive, on tiendra toujours compte de l'état de souplesse ou d'empâtement du ventre dans la fièvre typhoïde,
et l'on réglera d'après cela le régime des malades.

Dans la **péritonite simple** il y a, par suite de la paralysie intestinale, rétention des gaz et tension plus ou moins forte de
l'abdomen ; mais il y a aussi douleur plus ou moins forte,
contraction des muscles, etc. La tension va jusqu'à la tympanite dans la **péritonite chronique.**

Un fait remarquable, c'est le relâchement considérable de
l'abdomen dans la **péritonite puerpérale ;** ici l'on ne remarque plus cet état de résistance du ventre, quoiqu'il y ait
beaucoup de gaz dans l'intestin, et même de la tympanite ; on
peut déprimer la paroi abdominale de façon à sentir l'utérus
et tous les organes intérieurs. Cette flaccidité du ventre, le
défaut de douleur pourraient laisser dans une fausse sécurité.
Si, à la suite des couches, il y a fièvre et prostration des
forces, diarrhée, ballonnement de l'abdomen *sans tension,*
chaleur du vagin, du col de l'utérus, on craindra une métro-
péritonite.

Nous n'insistons pas sur cette espèce d'empâtement que
l'on sent autour des foyers d'inflammation ou de suppuration de l'intérieur du ventre. C'est souvent ce caractère qui

fait reconnaître l'existence des **phlegmons de la fosse iliaque**, ou des **ligaments larges**, et les **suppurations périnéphrétiques**, etc.

Enfin, on n'oubliera pas que chez les individus nerveux, les femmes hystériques, la paroi abdominale se tend quelquefois sous la main de façon à simuler la résistance et l'engorgement d'organes de l'intérieur de l'abdomen.

XII. — DES TUMEURS DE L'ABDOMEN.

La palpation fait quelquefois percevoir des *tumeurs* dans la cavité abdominale.

Caractères. Ces tumeurs sont extrêmement variables sous le rapport de leurs caractères physiques. Leur volume, leur nombre diffèrent considérablement. Elles ont une consistance tantôt extrêmement dure, tantôt molle et comme pâteuse, tantôt liquide. Elles sont quelquefois mobiles, et alors le plus souvent parfaitement circonscrites, ou bien adhérentes, et dans ce cas souvent diffuses et comme entourées d'une atmosphère d'engorgement. Elles sont accompagnées ou non de douleur et d'inflammation. Quelquefois la paroi abdominale participe au travail pathologique qui se fait dans la tumeur elle-même ou à son pourtour. Quelques tumeurs sont sujettes à se déplacer. Il y en a quelquefois deux ou plusieurs, de nature différente.

La recherche des tumeurs abdominales est ordinairement facile. On ne prendra pas cependant pour des tumeurs de l'abdomen, comme le font quelques malades et quelques médecins, la saillie de l'appendice xiphoïde et celle du foie à l'épigastre, la convexité de la colonne vertébrale chez les individus très-maigres. Quelques tumeurs pourront échapper à cause de leur petit volume, de leur mobilité et surtout de la présence d'un épanchement ascitique. Dans ce dernier cas, le liquide passe souvent au-devant de la tumeur et la dérobe ainsi à l'exploration. Si l'on soupçonne une complication de ce genre, on devra déprimer brusquement, avec l'extrémité des doigts, la paroi abdominale, et l'on sera averti de la présence de la tumeur par une résistance assez forte, qui contraste avec le peu de résistance des parties que l'on vient de déplacer. Cette double sensation n'existe pas dans l'ascite simple.

Diagnostic différentiel. On ne doit pas confondre les tumeurs de l'abdomen avec la résistance, la tension des muscles abdominaux avec les hernies, les tumeurs graisseuses et les phlegmons de cette même paroi.

Chez les individus maigres, d'un caractère impressionnable et mobile, et qu'on désigne sous le nom d'individus nerveux, on sent la paroi abdominale se tendre, résister comme une planche et opposer un obstacle invincible aux explorations profondes. On a conscience de la tension brusque, rapide, des muscles, et l'on ne se méprend pas sur ce genre de résistance; mais quand la tension est partielle, comme cela arrive surtout et très-fréquemment à l'extrémité supérieure des muscles droits de l'abdomen, on peut être induit en erreur et croire à l'existence d'une tumeur. L'écueil signalé, c'est en quelque sorte apprendre à l'éviter. D'ailleurs on reconnaîtra la cause de la résistance qu'on éprouve, en faisant mettre les muscles dans le relâchement, en engageant le malade à ne pas faire d'efforts, et en continuant à exercer la pression sur les muscles contractés, mais en l'exerçant pendant longtemps, d'une manière douce, et sur une grande surface.

Cette tension se remarque particulièrement chez les individus doués d'une sensibilité exagérée, impressionnables au chatouillement, lorsqu'il existe une affection douloureuse des organes intra-abdominaux. Enfin, nous avons observé chez un hémiplégique une disposition qui pouvait simuler, tout à la fois, ou une tumeur ou cette tension abdominale que nous signalons. Du côté de l'hémiplégie, la paroi du ventre était complétement relâchée; du côté sain, elle avait son degré naturel de fermeté et de résistance, de sorte que les diverses portions du muscle droit, du côté non paralysé, donnaient au premier abord l'idée de tumeurs.

La distinction entre les hernies intrapariétales, les tumeurs graisseuses, les phlegmons des parois abdominales et les tumeurs de l'intérieur de l'abdomen, n'est pas toujours facile. Cependant, il suffit de signaler ces causes d'er-

reur pour qu'on parvienne, après quelques recherches, à les
éviter.

*Des diverses espèces de tumeurs abdominales. — Caractères
diagnostiques.*

Ces tumeurs varient sous le rapport de la lésion anatomique qui les constitue, et de l'organe qu'elles occupent.
En effet, ce sont tantôt des hypertrophies, des phlegmons,
des cancers ; tantôt des liquides ou des solides retenus dans
des organes creux ; tantôt des produits fibreux, etc., etc.
Et, d'un autre côté, ces diverses lésions peuvent exister,
soit dans le tube digestif, soit dans les voies urinaires, les
organes génitaux, le péritoine, les vaisseaux abdominaux,
etc., etc.

Avant d'étudier avec détail les principales tumeurs de
l'abdomen, donnons d'une manière succincte les caractères
fondamentaux qui serviront à en faire reconnaître le siége et
la nature.

Ces caractères se tirent principalement du siége de la tumeur et des phénomènes fonctionnels dont elle s'accompagne. On recherchera ensuite si la tumeur est aiguë ou chronique, si elle est unique ou multiple, si elle est liquide ou
solide, quelle est sa forme, quel est son volume. On tirera encore de grandes lumières des phénomènes de voisinage qu'elle
détermine, des maladies concomitantes, des causes qui l'ont
amenée ; et enfin des circonstances d'âge, de profession, d'habitudes des malades.

Le *lieu de l'abdomen* où se trouve une tumeur indique en
général quel est l'organe affecté : une tumeur de l'estomac
occupera l'épigastre ; une tumeur, un kyste du foie apparaî-
tront à l'hypochondre droit ; les tumeurs de la rate dans l'hypochondre gauche, et jusqu'à l'ombilic ou dans la fosse iliaque
gauche, mais en remontant toujours dans le flanc du même
côté. Les tumeurs de la vessie, de l'utérus, montent de l'intérieur du bassin ; celles des reins occupent les parties postérieures et latérales de l'abdomen.

On n'oubliera pas de remarquer s'il y a un point où la tumeur adhère, ou paraît se perdre en s'unissant aux autres parties ; là est le point de départ, la racine du mal, et, quel que soit le déplacement de la tumeur, il faut toujours ou presque toujours en rapporter le point d'origine à cette région du ventre. Un kyste de l'ovaire peut flotter plus ou moins librement dans l'abdomen, mais il a toujours un pédicule qui descend dans un des côtés du bassin : c'est de là que provient la tumeur.

Ce caractère est important à prendre en considération, car souvent les tumeurs se déplacent, soit par suite de leur poids, soit par suite d'adhérences, de déformations de l'organe où elles ont pris naissance. Souvent les reins calculeux deviennent mobiles. L'extrémité pylorique de l'estomac affecté de cancer, a été trouvée dans la fosse iliaque droite, et même dans celle du côté gauche (Rostan) ; le poids de la tumeur et l'ampliation de l'organe avaient simultanément agi pour produire le déplacement.

C'est alors que les *symptômes fonctionnels* viennent en aide à l'observateur pour lui faire reconnaître que la tumeur, malgré le déplacement qu'elle a subi, a son point de départ dans tel organe plutôt que dans tel autre. C'est ainsi que, dans le cas précédent, on a reconnu dans la tumeur de la fosse iliaque gauche un cancer du pylore, par l'existence de vomissements se reproduisant deux ou trois heures après le repas, et par une fluctuation particulière dont nous parlerons plus bas. Il est bien certain aussi que les tumeurs des voies urinaires s'accompagnent de troubles dans la sécrétion de l'urine; celles de l'utérus, de troubles dans la menstruation, etc. Cependant, ces caractères ne sont pas absolus, car des tumeurs étrangères aux organes peuvent déterminer, par leur voisinage, des symptômes que ceux-ci produiraient s'ils étaient réellement malades. — Mais enfin ces premières observations sur le *siège* et les *troubles fonctionnels* ont pour résultat d'éliminer un certain nombre d'affections et de fixer l'attention sur un petit nombre seulement ; et il faut alors avoir recours aux autres phénomènes pour fixer la nature de la maladie ; d'ailleurs, la prise en considération de ces autres éléments vient confirmer ou infirmer l'idée première qu'on s'était faite sur le siége du mal.

D'un autre côté, on recherchera si la tumeur est *aiguë* ou *chronique*. Tout d'abord, une tumeur indolente, existant depuis des années, ne peut être de la nature des phlegmasies ; et, au contraire, une affection survenue depuis peu de jours ou de semaines, douloureuse, qui augmente rapidement et s'accompagne de fièvre, d'accidents aigus, est de la classe des inflammations, et éloigne l'idée d'affection chronique; cependant, il ne faut pas oublier qu'un phlegmon aigu peut survenir autour d'une tumeur chronique.

Forme et volume. Les tumeurs squirrheuses, tuberculeuses, n'acquièrent pas, même après une longue durée, un volume bien considérable ; les premières sont généralement de la grosseur d'une noix, d'une pomme, du poing; ce n'est que très-exceptionnellement qu'elles deviennent aussi grosses que la tête d'un adulte ; les secondes sont toujours fort petites ; les encéphaloïdes et les kystes, au contraire, s'accroissent rapidement et sans cesse, jusqu'au point de remplir l'abdomen. Quelques-unes ont une forme caractéristique : les tumeurs cancéreuses disséminées dans le foie sont, à leur surface, creusées d'une dépression en cupule, facile à reconnaître à travers la paroi abdominale. La surface du foie est plane et polie, l'intestin bosselé, l'épiploon induré forme souvent une bride transversale à l'épigastre.

La *nature* solide, liquide, gazeuse, du contenu d'une tumeur est d'une haute importance pour le diagnostic.

Le *nombre* des tumeurs varie. Celles qui proviennent d'une cause diathésique, cancer, tubercule, mélanose, matière colloïde, etc., sont presque toujours multiples. Dans le cancer en particulier, on trouve fréquemment plusieurs tumeurs, dont l'une est plus volumineuse que les autres. Celle-ci est la première développée, et la principale localisation du mal ; les autres sont souvent des ganglions, engorgés par suite de résorption de la matière cancéreuse, ou par propagation d'inflammation.

Causes. Maladies concomitantes. Un malade présente, dans l'hypochondre droit, une tumeur formée par un développement anormal du foie ; la tumeur est lisse et polie, à bord mousse et arrondi, non douloureuse ; elle s'est développée lentement ; elle est évidemment produite par le foie ; mais aucun de ces caractères ne suffit pour qu'on puisse en préciser la nature, car ils appartiennent indistinctement à l'hypertrophie, à la congestion sanguine, à l'état gras du foie. La considération des affections concomitantes lèvera tous les doutes. Le malade est-il tuberculeux, c'est à un état gras du foie qu'on a affaire ; a-t-il une maladie du cœur, c'est à une congestion sanguine ; a-t-il eu des fièvres intermittentes, c'est à une hypertrophie simple. Il y a bien peu de chances d'erreur dans une semblable détermination.

Tels sont, en général, les principaux éléments du diagnostic des tumeurs de l'abdomen. Il convient maintenant d'en étudier quelques-unes en particulier.

Nous passerons en revue les tumeurs qui prennent naissance dans le tube digestif et ses annexes, dans les voies urinaires, dans l'utérus, etc.

Le *tube digestif* est le siége de tumeurs de diverses espèces, telles que des cancers, des étranglements, etc.

Le **cancer de l'estomac** forme une tumeur qui siége à l'épigastre ou au voisinage de l'hypochondre droit; sa consistance est très-ferme ; la masse est très-bien circonscrite, du volume d'une noix à celui du poing; elle est quelquefois douloureuse ; dans ce cas, les muscles se contractent au-devant de la tumeur, et l'on peut éprouver de la difficulté à reconnaître qu'il s'agit réellement d'une tumeur. On se trouve bien alors de faire reposer les malades, de leur donner des bains et d'appliquer à l'épigastre un emplâtre de thériaque ou de ciguë; au bout de quelques jours, la contraction des muscles a cessé et la tumeur est bien appréciable. Cette tumeur est quelquefois mobile ; sa nature n'est pas douteuse lorsque les malades ont des vomissements noirs, revenant quelques heures après le repas, etc. En général, on ne perçoit que les tumeurs de la région pylorique, de la grande courbure et de la face antérieure de l'estomac; celles du cardia sont inaccessibles au toucher. Quand l'estomac se dilate, la tumeur de l'orifice

29.

pylorique se déplace, s'abaisse; dans un cas, elle s'était portée dans la fosse iliaque gauche; néanmoins, des vomissements noirs permirent d'en reconnaître la nature et le siége.

Le **cancer de l'intestin** forme également une tumeur de moyen volume, qui siége tantôt vers le milieu de l'abdomen, tantôt sur le trajet des diverses portions du gros intestin. Les caractères locaux et généraux qu'il présente ne diffèrent pas notablement des précédents; seulement on voit plus souvent alors des évacuations alvines chargées de sang; ce liquide est plus ou moins altéré, suivant que la lésion occupe un point plus ou moins élevé de la longueur de l'intestin.

Dans le cas d'**étranglement interne** (volvulus, brides péritonéales, invagination, etc.), on trouve quelquefois, mais pas toujours, une tumeur abdominale. Quand la lésion s'est produite rapidement, on voit survenir brusquement des accidents semblables à ceux de la péritonite. Quand elle marche lentement, ce qui est le cas le plus ordinaire, les malades éprouvent, pendant plusieurs semaines ou plusieurs mois, des dérangements dans les fonctions de l'intestin; il y a des douleurs, des vomissements, de la constipation et de la diarrhée qui alternent; ces accidents augmentent, les malades continuent à aller à la garde-robe, mais en petite quantité; ils rendent plus de gaz que de matières solides; bientôt l'abdomen se météorise, des vomissements de matières à odeur fécale se produisent; enfin, on sent dans un point de l'abdomen, le plus souvent sur le trajet du côlon descendant, une tumeur plus ou moins résistante, mate, douloureuse. Dance avait remarqué que le flanc droit s'aplatit par suite de la disparition du côlon ascendant; ce signe serait utile dans le cas où il n'y aurait pas de ballonnement de l'abdomen. Des accidents de péritonite se jettent souvent à la traverse, dans le cours de la maladie.

Pour compléter la description de l'étranglement interne, nous croyons devoir donner les renseignements suivants :

Selon M. Bucquoy (1), il y aurait des différences notables

---

(1) *Rech. sur les invaginations morbides de l'intestin grêle. Recueil des travaux de la Soc méd. d'obs.*, fascic. 2, 1857, p. 181.

dans les invaginations intestinales, selon qu'elles occupent la partie supérieure de l'intestin grêle ou le gros intestin. Dans le premier cas, on n'observerait que des vomissements bilieux et l'absence de météorisme ; dans le second, vomissements de matières à odeur fécale, tympanite, quelques déjections sanguinolentes, grande tendance à la péritonite. Cette distinction est importante au point de vue de la pratique : dans l'étranglement de la partie supérieure de l'intestin grêle, peut-être pourrait-on pratiquer la gastrotomie ; mais dans l'invagination du gros intestin, il faut, bien certainement, établir un anus artificiel. Il faut, ainsi que le dit M. Denonvilliers, parer au plus pressé (1), et pratiquer une opération que M. Nélaton a bien simplifiée (2).

Ce chirurgien incise la paroi abdominale au-dessus de l'aine, fixe la portion d'intestin distendu qui se présente, l'incise, et rien de plus ; on laisse à la nature le soin de faire le reste, c'est-à-dire de rétablir le cours des matières.

Bien que nous ne fassions pas ici de thérapeutique, nous devons dire qu'avant d'arriver à l'emploi de ces dangereuses opérations, on fera bien d'essayer, selon la méthode de Chomel, les purgatifs répétés et les douches ascendantes. De nombreux succès ont suivi l'emploi de ces moyens de traitement.

Nous ne croyons pas devoir tenir compte des observations de M. Cossy (3), dont les recherches statistiques ont produit des résultats absolument opposés à ceux présentés par M. Bucquoy. Nous ne comprenons nullement comment les vomissements stercoraux seraient *constants*, lorsque l'obstacle a son siège dans le haut de l'intestin grêle ; c'est pourtant ce qu'avance M. Cossy.

Des matières fécales endurcies et siégeant dans le côlon, forment souvent des tumeurs. On les rencontre particulièrement chez les vieillards ; elles sont ordinairement multiples, très-dures, mobiles, indolentes ; il n'y a aucun accident local

---

(1) *Gaz. hebd. de méd. et de chir.*, 30 janv. 1857.
(2) *Gaz. hebd.* Même numéro.
(3) *Mém. sur une cause encore peu connue d'engouement interne de l'intestin* (*Mém. de la Soc. méd. d'obs.*, t. III, 1856, p. 120 en note).

ou général. Les purgatifs les déplacent ou les font disparaître.
On les désigne sous le nom de **scybales**.

Le tube digestif présente rarement des tumeurs différentes
de celles que nous venons d'énumérer.

Un des principaux organes annexés au tube digestif, le *foie*,
est souvent le siége de lésions qui se traduisent, pendant la
vie, sous la forme de tumeurs. Le diagnostic est loin d'en
être facile. En effet, ces tumeurs sont nombreuses, car on
observe tour à tour des déplacements, des hypertrophies, des
congestions actives ou passives du foie, des kystes simples ou
acéphalocystiques, des tumeurs de mauvaise nature, des dilatations de la vésicule biliaire, etc. (1).

En général, il n'est pas difficile de reconnaître qu'on a
affaire à une maladie du foie ; le siége de la tumeur dans
l'hypochondre droit et son grand volume sont des indices
très-importants ; mais il est difficile d'en préciser la nature.

Les **déplacements** de l'organe sont, de toutes, les plus
faciles à reconnaître : on n'oubliera pas que le foie se déplace
en s'abaissant, dans le cas de pleurésie du côté droit, chez
les femmes qui ont la base de la poitrine rétrécie par la
pression du corset, et dans le cas de simple amaigrissement.
Dans tous ces cas, le foie éprouve un mouvement de bascule
ou de rotation sur son axe transversal : sa face supérieure devient antérieure, et son bord tranchant inférieur. On sent
alors, au-dessous du rebord des côtes droites, une surface résistante, dure quelquefois, plane, lisse, non douloureuse, qui
descend plus ou moins bas, et qui se termine inférieurement
par un bord tranchant ; ce bord est quelquefois, du côté droit,
abaissé jusqu'à la crête iliaque, mais il remonte rapidement
vers l'épigastre ; il dépasse cette région en se portant du côté
gauche et se perd insensiblement vers l'hypochondre de ce
côté ; ce bord offre les sinuosités ou échancrures que l'on
connaît au foie. Cette tumeur est mate, mais pas cependant

(1) Th. Frerichs. *Traité pratique des maladies du foie.* Trad. par MM. Du-
menil et Pellagot. Paris, 1862.

jusqu'à son bord inférieur; là, en effet, l'organe est si mince, qu'on entend, à travers sa faible épaisseur, la sonorité de l'intestin. La présence d'une tumeur semblable chez des individus très-maigres, chez les femmes qui se sont fortement serré la taille, et qui d'ailleurs ne souffrent pas de cette région, doit faire soupçonner un simple abaissement du foie. Quant à la limite supérieure de la matité de l'organe, elle est rarement abaissée.

Lorsque le **foie** est **hypertrophié**, on observe des caractères analogues, seulement le bord inférieur de l'organe est moins tranchant, plus mousse, plus irrégulier et plus dur. Cette hypertrophie se remarque surtout dans la cachexie -paludéenne, dans les maladies du cœur, dans la phthisie (foie gras), dans la cirrhose à sa première période (Requin).

L'*hypertrophie* d'origine *paludéenne* ne se manifeste que quand il y a déjà un état cachectique prononcé, et est par conséquent facile à reconnaître. Elle succède surtout aux fièvres intermittentes nées dans les pays marécageux, et rarement aux fièvres intermittentes bénignes des grandes villes; elle se montre particulièrement après les fièvres quartes d'emblée ou quartes consécutives à la fièvre tierce; il y a en même temps un engorgement, plus prononcé encore, de la rate; épanchement ascitique plus ou moins considérable, œdème des jambes et teinte jaune de la peau; quelquefois ictère. — Les fièvres intermittentes de type anormal peuvent produire aussi le même résultat; ainsi, nous avons observé, au mois de mai 1854, à l'hôpital Beaujon, un cas de ce genre : le foie débordait les côtes de deux travers de doigt, la rate s'avançait jusqu'à l'ombilic; il y avait ictère, ascite, œdème des jambes; et le malade, très-intelligent d'ailleurs, assurait n'avoir eu que des accès de fièvre mal réglés; les toniques, le quinquina sous diverses formes, les bains sulfureux, produisirent un amendement considérable et rapide; le malade quitta l'hôpital avant d'être complétement guéri.

Lorsqu'un individu est affecté d'une maladie du cœur et particulièrement d'un rétrécissement auriculo-ventriculaire, d'une dilatation des cavités droites, d'un état de ramollissement ou d'amincissement des parois ventriculaires, on ob-

serve, à une certaine période, de l'œdème des membres inférieurs, et de l'ascite. Quand les accidents sont arrivés à ce
point, il est rare que le foie n'ait pas augmenté de volume;
ce n'est pas alors de l'hypertrophie proprement dite, c'est un
état de turgescence, déterminé par la stase passive ou mécanique du sang dans le tissu de l'organe : ce qui le démontre,
c'est que si l'on fait des incisions à l'organe et qu'on le
suspende quelque temps en l'air, on voit ruisseler du sang
noir, et le poids du viscère peut, en quelques heures, diminuer de plusieurs centaines de grammes. Dans ces cas aussi,
comme il n'y a point eu hypernutrition, la capsule fibreuse
ne s'est point agrandie, et l'augmentation de volume a dû se
faire dans les limites étroites de son extensibilité; il en résulte que le foie prend une forme globuleuse et que son bord
s'arrondit. Le palper, à travers la paroi abdominale, fait très-
bien reconnaître cette disposition. Dans ce cas encore, il y a
toujours un peu de douleur. Les saignées, le repos, diminuent
sensiblement cette *hypertrophie par congestion*.

Quand on trouve, chez un individu décidément phthisique,
une augmentation du volume du foie, on ne peut guère penser
qu'à un *état graisseux*. Dans ce cas d'ailleurs, la tumeur est
régulière, indolente, à bord un peu mousse; il est rare
qu'elle descende beaucoup au-dessous des côtes ; cette lésion
est plus commune chez la femme que chez l'homme.

Lorsque, en l'absence de toutes les circonstances précédentes, on trouve le foie développé et qu'il existe un léger
degré d'ascite, on doit croire à une *cirrhose* commençante.
L'*hépatite simple aiguë* que l'on observe dans nos climats,
l'*hépatite aiguë grave* et l'*hépatite chronique* des pays chauds,
produisent aussi une augmentation de volume du foie (1).
Celle-ci, outre les caractères physiques que nous avons signalés, présente des phénomènes de douleur et de fièvre que l'on
n'observe pas dans les cas précédents ; il y a douleur plus ou
moins vive, ictère intense, quelquefois permanent, et souvent
formation d'abcès. Ici, les phénomènes locaux et généraux
démontrent très-clairement que toute la maladie siége dans

(1) J. L. Rouis, *Recherches sur les suppurations endémiques du foie.*
Paris, 1860.

l'organe hépatique et qu'elle n'a pas son point de départ dans des organes éloignés, comme dans les cas cités plus haut.

Pour rendre cette énumération aussi complète que possible, n'oublions pas que le foie peut être abaissé par suite d'une *péritonite sus-hépatique*, qui aurait donné lieu à un abcès, ou plutôt à un kyste purulent, situé entre la face supérieure du foie et la face inférieure du diaphragme.

Le **cancer du foie**, qui est fort ordinairement de nature encéphaloïde, forme souvent tumeur dans l'hypochondre et dans le flanc droit. Ces régions sont plus soulevées que dans les cas précédents; on sent aussi que l'organe est plus dur, plus pesant, plus mat; il y a douleur, irrégularité, bosselures de l'organe. Quand le cancer est en masses disséminées, il forme des tumeurs distinctes, déprimées en cupule à leur centre; nous avons entendu souvent M. Barth insister sur ce caractère qui est véritablement pathognomonique. Ascite, ictère intense, permanent. Tous ces caractères, en l'absence de la cause paludéenne, d'une maladie du cœur, etc., ne peuvent guère laisser de doute sur un cancer du foie. Il faut ajouter les caractères rationnels, tirés de l'état cachectique et de l'apparence de *maladie organique*, présentés par le malade.

Les **kystes acéphalocystiques** du foie se diagnostiquent par exclusion, et seulement quand ils ont un développement moyen. Un kyste du volume du poing, par exemple, ne peut guère être reconnu, même lorsqu'il forme une tumeur appréciable à la main; en effet, cette tumeur est souvent irrégulière, très-dure et sans frémissement; on peut la prendre pour une masse cancéreuse, un abcès, une tumeur étrangère au foie. Trop volumineuse, elle remplit l'abdomen et forme une masse fluctuante, qui en impose pour une ascite ou un kyste de l'ovaire. On ne peut donc soupçonner ce genre de lésion, que quand la masse est d'un volume moyen, de la grosseur de la tête d'un enfant à terme, par exemple. Alors on sent une masse plus ou moins irrégulière, mais assez décidément sphérique, plus ou moins manifestement fluctuante; cette masse s'est développée lentement, elle s'est accrue de haut en bas, elle tient fortement au foie; et quant à celui-ci, il n'est pas sensiblement hypertrophié, du moins

son bord est peu ou point descendu ; la tumeur n'est pas douloureuse ; elle donne quelquefois, mais très-rarement, le frémissement hydatique. Il n'y a d'ailleurs, pendant longtemps,
aucun trouble notable de la santé ; il n'y a pas d'antécédents
de fièvres intermittentes, d'hépatite, etc. Enfin, absence d'accidents du côté des reins, de l'intestin. Aucun âge n'est
exempt de cette affection. Souvent ces tumeurs s'ouvrent à
travers la paroi abdominale, dans le poumon, l'intestin ; et
les malades indiquent qu'ils ont rendu une grande quantité de
liquide séreux ou purulent, avec des fragments membraneux, etc. Souvent il reste à la paroi abdominale des fistules,
qui donnent quelquefois passage à des membranes d'hydatides dans lesquelles on retrouve des crochets d'échinocoques, etc., etc.

La **dilatation de la vésicule biliaire** forme aussi, dit-on,
des tumeurs dans l'hypochondre droit. Nous ne savons pas
si l'on a jamais senti et diagnostiqué ces tumeurs ; cela nous
paraît au moins fort difficile. Nous nous abstiendrons, jusqu'à plus ample informé, d'indiquer les caractères qui ont
été donnés et qui sont plus théoriques que pratiques. Si la
vésicule contenait des **calculs biliaires**, pourrait-on en sentir
la *collision*, à l'aide de la percussion, ainsi que l'a dit Martin
Solon ?

La *rate* n'offre qu'une seule espèce de tumeur vraiment
importante, c'est celle qui est formée par l'**hypertrophie** de
son parenchyme.

Rien de plus facile que d'établir le diagnostic de ce genre
de tumeur, d'après son siège, son volume, sa mobilité et les circonstances au milieu desquelles elle se développe (fièvres intermittentes). Aussi ne nous arrêtons-nous pas sur ce sujet.

Le *péritoine* a aussi des tumeurs qui lui sont propres. Tels
sont les cancers, les tubercules et les brides formées par l'é-
piploon ; en outre, la péritonite donne lieu à la formation de
tumeurs plus ou moins volumineuses, résultant de l'agglutination des intestins ; enfin on y observe des hématocèles.

Dans la **péritonite chronique** le grand épiploon se raccourcit fréquemment, se roule sur lui-même et forme une bride, assez ordinairement transversale, qui occupe la région sus-ombilicale. Lorsqu'on constate ce phénomène, en même temps que du météorisme et un peu d'ascite, en même temps que de la diarrhée, des douleurs et une fièvre continue avec exacerbation le soir, on doit penser à une péritonite chronique.

Cette même maladie donne aussi lieu à l'agglutination des intestins, et l'on constate alors, avec les accidents précédents : une induration irrégulière de l'abdomen, particulièrement au niveau de l'ombilic ; des bosselures, des dépressions se manifestent ; il n'y a pas de limites bien arrêtées autour de la partie où siége l'induration ; enfin, malgré leur apparence de corps solides, ces parties donnent une sonorité qui exclut l'idée d'une masse véritablement pleine. Cette affection est commune chez les sujets lymphatiques, scrofuleux, surtout vers l'âge de quinze à trente ans. La marche de l'affection est lente ; l'agglutination des intestins se faisant progressivement, et les dépôts plastiques augmentant sans cesse, l'abdomen grossit peu à peu ; quand cela a lieu chez des femmes, elles croient être enceintes ; des vomissements fréquents, un malaise continuel, la suppression habituelle des règles, concourent encore à l'illusion.

Les **tubercules du mésentère** donnent aussi lieu à la formation de tumeurs de l'abdomen ; c'est surtout chez les enfants que cette lésion se développe ; mais il est rare qu'on puisse les constater, car il y a presque toujours simultanément une tympanite ou une ascite, qui s'opposent à toute exploration. Dans le cas où l'examen est possible, on trouve des tumeurs multiples, rarement volumineuses, indolentes, occupant la partie moyenne de l'abdomen. Accidents généraux indiquant une atteinte profonde à la nutrition ; colliquation, marasme, tumeurs au col et dans tous les ganglions superficiels.

Nous ne savons pas si l'on a jamais rencontré des tumeurs squirrheuses dans le péritoine, mais on y voit fréquemment des masses encéphaloïdes et du cancer colloïde. Les masses colloïdes sont ordinairement petites, disséminées dans tout le péritoine, sur l'épiploon et les intestins, et jamais en masses assez considérables pour former des tumeurs appréciables à la palpation. Mais il n'en est pas de même de l'**encéphaloïde du péritoine**. Il forme des masses multiples, dures, inégales, bosselées ; libres d'abord, elles ne tardent pas à adhérer et à se fixer dans quelque point. Un caractère qui aide beaucoup au diagnostic, c'est la multiplicité des tumeurs ; quelques-unes sont des cancers, d'autres des ganglions engorgés consécutivement ; souvent ascite, résultant d'une subinflammation. Tant que les tumeurs sont petites il y a difficulté de diagnostic. Mais elles deviennent quelquefois volumineuses comme la tête d'un enfant à terme, et alors il n'y a presque plus d'erreur possible. La concomitance de lésions du même genre, placées à l'extérieur, lève tous les doutes. Un malade de vingt-cinq ans, couché dans notre service, à l'hôpital Beaujon, portait dans l'abdomen, qui était extrêmement développé, plusieurs tumeurs dures, mates, irrégulières, dont l'une était du volume de la tête d'un enfant au moment de la naissance ; il y avait un peu d'ascite, de l'œdème des membres inférieurs, une maigreur extrême. Ce malade avait subi, il y avait quelques années, l'extirpation d'un œil affecté d'encéphaloïde. Nous croyons qu'on pouvait légitimement considérer les tumeurs de l'abdomen comme de nature encéphaloïde aussi. A ces tumeurs, en effet, conviennent les caractères qu'on observait : jeunesse (l'encéphaloïde est très-commun chez les enfants et les jeunes gens), volume énorme des tumeurs, accroissement rapide, multiplicité, lésion encéphaloïde ayant frappé un autre organe.

Les *reins* sont le point de départ de quelques tumeurs ; on y observe, en particulier, l'hydronéphrose et la pyélite calculeuse ; enfin le rein peut être mobile, soit à l'état sain, soit à l'état pathologique. La présence de la tumeur dans la région lombaire et au-dessous du foie ou de la rate, les troubles dans la sécrétion urinaire, et l'absence d'accidents du côté des autres viscères abdominaux, sont les principaux caractères qui établissent qu'on a affaire à une lésion des reins.

L'**hydronéphrose** ou dilatation des reins par accumula-

tion d'un liquide séreux, qui n'est pas le produit d'une inflammation, forme une tumeur qui se développe lentement et
sans douleur, ou à peu près sans douleur. Elle occupe la région rénale et fait saillir la paroi abdominale postérieure ; en
avant, on la sent quand elle a un volume un peu fort ; elle
est arrondie, régulière, dure, indolente. Elle prend quelquefois un tel volume, qu'elle simule un kyste de l'ovaire ou
une grossesse. Pas de dérangement dans la sécrétion urinaire.

La **pyélite** donne lieu à une tumeur qui, outre les symptômes qui lui sont communs avec l'affection précédente, offre
comme caractères distinctifs les phénomènes suivants : des
douleurs lombaires et abdominales plus ou moins vives, des
accès de colique néphrétique et des urines purulentes. Quoique la tumeur dépende d'une oblitération de l'uretère, on ne
s'étonnera pas de la présence du pus dans l'urine ; l'oblitération n'est pas absolue et permanente ; elle est déterminée
par des calculs qui tombent sur l'embouchure du bassinet,
mais qui peuvent être momentanément déplacés ; des quantités plus ou moins considérables de pus ou d'urine purulo-
lente peuvent donc descendre dans la vessie. On perçoit aussi,
dans ces cas, du gargouillement et du tintement métallique,
lorsque des gaz se mêlent au liquide contenu dans la tumeur.
Notons encore que la pyélite, comme la néphrite, s'accompagne d'accidents du côté de la moelle, et d'un affaiblissement des membres, qui simule la paraplégie. Chez les vieillards elle détermine fréquemment de la fièvre et des accidents
typhoïdes ou adynamiques.

Les **reins** peuvent devenir **mobiles**. Enveloppés par le péritoine et fixés seulement par un pédicule vasculaire, ils prennent, dans l'abdomen, des positions variables. On voit des
reins mobiles parfaitement sains ; d'autres, au contraire, contiennent des calculs, qui sont peut-être un résultat de la mobilité de l'organe. En général, il n'y a qu'un rein déplacé, l'autre
demeurant dans sa situation naturelle ; très-ordinairement,
c'est le rein droit qui a quitté sa position habituelle. La tumeur est indépendante du foie ; elle est d'un volume peu
considérable et allongée verticalement ; l'intestin est situé
au-devant d'elle ; elle est très-mobile et paraît privée d'adhé-

rences. Phénomènes physiologiques en rapport avec les fonctions urinaires et étrangers à l'intestin, au foie, etc.

Les tumeurs dont l'*utérus* est le siége sont : le cancer, les corps fibreux, l'hydrométrie et la physométrie. Les douleurs lombaires, inguinales et fémorales, l'existence de sécrétions anormales, qui s'écoulent par le vagin, les dérangements de la menstruation, les modifications dans le volume, la forme, la situation de l'utérus, appréciables par le toucher, enfin les accidents du côté de la vessie et du rectum, sont les sources du diagnostic.

Nous avons, en énumérant les caractères précédents, indiqué les éléments à l'aide desquels on peut arriver au diagnostic ; insister sur l'étude de chacune de ces tumeurs serait empiéter sur le domaine de la pathologie descriptive.

Mais nous croyons devoir donner quelques détails sur une affection qui, depuis quelques années, fixe, avec juste raison, l'attention des praticiens ; nous voulons parler de l'*hématocèle rétro-utérine*.

C'est à M. le professeur Nélaton que l'on doit l'heureuse dénomination de cette maladie.

L'hémorrhagie rétro-utérine se manifeste principalement chez les femmes de vingt-cinq à trente ans. Elle reconnaît pour cause immédiate, la fluxion sanguine qui se manifeste dans les organes génitaux profonds, au moment des règles (*hémorrhagie rétro-utérine cataméniale* Trousseau), ou seulement au moment de l'excitation sexuelle, ainsi que l'a établi M. A. Voisin (1). Le sang s'épanche dans la partie inférieure de la cavité du péritoine, dans le cul-de-sac situé entre l'utérus et le rectum, en arrière des ligaments larges. Par exception, ce liquide peut s'accumuler entre l'utérus et la vessie ; mais il n'est pas encore démontré que l'hémorrhagie puisse être sous-péritonéale. Les auteurs ne sont pas d'accord sur le point d'origine de l'hémorrhagie. Ainsi, on l'attribue à une exhalation sanguine du péritoine (Tardieu), à la rupture d'une

(1) *De l'hématocèle rétro-utérine.* Paris, 1860.

vésicule de de Graaf (Nélaton, Laugier), à une hémorrhagie de la trompe utérine (Trousseau), à la rupture des veines ovariques (Richet), au reflux, par les trompes, du sang exhalé par la surface interne de l'utérus (Bernutz), etc. Enfin on a noté, comme causes occasionnelles, les coups, les chutes, les violences extérieures, le coït pendant les règles ; et même toute excitation génitale, en dehors de la menstruation (A Voisin).

Quoi qu'il en soit, les symptômes sont les suivants : Début lent ou brusque ; douleur sourde, ou vive et subite, dans l'hypogastre, s'étendant aux lombes, aux aines, aux cuisses ; frissons, syncopes, vomissements, faiblesse et accélération du pouls ; décoloration de la peau ; ces derniers symptômes sont permanents, ou bien ils se représentent, à plusieurs reprises, dans le cours de l'affection. Pesanteur dans le bassin ; difficulté de la miction ou de la défécation ; pneumatose intestinale (Voisin). Quelquefois phénomènes dysentériques ; troubles de la menstruation, comme dysménorrhée ou ménorrhagie, soit au moment où se forme l'hématocèle, soit aux époques menstruelles antérieures. Le plus souvent, hémorrhagies utérines et évacuations de caillots, lorsque l'hématocèle se produit. Formation lente ou rapide d'une *tumeur hypogastrique*, remontant jusqu'à l'ombilic, et quelquefois plus haut, située le plus ordinairement du côté droit, et présentant son plus grand développement au début de la maladie ; ce n'est que par exception (Voisin, Gallard) qu'elle s'accroît aux époques menstruelles suivantes. Suivant le siége de la tumeur hématique, l'utérus est élevé, abaissé, dévié latéralement ou dans le sens antéro-postérieur ; et la position du col utérin indique, presque toujours, une situation inverse du corps de l'organe. Par le toucher vaginal ou rectal, on constate le déplacement de l'utérus et la présence d'une tumeur, soit sur les parties latérales du vagin, soit entre cet organe et le rectum. Cette tumeur n'a pas une marche progressive, comme on pourrait le croire : ayant acquis, à son début, le plus grand développement possible, elle tend ensuite à disparaître ; et M. A. Voisin a signalé, d'une manière toute particulière, le retrait rapide qu'elle éprouve à chaque période menstruelle. On devra remarquer surtout un fait important, et bien propre à éclairer le diagnostic, dans les hématocèles rétro-utérines : c'est qu'elles sont *fluctuantes* à leur début (*tumeurs fluctuantes du petit bassin*, Récamier, Bourdon); et cette fluctuation peut être perçue, non-seulement dans la tumeur vaginale, mais encore de celle-ci à la tumeur hypogastrique (Voisin). Enfin, et comme s'il ne devait rien manquer à la physiologie pathologique de ces tumeurs, on a constaté qu'elles s'indurent, qu'elles deviennent solides, qu'elles présentent des bosselures, à mesure que le sang dont elles sont formées se coagule dans la cavité péritonéale. Elles tendent donc à une *résorption spontanée;* mais cependant on en a vu s'ouvrir dans le rectum, le vagin, le péritoine même, ou donner lieu à la formation de phlegmons.

La durée de ces tumeurs est de un à huit mois.

Nous avons dit qu'on observait, au début, des accidents généraux, tels que : frisson, fièvre, pouls petit, fréquent, à 120, vomissements; en un mot, des *accidents abdominaux;* ces symptômes se représentent, à plusieurs reprises, dans le cours de la maladie. On les a considérés comme les effets d'une *péritonite hémorrhagique.*

De toutes les conclusions intéressantes contenues dans les ouvrages de M. Voisin, c'est la seule que nous ne puissions pas adopter. Ces accidents nous paraissent être simplement des phénomènes d'*hémorrhagie,* et non des phénomènes de péritonite. Chez quatre malades que nous avons observées, il ne s'est jamais manifesté le moindre accident qui ait pu nous faire penser un seul instant à une péritonite. Ne sait-on pas d'ailleurs, depuis J. L. Petit, que les épanchements de sang dans l'abdomen n'ont pas les mêmes effets irritants que les épanchements des liquides intestinaux, de la bile, de l'urine, du pus, etc.?

Comme nous ne nous occupons pas ici des maladies des organes génitaux, nous renvoyons, pour le diagnostic différentiel, à l'excellent ouvrage de M. le docteur A. Voisin, dont nous avons extrait tous les détails qui précèdent (1).

---

(1) Consulter aussi Viguès, *Thèse.* Paris, 1850. — Prost, *Thèse.* Paris, 1854. — Tardieu, *Annales d'hygiène.* Paris, 1854, t. II, p. 157. — Fenerly, Cestan, *Thèses.* Paris, 1855.— Engelhardt, *Thèse.* Strasbourg, 1856. — Gallardo, *Thèse.* Paris, 1856. — Puech, *Thèse.* Montpellier, 1858. — Id. Paris, 1861.

Les affections des *ligaments larges* et de l'*ovaire* donnent aussi lieu à des tumeurs.

Si une femme, peu de temps après l'accouchement, présente une tumeur aiguë, douloureuse, dans un des côtés de l'hypogastre, on songera de suite à un **phlegmon du ligament large** ou à une **ovarite**. Ces tumeurs sont d'une consistance moyenne, mates, douloureuses, à contours peu arrêtés, pâteux; elles sont peu mobiles, elles remontent de bas en haut en se développant. Par le toucher vaginal, on sent qu'elles descendent sur le côté de l'utérus et du vagin.

Rappelons pour mémoire la **grossesse extra-utérine**.

Le *tissu cellulaire* de l'abdomen est souvent aussi le point de départ de lésions qui forment tumeur; des **kystes hydatiques**, des **corps fibreux** ou **fibro-plastiques**, des **phlegmons** sont les affections les plus ordinaires de ce tissu. Les premières sont rares et exceptionnelles, le phlegmon seul est commun; aussi ne nous occuperons-nous que de cette affection.

On voit naître les phlegmons du tissu cellulaire, dans les fosses iliaques, dans les ligaments larges et dans l'excavation du petit bassin.

Les **phlegmons** de la **fosse iliaque** sont bien plus communs à droite qu'à gauche; rarement primitifs, ils reconnaissent presque toujours pour cause une affection du cœcum ou de son appendice (pérityphlite); des lésions analogues du côlon descendant produisent aussi, mais bien plus rarement, un phlegmon dans la fosse iliaque gauche.

Dans ces deux cas, le phlegmon est *sous-péritonéal* et présente les caractères suivants : tumeur pâteuse, molle, mal limitée, douloureuse, sourde à la percussion; la masse ne paraît pas descendre dans le bassin, souvent, au contraire, elle remonte sur le trajet du côlon ascendant. Cette tumeur est bien arrondie, superficielle, et quelquefois la paroi abdominale semble faire corps avec elle. Il y a toujours des troubles plus ou moins considérables du côté des fonctions intestinales, tels que diarrhée et constipation, vomissements; et, si l'on remonte à l'étiologie, on reconnaît que l'affection a, presque toujours, été précédée de symptômes de la même nature. Nous avons vu une fois cette affection compliquée d'un ictère, dont l'origine s'expliquerait peut-être par la propagation de l'inflammation le long du côlon, ou du tissu cellulaire sous-péritonéal de la paroi postérieure de l'abdomen.

Quand le *phlegmon* est *sous-aponévrotique*, la tumeur est plate, étalée, profonde, elle se perd en haut vers la colonne vertébrale, en bas au-dessous du ligament de Fallope; il y a presque toujours rétraction de la cuisse; on ne tarde pas à voir de la fluctuation se manifester à la partie externe de la région inguinale.

Le *psoïtis*, les *abcès par congestion* de la colonne lombaire ne sont que des cas particuliers du phlegmon que nous décrivons.

La marche de ces tumeurs fournit d'excellents signes diagnostiques. Dans le premier cas, les accidents marchent rapidement, s'accompagnent de fièvre, la tumeur est très-douloureuse; petite d'abord, elle grossit rapidement et provoque de la tuméfaction, de l'empâtement, de l'érythème même de la paroi abdominale; tous les mouvements sont gênés et douloureux; puis des battements dans la tumeur, des frissons, annoncent la suppuration; bientôt la tumeur s'approche de la peau, et l'on sent de la fluctuation; ou bien elle diminue rapidement en s'ouvrant dans l'intestin, dans le vagin, la vessie, etc. Quelquefois les malades ne s'aperçoivent pas de l'évacuation du pus par ces voies; il faut donc toujours surveiller les excrétions, quand on peut craindre l'existence d'un phlegmon de cette espèce. Si l'affection est chronique, elle marche d'une manière progressive et s'accroît comme les abcès froids.

Les **phlegmons des ligaments larges** naissent dans les mêmes circonstances que l'ovarite et en présentent les caractères. Accouchement récent, douleurs dans l'hypogastre, tumeur irrégulière, ordinairement assez volumineuse, plongeant dans le bassin, occupant un des côtés de la ligne médiane; marche rapide; suppuration, terminaison comme dans les cas précédents.

Bien plus redoutable que les précédents, le **phlegmon du tissu cellulaire du bassin** reste cependant bien plus longtemps caché à l'observation ; en effet, il ne forme une tumeur que quand il s'accompagne d'inflammation des ligaments larges ou du tissu cellulaire des fosses iliaques. Il survient à la suite des couches, dans les maladies du rectum, de la vessie, de la prostate, dans les cas de déchirure de l'urètre, d'infiltration urineuse, dans les opérations pratiquées sur le rectum et le bas-fond de la vessie ; on se tiendra donc, dans ces circonstances, toujours en garde contre le développement d'une semblable complication. Le toucher rectal ou vaginal sera le meilleur moyen de faire reconnaître l'existence de la tumeur, son siége et son étendue. On sent alors dans un point du pourtour du bassin, autour du rectum, de l'utérus ou du vagin, une tumeur dure, chaude, douloureuse à la pression ; la miction et la défécation sont plus ou moins compromises. Quand la tumeur remonte jusqu'au détroit supérieur du bassin, on en sent l'extrémité supérieure, et l'on s'aperçoit facilement, par son siége, par les mouvements qui se communiquent facilement de ce point à celui qu'on a senti par le vagin ou le rectum, qu'on n'a affaire qu'à une seule et même masse. — La marche est celle des phlegmons ordinaires.

M. Gosselin a étudié avec soin une forme particulière d'inflammation du tissu cellulaire du bassin, le **phlegmon péri-utérin** ; et M. le docteur Gallard, en a donné une bonne description (1).

Tous les phlegmons des annexes de l'utérus, dit M. Gosselin, ne reconnaissent pas nécessairement l'accouchement pour cause. Quelques-uns naissent en dehors de l'état puerpéral, et c'est à ceux-là que convient le nom de phlegmons *péri-utérins.* Les inflammations de cette nature sont toujours aiguës, selon M. Gallard ; elles ne se terminent presque jamais par suppuration, mais la résolution en est souvent incomplète ; aussi tendent-elles, soit à récidiver, soit à se perpétuer à l'état chronique. La masse de la tumeur est accolée à l'un des côtés de l'utérus, et bien des auteurs l'ont prise pour un *engorgement partiel* de cet organe. Nous renvoyons à la thèse de M. Gallard pour le diagnostic assez facile de ce genre de tumeur.

(1) *Thèse*, Paris. 1855.

Des **anévrysmes** peuvent se développer dans l'abdomen et former tumeur. Le diagnostic est très-facile, en raison des battements et des mouvements d'expansion de la tumeur. Cependant on ne s'en laissera pas imposer par les battements nerveux et par les mouvements que dés artères saines peuvent communiquer au foie, à divers organes plus ou moins sains, ou à des tumeurs anormales. Nous insisterons sur ces points en traitant des mouvements perçus dans l'abdomen. (*Voy. plus bas.*)

Nous sommes loin d'avoir épuisé la liste des tumeurs de l'abdomen ; nous pourrions en citer encore un grand nombre, mais nous avons voulu indiquer les plus communes, celles dont la clinique offre le plus d'exemples. Il nous paraît inutile de décrire maintenant celles qui sont très-rares, et par conséquent exceptionnelles, d'abord parce qu'on n'aura que très-peu d'occasions de les observer, ensuite parce que les signes en sont très-incertains, considérés d'une manière générale ; et qu'enfin, dans les cas particuliers, le diagnostic ressortira surtout des conditions tout à fait spéciales dans lesquelles le mal se sera développé.

A quoi bon, en effet, exposer les prétendus signes des *tumeurs gazeuses* qui se sont montrées, à de rares intervalles, dans le foie ; ceux des *abcès de la vésicule biliaire*, des *hémorrhagies* ou *tumeurs hématiques du foie*, des *corps étrangers de l'estomac*, des *tumeurs du pancréas*, des *calculs intestinaux* (1) ?

XIII. — DES MOUVEMENTS DANS L'ABDOMEN, PULSATIONS ABDOMINALES.

La palpation fait encore percevoir des *mouvements* dans l'abdomen. Les principaux sont les pulsations abdominales et les mouvements actifs et passifs du fœtus. L'étude de ces derniers appartient spécialement à l'art des accouchements, nous les laisserons donc de côté.

En appliquant la main sur la paroi abdominale, on peut sentir des battements analogues à ceux des anévrysmes. Ces bat-

---

(1) Consulter la *Thèse* intéressante de M. le docteur Pénard, *sur les tumeurs de l'abdomen.* Paris, 1848.

tements sont dus à trois causes différentes : 1° à des anévrysmes véritables ; 2° à la transmission des battements de l'aorte
ou de ses grosses branches, par des tumeurs ou des parties solides; 3° à des battements spasmodiques ou nerveux des artères. Ce dernier accident, en raison de sa singularité, mérite
de fixer notre attention.

Pulsations abdominales. Battements épigastriques. — Cet accident s'observe à peu près exclusivement chez les femmes,
et particulièrement chez celles d'un tempérament nerveux,
c'est-à-dire vif, impressionnable, mobile ; on le voit communément chez les hystériques, et quelquefois chez les hypochondriaques, chez les gastralgiques, au commencement de
la grossesse.

Ces battements se manifestent surtout au creux épigastrique,
où ils occasionnent un soulèvement visible qui, au premier
abord, pourrait en imposer pour un anévrysme cœliaque.
Souvent ils s'étendent jusqu'à la fin de l'aorte et aux iliaques
primitives. Ils naissent quelquefois d'une manière rapide
et sont promptement portés au plus haut degré d'intensité ;
on remarque alors que les battements sont irréguliers, et ne
correspondent ni à la diastole artérielle ni aux battements du
cœur ; ils sont tantôt plus lents, et tantôt plus fréquents, souvent aussi, plus énergiques que les battements du cœur. Ces
pulsations varient de moment à autre pour la force ; quelquefois à peine sensibles, d'autres fois si prononcées, qu'elles
sont extrêmement pénibles pour les malades. Enfin, on sent
quelquefois à l'épigastre comme une *tumeur* plus ou moins
volumineuse, qui en impose encore davantage pour un anévrysme. Laënnec considérait cette tumeur comme formée, le
plus souvent, par des gaz enfermés dans une cellule du côlon
transverse. Ces battements artériels disparaissent quelquefois
aussi vite qu'ils sont venus ; ils cèdent spontanément, ou par
une éructation de gaz, ou sous l'influence d'une saignée, de
médicaments antispasmodiques, etc.

Il est plus facile de dire ce que ces pulsations ne sont pas que
de dire ce qu'elles sont (Morgagni). En effet, on sait très-bien
qu'elles ne sont pas dues à des anévrysmes ou à des tumeurs
qui transmettent les battements aortiques. Mais a-t-on affaire

à une maladie des artères, ou à une lésion des nerfs qui les environnent? c'est ce qu'il est à peu près impossible de dire. Cependant on est assez disposé à croire qu'il s'agit d'une affection nerveuse des artères, cette maladie présentant en effet la mobilité, la violence des affections nerveuses, et se produisant sous l'influence des mêmes causes. Le plexus solaire, qui forme autour des vaisseaux de l'abdomen une tunique presque complète, pourrait bien entrer pour quelque chose dans la production de l'affection. Une expérience de sir Everard Home tendrait à le confirmer. « Ayant mis à nu l'artère carotide d'un lapin, il appliqua de la potasse caustique sur un des filets voisins du grand sympathique, et il vit bientôt cette artère battre avec violence, ce qu'elle continua de faire pendant quelques instants » (Dance). Ne pourrait-on pas aussi rapprocher cette affection des battements artériels qui se produisent autour des phlegmons et des articulations prises de rhumatisme? On sait que, dans ces cas, les battements prennent une énergie plus considérable qu'avant la maladie, et que les artères semblent avoir acquis un calibre bien plus grand que celui qu'elles ont réellement.

Ces pulsations diffèrent de celles des anévrysmes par leur production rapide, l'irrégularité de leurs battements, et l'absence de concordance avec ceux du cœur; l'auscultation fait en outre reconnaître un bruit en rapport avec le calibre normal de l'artère dans laquelle ce phénomène se passe. Le tempérament du malade, son sexe, la cause qui produit ces battements (émotion, gastralgie, hystérie), sont encore des indices importants. S'il y a une tumeur, elle est le plus ordinairement gazeuse, et par conséquent sonore.

Les véritables *anévrysmes* donnent lieu à des mouvements isochrones à ceux du cœur, présentent une tumeur *expansive* dans tous les sens, mate à la percussion; il s'y passe un bruit de souffle énorme, faisant mal à l'oreille (Laënnec), et révélant une cavité plus grande que celle des artères les plus grosses de l'abdomen.

Le foie hypertrophié, l'estomac squirrheux, le pancréas induré, transmettent les battements de l'aorte; les tumeurs qu'on observe alors n'ont pas de mouvements d'expansion, et peuvent être délimitées et reconnues à leur forme. Pas de souffle marqué, régularité des battements.

§ IV. — Signes fournis par la percussion.

Il est impossible d'étudier à part, en ce qui touche l'abdomen, les phénomènes fournis par la percussion. Il faut, à chaque instant, rapprocher les renseignements donnés par ce mode d'exploration de ceux qui sont accusés par l'inspection, la palpation, etc. Isoler ici ces résultats serait sans utilité, et, de plus, ce serait faire double emploi, car nous ne pourrions que répéter ce que nous avons dit dans les chapitres précédents, et ce que nous avons à faire connaître dans les suivants.

§ V. — Signes fournis par l'audition et l'auscultation.

L'audition à distance, et l'auscultation pratiquée par l'application directe de l'oreille ou du stéthoscope sur l'abdomen, font percevoir diverses espèces de bruits, savoir : les *borborygmes*, le *bruit de fluctuation stomacale*, le *gargouillement*, le *souffle vasculaire*, le *bruit de crépitation* ou de *collision des calculs*, le *frottement péritonéal* et le *tintement métallique*.

XIV. — DES BORBORYGMES.

On donne le nom de *borborygmes* ou *borborysmes* aux bruits produits par les mouvements spontanés des liquides et des gaz intestinaux. Ce bruit diffère du gargouillement, qui ne se perçoit que quand on imprime, avec les mains, des mouvements aux parois de l'abdomen et aux intestins.

Caractères. — Ce phénomène est commun chez les personnes en santé; il se produit surtout à jeun; il est presque habituel chez les femmes, et paraît être produit par la gêne apportée à la circulation intestinale par la pression du corset.

Dans l'état pathologique, il se manifeste surtout lorsqu'il y a gêne dans le cours naturel des matières contenues dans l'intestin, ou lorsque la quantité des gaz et des liquides est plus grande que de coutume. Les borborygmes sont communs chez

30.

les personnes sédentaires, chez celles qui sont sujettes à la constipation, dans la grossesse et après l'accouchement. Ils accompagnent presque toujours les digestions pénibles et prolongées (dyspepsie), accompagnées de flatulence, et se rencontrent en conséquence chez les hystériques et les hypochondriaques. Très-communs chez les maniaques, les lypémaniaques, ils deviennent souvent le point de départ d'hallucinations qui font croire aux malades qu'ils sont atteints d'affections graves, ou qu'ils ont dans l'abdomen des corps étrangers, des êtres vivants, des couleuvres, des serpents, des ennemis intérieurs, etc. Certains aliments (farineux, crucifères), les vers, déterminent aussi des borborygmes. Enfin, on les observe également dans les hernies étranglées, l'étranglement interne, la péritonite, le cancer de l'estomac, de l'intestin.

Les borborygmes sont des phénomènes trop communs, trop peu variés dans leurs caractères pour avoir une valeur diagnostique ; ils n'indiquent qu'une production trop abondante de gaz et de liquides, et qu'une circulation difficile de ces matières dans le tube digestif.

XV. — DU BRUIT DE FLUCTUATION STOMACALE.

Fluctuation de l'estomac, gargouillement.

Quelques malades éprouvent, en se déplaçant un peu brusquement, une sensation de mouvement de liquides dans l'abdomen, et entendent distinctement une fluctuation qu'ils comparent au bruit produit par l'agitation d'un liquide dans une carafe. Ce phénomène peut être produit par la succussion, c'est-à-dire en imprimant au tronc quelques mouvements brusques et secs de va-et-vient, dans le sens transversal ou dans toute autre direction. Ce bruit, comparable à celui de l'hydropneumothorax, donne parfaitement l'idée d'un flot ou d'une collision de molécules liquides dans une grande cavité à moitié pleine de gaz. Il peut s'entendre à une distance quelquefois très-grande, à travers la largeur d'une chambre ; mais quelquefois on est obligé, pour le percevoir, d'approcher l'oreille au voisinage de la paroi abdominale, tandis qu'une autre personne imprime au corps les mouvements nécessaires pour amener le phénomène.

Ce bruit ne peut se produire que dans une grande cavité renfermant à la fois des gaz et des liquides. On ne l'a rencontré jusqu'à présent que dans les cas de dilatation de l'estomac; et comme ces dilatations, à moins de circonstances tout à fait exceptionnelles, résultent presque toujours d'oblitérations de l'orifice pylorique de l'organe, soit par un cancer, soit par des tumeurs extérieures qui compriment cette ouverture, soit par des cicatrices, il devient nécessairement, quoique indirectement, signe des *rétrécissements* de cette espèce.

Dans presque tous les cas où nous l'avons perçu, il existait une tumeur pylorique, et une dilatation de l'estomac; la percussion donnait un son hydro-aérique, quelquefois jusqu'à l'ombilic; il y avait des vomissements et des symptômes généraux de l'affection cancéreuse. C'est ce phénomène qui, joint au son stomacal, aux vomissements, a permis de reconnaître comme lésions du pylore, ces tumeurs descendues dans les fosses iliaques, et dont l'abaissement reconnaissait pour cause une dilatation de l'estomac.

Nous avons rencontré une fois ce phénomène chez un homme qui ne présentait aucune lésion du pylore, mais qui avait une péritonite chronique.

XVI. — DU GARGOUILLEMENT INTESTINAL.

Le gargouillement intestinal est un bruit produit par le mélange des gaz et des liquides contenus dans l'intestin, et dont on provoque la formation par la pression sur les parois abdominales. La pression est nécessaire pour faire naître ce phénomène: c'est ce qui le distingue des borborygmes.

Le plus ordinairement le gargouillement se traduit par un bruit percevable à distance, et qu'on peut faire entendre aux personnes qui ne touchent pas le malade; mais quelquefois il est impossible d'obtenir de bruit distinct et de le faire entendre à d'autres personnes. L'observateur seul en a conscience, et il ne le perçoit qu'avec les doigts; mais alors même, la sensation est si distincte, si bien tranchée, qu'il semble qu'on l'*entende*.

Est-ce un phénomène d'acoustique transmis par la main? Est-ce une perception des sons par les nerfs de la sensibilité générale? C'est ce que nous ne pourrions dire. On sait que Gerdy et M. Blanchet affirment qu'on peut entendre par les nerfs destinés à la sensibilité tactile.

Le gargouillement ne se passe presque jamais ailleurs que dans la cavité de l'intestin, ou dans celle d'un abcès contenant des gaz et des liquides (cas extrêmement rare) ; la rareté des épanchements gazeux dans l'abdomen ne permet pas de croire qu'il puisse jamais se produire dans le péritoine. Il pourrait, à la rigueur, exister dans ces pyélonéphrites, où les reins contiennent un mélange de pus, d'urine et de gaz.

Le gargouillement est, dans certains cas, facile à percevoir, et, en appliquant la main sur l'abdomen, on le produit quelquefois sans le chercher ; mais le plus souvent il est difficile à produire ; on doit alors appliquer les deux mains sur l'abdomen, à une petite distance, et déprimer la paroi doucement, mais assez profondément. Alors, tandis qu'une main reste immobile, on imprime, avec l'autre, de petits mouvements un peu brusques et secs, en évitant cependant de faire souffrir le malade. Ces mouvements doivent être répétés un certain nombre de fois pour que le bruit se produise. Une fois qu'on en a déterminé la formation, il persiste pendant quelque temps, puis il disparaît par le déplacement des gaz et des liquides. On le retrouve alors un peu plus loin, ou bien il a disparu pour quelque temps.

Le gargouillement est le plus ordinairement partiel. Quand il est général, il ne persiste que pendant quelque temps, et finit toujours par se localiser dans un point déterminé.

Son siége le plus habituel est le long du trajet du gros intestin, mais le plus ordinairement il est limité à la fosse iliaque droite.

Ce phénomène est d'ailleurs passager ou permanent.

. Lorsque l'abdomen est distendu par des gaz, lorsqu'il existe une ascite, il est à peu près impossible de constater l'existence du gargouillement.

Son caractère et son volume varient.

Quelquefois il est formé par des bulles *fines*, égales, abon-

dantes, qui semblent se produire dans un liquide épais ou *gras*.
On donne, en clinique, à ce gargouillement, le nom de *gargouillement fin* ou de *râle crépitant* par suite d'une comparaison,
fort éloignée d'ailleurs, avec le râle crépitant de la pneumonie.
Il est généralement limité. Le gargouillement moyen est produit par un liquide moins visqueux, et donne la sensation de
bulles moins nombreuses, plus volumineuses, inégales; cette
espèce occupe une plus grande étendue, et est plus sonore
que la précédente; elle persiste assez longtemps dans le même
point. On donne le nom de gros gargouillement à celui dont
les bulles sont très-volumineuses et peu abondantes; on sent
alors qu'il existe dans l'intestin plus de gaz que de liquides,
et que ceux-ci sont peu visqueux. Ce gargouillement est très-
sonore et ressemble beaucoup aux borborygmes; il accompagne
surtout la tympanite modérée; il se déplace et se perd très-
facilement; il occupe surtout le gros intestin. Il existe de la
submatité et du bruit hydro-aérique dans les gargouillements
fins et moyens, de la sonorité dans celui à bulles volumineuses.
Le gargouillement qui se produit dans les vastes abcès contenant de l'air (abcès par congestion de la région lombaire et de
la fosse iliaque), donne plutôt une sensation de clapotement
qu'un bruit bullaire.

*Maladies dans lesquelles on rencontre le gargouillement. —
Valeur diagnostique.*

Toutes les maladies qui donnent lieu à une accumulation de
gaz et de liquides dans l'intestin, s'accompagnent de gargouillement. On rencontre donc ce symptôme dans la simple indigestion intestinale, dans l'entérite, la fièvre typhoïde, la colite,
la dysenterie. Mais il a, dans quelques cas, des caractères particuliers de siége et de persistance, qui en font un symptôme
d'une grande valeur.

Dans l'**indigestion intestinale** on perçoit du gargouillement dans tout l'abdomen, et surtout dans les flancs; il est
toujours très-gros, peu étendu, peu visqueux, fort sonore;
il n'a pas de siége fixe, parce qu'il n'y a pas de lésion déterminée, et localisée dans un point plutôt que dans un autre;

il ne persiste que peu de temps, disparaît avec les évacuations des gaz et des liquides, et ne se reproduit que longtemps après. Il ne se produit qu'à la suite d'ingestion plus ou moins abondante d'aliments et de boissons, et disparaît après une diète même peu prolongée. Nous ne l'avons jamais vu durer plus de quatre ou cinq jours.

L'entérite simple et l'**entérite tuberculeuse** s'en accompagnent fort rarement, et seulement lorsqu'il y a sécrétion de gaz, circonstance rare, ainsi que nous l'avons dit ; il n'y a pas non plus de siége fixe pour ce phénomène ; la diète le fait disparaître, et il ne persiste qu'un petit nombre de jours.

Mais il n'en est plus de même dans la **fièvre typhoïde.** Dans cette affection, c'est un phénomène à peu près constant ; il peut être très-étendu, lorsqu'il y a des liquides et des gaz dans le gros intestin ; mais le plus ordinairement, il a un siége fixe et très-limité, la région iléo-cœcale ou de la fosse iliaque droite ; s'il est général, il est toujours plus abondant dans ce point que partout ailleurs ; il se manifeste et persiste chez des malades qui mangent peu, ou qui sont même à la diète depuis plusieurs jours ; malgré la diète, il va presque toujours en augmentant, à moins que le traitement ne fasse avorter la maladie ; il persiste pendant très-longtemps, et toujours dans le même point ; nous l'avons vu durer trois, quatre, cinq semaines. Cette persistance, ce siége particulier, ne doivent pas étonner ; les liquides et gaz qui le déterminent sont produits et sécrétés d'une manière continuelle dans un seul et même point de l'intestin, la partie inférieure de l'intestin grêle et le cœcum ; et s'ils sont rejetés, il ne tardera pas à s'en reproduire dans le même lieu ; leur production dure autant que l'ulcération des plaques de Peyer, et augmente même avec leur étendue. Ces conditions font donc du gargouillement un phénomène à peu près constant de la maladie typhoïde. Mais nous avons dit qu'un excès de tympanite en rend la perception impossible.

Comme on le voit, le gargouillement intestinal ne caractérise aucune maladie en particulier ; mais s'il est limité à la fosse iliaque droite, s'il est permanent dans ce point, s'il va en augmentant malgré la suppression des aliments, il indiquera à peu près certainement une lésion permanente, et susceptible d'accroissement, de la fin de l'intestin grêle; et comme, en fait de maladies aiguës de cette région, nous ne connaissons que les lésions des plaques de Peyer, ce sera un indice à peu près certain de la fièvre dite typhoïde. Il est bien entendu que les symptômes généraux fébriles doivent exister pour qu'on soit en droit d'établir ce diagnostic.

Nous ajouterons, en terminant, que le gargouillement de la colite et de la dysenterie existe surtout dans le gros intestin, mais sans localisation spéciale, ces affections donnant lieu à des lésions dont le siége est fort variable, et qui sont le plus ordinairement étendues à la plus grande partie de la longueur du côlon.

On perçoit encore du gargouillement dans les abcès contenant à la fois des liquides et des gaz, tels que les **abcès de la fosse iliaque,** les **abcès par congestion,** dans les **suppurations des reins,** la **pyélite,** etc., enfin dans toutes les circonstances où des gaz et des liquides peuvent s'accumuler à la fois dans une même cavité. Mais il faut dire que ces cas sont fort rares, relativement à ceux où le gargouillement siége dans l'intestin lui-même.

XVII. — DU SOUFFLE VASCULAIRE PERÇU PAR L'AUSCULTATION.

Quand on explore les artères avec le stéthoscope, et sans les comprimer, on perçoit un son mat étouffé et bref; lorsqu'on les comprime, on produit un *souffle* plus ou moins fort, plus ou moins long, dû au rétrécissement de l'artère, à la rapidité plus grande du courant et au frottement plus considérable exercé par le sang contre les parois vasculaires. L'auscultation de l'abdomen fait souvent percevoir des bruits de cette nature qui ne sont pas dus à la pression du stéthoscope, mais à une modification apportée aux vaisseaux par quelque lésion intra-abdominale, en sorte que ce phénomène peut devenir l'indice et même le signe des lésions dont il est question.

Les médecins n'ont pas toujours considéré ce phénomène

sous un point de vue aussi général ; ce qui tient à ce que le souffle en question a été étudié, tout d'abord, dans l'état de grossesse, et qu'on l'a cru propre à cet état et déterminé par des conditions qui ne peuvent se rencontrer que dans ce cas particulier. Nous croyons que l'on doit rattacher ce phénomène à une cause beaucoup plus générale, et le regarder comme un fait qui peut se produire toutes les fois qu'une artère est comprimée par une tumeur solide ou liquide.

Kergaradec, qui le premier, en 1822, a constaté ce phénomène, ne l'avait perçu que chez des femmes enceintes ; il en expliquait la production par le passage du sang dans de prétendus vaisseaux utéro-placentaires. — Laënnec croyait qu'il se produisait dans l'artère qui sert principalement à la nutrition du placenta, artère non moins imaginaire que les vaisseaux utéro-placentaires. — M. Paul Dubois rapproche très-ingénieusement le souffle utérin de celui qui se passe dans les varices anévrysmales ; et comme il constate d'ailleurs une grande analogie de structure entre les vaisseaux de l'utérus, dans l'état de grossesse, et la varice en question, il est porté à croire que le souffle se produit par le même mécanisme dans les deux cas. En effet, le tissu de l'utérus est si vasculaire dans l'état de gestation, qu'on peut le considérer comme un tissu érectile ; mais ce que l'on y voit de particulier, ce sont des communications faciles, directes, nombreuses, entre les artères et les veines ; d'où l'on peut conclure que la colonne de sang apportée par les artères, va se jeter directement dans les veines, en se mêlant avec les colonnes moins rapides et moins pressées que contiennent ces canaux. Cette sorte d'injection d'un courant sanguin rapide dans un plus lent, serait la cause du souffle utérin. Et l'on comprend qu'il siége particulièrement au niveau de l'insertion du placenta, puisque c'est dans ce point que le système vasculaire utérin est le plus prononcé. D'autres observateurs croient que le souffle pourrait bien tenir à la compression des artères utérines elles-mêmes, entre les parois du bassin et le corps du fœtus.

La théorie de M. Dubois (1) nous paraît extrêmement ingé-

(1) *Dict. de médecine*, art. GROSSESSE.

nieuse, mais elle donne au phénomène souffle une signification trop exclusive, car elle en fait un signe *presque certain*
de grossesse. Nous ne l'adoptons donc qu'avec réserve. La
remarque que nous faisons est si vraie qu'elle n'a pas échappé
à M. P. Dubois lui-même, car il ajoute, presque immédiatement, que des tumeurs abdominales ont offert ce phénomène
plusieurs fois.

Nous croyons, en conséquence, avec M. Bouillaud, à qui
l'on doit des recherches très-intéressantes sur ce sujet, que ce
souffle est surtout produit par la compression des artères si
nombreuses et si volumineuses qui existent dans l'abdomen,
et spécialement dans le bassin.

Aussi quand on percevra ce phénomène, on devra penser
soit à une grossesse, soit à une tumeur comprimant les vaisseaux. La rareté des tumeurs, eu égard à la grossesse, fera
incliner le plus ordinairement en faveur de celle-ci ; mais enfin
il n'y aura aucune certitude, tant qu'à ce phénomène ne vien-
dront pas s'ajouter des caractères plus tranchés.

M. Bouillaud cite (1) un exemple des erreurs qui peuvent résulter de l'importance trop grande accordée à ce phénomène,
comme signe de grossesse.

Nous ne croyons pas devoir faire de paragraphe particulier
pour décrire la *crépitation des calculs biliaires* et le *frottement
péritonéal,* parce qu'il n'est nullement établi que l'on ait réellement observé ces phénomènes.

M. Hérard (2) a entendu une fois le *tintement métallique* dans
une tumeur kystique du rein, contenant des gaz et des liquides ; placée sur une table, la tumeur faisait encore entendre
le même bruit, quand on la percutait. Le même observateur
a eu l'occasion de retrouver ce phénomène dans un kyste
de l'ovaire. La communication avec l'extérieur n'est donc pas
nécessaire pour la production du bruit en question. Nous
avons nous-même observé, avec M. le docteur Charcot, un

(1) *Traité clinique des maladies du cœur.* 2ᵉ édit. Paris, 1841, t. I, p. 282.
(2) *Bulletins de la Soc. anat.,* 1850, p. 98.

fait de ce genre, dans un cas de pyélite avec dilatation considérable du rein, et urines purulentes.

ART. II. — SIGNES FONCTIONNELS.

Ces signes sont très-nombreux. Pour le moment, nous croyons devoir passer sous silence tous ceux qui dépendent des organes génito-urinaires, et nous réserverons toute notre attention pour ceux qui dépendent des organes digestifs.

Nous étudierons donc successivement : la *douleur abdominale*, la *dyspepsie*, le *vomissement*, la *constipation*, la *diarrhée*, etc.

I. — DE LA DOULEUR ABDOMINALE.

La douleur est du nombre des phénomènes, dits subjectifs, c'est-à-dire perçus par le malade, et que le médecin ne peut pas constater par lui-même ; on peut, en conséquence, être trompé sur la nature, l'intensité et même la réalité du phénomène, et l'on ne saurait trop se mettre en garde contre la mauvaise foi des malades. Le médecin se tiendra donc toujours sur la réserve, et il cherchera à s'assurer, par tous les moyens possibles, de la sincérité et du degré d'intelligence du malade. Ce que nous disons ne s'applique qu'aux douleurs de moyenne intensité ; les douleurs violentes se traduisent par un état d'agitation et une altération des traits qui ne peuvent être simulés.

Pour se rendre compte de la valeur diagnostique de la douleur, il faut connaître les conditions qui président à son développement.

Une condition anatomique domine toutes les autres : celle de la distribution des nerfs dans les viscères. Tous ceux qui reçoivent des nerfs du système cérébro-rachidien, qu'ils soient sensibles ou insensibles dans l'état normal, peuvent devenir le siége de douleurs, dans l'état pathologique. — Mais il n'en est plus de même des organes qui ne reçoivent que des rameaux nerveux du grand sympathique ; ceux-là sont toujours insensibles ; l'état pathologique ne saurait les élever jusqu'à la douleur, ou bien il faudrait que la maladie pût y créer, de toutes pièces, des nerfs sensitifs. Nous adoptons, sous ce point de vue, les idées si remarquables que M. Bouillaud professe depuis longtemps, et dont nous avons pu vérifier la rigoureuse exactitude. — D'après ce que nous venons de dire, on pourra concevoir que la douleur se manifeste dans les maladies de l'estomac, du gros intestin, du foie, des reins, de la vessie, dé l'utérus, et qu'elle manque, au contraire, dans celles de l'intestin grêle et du péritoine viscéral. En effet, ces deux derniers reçoivent exclusivement leurs rameaux du grand sympathique, tandis que les autres organes les reçoivent, tout à la fois du grand sympathique, du pneumogastrique (estomac, foie, rate), des plexus lombaire et sacré (reins, utérus), et enfin des nerfs des parois abdominales (péritoine pariétal).

Une autre condition du développement de la douleur dérive des lésions viscérales; or, nous croyons que toutes les espèces de lésions ne peuvent pas présider à la production du phénomène; en effet, nous n'avons constaté la douleur que dans les cas d'inflammation aiguë ou chronique, de lésions organiques, cancers, tubercules, etc., et dans les affections sans lésion dites névralgies; tandis que nous ne l'avons pas rencontrée dans l'hypertrophie ou l'atrophie, les transformations graisseuses et autres, etc., circonstances qui peuvent être importantes pour le diagnostic :

Caractères. La douleur présente un grand nombre de caractères que l'on doit prendre en considération.

Siége. Elle est générale ou locale, suivant l'étendue de la lésion. — Locale, elle est, au début, bornée à l'organe malade, mais elle se généralise avec une grande facilité et perd beaucoup de sa valeur; quelquefois on est assez heureux pour rencontrer un point plus douloureux que les autres, ce qui est un indice précieux, car il révèle, le plus souvent, le point de départ du mal. — La douleur a quelquefois des irradiations particulières, qui aident à en trouver le point de départ: les douleurs de l'estomac s'étendent à la région correspondante du dos et à la paroi antérieure de la poitrine; celles du rein descendent le long du trajet de l'uretère, et quelquefois jusqu'à l'extrémité de la verge : celles de l'utérus s'étendent aux lombes, aux aines et aux cuisses ; celles du foie s'irradient jusqu'à l'épaule droite, dans quelques cas, etc.

La douleur est profonde ou superficielle, suivant l'organe affecté.

Nature. Elle est sourde, aiguë, lancinante, suivant les cas : sourde dans les parenchymes, plus aiguë dans les membranes. Quand elle se manifeste par un sentiment de pincement et de contraction, elle prend le nom de *crampe* ; si elle revient par accès, et s'accompagne d'une espèce de tortillement, faible d'abord, puis graduellement croissant et qui se déplace, elle reçoit le nom de *colique*. C'est du *ténesme*, lorsqu'elle provoque un besoin d'évacuation qui ne peut pas être satisfait, faute de matières à évacuer, et qui se répète à intervalles rapprochés ; le ténesme se remarque particulièrement dans le rectum, la vessie, le vagin et l'utérus. — Souvent la douleur est spontanée ; quelquefois elle ne se révèle que par la pression. — Certaines douleurs sont soulagées par une compression plus ou moins forte et large. — Sensation de brûlure, de chaleur, ou de froid, dans quelques circonstances.

Durée. Elle est extrêmement variable. La douleur est permanente dans les affections graves avec lésions profondes et bien définies ; elle est vague et fugace dans les affections légères et nerveuses. Sa cessation indique quelquefois une aggravation dans les accidents (péritonite, perforation, etc.).

Marche. Elle se développe lentement et graduellement dans les affections chroniques et les désorganisations. Elle éclate rapidement dans les maladies nerveuses, dans les affections inflammatoires, aiguës, dans les perforations, les empoisonnements.

État général. Les douleurs qui résultent d'affections chroniques, cancéreuses, tuberculeuses, amènent un état de souffrance générale et d'abattement moral, qui se traduit par une expression particulière de la face, généralement connue : les traits sont tirés en bas, allongés, les ailes du nez et les lèvres s'amincissent, les yeux s'enfoncent dans les orbites. Les douleurs aiguës donnent lieu à une décomposition de la figure, qui diffère de la précédente : les traits sont concentrés, les sillons des joues sont plus profonds et leurs bords plus

minces que de coutume; le teint est pâle. Quand une douleur
est peu prononcée et qu'on la réveille par la pression, les
malades s'agitent, contractent leurs membres, la figure exprime la souffrance, l'anxiété. — Quelquefois ces phénomènes sont simulés.

Lorsqu'un malade se plaindra d'une douleur abdominale,
on ne manquera jamais de rapprocher ce fait de l'habitude
extérieure du corps; celte comparaison fournit des renseignements précieux; si le malade a conservé son embonpoint,
la fraîcheur de la peau, un teint clair : la maladie est récente ;
si le corps est décharné, jaunâtre : la maladie est ancienne et
ordinairement grave. Quelquefois les malades qui présentent
un état cachectique, assurent que leur douleur est récente;
c'est alors, selon toutes probabilités, l'indice d'un travail pathologique aigu, enté sur une affection chronique.

Il ne faut pas oublier que certains individus sont naturellement très-impressionnables, et se plaignent vivement, pour des
douleurs qui seraient à peine remarquées par d'autres; la vivacité, la mobilité du caractère du malade, la disproportion
entre les douleurs exprimées et les autres symptômes, feront
distinguer cette sensibilité exagérée de la douleur vraie. — D'un
autre côté, quelques malades sont trop peu intelligents pour
distinguer une sensation d'une autre ; et nous en voyons fréquemment, qui rapportent à l'intérieur de l'abdomen les douleurs déterminées à la peau par des piqûres de sangsues, des
mouchetures de ventouses ; c'est ce qu'on voit fréquemment
dans les fièvres typhoïdes.

Maladies dans lesquelles la douleur abdominale se manifeste.
Valeur diagnostique.

Nous étudierons surtout la douleur dans les affections
des parois de l'abdomen et dans celles des viscères intérieurs.

Douleurs des parois de l'abdomen. Elles se montrent dans
l'hystérie, les névralgies, le rhumatisme, les apoplexies musculaires.

Les femmes **chlorotiques** et **hystériques** se plaignent presque toutes de douleurs de l'abdomen, qui siégent dans différents points de l'épaisseur des parois abdominales. Il en est une qui occupe les muscles : elle est vague, obtuse, non lancinante ; elle se déplace et disparaît facilement ; elle n'est pas tout à fait superficielle. MM. Briquet et Alph. Bezançon (1) signalent des caractères qui permettent de la distinguer des autres genres de douleurs : il existe toujours des points où la pression réveille une sensibilité plus vive que partout ailleurs ; les attaches supérieures et inférieures des muscles droits de l'abdomen, les digitations du grand oblique, principalement du côté gauche, sont les parties où cette exagération est surtout prononcée. Il existe aussi une douleur au-dessous du sein et un peu en dehors de la pointe du cœur. Il y en a d'autres à l'occiput, dans les gouttières vertébrales ; la peau est insensible dans quelques points du corps, et spécialement aussi à gauche ; on trouve enfin souvent, au niveau d'une ou de plusieurs apophyses épineuses, une douleur vive, qui, par la pression, augmente quelquefois au point de produire la syncope. Les accidents douloureux ont toujours suivi une émotion morale plus ou moins vive, un chagrin profond, une vive colère, etc.

D'autres hystériques ont des douleurs beaucoup plus vives, et qui peuvent simuler la péritonite (Bezançon). — M. Piorry (2) pense que leur siége réel est alors dans l'utérus. Dans ces cas, le facies est excellent, le pouls sans altération, les malades exécutent des mouvements qu'elles éviteraient bien certainement de faire si une péritonite existait. Malgré l'évidence de ces symptômes, on a quelquefois appliqué jusqu'à 80 sangsues, et l'on se félicitait d'avoir guéri une péritonite.

Il y a des cas plus trompeurs encore, ceux où la douleur siége, non dans les parties profondes, mais dans la paroi même de l'abdomen, et qui s'accompagnent d'accidents intestinaux. M. Bezançon est le premier qui en ait donné une description complète. Il y a alors ballonnement, vomissement, consti-

---

(1) *Considération sur l'Hystérie et en particulier sur son diagnostic*. *Thèse*, Paris, 1849.

(2) *Traité de diagnostic*, t. II, page 515.

pation, difficulté dans l'émission des urines ; le faciès est altéré, le pouls fréquent ; quant à la douleur, elle est excessivement vive, elle augmente par la pression, par le moindre mouvement ; elle est tellement superficielle que les malades ne peuvent supporter le poids d'aucun corps, et que la plus légère pression sur la paroi abdominale peut donner lieu à des convulsions. — Dans ces cas, en apparence si graves, malgré la fréquence du pouls, la peau est sans chaleur ; la douleur est plus superficielle que celle de la vraie péritonite, car c'est de l'hyperesthésie cutanée ; et, enfin, il existe toujours des points douloureux aux attaches des muscles que nous avons indiqués.

Les **névralgies** des parois abdominales ont un siége fixe donnent lieu à des douleurs quelquefois continues, mais sur tout à des élancements qui suivent plus ou moins exactemen le trajet d'un nerf bien connu (névralgie iléo-lombaire, iléo-scrota'e, iléo-vulvaire) ; il y a toujours un ou plusieurs points douloureux, et particulièrement au niveau des trous de conjugaison, de la crête iliaque, du pubis ; les accidents sont ordinairement intermittents ; il n'y a pas de phénomène d'hystérie ; le traitement par les révulsifs a plus d'action que dans le cas précédent.

Le **rhumatisme des parois abdominales** produit aussi des douleurs superficielles, apyrétiques, accompagnées d'autres douleurs musculaires des bras, du tronc, qui sont caractéristiques.

Les **apoplexies musculaires** des parois de l'abdomen donnent aussi lieu à des douleurs. — « M. Cruveilhier a vu la gaîne des deux muscles droits de l'abdomen être distendue par des caillots sanguins qui avaient lacéré, détruit les fibres musculaires, altération qui s'était accompagnée, pendant la vie, de douleurs si vives qu'elles avaient fait supposer l'existence d'une péritonite. Ces apoplexies musculaires se remarquent spécialement dans le scorbut et dans les résorptions purulentes (Grisolle) ; » et nous ajoutons, d'après M. Andral et M. Barth, dans la fièvre typhoïde.

Douleurs ayant leur siége dans l'estomac. — **Gastralgie**

Elle se montre surtout chez les femmes. Sur dix cas de gastralgie, il y en a neuf chez les femmes, un seulement chez l'homme. Cette maladie se caractérise par une douleur sous forme de tiraillements, de crampes ; les malades se plaignent d'un sentiment de faiblesse à l'épigastre ; il leur semble que la paroi de l'abdomen soit affaiblie, ou même manque complétement dans cette région ; la partie correspondante du dos est aussi douloureuse ; quelquefois les malades disent que l'épigastre est appliqué sur la colonne vertébrale ; souvent il y a sensation d'un pressant besoin d'aliments, mais sans appétit, car tous les aliments répugnent, provoquent du dégoût, des envies de vomir. Les douleurs s'irradient à la partie antérieure du thorax, quelquefois jusque dans les bras et au col. — La pression à l'épigastre, l'action de tendre les bras en avant, de porter un poids plus ou moins lourd, une émotion même les réveillent avec beaucoup de vivacité. — Soulagées quelquefois par l'ingestion des aliments, elles se reproduisent pendant la digestion. — Il y a ordinairement tension, tympanite épigastrique, sonorité exagérée de cette région, et les malades ne peuvent endurer de vêtements serrés. — Pendant les digestions et même à jeun, il y a souvent d'abondantes éructations de gaz inodores, qui soulagent les malades. L'ingestion de substances aqueuses, émollientes, l'eau, les tisanes, le thé, le café, augmentent ou même produisent les accès de douleur ; les excitants, les toniques, le vin, le quinquina, les amers, les calment quelquefois très-rapidement ; mais il ne faudrait pas en conclure que ces agents soient utiles pour le traitement de l'affection. — Pendant les digestions, qui sont laborieuses, les malades rendent quelquefois des liquides filants, muqueux, sans goût ou d'une acidité prononcée.

La gastralgie se manifeste par accès plus ou moins longs, revenant sous l'influence des causes signalées, ou spontanément ; ces accès ne sont jamais accompagnés de fièvre. Il est rare que les femmes qui en sont affectées ne soient pas, en même temps, tourmentées par de la leucorrhée et par tous les accidents de la chlorose, et quelquefois de l'hystérie. Mais ce qu'il y a de remarquable, c'est qu'après des douleurs longtemps prolongées, qui se renouvellent souvent, et qui durent des années entières, la santé ne souffre pas d'une manière sensible ; l'embonpoint persiste, quelquefois aussi la fraîcheur des couleurs, et le moral n'est ordinairement pas abattu et languissant, comme dans les affections chroniques organiques de l'estomac. Quelques femmes cependant sont languissantes ; la peau a une teinte jaunâtre, les chairs sont molles ; il y a de légers frissons, un peu de fièvre le soir ; ce sont surtout les chlorotiques qui présentent ces phénomènes. D'un autre côté, les gastralgies sont l'apanage de la jeunesse et de l'âge adulte ; avec les années, les douleurs de cette nature s'apaisent, et chez les femmes, elles disparaissent souvent à l'époque de la cessation des règles.

La gastralgie présente quelques variétés. On appelle *pyrosis, soda, fer rouge,* celle dans laquelle il y a un sentiment de chaleur, de tension, qui remonte le long de l'œsophage, et qui s'accompagne de renvois, de rejet d'un liquide aigre, a cide. On désigne sous le nom de *cardialgie,* celle où la douleur amène une tendance à la syncope. Il s'y joint quelquefois de la *boulimie* ou faim exagérée ; du *malacia,* appétence pour une seule substance (vinaigre, salade), à l'exclusion des autres aliments ; ou du *pica,* désir de manger des substances non alimentaires, comme de la craie, du charbon, du café en grains, de la terre, du plâtre, du savon ; sortes de perversions du goût très-communes chez les jeunes filles.

Les autopsies n'ont, jusqu'à présent, fourni aucune notion sur les lésions qui produisent la gastralgie ; de sorte qu'on est réduit à considérer, même aujourd'hui, l'affection comme étant de nature nerveuse.

Gastrite. Avant d'indiquer les caractères de la douleur dans la gastrite, il faudrait d'abord établir la réalité ou au moins la fréquence de cette affection. Nous croyons que la gastrite chronique existe véritablement, mais qu'elle est rare cependant ; nous avons vu quelques cas où des colorations bleu ardoisé de la muqueuse de l'estomac, un épaississement notable et un certain degré d'induration des tuniques sous-jacentes, permettaient de croire à l'existence d'une inflammation chro-

31.

nique de ce viscère; mais, avions-nous affaire à des gastrites
vraies ou à des suites de ramollissements, d'ulcères simples
chroniques de l'organe, c'est ce que nous ne saurions dire.
Dans la plupart des cas, pendant la vie, l'affection ne s'était
jamais traduite par des phénomènes prédominants du côté de
l'estomac, et les malades avaient souvent succombé à des maladies étrangères. Quelquefois cependant il y avait eu des vomissements opiniâtres et des douleurs modérées (1).

M. Andral (2) fait observer que l'extrême acuité des douleurs épigastriques, si souvent invoquée comme signe de gastrite, lui a paru être bien plus souvent le produit d'une
névralgie que d'une véritable inflammation de l'estomac.

Quant à la gastrite aiguë, elle est infiniment rare. Nous
n'en connaissons que quelques cas authentiques : ce sont
particulièrement les cinq premières observations de M. le
professeur Andral (3). Dans tous ces cas, une douleur épigastrique plus ou moins vive et persistante a été observée,
elle s'est toujours accompagnée de vomissements, d'inappétence, d'une rougeur pointillée de la langue, quelquefois de
muguet, et d'un état de fièvre prononcée, au moins au début
de la maladie.

Empoisonnement. La cautérisation de la surface interne
de l'estomac par les *poisons corrosifs*, tels que l'acide nitrique,
l'acide sulfurique, le sulfate d'indigo en liqueur, si fréquemment employé, par les blanchisseuses et les teinturiers,
comme moyen de suicide, donne lieu à des douleurs, dont
il faut d'autant mieux savoir reconnaître le siège et la nature,
que, la plupart du temps, les malades cherchent à cacher la
cause de leurs souffrances, pour dissimuler l'intention de mort
volontaire. On reconnaîtra donc cette douleur gastrique aux
caractères suivants :

Douleur épigastrique excessive, les malades portent constamment les mains au creux de l'estomac, comme pour le

---

(1) *Bull. Soc. anat.*, 1847, p. 269.
(2) *Clinique*, 4e édit., t. II, p. 137.
(3) *Id.*, t. II, p. 4 à 23. Voir Bouillaud, *Clinique et Nosographie médicale*.

comprimer ou pour arracher ce qui s'y trouve; ils se cour-
bent, se plient en deux, se tordent dans différents sens; la face
est altérée, décomposée, exprime une souffrance extrême. Les
lèvres quelquefois sont cautérisées ou couvertes d'ampoules, et
colorées de diverses manières : l'acide sulfurique donne une
teinte blanche aux lèvres, à la langue, à la muqueuse des
joues; l'acide nitrique, une couleur jaune; le sulfate d'indigo,
une teinte bleue; l'acide arsénieux ne laisse pas de traces appréciables : ces marques du passage des caustiques existent
quelquefois sur la lèvre inférieure, sur les doigts, sur les ha-
bits qui présentent des taches rouges, acides au goût, où l'é-
toffe est ramollie et friable; les malades sont pris de vomissements qui font effervescence sur le carreau, les liquides rendus
sont acides, mais seulement au début; plus tard, ce sont des
boissons, des matières glaireuses, bilieuses; les vomissements
reviennent à intervalles plus ou moins rapprochés; la surface
du corps est couverte d'une sueur froide, le pouls est misérable, insensible; suppression d'urine. Tous ces phénomènes
ont débuté rapidement au milieu d'une santé ordinairement
parfaite. Quelques recherches chimiques, faciles à faire, et
dont nous donnerons un aperçu dans le IVe Livre de cet
ouvrage, décèlent la nature des matières ingérées; on éprou-
vera des difficultés si ces matières ou la substance des vomissements ont été jetées; néanmoins, les symptômes consécutifs,
parmi lesquels domine une stomatite très-intense, mettront
ordinairement sur la voie. L'empoisonnement par l'acide arsénieux est un des plus difficiles à diagnostiquer, à cause du
peu de traces qui restent dans la cavité buccale; mais cette
absence de lésions, avec les symptômes d'un empoisonnement, seront précisément des indices de ce genre d'empoisonnement.

L'empoisonnement par la *belladone* produit rarement des
douleurs; mais c'est un de ceux que les malades ont ordinairement le moins d'intérêt à cacher, car il n'est pas habituellement volontaire; c'est presque toujours le résultat d'un
accident, d'une méprise; il survient chez des individus qui ont
pris par mégarde des préparations (extrait, teinture) bellado-
nées, qui devaient être employées à l'extérieur, ou chez des

individus, et surtout chez des enfants, séduits par la belle apparence et la douceur des fruits de la belladone. On retrouve dans
la matière des vomissements des fragments de ces fruits, sous
forme de pulpe, et dans lesquels on reconnaît souvent des débris
du calice vert à cinq divisions, qui persiste et accompagne le
fruit; d'un autre côté, on observe d'abord un délire gai, quelquefois furieux, puis des hallucinations et enfin une somnolence,
un engourdissement progressifs, la dilatation des pupilles.

L'empoisonnement par l'opium produit peu de douleurs;
cependant nous en avons vu quelques exemples; les malades
portent la main à l'épigastre, comme s'ils y souffraient beaucoup; ils se tordent et s'agitent; la bouche, la langue, les
doigts, sont tachés en jaune et exhalent une odeur vireuse (surtout si c'est du laudanum qui a été employé); les vomissements
sont jaunes également, ne font pas effervescence sur le carreau;
enfin, il y a deux symptômes d'une grande valeur : le resserrement extrême de la pupille, et une démangeaison générale
de la peau, et surtout de celle du visage, démangeaison qui
porte les malades à se frotter continuellement, et à gratter autour du nez, de la bouche, des yeux et sur le front.

Nous ne pousserons pas plus loin cette analyse; d'après ce
que nous venons de dire, on peut voir comment la douleur
épigastrique plus ou moins vive, subite, peut amener à rechercher s'il n'y a pas eu empoisonnement.

Douleurs ayant leur siége dans l'intestin. **Entérite.** L'inflammation bornée à l'intestin grêle est, sinon toujours, du moins
très-fréquemment indolente.

Tout le monde sait que l'*indigestion intestinale* est absolument indolente; que les malades ne sont arrêtés que par un
sentiment de pesanteur, de gêne, de chaleur dans l'abdomen;
et qu'elle ne s'accompagne de douleurs que quand les matières non digérées arrivent dans le gros intestin; il se produit
alors des coliques et de la diarrhée, par suite de l'irritation que
le côlon éprouve à son tour. Ainsi, quand on a pris, le soir, des
aliments indigestes, on est tourmenté toute la nuit de borborygmes, d'un malaise indéfinissable, mais peu douloureux;
et ce n'est que le lendemain matin, quand les matières sont

arrivées au gros intestin , que les coliques se déclarent.

L'*entérite des tuberculeux*, si souvent accompagnée de lésions graves et étendues, d'ulcérations confluentes, et qui détruisent quelquefois toute la circonférence de la membrane muqueuse de l'intestin grêle, est absolument indolente; et cela est si vrai, que les malades n'appellent jamais l'attention du côté de l'abdomen ; aussi est-on journellement obligé de leur demander s'ils ont de la diarrhée, pour savoir s'il y a quelque complication du côté du tube digestif. Ce fait n'a pas échappé à M. Andral (1). « Les ulcérations, qui se produisent si fréquemment dans les intestins des phthisiques, se développent bien souvent sans donner lieu à aucune douleur. » Aussi, la douleur abdominale, chez les tuberculeux, éveille presque toujours l'attention sur une complication autre que l'entérite, comme la péritonite, par exemple.

L'*entérite typhoïde*, étudiée au point de vue de la douleur, présente les résultats les plus remarquables, et que nous empruntons presque tous à M. le professeur Bouillaud.

Nous reconnaissons, avec ce savant observateur, que la douleur est nulle ou à peine prononcée dans les cas où l'inflammation est simple, bornée à la partie inférieure de l'intestin, et sans complication. Dans ce cas, quels que soient le degré de la lésion, sa profondeur, son étendue, il n'y a ni douleur spontanée, ni douleur à la pression. Ce fait peut être démontré par des preuves de plusieurs ordres. D'abord, par l'examen direct : en effet, on peut palper toute la région abdominale, la presser, la percuter dans tous les sens, sans que les malades se plaignent; ils peuvent bien ressentir une légère douleur, mais elle ne dépasse pas les limites de celle qu'on peut produire, chez un homme sain, par la pression de la paroi abdominale ; cette légère douleur, si elle existe, n'est pas plus prononcée dans la fosse iliaque droite que dans la gauche ; il est bien entendu qu'on se rappellera que certains individus sont plus impressionnables que d'autres, et accusent une douleur au moindre contact; la vivacité même de cette douleur, les mouvements brusques que font les malades, sont les meil-

(1) *Clinique*, 4e édit., t. I, p. 538.

leures preuves que cette irritabilité est naturelle et nullement
l'effet de la maladie; d'ailleurs, les malades savent fort bien
déclarer eux-mêmes qu'ils son ttrès-sensibles naturellement,
et que c'est sur la peau surtout qu'ils ressentent l'impression
pénible dont il est question. Nous n'avons pas besoin de faire
remarquer qu'on ne devra pas prendre non plus pour douleur
intestinale, celle qui pourrait résulter de piqûres récentes de
sangsues ou de mouchetures de ventouses; on y est quelquefois trompé.

D'autres faits déposent encore en faveur de l'absence de
douleurs abdominales dans la fièvre typhoïde. Quand on interroge les malades, ils se plaignent tous de mal de tête et jamais de mal de ventre, même quand ils ont la diarrhée. Ils n'entrent guère à l'hôpital que le huitième, le dixième, le douzième,
et même le quinzième jour de leur maladie, parce qu'ils n'ont
pas souffert d'autre part que de la tête, et que la céphalalgie
n'est généralement pas considérée comme une maladie; or,
on sait que toutes les affections réellement douloureuses, pleurésie aiguë, rhumatisme articulaire, amènent les malades de
bien meilleure heure à l'hôpital, du troisième au cinquième
jour, et très-rarement plus tard. A quoi tient cette différence?
à l'absence de douleur dans la fièvre typhoïde.

D'un autre côté, nous rappellerons les cas assez nombreux
de fièvres typhoïdes, dites *latentes*; quelques individus arrivent au vingtième ou au trentième jour d'une fièvre de cette
espèce, sans s'être alités, sans avoir réclamé de soins; ils ont
été languissants, ils ont eu de la diarrhée et n'ont pas travaillé,
ils ne se sont pas fait soigner, parce qu'ils n'avaient pas souffert. Mais tout à coup, ils font appeler un médecin, ou ils
entrent à l'hôpital, parce qu'ils sont pris d'une douleur vive,
subite; une perforation intestinale s'est faite, une péritonite
suraiguë est survenue.

Enfin, est-il nécessaire de rappeler que la fièvre typhoïde
n'est connue, comme maladie spéciale et distincte, que depuis
un petit nombre d'années, que c'est elle qui a fourni les éléments de cette multitude de fièvres, qui embarrassent tous les
écrits des médecins des âges précédents, et dont on avait ar-
bitrairement fixé le siége dans le cerveau, les nerfs, les mus-

cles, le sang, la pituite, les flux muqueux, la bile, etc. On
la localisa seulement à l'époque où l'anatomie pathologique
démontra que, pour toutes les fièvres précédentes, il n'y avait
qu'une seule et même lésion, celle de l'intestin grêle ; et alors
aussi on lui donna le nom de fièvre entéro-mésentérique.
Pourquoi, avant cette époque, ne lui avait-on pas donné ce
nom ? parce qu'on ne savait pas que l'intestin fût pris : et
pourquoi ne le savait-on pas, quand on ne faisait pas d'anatomie pathologique ? parce que rien, pendant la vie, n'indiquait que l'intestin fût malade, parce que la douleur manquait. En effet, avant qu'on connût la lésion, disait-on un seul
mot de l'état du ventre, du gargouillement, de la tympanite
légère ? Ces caractères n'ont été trouvés qu'après coup, parce
qu'on a cherché, si, pendant la vie, il n'y avait pas de symptômes du côté de l'organe où l'on savait que se passaient les
principaux phénomènes anatomiques.

Et, d'un autre côté, dès l'antiquité, a-t-on eu besoin de
l'anatomie pathologique pour localiser la pneumonie dans le
poumon, la pleurésie dans la plèvre, l'hépatite dans le foie, la
méningite dans le crâne, etc.? non assurément. Et qui a fait
les frais de cette localisation? la douleur ! Toutes ces affections
étaient parfaitement rapportées à leurs organes respectifs sans
le secours du scalpel de l'anatomiste. Qu'est-il résulté de là ?
c'est qu'aucune de ces maladies n'a pris le nom de fièvre, ou
qu'on a ajouté à ce nom commun, une épithète indiquant le
point de départ de la maladie ; et l'on a dit : *fièvre péripneumo-*
nique, fièvre pleurétique, fièvre cérébrale. Mais, quant à la fièvre
typhoïde, elle n'a jamais eu d'épithète de *localisation,* parce
qu'elle ne présentait, pendant la vie, aucun caractère indiquant l'affection d'un organe. A quelle époque a-t-elle pris
un nom? quand on a reconnu les lésions intestinales ; et quel
est le premier nom qu'elle a pris? encore une fois, celui de
fièvre entéro-mésentérique.

En conséquence, la douleur n'est pas un symptôme de la
lésion intestinale de la fièvre typhoïde ; c'est seulement un
phénomène appartenant aux complications qui l'accompagnent ; circonstance très-importante à prendre en considération, pour établir le degré de simplicité ou de complication de

la maladie, et, par conséquent, pour instituer le pronostic et le traitement.

Ainsi, l'absence de douleur abdominale ne doit pas faire méconnaître une fièvre typhoïde; ce serait peut-être même une raison pour diagnostiquer cette maladie. En effet, si l'on a affaire à une fièvre continue, qui dure depuis un certain temps, qui s'accompagne d'un peu de diarrhée, de tympanite légère de la région sous-ombilicale, d'un gargouillement permanent dans la région iléo-cœcale, et sans douleur notable, on peut diagnostiquer une fièvre typhoïde, seulement on dira que l'entérite est simple, bornée à l'intestin grêle.

Mais il n'en sera plus de même si l'entérite typhoïde est plus étendue et occupe le gros intestin, soit qu'il y ait des ulcérations dans cet intestin, soit qu'il ne s'y trouve que de la rougeur inflammatoire. Il y a alors une douleur plus ou moins vive; et l'on reconnaît que cette douleur a véritablement son siége dans le gros intestin, car elle en suit le trajet, se présente sous forme de colique, et s'accompagne d'une tympanite et d'une diarrhée plus fortes que dans les cas précédents.

Enfin, la douleur abdominale dans la fièvre typhoïde est aussi le caractère d'une complication de péritonite. Il y a peu de temps, une femme entre dans notre service, au quinzième jour d'une fièvre de cette nature; la figure était fort altérée, il y avait dans la fosse iliaque droite une douleur spontanée, et qui augmentait considérablement par une pression même superficielle; enfin, des vomissements. Nous diagnostiquâmes une péritonite circonscrite, liée probablement à une perforation; la mort eut lieu le lendemain, et le diagnostic fut vérifié à l'ouverture.

M. Andral (1) signale encore une autre cause de douleur dans la fièvre typhoïde : « La douleur paraissait due à un épanchement de sang dans les faisceaux musculaires des parois abdominales, et spécialement dans les muscles droits. En pareil cas, la douleur est parfois très-vive, la moindre pression lui donne une grande intensité, et elle pourrait faire

(1) *Clinique,* 4ᵉ édit., t. I, p. 534.

croire à l'existence d'une péritonite. » M. Barth (1) a aussi
fixé son attention sur ce fait singulier, et il est arrivé aux
mêmes résultats que ceux que nous venons de rappeler. (*Voy.
Douleur siégeant dans les parois abdominales*, p. 545.)

En résumé, la douleur abdominale n'est point un symptôme de fièvre typhoïde; son absence est la règle, et sa
présence indique une complication de côlite, de péritonite,
d'hémorrhagie des parois abdominales. C'est à Broussais
et surtout à M. Bouillaud qu'on doit d'avoir développé
cette remarque si importante; et M. Andral écrivait déjà
en 1823 : « qu'on serait exposé à méconnaître continuellement
les entérites les plus intenses, si l'on ne voulait en admettre
l'existence que là où l'on trouve de la douleur. »

Les auteurs qui ont écrit sur le **typhus** ont à peine parlé
de la douleur abdominale ; d'autres ne s'en sont occupés que
pour dire qu'elle manque. M. Dalmas (2) donne l'absence de
la douleur dans l'hypochondre droit, comme un *caractère différentiel* entre le typhus et la fièvre typhoïde. D'après ce que
nous venons de dire, ce caractère doit avoir peu de valeur;
mais il résulte au moins de cette remarque que la douleur abdominale manque aussi dans le typhus.

Dans la **fièvre jaune,** les malades ont, à l'épigastre, une
sensation plus incommode que douloureuse.

Côlite, Dysenterie. C'est dans l'inflammation du gros intestin qu'on observe particulièrement le genre de douleur
appelé *colique;* elle consiste dans des douleurs exacerbantes,
accompagnées d'un sentiment de pincement, de tortillement,
de borborygmes, de déplacement de gaz et de liquides dans
l'abdomen, et d'un besoin plus ou moins pressant d'évacuation.
Ces douleurs sont quelquefois générales ; elles suivent aussi
fort habituellement le trajet du côlon, et peuvent être égales
partout, ou plus prononcées dans un point, dans le côlon
transverse, dans l'S iliaque, etc. Elles se terminent ordinairement dans le bassin, et cessent, après une évacuation plus

(1) *Union médicale*, 23 octobre 1847.
(2) *Dict. de médecine* en 30 vol.

ou moins copieuse, pour revenir à une époque plus ou moins rapprochée; dans les premiers moments de la côlite simple, les évacuations sont abondantes; plus tard, elles le sont moins, et l'expulsion est accompagnée de ténesme, de chaleur, de brûlure à l'anus, etc. Les douleurs reviennent presque aussitôt après l'ingestion des aliments, des boissons; quand l'affection est simple, il n'y a pas de fièvre; l'appétit est conservé, la digestion stomacale est peu troublée.

La douleur de la *dysenterie aiguë*, *bénigne* ou *sporadique*, est plus sourde; elle commence par une sorte de commotion dans l'abdomen, et donne lieu rapidement à un besoin d'évacuation; l'expulsion est accompagnée de douleurs et de brûlure; des efforts, quelquefois considérables, sont faits, pour évacuer une très-petite quantité de matières, et presque aussitôt après, il se manifeste du ténesme, des épreintes et un nouveau besoin. Les matières rendues sont en très-petite quantité, quelquefois moins d'une cuillerée de matières muqueuses, glaireuses, semblables à du blanc d'œuf, à du frai de grenouille, avec plus ou moins de sang pur. Il y a aussi du ténesme vésical, quelquefois procidence du rectum, surtout chez les enfants; de la leucorrhée, chez les femmes. Dépression des forces, qui ne s'explique ni par l'intensité des douleurs ni par la quantité des matières rendues.

La *forme grave ou épidémique* donne lieu à des douleurs quelquefois atroces, à des évacuations très-fréquentes, mais toujours peu abondantes. Les matières sont muqueuses, sanglantes, brunâtres, d'une horrible fétidité; elles entraînent des fragments de fausses membranes, des débris muqueux; il existe souvent une douleur fixe dans un point déterminé de l'abdomen; cet endroit correspond aux ulcérations principales de l'intestin; dans les Indes orientales, cette douleur se trouve communément dans la région cœcale, tandis qu'en Algérie, c'est dans la fosse iliaque gauche qu'elle se fait le plus ordinairement sentir, d'après M. Cambay (Grisolle); aussi, en Afrique, les lésions sont-elles plus profondes dans le rectum et dans l'S iliaque que partout ailleurs.

Dans la *dysenterie chronique*, elles sont plus modérées, mais se révèlent aussi par la pression, et s'accompagnent d'une diarrhée séreuse ou muqueuse. Quand l'affection est guérie, la diarrhée se reproduit, ainsi que les douleurs, avec une grande facilité et sous l'influence des causes les plus légères, comme le refroidissement, un simple écart de régime. Beaucoup de personnes, qui ont eu, en Algérie, des dysenteries graves, et qui sont guéries depuis longtemps, ne peuvent cependant éprouver le plus léger refroidissement, soit aux jambes, soit à l'abdomen, sans éprouver un retour des douleurs et de la diarrhée.

C'est dans la **péritonite** surtout qu'on trouve le type de la douleur abdominale; elle est excessivement vive, continue, avec exacerbations plus ou moins fréquentes; elle est très-superficielle, à ce point que les malades poussent des cris à la plus simple pression, ou même quand ils voient approcher les mains; ils ne peuvent supporter aucun poids, pas même celui des couvertures ou des cataplasmes; ils se couchent volontiers sur le côté, et pliés en deux; il y a des vomissements fréquents, rappelés par l'ingestion des boissons, de la tympanite; ordinairement de la constipation. Les traits sont fortement altérés, le pouls petit, misérable, insensible quelquefois.

Il y a cependant quelques modifications dans cette douleur, selon les variétés de la péritonite.

Elle n'est jamais plus prononcée, plus aiguë, plus violente que dans la péritonite suraiguë, *traumatique*, ou *par perforation*.

Dans la *péritonite puerpérale*, elle manque souvent, surtout au début.

Dans la *péritonite subaiguë*, et dans les formes *chroniques simple et tuberculeuse*, elle manque si ordinairement, qu'on méconnaît souvent ces deux affections. La tympanite et la diarrhée, qui existent presque toujours alors, sont quelquefois les seuls symptômes de quelque valeur qui puissent faire soupçonner, sinon reconnaître la maladie. Les ascites abandonnées à elles-mêmes, ou pour lesquelles on a pratiqué une ou plusieurs ponctions, la cirrhose, donnent fréquemment lieu à une péritonite subaiguë qui reste souvent latente, par suite de l'absence de douleurs; mais on peut cependant soupçonner

cette complication, en voyant s'établir des vomissements et
de la diarrhée, et le malade tomber dans la prostration,
perdre ses forces, avoir une fièvre continue, avec sécheresse
de la peau et exacerbation le soir ; on peut faire les mêmes
remarques chez les tuberculeux.

La péritonite peut être locale, dans les cas de perforation
typhoïde, d'ictère avec hépatite, de pleurésie diaphragmatique, de kystes du foie, des ovaires, de métrite ; l'augmentation subite de la douleur, sa localisation dans les points occupés
par l'organe malade, le caractère superficiel qu'elle présente,
l'impossibilité qu'il y a pour les malades à endurer la pression, quelques vomissements, l'altération des traits, les modifications dans le pouls, la prostration rapide des forces,
annonceront cette grave complication.

La douleur est encore un symptôme important des hémorrhagies péritonéales, désignées sous le nom d'**hématocèles
rétro-utérines**. (V. à l'art. *Tumeurs*.)

Colique de plomb. L'entéralgie saturnine est ordinairement facile à diagnostiquer, cette affection se développant, le
plus ordinairement, chez des individus qui sont, par leur
profession, exposés à manier du plomb ou des préparations
de plomb, qui savent être exposés aux accidents de cette
nature, et qui sont les premiers à prévenir le médecin que
leur maladie est de nature saturnine ; mais il arrive aussi
très-souvent que des individus ont été soumis, à leur insu, à
l'action de préparations plombiques, et qu'ils ne peuvent
donner aucun renseignement sur l'origine des douleurs qu'ils
éprouvent. Cette intoxication est souvent produite par l'usage
de vin sophistiqué avec le plomb, de cidre qui a séjourné
dans des vases de ce métal, par des pilules d'acétate de plomb
administrées contre les sueurs nocturnes ; par l'usage de ban-
delettes de diachylon, employées contre les ulcères des jambes.
Une femme, observée dans le service de M. Bouillaud, avait
une colique déterminée par l'application d'un fard à base
de plomb.

Un fabricant de chaussons, que j'ai vu à l'Hôtel-Dieu,
en 1846, avait de vives coliques dont il ignorait la nature :

en le pressant de questions, j'appris qu'il blanchissait avec
une poudre blanche la semelle des chaussures qu'il fabri-
quait : c'était du blanc de céruse. Plusieurs personnes ont été
empoisonnées, pour avoir mangé du pain cuit dans un four
chauffé au moyen de bois peint avec des couleurs à base de
plomb. Mon frère a donné des soins à une dame qui s'occupait
de peinture, et qui, employant la couleur appelée blanc
d'argent, dans laquelle il entre de la céruse, avait contracté
une colique de plomb. Nous pourrions multiplier ces exemples ;
nous avons tenu à en citer quelques-uns, pour montrer
dans combien de circonstances il peut arriver que la cause
de la colique échappe ; et pour montrer, en conséquence,
combien il est possible de se tromper, si l'on ne connaît
au juste les caractères de cette douleur.

La colique de plomb débute d'une manière lente et graduelle ; il y a d'abord des douleurs passagères et une légère
constipation ; quand elle est confirmée, la douleur devient
excessivement vive ; elle se manifeste par accès ; elle est ordinairement générale, quelquefois concentrée à la région ombilicale ; la pression la soulage, mais la pression exercée sur
une large surface ; les malades se couchent volontiers sur
l'abdomen et en travers de leur lit, pour comprimer l'intestin ;
cependant il arrive souvent que la palpation, même étendue,
l'exaspère notablement, et que les malades ne peuvent pas
endurer même le poids d'un cataplasme. L'abdomen est
presque toujours rétracté, plat et dur comme une planche,
quelquefois déprimé ; névralgie des testicules, augmentée par
la pression, dans les trois quarts des cas (Grisolle).

Des vomissements ou plutôt des vomituritions surviennent ;
il y a une constipation opiniâtre ; de temps à autre, des matières sèches, ovillées, sont rendues en petite quantité, et avec
beaucoup d'efforts. Il y a des rémissions plus ou moins longues,
mais suivies du retour des douleurs. On observe quelquefois
une teinte jaune de la peau, presque toujours un liséré gris
ou bleuâtre au bord libre des gencives, des crampes. Tous
ces accidents, même à un haut degré d'intensité, sont apyrétiques ; ils durent quelquefois fort longtemps sans beaucoup
altérer la santé des malades. Le doute sur la nature des dou-

leurs ne peut subsister un instant, si l'on voit survenir de
l'arthralgie, de l'amaurose, des symptômes épileptiques, de
la paralysie des extenseurs des mains. Souvent l'administration de bains sulfureux, en colorant en noir la surface de
la peau, les ongles, aide puissamment au diagnostic. Les
purgatifs, en amenant la guérison, confirment aussi cette manière de voir.

La colique saturnine donne quelquefois lieu à des douleurs
qui augmentent considérablement par la pression, et qui s'accompagnent de fièvre ; dans ces cas, les purgatifs, loin de
réussir, aggravent le mal : il est probable qu'il y a alors complication d'inflammation intestinale. Nous avons vu, dans un
cas, dans le service de M. Andral, cette colique donner lieu à
tous les phénomènes de la péritonite, et la guérison survenir
facilement sous l'influence des antiphlogistiques. On n'oubliera
pas ces cas, où la maladie se cache sous les apparences d'une
autre affection.

· Nous devons mentionner l'opinion émise par M. Briquet (1)
sur le siége de la colique de plomb. Selon cet auteur, les douleurs auraient leur point de départ dans les muscles de la
paroi abdominale, et non dans l'intestin ; et elles guériraient
très-facilement par l'*électrisation faradique*. Nous n'insistons
pas sur ce point, parce qu'il n'a aucun intérêt au point de
vue du diagnostic.

**Colique de Poitou, végétale, de Devonshire, de Madrid,
des Antilles.** Citois a décrit, en 1639, une épidémie de colique
qu'il observa dans le Poitou, et qui était caractérisée par des
coliques violentes, accompagnées de vomissement, de hoquet,
de diarrhée, etc. ; suivies de paralysie des extenseurs des mains,
d'amaurose, quelquefois d'épilepsie ; cette affection se mani-
festait particulièrement chez les personnes qui faisaient usage
de vin blanc. Huxham a décrit une colique de Devonshire
semblable à la précédente par les symptômes, et causée, dit-il,
par l'abondance incroyable de pommes et l'usage abusif du
cidre. Bonté, Lepecq de la Cloture, ont observé une affection
semblable en Normandie ; on en vit une pareille à Madrid.

(1) *Archives générales de médecine*, 5ᵉ série, t. XI, 1858, p. 129 et suiv.

Dans les Antilles, à la Guyane, au Sénégal, on a observé des
épidémies du même genre, suivies d'accidents de la même
nature, et qu'on a attribuées à l'influence de certains vents ;
seulement cette variété diffère de la précédente, par la constipation : aussi l'appelle-t-on *colique sèche des Antilles*. Nous
avouons que nous ne sommes pas disposé à considérer ces
affections comme distinctes de la colique de plomb, malgré
l'opinion contraire de M. Fonssagrives (1) et de M. Dutroulau (2). Nous ne comprenons pas, en effet, qu'une maladie
qui serait différente, par son origine, de la colique de plomb,
puisse offrir avec celle-ci une aussi grande ressemblance de
symptômes, et soit, comme elle, suivie de paralysie des
extenseurs des mains, d'amaurose, d'épilepsie. On répondra
qu'il y a un symptôme qui établit une grande différence,
la diarrhée ; mais d'abord, elle n'existe pas toujours, et ensuite, nous savons qu'elle se voit quelquefois dans des cas
de colique de plomb, compliqués d'entérite. Tout le monde
a vu des faits de ce genre ; et, dans les cas qui nous occupent, ne voit-on pas qu'il y avait précisément une condition capable de produire la diarrhée ? nous voulons parler
de l'usage immodéré de fruits et de boissons récentes
et à peine fermentées (cidre, etc.). D'un autre côté, si
l'on nous objectait qu'on n'a jamais saisi de cause saturnine, nous répondrions que cela ne peut nullement prouver
que cette cause n'a pas existé. Enfin, des médecins con-
temporains ont déjà attaqué, comme nous, la nature indépendante des coliques dites végétales, et en ont fait, comme nous
le faisons en ce moment, des coliques de plomb. C'est surtout
M. Lefèvre (3) qui a dirigé les attaques les plus vives contre
la non-identité des deux maladies. Il n'y a donc pas de diagnostic à établir pour des maladies qui probablement n'existent pas. Nous renvoyons, pour compléter ce sujet, à ce que
nous avons dit de la paralysie dans la colique sèche. (*Voy.*
Paralysie, p. 136.)

(1) *Arch. de méd.* 1852 et *Gaz. hebd.* 1857.
(2) *Arch. de méd.* 1855 et *Traité des maladies des Européens dans les pays
chauds*. Paris, 1861, p. 532.
(3) *Recherches sur les causes de la colique sèche* etc. Paris, 1859.

On a aussi parlé de **coliques** de **zinc** et de **cuivre**, qui nous semblent problématiques comme les précédentes. Les coliques observées dans les ateliers où l'on travaille ces métaux, ne peuvent-elles pas tenir à ce que les alliages contenaient du plomb? Et, quelquefois aussi, la colique a pu n'être autre chose qu'un empoisonnement par un de ces sels de cuivre ou de zinc, qui se forment si facilement, soit à l'air, soit par le contact des acides. Nous croyons enfin, par un exemple que nous avons eu sous les yeux, qu'on a souvent pris pour coliques de cuivre, de simples fièvres typhoïdes.

Lorsqu'il se fait une **perforation** de l'intestin, les malades éprouvent ordinairement une douleur vive, et ont la sensation de l'épanchement d'un liquide plus ou moins chaud, dans l'abdomen. Beaucoup sont pris, à ce moment, de sueurs froides et de syncopes. On observe ces accidents dans les perforations spontanées, dans celles qui succèdent à la fièvre typhoïde, à des ulcérations, à des cancers de l'intestin, dans les maladies du cœcum et de son appendice; on a assuré, mais sans preuves suffisantes, que les vers, et particulièrement les lombrics, peuvent perforer l'intestin. Un fait plus certain, c'est que les contusions de l'abdomen sont fréquemment l'origine des perforations ; nous en avons vu deux exemples : l'un chez un homme, qui avait reçu un coup de pied de cheval ; l'autre chez une femme enceinte de cinq mois, qui avait éprouvé une contusion par le choc d'un panier.

Les circonstances que nous venons de mentionner, jointes à la nature de la douleur, à son mode d'invasion, sont presque caractéristiques. Ainsi, par exemple, un individu est convalescent de fièvre typhoïde, il est même voisin de la guérison ; il éprouve tout à coup, sans cause connue, ou à la suite d'un excès d'aliments, une douleur vive, dans un des côtés du ventre, et une sensation de chaleur douce ; il tombe en syncope; puis des douleurs permanentes s'établissent, des vomissements surviennent : il n'y a point de doute qu'une perforation a eu lieu. On portera le même jugement, si des accidents de cette nature se montrent chez une personne qui a un phlegmon de la fosse iliaque, par suite d'une maladie du cœcum; ou bien, s'il y a eu contusion de l'abdomen, etc.

La présence de *calculs* dans les voies urinaires, ou dans les canaux biliaires, donne lieu à des accès de douleur qu'on nomme *colique néphrétique* et *colique hépatique*.

La **colique néphrétique** ne se remarque guère que chez les goutteux ; elle se manifeste par accès, dans l'intervalle desquels la santé est assez bonne, sauf quelques accidents légers du côté de la sécrétion urinaire. L'accès débute très-brusquement, soit spontanément, soit surtout à la suite d'un exercice violent, d'une course, du mouvement du cheval ou de la voiture, soit seulement par le simple changement de position du corps. Les malades ressentent, dans un côté de la région lombaire, une douleur aiguë qu'ils comparent à un déchirement, à un tiraillement, à un pincement. Cette douleur s'irradie dans une grande étendue de l'abdomen, et particulièrement le long du trajet de l'uretère, dans l'hypogastre, et quelquefois jusqu'à l'extrémité de la verge. Ce dernier caractère est cependant plus commun dans les calculs vésicaux. La pression sur les lombes ou sur la paroi abdominale, diminue ou apaise la douleur ; aussi, la plupart des malades se couchent sur le ventre, pour obtenir quelque soulagement. La rétraction du ventre, des vomissements bilieux, quelquefois très-répétés ; la rétraction des testicules, quelquefois la suppression de la sécrétion urinaire, sont des phénomènes qui accompagnent presque constamment ceux que nous venons de décrire. Au milieu de ces accidents, quelquefois fort graves, apyrexie complète ; rémissions et exacerbations souvent nombreuses ; la durée des accidents dépasse rarement douze ou vingt-quatre heures. Au bout de ce temps, les malades sont, en général, avertis de la fin de l'accès par le rétablissement du cours de l'urine ou par les changements que présente ce liquide. Pendant le cours de l'accès, l'urine est peu abondante et nerveuse, c'est-à-dire limpide, incolore ; l'accès passé, elle redevient plus ou moins abondante, rouge, colorée comme par du sang, et elle dépose un sédiment épais d'acide urique. Quelquefois on rencontre, dans les urines, le gravier ou des graviers qui ont été la cause de la colique néphrétique ; mais le plus souvent, on ne les voit pas, parce qu'ils sont restés au sein de l'organe malade. La cessation de la douleur a lieu par le mécanisme suivant : la présence d'un calcul volumineux dans une partie étroite des voies urinaires, forme un obstacle complet à l'écoulement de l'urine, et en détermine l'accumulation ; mais, le corps étranger, par suite de l'irritation qu'il cause, détermine autour de lui une sécrétion de mucosités ; celles-ci permettent au calcul de s'éloigner des parois du canal de l'uretère ; l'urine s'interpose, le soulève et le fait monter vers le bassinet, pendant qu'elle-même, libre de tout obstacle, reprend son cours ordinaire et fait cesser tous les accidents. Il est bien entendu que, dans le cas de pyélite, l'urine présente, même pendant l'accès douloureux, une proportion plus ou moins forte de sang ou de pus.

Des accidents analogues signalent la présence des **calculs biliaires** dans les canaux excréteurs du foie : les malades sont pris aussi d'une douleur vive qu'ils rapportent à la région hépatique, de vomissements, de rétraction de l'abdomen. Au bout de quelques heures ou de quelques jours, et après la disparition des accidents, on trouve, dans les matières excrétées, des calculs biliaires plus ou moins gros ou de la *gravelle* biliaire. Quelquefois cependant on ne rencontre pas ces corps étrangers, qui sont remontés dans une partie plus large des voies biliaires, par un mécanisme semblable à celui que nous avons signalé plus haut pour les calculs urinaires. Dans la plupart des cas, un ictère léger et fugace suit les attaques de colique hépatique. Chez quelques malades, cet ictère persiste dans l'intervalle des accès, et prend les caractères de l'ictère le plus intense ou ictère noir.

II. — DE LA DYSPEPSIE.

On désigne sous le nom de dyspepsie la lenteur et la difficulté de la digestion.

La dyspepsie est une maladie ou un symptôme : une maladie, quand elle est l'expression d'un trouble fonctionnel, d'une névrose de l'estomac, comme cela a lieu dans l'indigestion ; un symptôme, quand elle reconnaît pour cause une maladie antérieure du tube digestif ou de toute autre partie.

Par suite du *consensus* de tous les organes, et surtout en
raison des sympathies qui unissent le tube digestif au reste de
l'organisme, il est rare que la dyspepsie ne se montre pas, à
titre de phénomène sympathique, dans toutes les affections
qui troublent l'ensemble de l'économie ; en effet, elle apparaît aussi bien dans le plus léger accès de fièvre, que dans
la maladie la plus grave. Et souvent, sans avoir aucun rapport avec l'affection qui va éclater, elle en signale l'apparition ;
puis ensuite, les progrès, la décroissance. Elle n'est pas toujours dans un rapport parfait avec le mal local, qui en est la
cause ; ainsi elle peut décroître quand ce mal s'aggrave, et
réciproquement. Néanmoins, le véritable médecin devra en
tenir le plus grand compte ; en effet, l'augmentation ou la diminution de la dyspepsie donne la mesure exacte de la parti-
cipation de l'économie au mal local.

On doit distinguer deux espèces de dyspepsies : la *dyspepsie
accidentelle* et la *dyspepsie habituelle* (1). M. Nonat (2) signale à
l'attention des médecins la dyspepsie *sympathique*, dont une
variété *peu connue* accompagne fréquemment les maladies
de l'utérus et de ses annexes.

Caractères. La *dyspepsie accidentelle* n'est rien autre chose
que l'*indigestion*. Les malades éprouvent de la pesanteur et de
la tension à l'épigastre, du malaise, des vertiges, l'obscurcissement de la vue, des frissons, de l'horripilation, des sueurs froides, un sentiment d'anxiété précordiale, des pincements d'estomac, et enfin des vomissements ; ceux-ci sont ordinairement
précédés d'une sécrétion abondante de salive. L'expulsion des
aliments et d'un peu de matière bilieuse, termine la série des
accidents ; il ne reste qu'un peu de courbature ; mais quelquefois il survient un accès de fièvre.

L'*indigestion*, au lieu d'être *stomacale*, peut être *intestinale*.
Alors se manifestent : des douleurs abdominales, des coliques,
des borborygmes ; des liquides et des gaz parcourent avec
bruit l'intestin ; enfin, déjections alvines abondantes, formées d'aliments à peine digérés, de gaz, de liquides bilieux et

---

(1) Chomel, *Des dyspepsies*. Paris, 1857.
(2) *Traité des dyspepsies*. Paris, 1862, pages 19 et 106.

muqueux. Brisement, affaiblissement des membres, sensibilité
au froid, quelquefois fièvre; souvent l'appétit est conservé;
aussi, quelques malades, continuant à prendre des aliments,
entretiennent cet état, qui prend alors le nom de *lientérie*.

Quelquefois l'indigestion est précédée de divers troubles
nerveux assez alarmants; tels que : anxiété, palpitations, irrégularité du pouls, défaillances, vertiges, demi-délire, mouvements désordonnés et presque convulsifs, engourdissement,
affaiblissement partiel des membres, pouvant simuler l'hémiplégie.

L'indigestion est ordinairement un accident passager, mais
qui peut se reproduire ou devenir permanent par une mauvaise hygiène, par des excès, ou enfin par la répétition ou la
persistance de toutes les causes que l'on connaît, et que nous
ne croyons pas devoir énumérer.

La *dyspepsie habituelle ou chronique* peut aussi avoir son
siége dans l'estomac ou dans l'intestin. Elle se révèle par des
troubles permanents des voies digestives, qui n'ont avec l'indigestion que des rapports éloignés. Ses caractères principaux sont les suivants : inappétence, répugnance pour les
aliments en général, ou seulement pour quelques-uns; appétence pour d'autres et pour certaines boissons; douleur à l'é-
pigastre et à la base du thorax; sentiment de plénitude dans
le haut de l'abdomen, ou à sa partie moyenne, selon que
l'estomac ou l'intestin sont le siége des accidents. Nausées,
vomissements, éructations de gaz à odeur acide, nidoreuse
ou sulfureuse. Ces phénomènes augmentent après l'ingestion
des aliments. La salive est rare, mousseuse, et elle forme, sur
les bords de la langue, deux lignes qui convergent vers la
pointe. Les malades éprouvent un malaise général, de la fatigue; ils sont moroses et deviennent facilement hypochondriaques; céphalalgie, insomnie la nuit, somnolence le jour;
l'intelligence paresseuse; voix affaiblie; dyspnée, toux dite
stomacale; palpitations; quelquefois fièvre.

Les accidents que nous venons d'énumérer, peuvent être
constants ou passagers; mais on doit comprendre qu'ils présentent toujours des récrudescences au moment de la digestion; ils surviennent presque immédiatement après l'inges-

tion des aliments si la dyspepsie est stomacale, et ils durent pendant tout le temps de cette fonction ; ils n'arrivent qu'après plusieurs heures si la dyspepsie est intestinale.

Tels sont les caractères généraux de la dyspepsie ; mais elle peut revêtir différentes formes, que Chomel divise en formes *flatulente, gastralgique et entéralgique, boulimique, acide, alcaline,* et *dyspepsie des liquides* (1). Ces dénominations indiquent suffisamment la nature particulière des accidents et la physionomie de chaque espèce.

Les médecins, et Chomel lui-même, n'ont pas assez insisté sur les conséquences de la dyspepsie, se bornant à étudier les troubles des fonctions mécaniques et chimiques du tube digestif. Ils ont oublié, presque tous, sa fonction d'absorption, et, par conséquent, les troubles que la nutrition et la réparation de l'économie devaient subir.

Or, nous croyons qu'il y a, ici, une distinction importante à faire : chez quelques individus, l'embonpoint, les forces et la fraîcheur du teint se conservent ; chez d'autres, il y a amaigrissement du corps, teinte jaune cireuse de la peau, appauvrissement du sang. N'est-il pas évident que, chez les premiers, malgré les troubles digestifs et les douleurs, la chymification et l'absorption des aliments se sont opérées normalement, ou à peu de chose près? n'est-il pas évident aussi que, chez les autres, les aliments n'ont pas été transformés en matière nutritive, et qu'il n'y a eu qu'une absorption insuffisante, ou une absorption de matières nuisibles?

M. Beau est le seul qui se soit occupé de ce sujet, mais peut-être en a-t-il un peu exagéré l'importance. Selon lui, en effet, la dyspepsie serait la cause première de la chlorose et de presque toutes les affections chroniques organiques.

Parmi les accidents consécutifs signalés par M. Beau, nous noterons surtout les suivants : la décoloration des téguments, par suite de l'appauvrissement du sang ; la tendance aux névralgies et aux points douloureux, l'anesthésie de la peau des avant-bras et du creux épigastrique ; enfin, un état particulier des ongles, qui présentent des rayures transversales, cor-

(1) *Des dyspepsies.* Paris, 1857, p. 86.

32.

respondant aux époques où les troubles digestifs ont été le
plus marqués. Quant à ce dernier signe, nous devons faire
remarquer qu'on ne doit pas lui attribuer une grande valeur,
car il peut dépendre de simples modifications de l'alimentation, sans qu'il y ait eu maladie; depuis longtemps les vé-
térinaires savent que les cercles concentriques des sabots des
chevaux et des cornes des ruminants, tiennent aux alternatives de nourriture avec des fourrages secs et des fourrages
humides.

*Maladies dans lesquelles on rencontre la dyspepsie. — Valeur
diagnostique.*

La dyspepsie est un des symptômes de la plupart des maladies du tube digestif; mais elle se montre aussi assez fréquemment comme phénomène sympathique des affections du
cerveau, de la poitrine, de l'appareil génito-urinaire, et dans
les affections générales cachectiques.

On la rencontre dans l'embarras gastrique et gastro-intestinal, dans les gastrites et entérites aiguës et chroniques, dans
les affections organiques de l'estomac et de l'intestin, du foie,
du pancréas, des épiploons, dans les hernies épiploïques latentes; enfin dans les cas de relâchement des parois abdominales, comme chez les sujets qui ont maigri et chez les
femmes qui ont eu beaucoup d'enfants.

L'embarras gastrique présente tous les symptômes principaux de la dyspepsie essentielle, mais on l'en distingue facilement par les caractères suivants : invasion rapide ; bouche pâteuse, amère; fétidité de l'haleine et des évacuations
intestinales; langue saburrale, c'est-à-dire chargée d'un enduit limoneux, épais, adhérent, blanc, jaune ou verdâtre,
principalement accumulé à la base; guérison prompte par
un vomitif ou un purgatif, selon que l'embarras gastrique est
stomacal ou intestinal.

Nous avons déjà dit combien la **gastrite aiguë** était rare
hors l'état d'empoisonnement. Si nous en traçons les caractères, c'est uniquement d'après les observations d'intoxications. L'inflammation aiguë de l'estomac débute très-rapide-

ment par une douleur vive à l'épigastre, augmentant à la pression ; sentiment de chaleur, soif intense, vomissements répétés et sans soulagement ; mouvement fébrile plus ou moins prononcé.

Mêmes symptômes, mais mitigés, dans la **gastrite chronique**. Retours fréquents à l'état aigu.

Les **affections chroniques de l'estomac**, telles que l'ulcère simple, le cancer, débutent par des phénomènes de dyspepsie, et restent longtemps obscures. Les indices qui seuls peuvent en faire soupçonner l'existence sont : la gastrorrhagie et le mélæna, survenant tout à coup ; un dépérissement graduel ; l'inappétence croissante, le *dégoût* pour les aliments (1) ; une rénitence permanente dans un point circonscrit de la région épigastrique ; la dysphagié et la régurgitation des aliments, dans quelques cas ; et, dans d'autres, les vomissements deux ou trois heures après le repas. — Inutile d'ajouter que, quand il y a une tumeur appréciable et des phénomènes de cachexie cancéreuse, le diagnostic ne présente plus aucune incertitude.

Mêmes observations pour les **lésions organiques de l'intestin**.

Selon Chomel, des **tumeurs de l'épiploon**, un **engorgement** quelconque du **foie**, du **pancréas**, de la **rate**, d'un **rein**, pourraient aussi donner lieu à des troubles digestifs. L'exploration de l'abdomen indiquera le point de départ ; d'ailleurs les troubles de l'estomac n'auront pas la fixité, la régularité de ceux de la dyspepsie vraie ; et, enfin, il y aura des symptômes propres à chacun des organes malades.

Les **petites hernies épiploïques** donnent lieu à des vomissements fréquents et à des vomituritions ; à un sentiment de gêne, d'embarras dans l'abdomen, à des troubles digestifs, en tout semblables à ceux de la dyspepsie. Il ne faut donc jamais négliger l'examen de la paroi abdominale. On reconnaîtra ces hernies aux caractères suivants : elles siégent soit au pli de l'aine, soit surtout aux régions ombilicalè et épigastrique ; dans ces derniers points, elles sont voisines de la

---

(1) Chomel, *Dyspepsies*, p. 126.

ligne médiane et se forment par des éraillures de la ligne blanche ou des aponévroses ; elles sont très-petites, du volume d'un pois à celui d'une noisette ; elles ne produisent pas de saillie apparente à la vue ; elles sont arrondies. La palpation avec l'extrémité des doigts les fait seule percevoir ; elles sont rénitentes ; par le taxis, on parvient à les réduire ; le doigt sent alors une petite cavité au fond de laquelle se trouve un anneau membraneux. Si l'on maintient la réduction, par un bandage approprié, tous les accidents disparaissent comme par enchantement.

Le **relâchement des parois abdominales,** chez les sujets qui ont maigri, ou chez les femmes qui ont eu beaucoup d'enfants, donne aussi lieu aux accidents de la dyspepsie ; fait qui s'explique par le défaut de soutien des viscères abdominaux. Il suffit d'avoir indiqué cette cause, si facile à reconnaître.

D'après ce qui précède, on voit clairement que le diagnostic de la **dyspepsie essentielle** ne peut être fait que *par exclusion.*

En effet, en présence des accidents d'une dyspepsie, le médecin jaloux de poser un diagnostic exact, devra rechercher s'il n'existe aucune des affections que nous venons d'indiquer ; et, lorsqu'il en aura constaté l'absence, il pourra légitimement prononcer le nom de dyspepsie essentielle. Ajoutons enfin que la connaissance des causes viendra jeter une nouvelle lumière sur le diagnostic. En effet, les dyspepsies primitives reconnaissent seules l'une des causes suivantes : l'usage habituel d'aliments indigestes, répugnants ou de mauvaise qualité ; les excès de table ; les boissons trop excitantes ou trop émollientes ; la mastication incomplète, comme chez les vieillards privés de dents ; l'insalivation incomplète ; l'irrégularité ou la trop grande répétition des repas ; l'emploi intempestif des médicaments ; les bains, la saignée après le repas ; les émotions vives ; le début d'une maladie aiguë, enfin la grossesse.

En terminant sur ce sujet, nous devons faire remarquer qu'il se présente souvent, pour le diagnostic, une difficulté assez sérieuse et qui ne peut être vaincue que par un examen très-attentif. En effet, les phénomènes sympathiques, éveillés par la dyspepsie, peuvent acquérir assez de prédominance pour

masquer et même effacer ceux de la dyspepsie elle-même.
Ainsi des accidents d'étouffement, de dyspnée, des palpitations,
des vertiges, la somnolence, l'inaptitude aux travaux de l'esprit peuvent être les seuls symptômes de la dyspepsie ; les
malades ne se plaignent pas de troubles digestifs. Le praticien
ne devra donc pas oublier que ces symptômes dérivent souvent de la perversion de la digestion, et il devra toujours
avoir l'attention éveillée à cet égard.

Il y a aussi des dyspepsies symptomatiques ou sympathiques des maladies du cerveau, de la poitrine, de l'appareil
génito-urinaire, et des affections cachectiques générales,
comme la chlorose, le scorbut, la goutte, le rhumatisme. Ici
le diagnostic n'offre pas de difficultés, car ces cachexies ont
toutes des symptômes particuliers, faciles à reconnaître.
La seule difficulté à surmonter consiste à établir si les maladies
en question sont antérieures ou postérieures à la dyspepsie :
dans le premier cas, la dyspepsie n'est évidemment qu'un
symptôme.

III. — DU VOMISSEMENT.

Le vomissement est un acte tout à la fois physiologique et
pathologique, qui a pour but le rejet, par la bouche, des matières contenues dans l'estomac.

Description. Nous devons considérer successivement les
matières vomies, l'acte du vomissement lui-même, sa fréquence et les diverses conditions dans lesquelles il peut se
présenter.

Matières rendues par le vomissement. De quelque nature que
doive être le vomissement, il commence toujours par le rejet
des matières alimentaires contenues dans l'estomac ou des liquides récemment ingérés. Les substances qui doivent caractériser définitivement le vomissement ne viennent qu'ensuite,
à moins que cet acte anormal ne survienne chez un individu
soumis depuis longtemps à la diète.

Des aliments, des matières glaireuses et saburrales, de la
bile jaune ou mélangée et plus ou moins séreuse, du sang,
du pus, des matières à odeur fécale, des substances provenant

des voies aériennes et préalablement ingurgitées, telles sont
les principales matières rejetées par l'acte du vomissement.
Isolées ou mélangées, en grande ou en faible quantité, elles
doivent toujours être examinées, car la connaissance de
leur nature et de leur mélange importe beaucoup au diagnostic.

Acte du vomissement. Considéré en lui-même, c'est-à-dire
dans la manière dont il s'exécute, le vomissement ne présente
que trois modifications : il est facile, difficile ou impossible.

Avant d'apprécier la valeur des caractères fournis par la
manière dont cet acte s'exécute, il est nécessaire de connaître
les différences individuelles que présentent les malades. Quelques personnes vomissent avec une grande facilité, c'est-à-dire
sans efforts et pour la moindre cause ; ces personnes n'éprouvent ni le malaise précurseur du vomissement, ni la fatigue
qui le suit ; les matières remontent de l'estomac comme par
une simple régurgitation. Certaines personnes même ont la faculté de vomir à volonté, et de choisir parmi les matières ingérées celles dont elles veulent débarrasser l'estomac (*méri-
cysme*). D'autres personnes, au contraire, ne vomissent qu'avec
la plus grande difficulté et même ne peuvent pas accomplir
cet acte sans se livrer à des efforts qui vont jusqu'à amener
des syncopes ou des convulsions. Dans la majorité des cas,
cependant, le vomissement est assez facile et accompagné des
phénomènes suivants :

Il y a d'abord : nausées, mal de cœur, dégoût profond, indifférence aux choses extérieures ; puis un sentiment de pincement à l'épigastre et d'oppression qui gêne la respiration ;
vient ensuite une sorte d'étourdissement, un nuage semble
couvrir la vue ; enfin on sent l'estomac se soulever, les matières stomacales remontent, affluent dans le pharynx et sont
expulsées brusquement par la bouche et les fosses nasales.
Deux ou trois efforts semblables se succèdent ; le calme renaît,
le dégoût se dissipe, et pendant quelques instants on éprouve
un bien-être parfait, qui n'est troublé que par le goût toujours fort désagréable que les matières rejetées ont laissé dans
la bouche ; la respiration se rétablit et s'exécute avec facilité.
Quelquefois les accidents se bornent à ces quelques secousses,

mais d'autres fois elles se répètent un nombre de fois plus ou
moins considérable.

Les différences individuelles que nous venons d'indiquer
se conservent ordinairement dans l'état de maladie ; mais souvent, par le fait même de l'affection morbide, les caractères
du vomissement s'altèrent : ainsi, telle personne qui ne vomissait que difficilement, accomplit cet acte avec une grande
facilité dans quelques maladies, et réciproquement. Il est donc
nécessaire, auprès des malades qui éprouvent ce symptôme,
de s'informer s'ils trouvent quelque différence entre la manière dont il s'accomplit actuellement et celle qu'ils ont remarquée autrefois.

En général, voici ce que l'on observe dans les cas pathologiques. Le vomissement s'accomplit avec une grande facilité dans tous les cas où l'estomac contient une abondante
quantité de liquides, et toutes les fois qu'il est dans un état
d'atonie, de relâchement ; le vomissement est facile aussi quand
une affection organique a détruit ou fortement élargi l'orifice
cardiaque. Ainsi il est facile dans la péritonite, le choléra,
l'étranglement interne, dans les hémorrhagies gastriques
abondantes, dans le cancer du cardia avec élargissement de
l'orifice, enfin dans les maladies avec état ataxique ou adynamique. Il est bien entendu qu'il devient facile également
quand on remplit l'estomac de liquides.

Le vomissement est difficile dans les cas où l'estomac ne
contient ou ne sécrète pas de liquides, dans celui où les matières à rejeter ont une grande consistance, dans ceux où il y
a un état spasmodique très-prononcé, et enfin quand l'orifice
cardiaque ou l'œsophage sont plus ou moins rétrécis par des
tumeurs, des dégénérescences, etc. Aussi voit-on cette difficulté quand le vomissement survient à jeun, et après une saignée par exemple, dans les différentes espèces de dyspepsies,
dans les diverses espèces de coliques (néphrétique, hépatique,
saturnine, etc.), dans les rétrécissements spasmodiques, inflammatoires, organiques de l'œsophage ou du cardia.

Le vomissement n'est, à proprement parler, impossible que
dans le cancer du cardia, avec resserrement extrême de cet
orifice.

Dans la plupart des autres cas où le vomissement survient, il se produit avec une médiocre difficulté, et l'on ne peut alors tirer aucune induction de la manière dont cet acte s'accomplit.

Fréquence. Elle est très-variable, suivant la nature de l'affection à laquelle le vomissement est lié. Un fait principal règle la répétition de cet acte, c'est la facilité avec laquelle les matières à rejeter se reproduisent ou pénètrent dans l'estomac.

Nous n'insisterons pas sur sa fréquence plus ou moins grande dans telle ou telle affection, parce que nous y reviendrons à propos de chaque maladie dans laquelle le vomissement survient; mais nous voulons présenter une observation sur un fait qui n'est pas assez généralement remarqué.

Certaines affections, comme la péritonite et la méningite, passent pour être le type des maladies dans lesquelles le vomissement est le symptôme prédominant. On a raison, si l'on considère ce phénomène comme très-commun ou presque constant dans ces maladies; mais on serait dans l'erreur si l'on pensait qu'il est très-répété et presque continuel. Dans ces deux affections, le vomissement est rare; il se produit un petit nombre de fois, et il arrive un moment où il disparaît; on ne voit, dans quelques cas, que deux ou trois vomissements tout au plus.

Conditions particulières dans lesquelles le vomissement se manifeste. On doit toujours prendre en considération les circonstances dans lesquelles le vomissement survient et les causes qui le ramènent; ces faits sont de la plus haute importance pour le diagnostic.

Quelques malades vomissent seulement dans les quintes de toux dont ils sont affectés; cet accident est alors le simple résultat des efforts accomplis et des secousses convulsives du diaphragme, qui se propagent à l'estomac et aux muscles des parois abdominales. C'est ce qui a lieu chez les phthisiques et chez tous les malades qui ont une toux quinteuse, prolongée, spasmodique : ainsi, les malades affectés de catarrhe pulmonaire chronique toussent et vomissent le matin en se levant; les enfants affectés de coqueluche vomissent égalementment dans les quintes de toux, etc. Dans tous ces cas, il n'y a pas lieu de soupçonner une maladie de l'estomac ou de l'abdomen ; le vomissement est provoqué par une affection étrangère à la cavité du ventre.

On doit aussi considérer les rapports du vomissement avec l'ingestion des aliments.

Quelquefois les matières ingérées descendent jusqu'au cardia, séjournent quelques instants au-dessus de cet orifice, et remontent ensuite, sans pouvoir pénétrer dans l'estomac : cette circonstance annonce un rétrécissement spasmodique ou organique de l'œsophage. D'autres fois, les aliments pénètrent dans l'estomac et y séjournent deux ou trois heures, mais sont rejetés ensuite plus ou moins complétement : il est évident qu'il y a alors obstacle au cours des aliments par suite d'une lésion de l'orifice pylorique.

Nous avons observé, mon frère et moi, à l'hôpital Saint-Louis, un fait fort singulier, et qui a de grands rapports avec les cas des deux catégories précédentes. Un homme qui avait tenté de s'empoisonner avec de l'acide sulfurique, et qui souffrait depuis deux ans des suites de l'action de ce caustique, vomissait après tous ses repas et maigrissait continuellement. Le vomissement survenait au bout de deux, trois ou six heures; les matières rendues formaient une sorte de bouillie grise, argileuse. La nutrition cessa bientôt de se faire et le malade mourut dans le marasme. L'orifice pylorique était le siége d'une cicatrice blanche, fibreuse, qui réduisait le calibre de son ouverture au diamètre d'un tuyau de plume. Tout l'intérieur de l'estomac était couvert de cicatrices fibreuses, rayonnées; le cardia était lésé également. Au tiers inférieur de l'œsophage, il existait, du côté droit, une perforation de 2 centimètres de diamètre environ : c'était l'orifice d'une vaste poche ou arrière-cavité creusée dans le tissu cellulaire du médiastin, et qui pouvait contenir un litre de liquide. Ce réservoir accidentel, qui représentait le jabot des oiseaux, recevait la presque totalité des aliments; ceux-ci y subissaient une altération particulière plutôt qu'une digestion, et étaient rejetés ensuite par une régurgitation qui s'opérait, ainsi que nous l'avons dit, toutes les deux, trois ou six heures.

Les substances ingérées dans l'estomac ralentissent ou renouvellent le vomissement, mais toutes n'agissent pas de la même manière; et la nature des agents qui rappellent ou calment ce symptôme, aide encore au diagnostic.

Les excitants calment les vomissements nerveux, ceux de la gastralgie, du choléra, etc. ; les émollients les rappellent au contraire avec beaucoup de force. La glace et l'opium seuls peuvent diminuer ou suspendre ceux de la péritonite et des diverses espèces de coliques; les émissions sanguines locales arrêtent les vomissements de la fièvre typhoïde, etc.

Comme on le voit, un certain nombre de caractères étrangers aux matières rejetées de l'estomac, étrangers également à l'acte du vomissement en lui-même, peuvent servir à établir le diagnostic du phénomène dont nous nous occupons; on devra donc ne pas négliger les lumières fournies par ces sources et par quelques autres faits que nous n'avons pas besoin d'indiquer avec détail.

Étudions, pour compléter cette question, les caractères du vomissement dans quelques affections principales.

Maladies dans lesquelles on rencontre le vomissement. — Valeur diagnostique.

Il serait impossible d'énumérer toutes les affections dans lesquelles le symptôme du vomissement survient et peut survenir. Nous parcourrons seulement les groupes principaux des maladies où il est commun.

On remarque le vomissement dans quelques affections de la tête, dans un petit nombre de maladies de poitrine, et dans un très-grand nombre de maladies abdominales.

Maladies de la tête. Le vomissement s'observe dans les congestions, l'apoplexie, l'encéphalite, la méningite, dans la migraine et dans la plupart des névroses. Deux de ces maladies seulement nous occuperont, parce que leur début insidieux peut donner lieu à des erreurs de diagnostic.

Dans la **migraine** ou **hémicranie**, il y a vomissement, qui se manifeste dans les circonstances suivantes : Le matin, au moment du lever, on sent une lourdeur ou pesanteur de tête, qui va en augmentant; quelquefois elle est localisée, quelquefois générale; il y a dégoût, inappétence, puis nausées et enfin vomissement bilieux peu abondant, assez difficile et se faisant par une sorte de régurgitation; ces vomissements ne soulagent pas. La tête reste toujours embarrassée; la lumière fatigue la vue; on éprouve le besoin de fuir le bruit, d'éviter le travail. Apyrexie. Le soir ou le lendemain tous les accidents ont cessé. La migraine affecte les individus nerveux, chez lesquels elle finit par devenir une habitude; elle succède aux travaux, aux veilles, à la contention d'esprit; elle résulte aussi du jeûne, de l'insolation, etc. Elle est quelquefois périodique.

La **méningite** donne lieu à une céphalalgie intense, continue et fébrile; les vomissements surviennent dans la première période ou période d'excitation; ils sont bilieux, et se font avec quelque difficulté; ils ne sont ni abondants ni fréquents, en sorte que l'on ne doit pas, à cause de leur rareté, rester dans une fausse sécurité. On craindra cette affection si l'on a affaire à un enfant, qui n'a ni indigestion, ni vers, ni accidents de dentition; s'il y a de la fièvre, de la tristesse, du mal de tête, et quelques vomissements spontanés, sans diarrhée.

Nous avons dit que le vomissement survient aussi dans quelques *maladies de poitrine*. Il n'a alors aucun caractère particulier; les circonstances dans lesquelles il se développe ne peuvent laisser aucun doute sur la nature de l'affection à laquelle il se rattache.

On le remarque dans la **coqueluche**, dans la **phthisie**, dans les diverses espèces de **catarrhe**, et, dans tous ces cas, il tient ou aux efforts violents et répétés de la toux, ou aux mouvements énergiques que les malades exécutent pour effectuer l'expectoration de crachats visqueux et fortement adhérents.

Les vomissements se manifestent aussi, mais par un autre mécanisme, dans la **pleurésie diaphragmatique**, dans la **pneumonie bilieuse** et dans la **pneumonie** avec **ictère**.

Nous n'indiquerons que quelques-unes des nombreuses *affections abdominales* qui donnent lieu à ce même accident.

Il y a vomissement dans la **dysphagie**, de quelque nature qu'elle soit : il y a alors douleur derrière le sternum, sentiment de constriction, régurgitation pure et simple des liquides ingérés.

Mêmes caractères dans le cas de **corps étrangers**. arrêtés dans l'**œsophage**. Des observations récentes (1) établissent que les **varices de l'œsophage** peuvent donner lieu à de graves *hématémèses*. Dans un de ces cas, celui qui a été recueilli par M. Fauvel, le foie était affecté de cirrhose ; cette donnée a fourni à M. Gubler les éléments d'une théorie ingénieuse sur la production d'une circulation collatérale dans cette dernière maladie (2).

Les vomissements doivent assurément exister parmi les symptômes de la **gastrite aiguë** ou **chronique** ; mais ces deux affections sont en réalité tellement rares, qu'il serait téméraire de vouloir, de nos jours, en poser le diagnostic, dans quelque circonstance que ce soit.

Le vomissement est un des meilleurs caractères des **empoisonnements**. Un individu était en bonne santé ; il est pris tout à coup de vomissements répétés, abondants, on pensera tout de suite à un empoisonnement : il est bien entendu qu'en temps d'épidémie de choléra, on s'attachera moins à cette idée.

Ce premier soupçon établi, on devra chercher, par tous les moyens possibles, à s'assurer de ce qu'il peut avoir de fondé. Or, on remarquera ceci : il y a, sous le rapport de l'origine, deux espèces d'empoisonnements, celui qui est accidentel, et celui qui est volontaire. Dans le premier cas, la cause se trouve assez facilement : une erreur a fait prendre un liquide pour un autre, des aliments ont été apprêtés dans du cuivre non étamé et y ont séjourné ; le malade a mangé des champignons, des baies de belladone, etc. ; d'un autre côté, si l'empoisonne-

---

(1) *De l'hématémèse due à des varices de l'œsophage, à propos de deux observations recueillies* par MM. Le Diberder et Fauvel (*Rec. des travaux de la Soc. méd. d'observation,* fascicule 3, 1858).

(2) Gubler, *Thèse pour l'agrégation,* Paris, 1853.

ment est accidentel, le malade lui-même cherchera et indiquera les causes probables de son état.

Au contraire, dans l'empoisonnement volontaire, les malades cherchent à cacher la cause de leur mal, mais bien des circonstances la décèlent. L'air sombre et résigné du malade, son silence obstiné, les renseignements que l'on recueille sur sa position et sur les motifs qui auraient pu le porter au suicide, éclairent le médecin. Il y aura plus de probabilités encore, s'il s'agit d'une femme, jeune, à intelligence peu cultivée, d'un tempérament nerveux, irritable, etc.

Les vomissements dans les empoisonnements sont abondants et répétés, ils vont quelquefois jusqu'à l'hématémèse.

On recherchera dans les vases, les fioles qui entourent le malade, s'il ne reste pas des traces de laudanum, d'arsenic, d'acide sulfurique, de bleu d'indigo, de vert-de-gris, etc. On examinera les lèvres, les dents, la bouche; on y posera un papier de tournesol rouge ou bleu; on conservera et l'on examinera les matières vomies. La manière dont elles se comportent sur le carreau, dont elles colorent le linge, etc., fournit de précieux renseignements. La présence de matière jaune (laudanum), d'une pulpe recouverte d'un épiderme violet, avec quelques appendices verts (belladone), de fragments de champignons, etc., établira définitivement la nature du mal.

Il nous suffit d'avoir indiqué la marche à suivre dans les recherches à faire; nous ne pouvons insister davantage sur ce point.

L'indigestion et l'**embarras gastrique** provoquent aussi le vomissement; mais le diagnostic de ces affections est si facile, que nous ne nous y arrêterons pas.

Beaucoup d'affections chroniques de l'estomac présentent encore le vomissement parmi leurs symptômes : telles sont le ramollissement de la muqueuse stomacale, l'ulcère simple chronique, le cancer de l'estomac, la gastralgie.

Le **ramollissement de la muqueuse de l'estomac** s'observe surtout chez les enfants à la mamelle ou peu avancés en âge. Aussitôt que le lait ou les aliments sont ingérés, ils sont rejetés, puis des matières bilieuses, porracées, sont rendues ensuite; rien ne peut arrêter ces vomissements, l'ingestion d'une simple cuillerée d'eau sucrée les ramène. Il n'y a pas de fièvre au début, mais bientôt elle se déclare ; les enfants maigrissent et sont pris de diarrhée ; la bouche est chaude, la langue sèche et rouge ; l'abdomen est déprimé ou tendu ; il n'y a point de douleur à l'épigastre, mais la peau du ventre est brûlante. MM. Cruveilhier et Louis ont les premiers décrit cette singulière affection.

L'**ulcère simple chronique de l'estomac** (Cruveilhier) (1) survient particulièrement chez les adultes et les personnes avancées en âge ; ses symptômes ressemblent beaucoup à ceux du cancer de l'estomac. Les malades rejettent des matières glaireuses, des aliments, de la bile. Les hématémèses, ou vomissements de sang pur, sont plus communes dans ce cas que dans le cancer de l'estomac ; elles se montrent aussi bien au début que vers la terminaison ; elles dépendent de la perforation des artères splénique, coronaire stomachique ; quelquefois les vomissements ont lieu d'une manière assez régulière et un certain temps après les repas. On soupçonnera cette affection si les matières rendues sont surtout des aliments, du mucus ; si les vomissements se prolongent sans qu'on voie survenir de matière noire, marc de café ; si la santé générale ne s'altère pas rapidement ; s'il y a un point douloureux à l'épigastre et dans le point correspondant du dos, sans tumeur. Cette affection a une singulière tendance à gagner en profondeur et à envahir les organes voisins, après la formation d'adhérences ; ainsi la paroi antérieure de l'estomac peut être perforée et remplacée par la substance même du foie, plus ou moins ulcérée elle-même ; dans un cas, nous avons vu le fond d'une perforation, constitué par le sternum dépouillé de son périoste ; la substance osseuse était hypertrophiée et éburnée ; c'est aussi la cause de l'érosion des artères. Il résulte de cette tendance à l'ulcération profonde qu'il se forme souvent des perforations, suivies de péritonites mortelles ; de sorte qu'on a pu dire que, sous ce rapport, l'ulcère simple est plus dangereux que le cancer. Enfin cette

(1) *Anat. pathologique* avec planches, Xᵉ livraison, *Maladies de l'estomac*, p. 1 ; — et *Revue médicale*, févr. et mars 1838.

affection a des temps d'arrêt, ce qui n'a presque jamais lieu
dans le cancer de l'estomac ; elle guérit même quelquefois
complétement, après avoir duré fort longtemps et avoir jeté
les malades dans un état d'amaigrissement très-prononcé et
même de cachexie. Tous ces caractères, qui permettent de
poser avec précision le diagnostic pendant la vie, ont été de
nouveau étudiés et vérifiés par M. Luton (1).

Les vomissements du **cancer de l'estomac** sont souvent
caractéristiques, soit par leur nature, soit par la manière dont
ils se produisent, soit à cause des circonstances dans lesquelles
ils se manifestent. En général, quand il s'agit de cette affection,
on a affaire à des personnes, et surtout à des hommes, arrivées
à l'âge de quarante à cinquante ans; ces malades sont adonnés
à l'usage des boissons et des liqueurs fortes : ils ont un régime
mal entendu, ou bien ils sont en proie à des chagrins, à des
passions tristes, concentrantes; il y a depuis longtemps des
troubles de la digestion ; le matin ils rendent, par régurgitation, des matières glaireuses; plus tard les aliments sont
vomis, et presque jamais il n'y a d'évacuations bilieuses ; enfin des vomissements de sang, et surtout de matières noires, se
manifestent : c'est du sang à demi digéré qui colore les aliments. Quand le cancer siége au cardia, les vomissements ont
lieu avant l'introduction des aliments dans l'estomac, ou bien,
quand ces aliments y ont pénétré, il y a des efforts quelquefois énormes, mais infructueux, quelques liquides seulement
sont rendus. Si, au contraire, le mal siége à l'orifice pylorique,
les vomissements ne se manifestent qu'au bout de deux ou trois
heures ; souvent on perçoit une tumeur à l'épigastre ; souvent aussi on constate tous les signes d'une dilatation de
l'estomac (fluctuation stomacale, sonorité de l'estomac occupant une grande étendue de l'abdomen, tumeur pylorique
abaissée, etc.). Enfin l'apparence cachectique des malades,
la teinte jaune-paille, l'amaigrissement, la sécheresse de la
peau, confirment l'idée d'une lésion organique d'un viscère
intérieur.

(1) *Rech. sur l'ulcère simple de l'estomac* (*Recueil des trav. de la Soc.
méd. d'observation*, t. I, fascicule 4, juillet 1858.)

Dans la **gastralgie**, il n'y a pas de vomissements le plus ordinairement, mais des *renvois* acides et une régurgitation de quelques cuillerées d'un liquide comme huileux, brûlant, amer, âcre, etc. (Voy. *Dyspepsie*.)

La gastroentérite, le choléra, l'étranglement interne, sont les principales affections de l'*intestin* qui donnent lieu au vomissement. Nous avons décrit la dernière affection avec assez de soin (**p.** 514) pour qu'il soit inutile d'y revenir ici, et d'ailleurs c'est une affection rare à laquelle le praticien devra songer moins souvent qu'aux deux autres maladies.

Beaucoup de malades *cachectiques* sont affectés d'une **inflammation gastro-intestinale** légère, mais étendue et qu'on pourrait comparer à un érythème du tube digestif. C'est ce qu'on observe dans la phthisie, les bronchites chroniques, et chez les vieillards, à la fin de la plupart de leurs maladies. Des vomissements et de la diarrhée se manifestent alors. Les caractères suivants indiquent qu'on a affaire à une simple affection gastro-intestinale inflammatoire. En général, il y a un état scorbutique des gencives, les dents se déchaussent ; une bordure grisâtre, ulcéreuse, recouverte de tartre, cerne le collet des dents ; il y a une soif continuelle, besoin de boissons fraîches, acides, de glace ; rien cependant n'apaise ce besoin. La bouche est chaude ; toute sa membrane muqueuse, ainsi que celle de la langue, est d'un rouge vineux ; elle est souvent sèche, collante et comme vernissée ; un dernier caractère, le *muguet*, vient terminer ces accidents et montrer à quoi l'on a affaire ; le vomissement est ordinairement, dans ces cas, un des premiers symptômes de la maladie.

Cette affection n'est pas nécessairement mortelle ; nous en avons vu guérir un certain nombre de cas.

Nous insistons sur la description des faits de ce genre, puisqu'ils peuvent être cause d'erreurs de diagnostic dans plusieurs circonstances, et dans la suivante en particulier. Une jeune femme, à la suite de ses couches, est prise de vomissements bilieux répétés, abondants ; l'abdomen se tuméfie, se ballonne et devient un peu douloureux ; de la diarrhée se manifeste. A-t-on affaire à une péritonite puerpérale ? Pas toujours.

Quelquefois il ne s'agit que de l'affection que nous décrivons. L'état de la bouche révélera très-souvent la nature du mal. Le cas que nous décrivons n'est pas imaginaire ; nous en avons vu deux exemples ; la guérison survint dans l'un et dans l'autre.

Le **choléra asiatique** débute, dans la majorité des cas, par une diarrhée plus ou moins intense et prolongée (diarrhée prémonitoire) ; puis les accidents sérieux éclatent. Le vomissement est le premier de tous. Ce vomissement se produit brusquement et surprend inopinément les malades ; il se fait avec une extrême facilité ; d'énormes quantités de liquide s'échappent à flots, et comme des fusées, et sont lancées au loin. Le liquide est composé d'abord d'aliments et de boissons, puis de bile, et enfin d'une sérosité à peine verdâtre ; souvent il contient des grumeaux blancs qu'on a comparés à des grains de riz cuit ; mais ce caractère manque souvent : il y a des épidémies où il existe presque toujours, d'autres où on le rencontre à peine. Ces vomissements se répètent à peu d'intervalle ; on en voit dix, vingt, trente, dans la même journée.

La diarrhée séreuse, le refroidissement du corps, de la langue, de l'haleine ; l'extinction de la voix, les crampes, la suppression de l'urine, la cyanose du visage et des extrémités, sont des caractères si évidents, qu'on ne saurait méconnaître cette terrible affection.

Les caractères du **choléra sporadique** sont, à peu de chose près, les mêmes que les précédents, mais cependant à un degré moindre.

Le vomissement est exceptionnel dans la **fièvre typhoïde,** la **dysenterie,** etc.

Ce symptôme existe encore dans les différentes espèces de péritonite, dans les coliques, les maladies des reins, du foie, de la vessie, de l'utérus, etc. Nous ne dirons que quelques mots de ces diverses sortes d'affections.

Dans la **péritonite aiguë simple,** les vomissements sont soudains, abondants, incoercibles, rarements fréquents. Les liquides contenus dans l'estomac sont rejetés rapidement, à flots et en fusées, et sans aucune difficulté. Rien de plus caractéristique que ce symptôme, lorsqu'il survient dans les con-

33.

ditions où l'on sait que la péritonite peut se développer. Un individu est convalescent de fièvre typhoïde : il ressent tout à coup de la douleur dans la fosse iliaque droite ; sa figure s'altère, la peau se couvre de sueur, le pouls devient petit ; on doit soupçonner une perforation intestinale, mais rien n'est encore démontré. Tout à coup le malade se dresse sur son lit, un flot de bile verte s'échappe impétueusement par la bouche et les fosses nasales ; il n'y a plus aucun doute à conserver, la péritonite existe, elle est intense et d'une certaine étendue. On portera le même jugement, si cet accident survient après une contusion violente de l'abdomen, ou à la suite de couches.

On ne devra pas chercher à atténuer la valeur de ce symptôme et à se faire illusion sur l'existence de la maladie, lorsque les vomissements seront rares. Quelquefois, en effet, il n'y a que deux ou trois vomissements dans les péritonites les plus graves. D'un autre côté, si ce symptôme a été très-fréquent, impossible à arrêter, on ne devra pas augurer favorablement en le voyant diminuer de fréquence ou céder aux moyens employés. Le plus ordinairement la suspension du phénomène ne dépend que de l'affaiblissement du malade ; malgré l'amendement du symptôme, la péritonite persiste, et, en effet, la mort du malade survenant, on trouve le péritoine rempli de pus et de fausses membranes.

Dans les différentes coliques que nous avons décrites avec soin, telles que les *coliques de plomb*, les *coliques néphrétiques*, *hépatiques*, etc., le vomissement est commun, mais il est peu abondant, pénible ; quelques gorgées de bile sont rendues avec effort.

On observe aussi des vomissements dans les maladies du foie, dans l'ictère, dans les affections de l'utérus, mais ils n'ont aucun caractère digne de fixer l'attention, et il est d'ailleurs très-aisé de s'assurer qu'il n'existe aucune des graves affections que nous venons de passer en revue.

Ajoutons enfin quelques mots sur les **vomissements incoercibles, par inanitiation**, dont M. le docteur Marrotte a fait une étude intéressante (1).

(1) *Études sur l'inanitiation dans les maladies aiguës.* (*Bulletin général de thérapeutique*, 185..)

Dans la convalescence des maladies aiguës graves, on voit souvent survenir des vomissements incoercibles, qui ne se lient à aucune altération matérielle appréciable du tube digestif. Cet accident éclate quelquefois quand la fièvre existe encore, et lorsque l'appétit ne s'est pas rétabli ; mais le plus ordinairement, quand il se montre, la fièvre a disparu et l'appétit commence à se faire sentir ; ensuite il coïncide le plus ordinairement avec un amaigrissement rapide. L'apparition de cette grave complication dans la convalescence fait croire à une susceptibilité extrême de l'estomac, et fait redouter que les aliments ne soient ou trop irritants ou trop difficiles à digérer. De là la prescription d'un régime de plus en plus sévère et même de la diète absolue.

Cependant les vomissements persistent et augmentent de fréquence ; les malades se plaignent de la faim et réclament des aliments; la soif n'est pas vive; la peau est fraîche et même froide, les muqueuses sont humides ; l'examen de tous les organes ne trahit aucune lésion ; la respiration et la circulation se ralentissent, la température du corps s'abaisse. Cependant on voit, de temps en temps, la chaleur s'élever, et une certaine agitation se manifester; ce n'est pas de la fièvre, c'est une réaction synergique de ces trois fonctions : « L'organisme semble tenter un effort pour ressaisir la vie qui lui échappe, pour remonter au taux physiologique » (Marrotte).

Nous n'avons pas besoin d'insister sur les autres accidents qui accompagnent ces vomissements, ou pour mieux dire sur l'inanitiation, dont ils ne sont que le symptôme. Tels sont : la diarrhée, le subdelirium, la faiblesse de l'impulsion et des bruits du cœur, la matité peu étendue de la région précordiale, la faiblesse du pouls, tous les phénomènes, en un mot, qui attestent l'atrophie du cœur et l'appauvrissement du sang.

Si l'on persiste à faire observer la diète aux malades, les accidents s'aggravent; les tisanes, les bouillons, sont constamment rejetés ; et, au contraire, le vin, les potages, les aliments légers sont beaucoup mieux supportés. La tolérance de l'estomac pour les aliments réparateurs, ne s'établit pas sur-le-champ, mais graduellement ; d'abord les vomissements s'éloignent, puis ils ne se composent que de matières muqueuses et bilieuses; enfin les aliments sont conservés; la digestion et l'absorption se rétablissent. Mais si l'inanitiation a duré trop longtemps, les digestions ne peuvent plus s'accomplir, et le malade succombe au milieu des accidents que l'on observe chez les animaux soumis à la diète absolue.

L'inanitiation est une cause fréquente de mort, dans la convalescence des maladies aiguës. Les vomissements incoercibles en sont le signe le plus caractéristique et le plus frappant. Cependant on doit rechercher s'il existe en même temps un amaigrissement rapide, du ralentissement de la respiration et de la circulation, un abaissement de la température du corps, des paroxysmes de chaleur, qui ne sont pas de la fièvre; enfin, le bon effet des aliments réparateurs, administrés avec ménagement, indiquera l'existence de l'*inanitiation*.

IV. — DE LA DIARRHÉE.

La diarrhée, un des phénomènes les plus communs des affections gastro-intestinales et des maladies générales, n'a pas besoin d'être définie.

Caractères. On doit dire, en général, que la diarrhée existe quand les matières intestinales deviennent liquides ou moins consistantes que d'habitude; cependant ce caractère ne saurait convenir à la diarrhée des enfants, puisqu'à cet âge de la vie, les matières sont toujours liquides; ce qui constitue alors le dévoiement, c'est le grand nombre de garde-robes et le changement de leurs caractères physiques.

Chez l'adulte, la diarrhée est ordinairement précédée de malaise, d'inappétence, de coliques, de borborygmes, de flatuosités; puis des matières de consistance à peu près naturelle sont rendues, et enfin des liquides commencent à être rejetés. Leur expulsion soulage le malade, mais pour un moment seulement, et le malaise reparaît pour se terminer encore par une ou plusieurs évacuations. Les premières selles sont faciles; les suivantes s'accompagnent quelquefois de pesanteur et de resserrement de l'anus et du rectum, ce qui constitue les épreintes, le ténesme; il n'est pas rare de voir le ténesme se propager au vagin chez les femmes, au col de la vessie chez l'homme. Quelquefois, au lieu d'être soulagés, les malades sont comme épuisés après les évacuations, et ils tombent dans un état spasmodique, et quelquefois dans des syncopes véritables.

Matières rendues. Des aliments incomplétement digérés, des boissons, du mucus, de la sérosité, des matières bilieuses, à apparence grasse, huileuses, plus ou moins altérées, du pus, telles sont les matières rendues dans le cours de la diarrhée. On rencontre souvent dans les selles diarrhéiques des vers, des débris organiques, des fragments de muqueuse, de fausses membranes, des lambeaux gangrenés, provenant de différents points de l'intestin ou d'organes étrangers.

La *quantité* des matières rendues est variable. Si l'on considère la dysenterie comme rentrant dans la classe des maladies diarrhéiques, on devra dire que quelquefois les matières évacuées sont en très-petite quantité ; en effet, les malades rendent, dans une journée, à peine quelques onces de liquide, quoique les évacuations se soient répétées un grand nombre de fois. Et par opposition, les selles du choléra, de la diarrhée séreuse, critique, etc., sont extrêmement abondantes; la quantité des liquides rendus s'élève souvent alors à plusieurs litres dans les vingt-quatre heures.

L'abondance des matières n'est pas en rapport avec le plus ou moins de gravité de la lésion intestinale, mais avec l'étendue de cette affection ; ainsi, dans le choléra et la fièvre typhoïde, la diarrhée est abondante, même quand les lésions sont peu prononcées, et elle est médiocre dans la dysenterie, le cancer de l'intestin, etc.

Le *nombre* ou la *fréquence* des évacuations est très-variable et assez importante à prendre en considération pour le diagnostic.

Quelques malades ont deux ou trois évacuations dans la journée, et la maladie se termine là : c'est ce qui a lieu dans l'indigestion intestinale; d'autres ont trois ou quatre évacuations chaque jour pendant plus ou moins longtemps; d'autres enfin ont dix, vingt, trente garde-robes dans les vingt-quatre heures.

Quelquefois la fréquence et la quantité des selles sont en raison inverse l'une de l'autre, mais cela n'a pas toujours lieu.

Quand on étudiera la diarrhée au point de vue du diagnostic, on recherchera toujours si elle est ou n'est pas accompagnée de fièvre, de douleurs, de vomissements, etc.

Diagnostic différentiel. Il existe une affection qui peut être cause d'erreur. Chez quelques vieillards, il se forme dans le gros intestin, et surtout dans le rectum, des amas plus ou moins considérables de matières, qui s'endurcissent et constituent des scybales. Ces matières, qui ne cheminent plus, par suite d'une paresse de l'intestin ou d'un défaut de lubréfaction de la muqueuse de cet organe, déterminent, dans le point où elles séjournent, une irritation, et par suite une sécrétion plus ou moins abondante; le liquide produit par cette cause se fait jour entre la paroi de l'intestin et la masse endurcie, ou bien même à travers un canal qui se creuse dans le centre de celle-ci; rejeté en dehors, il fait croire à l'existence d'une diarrhée, tandis qu'en réalité la cause première des accidents est une constipation véritable.

On évitera l'erreur en recherchant s'il n'existe pas des scybales, et en pratiquant le toucher rectal, qui fait reconnaître la présence de boulettes fécales plus ou moins grosses dans l'ampoule du rectum.

Causes. Les causes immédiates ou prochaines de la diarrhée sont au nombre de trois principales : l'introduction dans le tube digestif d'une quantité plus ou moins forte de liquides ou d'aliments qui ne peuvent être digérés ou qui ne le sont que d'une manière incomplète ; la sécrétion trop abondante du tube digestif lui-même ; l'exhalation de sang dans l'intestin, ou l'introduction, par une perforation, de sérosité, de pus provenant d'un organe étranger.

Les circonstances que nous indiquons se présentant dans un grand nombre de maladies, on conçoit que la diarrhée est commune à beaucoup d'affections. Nous n'en indiquerons qu'un petit nombre.

*Maladies dans lesquelles on rencontre la diarrhée. — Valeur
diagnostique.*

La diarrhée est le caractère essentiel de l'**indigestion intestinale** et de la **lientérie**, ou diarrhée des gros mangeurs. Des aliments incomplétement digérés constituent la
majeure partie des évacuations ; une odeur insupportable des
garde-robes, des borborygmes, des flatuosités, quelquefois des
vomissements, tels sont les autres symptômes qui, joints à
l'apyrexie, se manifestent dans ces deux cas. On n'oubliera
pas de se renseigner sur les commémoratifs.

Nous avons indiqué plus haut une sorte de **gastro-entérite**
qui s'accompagne souvent de diarrhée. Nous n'y revenons
pas ici.

L'**entérite tuberculeuse** donne lieu à une diarrhée séreuse ou bilieuse, ordinairement peu abondante, mais continue et extrêmement difficile à arrêter. Elle ne s'accompagne
presque jamais de douleurs intestinales (Andral, Bouillaud).
Les symptômes concomitants aident beaucoup à en faire connaître la nature et l'origine.

La diarrhée de l'**entérite typhoïde** est ordinairement
abondante, bilieuse, d'une odeur fétide, indolente, très-facile à reconnaître.

Dans la **dysenterie**, il y a bien plutôt constipation que
diarrhée ; en effet, l'intestin contient toujours une quantité
plus ou moins grande de matières fécales dures, tandis que
les matières rendues sont constituées seulement par un peu
de mucus sanguinolent, qui provient de la partie la plus inférieure du gros intestin. M. Délioux de Savignac (1) souscrit
à cette manière de voir.

Dans la forme tout à fait bénigne de la dysenterie, que
l'on nomme plus particulièrement **côlite**, il y a plus réellement diarrhée ; les malades ont des coliques quelquefois très-
vives, puis ils rendent un liquide séreux abondant, contenant
quelquefois du sang, quelquefois du mucus qu'on a comparé
à du frai de grenouille.

(1) *Traité de la dysenterie.* Paris, 1863.

Les caractères précédents se rencontrent dans la **dysenterie chronique**; c'est surtout dans cette forme qu'on a vu des lambeaux de la membrane muqueuse et de son épithélium dans les matières évacuées. La quantité des liquides rejetés est ici quelquefois très-considérable et capable d'épuiser rapidement les malades.

La colique de plomb est caractérisée par de la constipation; la diarrhée y est tout à fait exceptionnelle.

La diarrhée ne s'observe que rarement dans les maladies du foie, excepté dans l'**ictère grave**.

Elle est commune, ainsi que nous l'avons dit bien des fois, dans la **péritonite tuberculeuse** et dans la **péritonite chronique**.

Enfin, on la voit aussi quand des abcès viennent à s'ouvrir dans l'intestin : abcès du foie, abcès par congestion; phlegmon de la fosse iliaque, des ligaments larges, du bassin, etc. Le pus évacué met sur la voie de l'affection qui existe.

V. — DE LA CONSTIPATION.

La difficulté plus ou moins grande de l'évacuation des matières fécales constitue la constipation. L'impossibilité de cette évacuation, qui résulte de l'obstruction intestinale ou de l'étranglement interne, n'en diffère que d'un degré.

Caractères. Les intervalles qui séparent les évacuations alvines sont très-variables suivant les individus, de sorte qu'il est difficile de dire où s'arrête l'état normal et où commence l'état pathologique. Cette difficulté n'existe, il est vrai, que pour le médecin; quant au malade, il sait parfaitement indiquer ce qu'il en est à cet égard, à cause des dispositions qui lui sont particulières.

En général, on peut dire qu'il y a constipation quand les garde-robes sont pénibles, que les matières sont dures ou rares, et qu'elles ne sont rendues qu'à un certain nombre de jours d'intervalle.

Les malades ressentent ordinairement des coliques, un état plus ou moins marqué de malaise et de tension de l'abdomen, de la chaleur, un peu de ballonnement. Le besoin d'une évacuation se manifeste, mais il faut des efforts pour l'expulsion ; les matières rendues sont en petite quantité, dures, en paquets plus ou moins volumineux, ou petites et ovillées ; l'orifice anal est distendu, quelquefois excorié ; du sang s'écoule. Un état de malaise suit ses efforts. Les malades ont souvent, quand l'affection se prolonge, de la tympanite, de l'inappétence, des nausées, des vomissements même ; quand la rétention des matières va jusqu'à l'arrêt définitif, il y a des vomissements de matières à odeur fécale. Dans quelques cas, l'exploration du ventre permet de reconnaître des scybales dans différents points de l'intestin. Chez quelques malades, on sent dans l'extrémité inférieure du rectum des masses de matières quelquefois volumineuses, dures, quelquefois crétacées, qui distendent l'intestin et agissent mécaniquement sur la vessie, le vagin, l'utérus.

Dans beaucoup de cas, on voit survenir une sorte de diarrhée se manifestant comme symptôme de l'arrêt des matières dans le gros intestin. En effet, les matières dures agissent comme corps étrangers, et provoquent une sécrétion plus ou moins abondante, qui se fait jour entre la masse et les parois intestinales, ou même à travers un canal qui se creuse dans cette espèce de bouchon.

Causes et mécanisme. — Un grand nombre de causes président à l'expulsion des fèces; les principales sont : le mouvement péristaltique des intestins, la contraction des muscles des parois abdominales, et les sécrétions de diverse nature qui sont versées dans l'intestin, notamment celle de la bile et du mucus intestinal lui-même. La liberté du calibre de l'intestin est, bien entendu, une condition de premier ordre.

Or, lorsque, dans une maladie, une ou plusieurs de ces conditions viennent à faire défaut, la constipation peut en être la conséquence ; nous allons prendre quelques exemples, afin de faire comprendre toute la valeur de ces conditions.

Si la membrane musculeuse de l'intestin vient à être frappée de paralysie, ou même simplement d'atonie, les matières cessent de progresser de haut en bas dans l'intestin, et la constipation s'établit. C'est à ce mode d'action qu'il convient de rapporter la constipation qui survient chez les hommes qui se livrent à un travail intellectuel, à une contention forcée de l'esprit. C'est cette même cause qui produit la constipation des vieillards, des individus paralysés plus ou moins complétement, celle des individus frappés de méningite, de péritonite, de colique de plomb peut-être, etc.

Si le calibre de l'intestin est rétréci par une tumeur extérieure ou par une lésion de ses propres parois, le résultat sera le même.

Même résultat encore, si la bile n'est plus versée dans l'intestin, comme cela a lieu dans l'ictère spasmodique. Dans ce cas, la constipation est la règle; mais il n'en est plus de même dans l'ictère inflammatoire ou fébrile; alors la bile est versée quelquefois en abondance dans l'intestin, et il y a en conséquence une diarrhée plus ou moins forte. Comme on le voit, une maladie, en apparence la même, produit des effets différents, suivant les conditions anatomiques et physiologiques qu'elle produit dans les organes.

Enfin le mucus intestinal lui-même peut venir à faire défaut, et la constipation en est la conséquence. C'est à cette cause qu'il faut attribuer la constipation qui succède à l'emploi des purgatifs drastiques. Nous avons vu une personne qui, après s'être purgée violemment à l'aide de la gomme-gutte et de la coloquinte, resta pendant quinze jours sans pouvoir aller à la garde-robe. Peut-être faut-il rapporter à cette même condition la constipation dans la colique de plomb en outre de la paralysie intestinale que l'on admet; enfin le même mécanisme explique aussi la rareté des évacuations dans la convalescence des affections graves et même dans celle de la fièvre typhoïde.

Ajoutons ici une condition à laquelle on n'a peut-être pas fait une suffisante attention. L'intestin ne peut-il pas, dans des cas donnés, jouir d'une force d'absorption assez considérable pour enlever la partie liquide des matières qu'il contient; de là résulterait une sorte de dessiccation, ou, pour mieux dire, une telle solidification de ces matières, que leur marche descendante serait désormais très-difficile. Nous croyons que c'est de cette façon qu'agit l'inflammation de l'intestin grêle, dans quelques cas.

Enfin, par une réaction naturelle de cet accident sur lui-même, la rétention de quelques boulettes de fèces dans un point de l'intestin, amène l'accumulation des matières venant des parties supérieures du tube digestif; et la constipation tend à s'augmenter par elle-même.

Mais on se ferait de cet accident une mauvaise idée, si on l'attribuait toujours à la rétention et à l'accumulation des matières dans l'intestin. Quelques individus n'en ont que très-peu et sont constipés; c'est ce qui a lieu souvent dans la colique de plomb, dans la convalescence des maladies graves. La constipation a lieu alors parce qu'il n'y a pas de matières liquides dans le tube digestif. Si l'on donne un purgatif, on croit avoir vaincu la constipation ; on se trompe : les matières qu'on fait évacuer n'étaient pas contenues dans l'intestin, pour la grande partie du moins ; ce sont des liquides dont on a forcé la sécrétion.

Ces considérations un peu détaillées nous ont paru nécessaires, attendu qu'on ne cherche pas toujours à se rendre compte du mécanisme de l'accident que nous décrivons, et qu'il est cependant indispensable, pour le diagnostic, le pronostic et le traitement, de savoir quelle est sa cause réelle; la connaissance de sa nature engage le praticien à agir dans quelques cas et à s'abstenir dans d'autres.

En résumé, la constipation reconnaît principalement les causes suivantes : la paralysie de l'intestin ou des parois abdominales, l'obstruction de l'intestin par des lésions des parois intestinales ou par des tumeurs extérieures, le défaut de sécrétion de bile ou de mucus, l'absorption des liquides des matières alimentaires.

Diagnostic différentiel. Un seul cas peut induire en erreur : c'est celui où des matières accumulées dans le rectum produisent de la diarrhée. Il est indispensable, quand on soupçonne ce fait, de pratiquer le toucher rectal; on sent alors dans l'ampoule anale un amas plus ou moins considérable de matières dures, desséchées, qui distendent l'intestin.

Maladies dans lesquelles on rencontre la constipation. — Valeur diagnostique.

La constipation est le symptôme d'un très-grand nombre d'affections propres à l'abdomen ou étrangères à cette cavité. Les divers modes de production de cet accident rendent raison de ce fait.

C'est un symptôme très-commun des affections du cerveau.

Elle a une grande importance comme moyen de diagnostic différentiel entre la **méningite** et la **fièvre typhoïde**. La période de coma de la première et l'état ataxique ou adynamique de la seconde ont une grande ressemblance ; l'état des fonctions intestinales établit presque toujours la différence. Si un malade présente de la fièvre, une stupeur plus ou moins profonde, et si en même temps il y a diarrhée, ballonnement de l'abdomen, il est très-probable qu'il s'agit d'une fièvre typhoïde ; si, au contraire, l'abdomen est plat, rétracté, si les évacuations sont sèches et rares, s'il n'y a, en un mot, aucun caractère de maladie de l'intestin, il est probable que c'est une méningite qui existe. Il est vrai de dire que certaines épidémies de fièvres typhoïdes ne présentent que peu ou point de diarrhée, surtout chez les enfants ; mais il y a toujours un certain nombre d'autres caractères qui attirent l'attention sur une affection de l'intestin.

Dans quelques autres maladies du cerveau, telles que l'apoplexie, les suffusions séreuses, le ramollissement, etc., la constipation est très-commune. Les grands troubles de la sensibilité, du mouvement et de l'intelligence qui existent alors, ne permettent pas de méconnaître le point de départ de l'affection ; la constipation, et la rétention d'urine qui se montre en même temps, lèveraient tous les doutes s'il en existait ; et de plus, les alternatives que subissent ces deux accidents indiquent les variations de la lésion locale.

Un malade se plaint de constipation et d'une très-grande céphalalgie sans fièvre : souvent il y a relation de cause à effet entre la première affection et la seconde. C'est surtout chez les vieillards que l'on remarque ce fait. Il n'y a qu'à rechercher la cause de la constipation et à la combattre.

La constipation est un effet nécessaire des **rétrécissements de l'orifice pylorique** de l'estomac; on en comprend le mécanisme. Dans ce cas, comme dans tous les rétrécissements siégeant dans un point assez élevé de l'intestin, l'abdomen s'aplatit et s'excave même en forme de bateau. Ces deux symptômes réunis ont une grande importance lorsqu'il n'existe que des signes rationnels de l'affection en question.

On observe les mêmes phénomènes dans la **colique de plomb.** Si un malade se plaint de ne point aller à la selle, s'il y a des coliques, soulagées par la pression, s'il n'y a pas de fièvre, si le malade travaille à des préparations de plomb, le diagnostic ne saurait être longtemps incertain. Mais la cause du mal est souvent cachée : il faut alors réunir quelques autres indices, tels que la coloration ardoisée du bord libre des gencives, les douleurs dans les membres, la marche de la maladie, l'influence des purgatifs, l'effet des bains sulfureux sur la peau.

La constipation, jointe à la coloration jaune bilieuse de la peau, caractérise la forme d'**ictère** qu'on nomme **spasmodique.** Nous avons déjà fait remarquer que ce symptôme manque dans l'ictère inflammatoire et dans l'ictère fébrile.

Si, dans la **convalescence** de quelques affections aiguës ou de la fièvre typhoïde, on voit de la constipation, on ne lui attribuera pas d'autre importance que celle qu'on donnerait à un phénomène consécutif et presque nécessaire.

La constipation est aussi un des symptômes de la **péritonite aiguë,** de certaines espèces d'**entérites,** de la présence de **tumeurs** diverses dans l'abdomen, et des **lésions organiques** des parois des **intestins.**

Nous avons déjà parlé (p. 514) de l'**étranglement interne.** Nous n'y revenons ici que pour rappeler quelques faits relatifs à la suppression ou à la persistance des évacuations. Si l'obstruction occupe la portion supérieure de l'intestin grêle, il y a des vomissements bilieux, absence de ballonnement, constipation ; si elle occupe le côlon, il y a tympanite, vomissement à odeur stercorale, quelques évacuations de mucus sanguinolent (Bucquoy) (1).

Quand un vieillard se plaint de constipation, on doit presque toujours penser à une **rétention** véritable de matières fécales dans le gros intestin ou dans le rectum. La présence des scybales sur le trajet du côlon, ou celle d'une masse indurée dans le rectum, sont des caractères pathognomoniques de la maladie.

Les renseignements nombreux que nous avons donnés dans la première partie de cet article, nous permettent de ne pas insister sur toutes les affections qui amènent l'accident que nous décrivons.

CHAPITRE III

SYMPTOMES ÉLOIGNÉS ET GÉNÉRAUX DES MALADIES DE L'ABDOMEN.

Les lésions viscérales de l'abdomen retentissent plus ou moins fortement sur toute l'économie, troublent le jeu de toutes les fonctions éloignées ou d'une partie d'entre elles, produisent des accidents généraux en éveillant les sympathies du système nerveux et du système circulatoire ; en un mot, donnent lieu à une série de symptômes d'un nouvel ordre, et qui n'ont aucune espèce de rapport avec les symptômes locaux que nous avons étudiés jusqu'ici. Ce sont les accidents de cette espèce que nous devrions étudier maintenant. Ainsi, dans ce chapitre, nous devrions décrire l'état fébrile et ses modifications dans les maladies de l'abdomen, les accidents nerveux, ataxiques, adynamiques, qu'elles entraînent ; et, d'un autre côté, il faudrait dire aussi quels sont les accidents lo-caux que ces mêmes affections peuvent produire dans tous les systèmes et tous les organes, etc. Ce chapitre devrait être calqué sur celui que nous avons consacré aux symptômes éloignés, dans les affections du cœur. Mais nous n'entrepren-

---

(1) *Rech. sur les invaginations morbides de l'intestin grêle* (*Rec. des trav. de la Soc. méd. d'observation*, 1857, p. 181).

drons point ce travail à cause de sa stérilité. En effet, si les accidents généraux peuvent être d'une grande utilité dans les affections cardiaques auxquelles nous venons de faire allusion, il n'en est plus de même dans les maladies abdominales. Ici les symptômes généraux sont d'une valeur très-douteuse; en d'autres termes, ils n'ont rien de caractéristique. L'importance qu'on peut leur attribuer n'est pas autre que celle qu'on leur accorde en pathologie générale ; dès lors cette étude cesse de nous appartenir.

CHAPITRE IV

RÉSUMÉ. SIGNES DES PRINCIPALES MALADIES DE L'ABDOMEN.

Embarras gastrique. Inappétence, dégoût pour les aliments; langue blanche ou couverte d'un enduit jaune, bilieux ; tension, pesanteur à l'épigastre, impossibilité de supporter les vêtements serrés à la taille. Après l'ingestion des aliments et des boissons, gargouillement, borborygmes, éructations nidoreuses, envies de vomir, diarrhée peu abondante; apyrexie, teinte subictérique de la peau et des conjonctives.

Indigestion. Mêmes accidents que ci-dessus, et vomissements de matières alimentaires et bilieuses pendant quelques heures; puis retour spontané à l'état normal.

Gastralgie. Jeunes gens, femmes, jeunes filles surtout. Chlorose, anémie, aménorrhée. Douleur à l'épigastre, s'irradiant jusqu'à la base et à la partie antérieure du thorax; douleur au dos. Affection se manifestant par accès; augmentant par l'abstinence, l'ingestion des aliments aqueux, débilitants, diminuant par les stimulants. Dépravation de l'appétit, goûts bizarres; pica, malacia, soda, pyrosis, éructations de gaz inodores. Évacuations alvines rares, dures, noirâtres.

Gastrite. La gastrite simple, aiguë ou chronique, est une affection tout à fait exceptionnelle, que l'on admet en théorie, et que la pratique ne montre presque jamais. Le tableau des signes réels de cette affection est encore à faire.

Empoisonnement. Les divers poisons irritants produisent des accidents qu'on peut, à bon droit, considérer comme résultant d'une inflammation aiguë, rapide, de l'estomac. — Individu bien portant, pris tout à coup de vomissements violents, abondants et répétés, et de douleurs épigastriques quelquefois atroces. Facies profondément altéré; peau froide, couverte d'une sueur visqueuse, glacée. Bouche altérée par le poison, s'il est caustique : colorée en jaune, en blanc, en bleu, si c'est du laudanum, de l'acide nitrique, de l'acide sulfurique, du bleu de composition. La matière des vomissements agit quelquefois sur le carreau, quelquefois sur le papier de tournesol, présente une odeur vireuse, nauséabonde, etc.; ou bien on y trouve des fragments d'aliments ou de fruits toxiques (champignons, baies de belladone, etc.). Les accidents se calment quelquefois, mais sont suivis d'évacuations sanglantes; d'autres fois, ils continuent et s'aggravent pendant deux ou trois jours, et se terminent par la mort. Parmi les malades qui guérissent, quelques-uns conservent des accidents indiquant un rétrécissement de l'œsophage ou d'un des orifices de l'estomac.

Ramollissement de la muqueuse de l'estomac. Enfants très-jeunes ou à la mamelle. Vomissements se renouvelant après chaque ingestion d'aliments, de lait ou d'eau sucrée; apyrexie; troubles de la nutrition, amaigrissement. Chez les très-jeunes enfants, colliquation rapide et mort.

Ulcère simple chronique de l'estomac. Adultes, et surtout âge de quarante à cinquante ans. Douleurs à l'épigastre et au dos. Troubles des digestions, qui se font lentement; puis vomissements glaireux et bilieux; quelquefois périodiques, et se reproduisant à des intervalles fixes après les repas; jamais de vomissements de matières noires, mais vomissements de sang en nature; pas de tumeur. La santé ne s'altère pas comme dans le cancer de l'estomac; rarement des phénomènes cachectiques proprement dits. Perforations fréquentes. Durée très-longue.

Cancer de l'estomac. Individus de quarante à soixante ans; hommes principalement; habitude des boissons alcooliques, ou bien chagrins, passions tristes, concentrantes; chez quelques-uns, professions dans lesquelles il y a pression continuelle contre l'épigastre; hérédité. D'abord digestions laborieuses, longues; éructations gazeuses fréquentes; vomituritions de matières glaireuses, filantes, plus ou moins aigres, se faisant surtout le matin. Puis vomissement des aliments, d'abord en petite quantité, puis en totalité. Dans les premiers temps, les vomissements ne se font pas après tous les repas; plus tard, il en est autrement. Au bout d'un certain temps, rejet des matières alimentaires avec un liquide brunâtre, noir, qu'on a comparé à de la suie délayée, à du chocolat; c'est du sang plus ou moins digéré. Douleur épigastrique augmentant un peu par la pression, quelquefois tumeur dure.

Quand la lésion siége au cardia, rejet immédiat des aliments avant leur entrée dans l'estomac; ou bien, s'ils entrent, le vomissement ne s'effectue que difficilement; quelquefois il est impossible.

Si le cancer occupe le pylore, il y a vomissement deux ou trois heures après le repas, tumeur à l'épigastre ou vers l'hypochondre droit; de plus, signes de la *dilatation de l'estomac*.

Dans tous les cas, l'abdomen est plat, excavé, et les évacuations alvines sont rares, sèches et noires. État général cachectique. Teint jaune-paille, peau sèche, rugueuse.

Dilatation de l'estomac. Lésion rare, dépendant quelquefois d'une simple paralysie de l'organe, le plus souvent d'un rétrécissement pylorique.

Épigastre plus ou moins saillant; possibilité d'introduire beaucoup de liquides et d'aliments dans l'estomac; bruit particulier produit par l'entrée de ces substances dans le ventricule. Sonorité stomacale très-étendue et dont les limites tracées sur la peau indiquent la forme et les dimensions du viscère. Bruit de gargouillement ou de flot stomacal perçu à distance et par le malade, dans les mouvements du tronc. Vomissements énormes.

Embarras gastro-intestinal. Mêmes sympômes que dans l'embarras gastrique; plus, des symptômes intestinaux.

Entérite. *Entérite aiguë simple.* Affection rare. Pas de douleur. Sentiment de chaleur dans la région ombilicale; fièvre; évacuations alvines abondantes, bilieuses, quelquefois sanguinolentes, qui ne soulagent pas; souvent constipation. Tension modérée de l'abdomen, pas de tympanite proprement dite.

Entérite chronique, entérite tuberculeuse. Aucune douleur, pas de tympanite; symptôme à peu près unique : diarrhée persistante, qui se supprime de temps en temps, pour reparaître ensuite. Matières évacuées de caractère très-variable.

Entérite typhoïde. Diagnostic très-facile.

Dysenterie. *Dysenterie aiguë bénigne.* Douleur le long du trajet du côlon, coliques proprement dites ; évacuations assez abondantes d'un liquide séreux ou verdâtre avec quelques pelotons glaireux ou muqueux, et quelquefois stries de sang ; quelquefois liquide ressemblant à de la raclure d'intestins, à de la lavure de chair. Sentiment de brûlure à l'anus, ténesme après les évacuations. Fièvre modérée, quelquefois nulle.

Dysenterie aiguë grave. Dans les pays chauds et marécageux, en été et en automne ; après les saisons humides et pluvieuses ; abus de boissons froides, de fruits verts, etc. Dans les grandes réunions d'hommes, comme dans les camps, les prisons, les vaisseaux, les hôpitaux encombrés.

Sentiment de commotion dans l'abdomen, coliques vives ; évacuations très-peu abondantes, mais fréquentes ; mucus pur, semblable à du frai de grenouille ; filets de sang, ou sang pur, quelquefois en grande quantité, et hémorrhagies intestinales. Frissons, fièvre vive ; très-promptement phénomènes ataxiques ou adynamiques, et toutes leurs conséquences.

Dysenterie chronique. Succède ordinairement à une dysenterie aiguë, soit que le malade ait été mal soigné, soit qu'il ait continué à séjourner dans la localité où la maladie est endémique. Persistance de la douleur abdominale, du ballonnement, de la diarrhée ; celle-ci n'est pas continue, mais présente des rémissions et des exacerbations ; il y a peu de ténesme, les matières rendues sont des aliments mal élaborés, de la bile, du mucus, et souvent de petites quantités de sang.

Étranglement interne, invagination intestinale. Accidents rarement brusques. Le plus souvent le malade est pendant longtemps affecté de douleurs sourdes et d'alternatives de constipation et de diarrhée ; de temps à autre, il y a des débâcles ; puis un jour il survient une constipation opiniâtre, du ballonnement, des vomissements de bile, puis de matières à odeur fécale. La fièvre ne survient que consécutivement. La douleur n'est pas aussi vive que dans la péritonite. Quelquefois on sent une tumeur dans un point de l'abdomen ; quand il y a invagination dans le gros intestin, on trouve sur le trajet du côlon descendant une tumeur, et, au contraire, une dépression sur celui du côlon ascendant (Dance). Ce caractère est de peu de valeur, à cause de la tympanite qui existe-presque toujours.

L'invagination de la partie supérieure de l'intestin grêle ne donnerait pas lieu à la tympanite, ni aux vomissements bilieux ; sa marche serait plus lente et elle se compliquerait plus rarement de péritonite que l'invagination du gros intestin (Bucquoy).

Péritonite. *Péritonite aiguë simple.* Rare, comme affection primitive; presque toujours produite par une contusion de l'abdomen, une perforation de l'intestin, une rupture de la rate ou de tout autre organe, etc.

D'abord, douleur légère, ou plutôt sensation de chaleur douce se répandant dans l'abdomen, et partant du point où a eu lieu la contusion ou la perforation. Souvent lipothymies, syncopes au moment de la déchirure, malaise, frissons, fièvre. La douleur ne tarde pas à s'accroître; l'abdomen devient d'une sensibilité extrême, au point que le poids des couvertures, des cataplasmes, des draps même, ne peut plus être supporté. Constipation, ballonnement; plus tard vomissements; ceux-ci ne sont ni aussi fréquents ni aussi abondants qu'on le dit généralement, mais ils sont incoercibles; le plus ordinairement le liquide part comme une fusée et malgré le malade; il n'y en a quelquefois que trois ou quatre dans tout le cours de la maladie. La vivacité des souffrances altère profondément toute l'économie; la face est grippée, pâle, quelquefois couverte de sueur froide; pouls fréquent, misérable, dépressible. La marche des accidents est rapide, toujours croissante; la mort survient en quelques jours. Dans les derniers temps de la maladie, les vomissements, le ballonnement et les douleurs disparaissent, par suite de l'affaiblissement du malade, et non par amendement du mal.

Péritonite puerpérale. Il y en a deux formes, peu différentes, d'ailleurs, par les symptômes : la péritonite puerpérale proprement dite, et la *péritonite postpuerpérale* (Chomel), qui débute quelquefois huit ou quinze jours après l'accouchement. Ordinairement il y a, au commencement, un frisson intense; ensuite douleur abdominale plus ou moins vive. Cette douleur n'est jamais aussi intense que dans la péritonite simple; elle augmente peu par la pression; les malades la ressentent surtout dans les mouvements, la toux, etc. L'abdomen est météorisé quelquefois d'une manière considérable, mais presque toujours la paroi abdominale est souple; on peut la déprimer et sentir tous les organes intérieurs. Utérus volumineux, chaleur au col de l'organe et dans le vagin; lochies quelquefois supprimées, mais quelquefois continuant à fluer. Vomissements, quelquefois ictère. Souvent diarrhée. État de toute l'économie et du pouls comme précédemment.

Cette affection a quelquefois une marche foudroyante; d'autres fois elle est peu prononcée et latente.

Elle est souvent épidémique et offre alors diverses formes, telles que les formes ataxique, adynamique, inflammatoire, de même que la fièvre typhoïde.

Péritonite chronique et péritonite tuberculeuse. Enfants et jeunes gens. Douleurs sourdes, continuelles, malaise, vomissements passagers ; tuméfaction de l'abdomen par une tympanite, ou par une tympanite et une ascite tout à la fois. Diarrhée habituelle, Apyrexie dans la journée, fièvre le soir. Phénomènes de colliquation, sueurs, amaigrissement. Souvent on sent une masse plus ou moins dure, qui siége au niveau de l'ombilic, et qui, malgré sa dureté, est sonore : ce sont les anses intestinales agglutinées.

Ascite. Abdomen volumineux, régulièrement conformé ; peau tendue, luisante; fluctuation obscure, quand il y a une trop grande distension ; matité dans les parties les plus déclives, occupant toujours la partie inférieure de l'abdomen, eu égard à la position que l'on donne au malade; la sonorité intestinale la surmonte toujours, en se déplaçant. Quelquefois éraillure de la ligne blanche ou distension de la peau au niveau de l'ombilic, formant une petite tumeur fluctuante, transparente. Signes de maladies du cœur, du foie, de la rate, cachexie de fièvres intermittentes ou de toute autre maladie; affection granuleuse des reins, albuminurie; tuberculisation, etc.

Ictère. *Ictère spasmodique.* Résultant d'un accès de colère, de frayeur ou de toute autre émotion morale. Début brusque soit au moment de l'accident, soit quelques jours après. D'abord coloration jaunâtre des ailes du nez, des conjonctives, puis prurit quelquefois fort intense sur toute la surface de la peau ; quelquefois aussi éruption de prurigo au dos, à la poitrine, etc. En peu de temps, toute la peau se colore et prend une teinte jaune verdâtre éclatante. Quelquefois vomissements, perte d'appétit, constipation ; matières fécales rares, décolorées, d'apparence argileuse. Pas de frissons ni de fièvre. Pouls ordinairement ralenti.

Ictère fébrile ou inflammatoire. Succédant à des affections gastrointestinales, ou produit par des écarts de régime, des excès, l'abus d'aliments grossiers ou de difficile digestion. Début par des troubles intestinaux, fièvre; coloration jaune plus intense et plus durable ; douleur au niveau du foie, qui est tuméfié. Vomissements, diarrhée bilieuse plus ou moins abondante. Le pouls est accéléré comme dans la fièvre. Quelquefois hémorrhagies par diverses voies.

L'ictère suite de coliques hépatiques est très-peu prononcé, fugace, mais il reparaît très-facilement.

Ictère symptomatique. On nomme ainsi l'ictère qui survient dans le cancer du foie, la péritonite puerpérale et la péritonite chronique, les maladies du cœur, les affections paludéennes anciennes. La cou-

leur de la peau est plutôt verte que jaune ; la durée de cet ictère est
beaucoup plus longue que dans les cas précédents.

Hépatite. Pays chauds, Indes, Afrique ; très-rare dans les climats
tempérés. Douleur dans l'hypochondre droit, s'irradiant à l'épaule
droite et dans une grande étendue de l'abdomen. Foie volumineux
et débordant les côtes. Vomissements bilieux et diarrhée, quelquefois ictère. Souvent frissons très-intenses, suivis de chaleur et de
sueurs abondantes. Se termine fréquemment par un abcès à l'hypochondre, ou par des accidents ataxiques ou adynamiques. Suite fréquente de la dysenterie.

Cirrhose. Caractères négatifs ; se diagnostique, en général, par
exclusion. Hommes principalement ; âge de trente à cinquante ans ;
buveurs d'eau-de-vie fréquemment.

Au début, quelquefois congestion et augmentation de volume de
l'organe (Requin) ; plus tard, atrophie. Quand la maladie est avancée,
l'aspect du malade est caractéristique : maigreur extrême du tronc
et des membres, et abdomen très-volumineux ; caractères d'ascite,
foie petit ; peu de douleur abdominale, pas de troubles du côté de
l'estomac. Urines légèrement albumineuses ; souvent maladie du
cœur concomitante.

Hypertrophie du foie. Tumeur débordant inférieurement les
côtes de l'hypochondre droit ; surface lisse et polie, indolente, bord
inférieur tranchant ou mousse, remontant vers l'épigastre. Quand il
y a ascite, on ne sent cette tumeur qu'après avoir traversé la couche
de liquide qui est interposée entre la paroi abdominale et le foie.
Matité plus étendue que de coutume, dans le sens vertical.

On ne rencontre l'hypertrophie du foie qu'à la suite de l'hépatite
des pays chauds, dans la cachexie paludéenne, dans quelques maladies du cœur, dans la phthisie (foie gras), etc.

Calculs biliaires. Ne peuvent être diagnostiqués que quand ils
produisent les accidents de la colique hépatique.

Hypertrophie de la rate. La seule affection connue de cet organe ; se manifeste par une tumeur qui déborde les côtes du côté
gauche, et se termine inférieurement par un bord bien arrêté, arrondi ; généralement un peu douloureuse. Matité remontant jusque
dans la cavité thoracique, et de 10, 15, 20 centimètres de hauteur.
Souvent mobile, cette tumeur s'avance dans diverses directions, et

34.

quelquefois même jusqu'à l'ombilic. Suite de fièvres intermittentes, quartes principalement.

Colique saturnine. Individu travaillant aux préparations de plomb ; boissons contenant des produits de la même nature, etc. début lent ; quelques douleurs abdominales et articulaires, puis constipation graduellement croissante. Enfin, accès de douleur abdominale très-intenses ; cette douleur est soulagée par la pression, les malades se couchent sur le ventre pour l'apaiser. Vomissements bilieux, puis calme plus ou moins prolongé.

Liséré bleuâtre du bord libre des gencives ; douleurs articulaires et dans la continuité des membres. Si la maladie se prolonge, paralysie des extenseurs des mains, amaurose, ictère saturnin, chute de cheveux, etc. Apyrexie.

Quelquefois il semble exister de l'entérite, et il y a de la fièvre et de la diarrhée. Les coliques végétales de Poitou, de Devonshire, de Madrid, la colique sèche des Antilles, etc., ne sont, peut-être, que des formes de la colique de plomb.

Colique hépatique. Déterminée par la présence de calculs dans des points rétrécis des voies biliaires. Douleurs survenant brusquement, très-vives, calmées par la pression ; les malades se tordent et se couchent sur le ventre. Vomissements répétés, peu abondants, pénibles ; constipation, apyrexie. Au bout de quelques jours, de quelques heures, apparition d'un ictère léger, fugace. Retour fréquent des accès. On ne trouve pas toujours des calculs dans les matières rejetées, ceux-ci remontant souvent dans des points plus larges des voies biliaires.

Colique néphrétique. Même marche, mêmes accidents ; phénomènes morbides du côté de la vessie ; urine diminuée ou supprimée, rétraction des testicules. Ordinairement gravelle urique, phosphatique ou autre. Quelquefois hématurie ou urine purulente.

Tumeurs de l'abdomen. (Voy. page 514.)

Hématocèle rétro utérine. (Voy. page 524.)

LIVRE QUATRIEME

DE QUELQUES PROCÉDÉS PHYSIQUES ET CHIMIQUES D'EXPLORATION CLINIQUE.

———

Tous les jours les sciences accessoires apportent à la médecine clinique le tribut de leurs recherches et lui font hommage de nombreux moyens d'exploration. Comme il est de l'intérêt de nos lecteurs de connaître tous les procédés qui se rapportent au diagnostic, nous voulons donner l'indication de ceux qui dérivent de la physique et de la chimie.

Les modes d'exploration dont il va être question n'étant utilisables, chacun en son particulier, que pour des points restreints de l'observation médicale, et n'ayant pu rentrer dans les livres précédents, parce qu'ils sont d'un ordre différent, nous en avons fait l'objet d'un livre séparé.

Nous donnerons ici le résumé des résultats fournis par l'*ophthalmoscope*, le *laryncoscope*, le *microscope*, et par les procédés, malheureusement trop peu nombreux, que la *chimie* fournit à la clinique ; nous avons, dans un autre lieu, parlé de la *dynamoscopie* (page 103).

CHAPITRE PREMIER

DE L'OPHTHALMOSCOPIE.

L'examen de l'intérieur de l'œil, et plus spécialement celui de la rétine, est, à notre avis, une des plus précieuses conquêtes de la science moderne. Bien que le champ des recherches soit restreint, il suffit pour donner un aperçu des actes intimes de l'organisme : là se dévoilent et se révèlent le mode de la circulation capillaire, les phénomènes de la nutrition et les diverses phases de l'altération pathologique des tissus.

Historique. Chez certains animaux le fond de l'œil *miroite*; chez l'homme ce phénomène n'a lieu que dans certains cas pathologiques. Le phénomène du *miroitage* n'est point une fonction propre à l'animal; il n'a lieu que par la réflexion d'une certaine quantité de lumière venue du dehors, mais qui échappe à l'observateur. La couleur noire du fond de l'œil chez l'homme tient à ce que les rayons lumineux qui pénètrent dans l'organe en ressortent parallèlement, c'est-à-dire en suivant leur direction d'entrée; or, on conçoit l'impossibilité, pour l'observateur, d'interposer son œil sur la route des rayons incidents.

Ces remarques, dues à divers observateurs, et qui avaient préparé les voies, ne s'étaient produites que graduellement et n'avaient point porté fruit, lorsque M. le professeur Helmholtz, d'Heidelberg, reprit la question en 1851, et introduisit du même coup dans la science « un appareil qui permettait d'éclairer le fond de l'œil, la théorie physique la plus exacte de ce phénomène, et la notion parfaite des principaux détails qu'on observe dans l'œil normal » (1). Aussi convient-il d'ajouter, avec M. le professeur Follin, que « le professeur d'Heidelberg est arrivé de la façon la plus scientifique et la plus personnelle à la découverte qui immortalisera son nom. »

A la suite de cette grande création, de nombreux et rapides progrès ont été faits en ophthalmoscopie. Les noms qui s'y rattachent en première ligne sont ceux de MM. Follin et Nachet, Coccius, Jæger, Stellwag, Ruete, Donders, Liebreich, de Græfe, Cusco, Desmarres, Giraud-Teulon, etc. Enfin l'ophthalmoscopie vient de s'enrichir d'une importante monographie, les nouvelles leçons de M. le professeur Follin (2).

(1) E. Follin, *Leçons sur l'application de l'ophthalmoscope au diagnostic des affections de l'œil*, Paris, 1859.

(2) *Leçons sur l'exploration de l'œil, rédigées et publiées par* L. Thomas, Paris, 1863.

De l'Ophthalmoscope. Toute opération, pour être expliquée et comprise doit être réduite à ses éléments les plus simples, et interprétée dans le sens de la donnée du problème à résoudre. Voir l'intérieur de l'œil avec un certain grossissement et avec une parfaite netteté; projeter, pour cet effet, une certaine quantité de lumière dans l'intérieur de cet organe; favoriser l'introduction et la sortie des rayons lumineux par la dilatation préalable de l'ouverture pupillaire, telles sont les conditions fondamentales à remplir pour pratiquer l'ophthalmoscopie; le reste est accessoire.

1° *Projeter de la lumière dans l'œil.* Simple problème de physique que l'on résout en plaçant à une certaine distance au-devant de l'œil, un réflecteur métallique légèrement concave (16 centimètres de foyer), qui reçoit la lumière d'une lampe et la renvoie dans l'intérieur de l'œil. C'est à travers une ouverture centrale ou latérale de ce miroir que l'observateur regarde. Celui-ci peut, selon la disposition physiologique de son œil, garnir cette ouverture d'un ménisque divergent (verre bi-concave approprié à la myopie). Tel est le miroir de Desmarres.

2° *Voir l'intérieur de l'œil.* L'éclairage par le miroir donne une lumière suffisante pour observer l'intérieur de l'œil, mais les images manquent de netteté, et l'on emploie avec succès un verre intermédiaire qui leur donne une grande pureté.

a. *Procédé par l'image renversée* (*fig.* 5). Une lentille de 5 centimètres de foyer est placée à peu de distance de la cornée, dans l'axe du miroir et de l'œil. Elle peut être tenue à la main (Desmarres, Mathieu), ou fixée à une monture de lunettes (Gillet de Grandmont), ou assujettie à une table sur un pied à curseur (ophthalmoscopes fixes de Follin et Nachet, de Ruete, Donders, Liebreich, Cusco, etc.). Mais ces détails d'utilité pratique sont sans importance; il suffit de se rappeler que cette lentille est une loupe au foyer de laquelle il faut mettre successivement tous les points de la cavité oculaire que l'on désire explorer.

L'utilité de cette lentille est facile à comprendre. Si, après avoir projeté de la lumière au fond de l'œil à l'aide du miroir, on regarde par l'ouverture de celui-ci, le fond de l'œil

apparaît éclairé, mais confusément. Si, au contraire, on interpose une lentille, il se forme au foyer de celle-ci, entre la
lentille et l'œil de l'observateur, une *image réelle, aérienne,*
un peu *agrandie, renversée* et très-nette. C'est celle-là que l'observateur regarde à la distance de la vue distincte (5 à 45 cent.).

La marche des rayons lumineux et la formation de l'image
sont indiquées dans la figure.

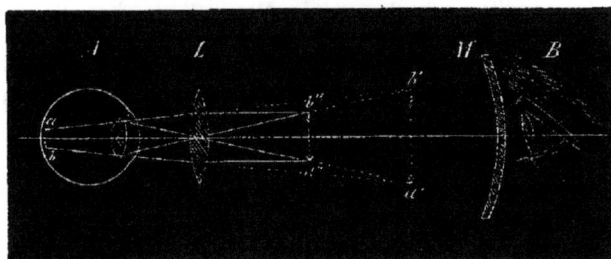

Fig. 5. — Théorie de l'ophthalmoscope. — Image renversée.

ab. Image de la rétine; cette membrane étant éclairée par les rayons que
le miroir ophthalmoscopique *M* projette au fond de l'œil, les rayons partant
de *ab* traversent les milieux réfringents de l'œil, et vont former une image
aérienne, renversée et agrandie en *a'b'*, au point de la vision distincte de
l'œil observé. Si l'on applique une lentille biconvexe contre l'œil observé,
·l'image *a'b'* se formera en *a"b"*, c'est-à-dire qu'elle; sera plus petite, plus
rapprochée de l'œil observé et plus distincte. Si l'on dispose une lentille biconvexe devant son propre œil, l'image *a"b"* sera grossie et rapprochée de
l'œil de l'observé d'après la théorie de la loupe.

b. *Procédé par l'image droite (fig.* 6). Lorsqu'on veut obtenir une image très-grande, on met en usage un verre bi-
concave (ménisque) placé un peu moins près de l'œil que la
lentille; ce verre donne une image *virtuelle, droite,* très-
grande, placée entre le verre et l'œil observé, comme on le
voit dans la figure 6.

Ce procédé n'est utilisé que dans des cas spéciaux.

3° *Dilater la pupille.* La dilatation de la pupille est indispensable pour que le faisceau lumineux pénétrant dans l'œil donne
un éclairage suffisant. Dans les paralysies rétiniennes cette
dilatation existe, et on n'a pas besoin de la provoquer; dans

les autres cas, on y supplée par l'application de la belladone aux tempes, aux paupières et sur le globe de l'œil, et mieux par l'instillation de quelques gouttes de *solution d'atropine* entre les paupières (eau, 30 grammes; sulfate d'atropine, de $0^{gr},05$ à $0^{gr},30$).

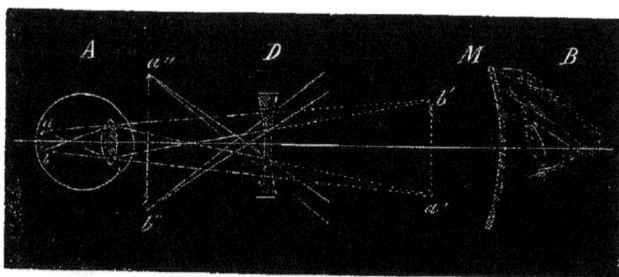

Fig 6. — Théorie de l'ophthalmoscope. — Image droite.

ab. Image de la rétine de l'œil observé. — Si vous examinez cet œil avec le simple miroir ophthalmoscopique, l'image *ab* se formera en *a′b′* et sera comme dans le cas précédent, renversée; mais si l'on interpose la lentille biconcave *D*, dont le foyer principal tombe en dedans de *a′b′*, les rayons partis de *ab* qui tombent sur la face correspondante de la lentille divergent, et l'image *ab* est représentée par une image virtuelle *a″b″* agrandie. Supposez maintenant qu'au lieu de vous tenir à une certaine distance du patient, vous vous placiez tout près, l'œil de l'observé fait alors office de *loupe* par rapport à l'image rétinienne, et vous voyez celle-ci droite et fortement grossie. Armez votre propre œil d'un verre biconcave et vous voyez la même image virtuelle, droite et plus petite. (Vidal. *Pathologie externe*, avec additions et notes par Fano, tome III.)

4° *Circonstances accessoires.* On doit opérer dans une chambre noire, et par conséquent à la lumière d'une lampe. A la rigueur on pourrait opérer au jour, en faisant tourner le dos du malade à la lumière du soleil ou du ciel ; mais l'opérateur recevrait de la lumière directe ou diffuse qui le gênerait.

La tête du malade doit être immobilisée soit par l'application du menton dans la main, soit en emboîtant l'occiput dans un appui-tête.

Pour assurer la fixité de l'œil, on engage le malade à regarder soit un point de la tête de l'opérateur, soit une petite

boule métallique attachée à la table d'opération et dont on
règle la situation.

La figure 7 donnera une idée de l'ensemble de l'opération
et de la manière de procéder à l'examen ophthalmoscopique.
Après quelques tâtonnements, on parvient facilement à réaliser une observation parfaite.

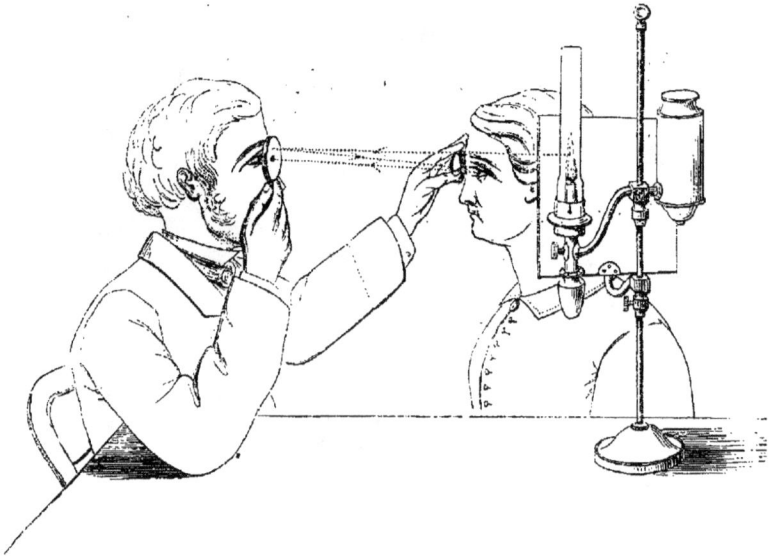

Fig. 7. — Examen ophthalmoscopique.

Les complications des *ophthalmoscopes* dits *fixes* ne changent
absolument rien aux conditions d'examen dont nous venons
de donner un exposé sommaire.

On a ajouté un microscope à l'ophthalmoscope. Cette addition est accueillie avec peu de faveur par le professeur
Follin (1).

Intérieur de l'œil à l'état normal. L'examen de la partie la
plus profonde de l'œil fait apercevoir la rétine, la papille du

(1) *Leçons sur l'explor. de l'œil,* page 55.

nerf optique et les vaisseaux artériels et veineux qui se déploient sur le fond du globe oculaire. La figure suivante donnera une idée de cette disposition.

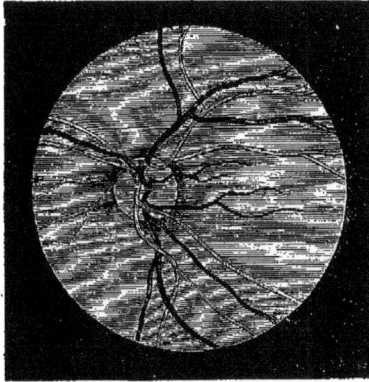

Fig. 8. — OEil à l'état normal. — Papille du nerf optique.

La *rétine* occupe tout le champ de l'image; elle est d'un rose vif, clair, uniforme dans l'*image renversée*, présentant des stries rayonnées dans l'*image droite*. On n'y remarque ni la *tache jaune* (*macula lutea*), ni le *pli transversal* (*plica transversalis*). La coloration rose du fond de l'œil est due au réseau vasculaire choroïdien que l'on aperçoit à travers la rétine; M. le professeur Follin s'est assuré en effet que la rétine saine est absolument translucide, et qu'elle n'est opaque que sur le cadavre.

Vers le centre du champ d'observation, on aperçoit la *papille optique*, située un peu en bas et en dedans de l'axe optique de l'œil : elle se présente sous la forme d'une tache blanche, à peu près circulaire ; le centre en est éclatant et nacré, la périphérie environnée d'une couche noirâtre de granules pigmentaires. Elle semble s'élever sous la forme d'un bouton saillant; mais cette apparence résulte d'une illusion d'optique; en réalité, elle est plane.

Du centre de la papille sort un groupe de vaisseaux rétiniens, qui sont l'épanouissement de ceux qui ont parcouru une partie de la longueur du nerf optique.

On y distingue des artères et des veines. Le tronc artériel émerge à peu près du centre de la papille et se partage immédiatement en deux branches, l'une ascendante, l'autre descendante, qui, à leur tour se bifurquent, même avant d'avoir quitté les limites de la papille; il résulte de là qu'il y a deux troncs principaux supérieurs et deux inférieurs d'où partent des rameaux secondaires; les rameaux les plus volumineux se dirigent vers la partie interne de l'œil. Ces artères sont ténues et d'un rouge clair. Les veines, plus volumineuses, d'une couleur carminée ou brune, accompagnent les artères. On observe assez fréquemment des battements dans les veines, mais jamais dans les artères, à moins qu'on ne comprime le globe oculaire.

Examen de l'œil dans les cas pathologiques. Voici maintenant ce que l'examen ophthalmoscopique a permis de constater dans l'état morbide.

Lésions de la cornée. L'emploi de l'ophthalmoscope a conduit, par hasard, à l'usage d'un excellent procédé d'observation, qui n'a absolument rien à faire avec la dioptrique : nous voulons parler de l'*éclairage latéral* ou *oblique*, lequel est une simple application de la réflexion de la lumière.

Lorsqu'on éclaire vivement la surface antérieure de l'œil avec une bougie, on peut y observer des lésions que la lumière diffuse ne fait pas reconnaître. Mais si l'on concentre avec une lentille un faisceau de lumière sur cette partie, et que l'on examine latéralement, c'est-à-dire à l'aide des rayons réfléchis, on est frappé de la vivacité et de la netteté de la lumière et des images.

A l'aide de l'éclairage latéral on distingue nettement l'aplatissement de la cornée, les ulcérations petites et nombreuses que déterminent certaines ophthalmies, les opacités, les nuages légers et particulièrement les corps étrangers de petit volume et faiblement teintés.

Lésions de l'humeur aqueuse et de l'iris. L'éclairage latéral suffit encore ici pour faire reconnaître les corps étrangers des chambres de l'œil, les altérations de l'iris, les exsudats, les adhérences de cette membrane, etc.

Lésions du cristallin. L'éclairage latéral peut faire connaître les lésions de la cristalloïde antérieure, les opacités dont elle est le siége, les dépôts de pigment uvéen qui se font à sa surface. Mais pour les lésions plus profondes on doit employer exclusivement l'éclairage direct, c'est-à-dire l'ophthalmoscopie proprement dite.

On reconnaît ainsi les stries rayonnées du corps du cristallin, qui constituent le début de la cataracte; elles se traduisent par des lignes noires, bien que leur couleur soit blanche; elles occupent, dès le début, la circonférence de la lentille cristallinienne.

Lésions du corps vitré. On reconnaît particulièrement les corps étrangers *noirs* qui flottent dans le corps vitré ramolli (*synchysis*), les cristaux de cholestérine qui brillent comme une pluie d'or et constituent le *synchysis étincelant,* les épanchements de sang et enfin les cysticerques (de Graefe).

Lésions des membranes de l'œil. Tous les ophthalmologistes sont d'accord pour attribuer à la *choroïdite* la part la plus importante dans les affections confondues autrefois sous le nom commun d'*amaurose.*

Dans la *choroïdite congestive* le fond de l'œil est d'un rouge foncé uniforme, permanent; chez les individus blonds, le pigment choroïdien étant peu abondant, on voit une couche de vaisseaux tortueux, inégaux, gorgés de sang. La *choroïdite exsudative* se caractérise par des dépôts blancs, étendus en forme de voile entre la rétine et la choroïde, et quelquefois par des dépôts séreux. Ces exsudats peuvent s'ossifier. Souvent, dans la choroïdite, le pigment se déplace et s'accumule en divers points sous forme de taches; c'est le résultat de l'altération connue sous le nom de *macération du pigment.* La troisième forme est nommée *choroïdite atrophique* ou *sclérochoroïdite postérieure* ou encore *staphylôme postérieur.* Dans ce cas, la sclérotique s'amincit, la choroïde s'atrophie et perd sa vascularité; alors la papille optique est bordée d'un cercle blanc, nacré, qui va sans cesse en s'agrandissant. Aucun dépôt plastique, aucun exsudat ne produit cette tache blanche qui résulte seulement de l'atrophie des membranes.

Quant aux altérations de la rétine, elles se caractérisent par l'hypérémie de la papille, la dilatation et l'état variqueux des vaisseaux, les battements veineux; puis les exsudats qui couvrent les vaisseaux, des hémorrhagies, l'anémie, l'atrophie de la papille, la transformation graisseuse des cellules nerveuses, le décollement de la rétine, les productions encéphaloïdes.

Ajoutons que l'ophthalmoscope a fait reconnaître dans la maladie, autrefois si peu connue, désignée sous le nom de *glaucôme*, une irido-choroïdite avec hypersécrétion de liquide et excavation de la papille.

Terminons en disant que l'ophthalmoscope a permis de distinguer l'amaurose en deux espèces : *l'amaurose rétinienne* qui dépend de lésions de la rétine; l'absence de lésions dans cette membrane implique l'existence d'un trouble plus élevé, siégeant dans les centres nerveux crâniens, et permet de diagnostiquer une *amaurose cérébrale*.

Nous savons qu'en examinant le fond de l'œil, on a voulu juger de l'état de la circulation cérébrale et diagnostiquer particulièrement la méningite. M. Bouchut (1), qui a étudié ce sujet, résume comme il suit les lésions observées par lui dans trente cas de méningite :

« 1° Congestion périphérique de la papille du nerf optique, avec plaques congestives de la rétine et de la choroïde;

« 2° Dilatation des veines rétiniennes autour de la papille ;

« 3° Varicosité et flexuosités de ces veines;

« 4° Trombose de ces veines ;

« 5° Dans quelques cas, hémorrhagies rétiniennes par suite de la rupture des vaisseaux veineux. »

M. Bouchut explique ces troubles de la circulation intra-oculaire par les embarras de la circulation dans les sinus de la dure-mère, où se rendent les veines de la choroïde et de la rétine; quelquefois, en effet, on trouve des caillots dans les sinus caverneux. Et M. Bouchut ajoute : « Cette gêne de la circulation n'est pas toujours également marquée à droite et à gauche; de là, une différence dans le degré de la congestion rétinienne, qui est souvent plus forte d'un côté que de l'autre. »

(1) *Gaz. des hôpitaux*, 9 octobre 1862.

CHAPITRE II

DE LA LARYNGOSCOPIE.

Historique. L'examen du larynx à l'aide d'un instrument approprié semble être la continuation et le résultat de l'ophthalmoscopie. Il n'en est rien cependant; il y a déjà longtemps que les observateurs, et particulièrement les physiologistes, ont eu l'idée de regarder le larynx pour assister aux phénomènes de la phonation.

En 1827, Senn, de Genève, avait tenté de voir la partie supérieure du larynx et la glotte, à l'aide d'un petit miroir; mais il ne publia son observation qu'en 1829, l'année même où Benjamin Babington présentait son *glottiscope* à la Société huntérienne de Londres; en sorte que ce dernier chirurgien doit être considéré comme l'*inventeur du laryngoscope*. En 1830, Gerdy proposa d'examiner avec un miroir les mouvements du pharynx. En 1832, Bennati dit avoir vu la glotte avec l'instrument de Selligue. MM. Trousseau et Belloc (1) avaient eux-mêmes essayé ce dernier instrument (1837). Puis Baumès, Liston, Warden, Avery firent des tentatives isolées pour apercevoir le larynx. On rapporte les recherches les plus intéressantes à M. le docteur Garcia (1855). Mais M. Ludwig Turck, de Vienne (1858) (2), et M. le professeur Czermak (de Prague) (1858) (3), sont, il faut le reconnaître, les véritables créateurs de la laryngoscopie (4).

Du laryngoscope. L'outillage de la laryngoscopie se réduit à deux miroirs, dont l'un est déjà connu en ophthalmoscopie.

Réflecteur. Miroir légèrement concave destiné à recevoir la lumière d'une lampe et à la projeter au fond de la gorge. Le

---

(1) *Traité pratique de la phthisie laryngée, de la laryngite chronique et des maladies de la voix.* Paris, 1837.

(2) *Méthode pratique de laryngoscopie.* Paris, 1861.

(3) *Du laryngoscope et de son emploi en physiologie et en médecine.* Paris, 1860.

(4) Verneuil. *Documents historiques sur l'invention du laryngoscope. Gaz. hebd.* 27 mars 1863.

centre de ce miroir est percé d'une ouverture par laquelle l'observateur regarde.

Miroir laryngien. On met presque exclusivement en usage les miroirs de Czermak. Ce sont de petits plans en verre, et mieux en acier, quadrangulaires, à bords arrondis et fixés par un de leurs angles à une tige rigide de 8 à 10 centimètres jusqu'au manche. La dimension moyenne du miroir est de 1,8 à 2 centimètres.

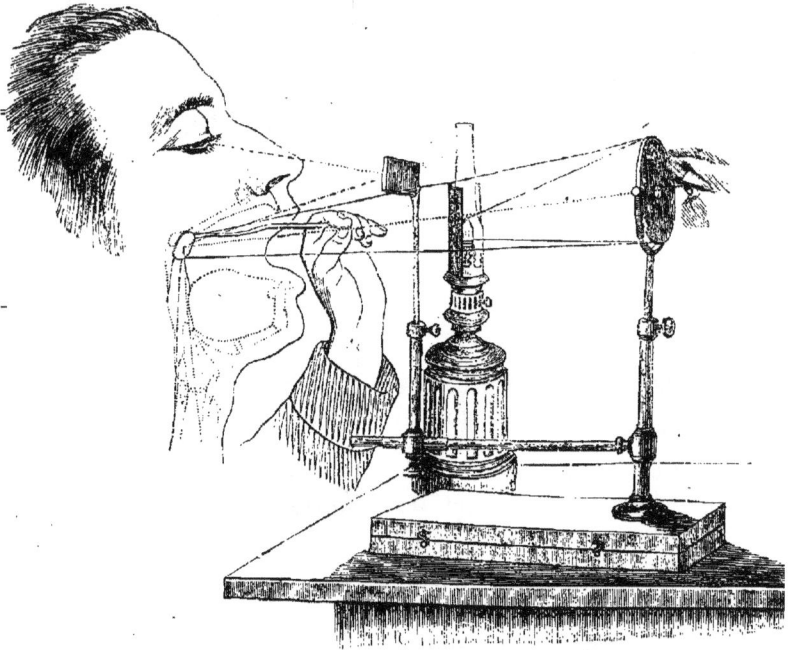

Fig. 9. — Observation et démonstration autolaryngoscopique.

Afin de ne pas rendre le dessin confus, on a figuré la lampe plus éloignée de la face qu'elle ne doit l'être en réalité. Un réflecteur demi-cylindrique est fixé sur la lampe.

Ce miroir doit être chauffé dans l'eau ou à la chaleur d'une lampe, pour éviter la ternissure que lui donnerait l'air expiré du larynx.

Mode opératoire. On n'emploie pas la lumière solaire, mais celle d'une lampe. L'opérateur dirige vers la gorge du malade un faisceau de lumière à l'aide du réflecteur, par le centre duquel il regarde. Puis il introduit jusqu'au pharynx le miroir laryngien, qui doit à la fois renvoyer la lumière au larynx et rendre à l'opérateur l'image de celui-ci.

Pour rendre le pharynx insensible et moins disposé aux contractions que fait naître la présence du miroir, on peut, pendant plusieurs jours, faire prendre au malade *un gramme de bromure de potassium;* on connaît la propriété anesthésique de cet agent à l'égard de la muqueuse pharyngienne.

La figure 9 fera comprendre l'ensemble de l'opération. Elle donne à la fois le procédé d'autolaryngoscopie et celui de laryngoscopie pratiquée par le médecin.

Résultats obtenus. *Dans l'état physiologique*, vue de l'épiglotte, du bourrelet muqueux et cartilagineux qui borde supérieurement l'orifice du larynx, vue des cordes vocales supérieures (fausses), des cordes inférieures (vraies), de l'espace interarythénoïjien (glotte cartilagineuse); perception des anneaux de la trachée, et même, selon Czermak, de la bifurcation des bronches.

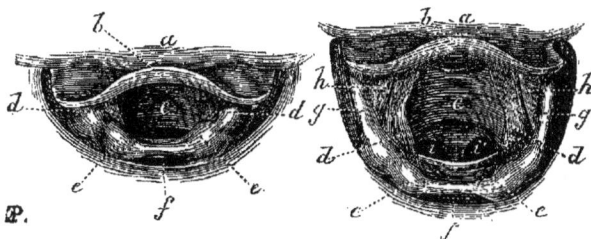

Fig. 10. — Examen du larynx, l'épiglotte étant relevée.

a. Base de la langue. — b. Épiglotte. — c. Paroi antérieure de la trachée. — d, d. Cordes vocales inférieures. — e, e. Tubercules des cartilages de Santorini. — f. Œsophage. — g. Ligament aryténo-épiglottique. — h, h. Cordes vocales supérieures. — i. Bronche droite. — i'. Bronche gauche.

Selon le même auteur, on pourrait aussi, avec le laryngoscope, examiner l'orifice postérieur des fosses nasales.

Dans l'état pathologique, on a reconnu diverses altérations du larynx, que nous allons faire connaître brièvement.

Czermak a vu, par la plaie d'une laryngotomie, un gonflement de la muqueuse laryngée, au-dessous des cordes vocales (obs. 1) ; par la laryngoscopie supérieure, il a reconnu : un polype de la corde vocale droite (obs. 2), une plaque muqueuse à l'épiglotte (obs. 3), des cicatrices et des pertes de substance du larynx (obs. 4), le retrait de la corde vocale inférieure droite et le gonflement de la corde vocale supérieure du même côté (obs. 5), une destruction partielle de l'épiglotte (obs. 6), un rétrécissement avec insuffisance de la glotte, et gonflement des aryténoïdes (obs. 7), l'injection de la muqueuse laryngée dans une laryngite récente (obs. 8), un ulcère syphilitique de la corde vocale supérieure, près de l'aryténoïde (obs. 9), un polype énorme de nature épithéliale (obs. 19), etc.

Plus récemment, les recherches de MM. Cusco, Follin et Verneuil, en France, sont venues confirmer l'utilité de la laryngoscopie.

CHAPITRE III

DE LA MICROSCOPIE.

Les applications du microscope à la clinique sont nombreuses aujourd'hui et tout médecin les connaît ; mais il serait à désirer de plus que tout médecin sût employer cet instrument, et fût en état de résoudre lui-même les problèmes de la microscopie clinique.

A l'aide du microscope, on peut examiner :

1° Les liquides normaux et pathologiques de l'économie ;
2° Quelques corps solides ou demi-solides ;
3° Les corps étrangers animés ou inanimés ;
4° Constater certaines fraudes.

ART. I. — EXAMEN DES LIQUIDES NORMAUX
ET PATHOLOGIQUES.

Ces liquides sont extrêmement nombreux, surtout dans l'état pathologique; nous ne donnerons de détails que sur les plus importants.

§ I. — Liquides normaux.

Sang. L'examen microscopique doit porter sur les *globules rouges*, les *globules blancs* et sur diverses *matières accidentelles* (1).

Globules rouges. Après Leuwenhoeck, qui en fit la découverte, M. A. Donné eut le mérite d'attirer l'attention sur l'état de ces globules au point de vue pathologique. Il crut trouver une altération propre à la fièvre typhoïde, une transformation des globules rouges en globules purulents, et un état qu'on a désigné sous le nom d'*état crénelé*. MM. Andral et Gavarret ont montré que cette dernière altération est cadavérique. Cependant on l'a retrouvée dans la période algide du choléra asiatique.

Plus tard encore, les recherches chimiques de ces derniers, vérifiées par MM. Becquerel et Rodier, ont fait connaître la réalité de l'*augmentation* et de la *diminution* de ces mêmes globules dans les maladies. On a proposé de faire cette vérification à l'aide du microscope. Voici le procédé de Vierordt, de Tubingue, modifié par H. Welcker, et par Moleschott, d'Heidelberg.

« On doit se procurer des tubes capillaires bien calibrés, dont on mesure exactement le diamètre. Après avoir étalé une goutte de sang sur une plaque de verre, on applique une des extrémités du tube sur ce liquide, et on laisse monter ce dernier par capillarité jusqu'à une certaine hauteur. On mesure exactement la colonne sanguine dont le volume est évalué en tenant compte du ménisque qui termine la colonne liquide.

« Cette première opération terminée, le tube capillaire est vidé et son contenu étalé sur une lame de verre sur laquelle on a préalablement préparé une couche mince de blanc

(1) Nous extrayons la plupart des faits relatifs au sang de l'excellent travail de M. le professeur Michel, de Strasbourg, publié dans le tome XXI des *Mémoires de l'Académie de médecine*, sous ce titre : *Du microscope et de ses applications à l'anatomie pathologique, au diagnostic et au traitement des maladies.*

d'œuf... La troisième partie du travail consiste dans la numé-
ration de ces globules... ; pour l'abréger on a soin de se servir d'un microscope divisé en petits carrés d'une dimension
déterminée à l'avance.

« Dans neuf expériences ainsi conduites, M. Vierordt a vu
que son sang contenait en moyenne, par millimètre cube,
5,174,400 corpuscules sanguins.

« M. H. Welcker a varié davantage ses expériences, qui lui
ont donné les résultats suivants :

« Dans 1 millimètre cube de sang, à 14 degrés Réaumur,
la normale des corpuscules sanguins a été, en moyenne, chez
l'homme, de 5,000,000, en minimum de 4,500,000 et en
maximum de 5,500,000. Chez la femme, la moyenne était
de 4,500,000, le minimum de 4,000,000 et le maximum de
5,000,000.

« Il en conclut qu'au-dessus de 5,500,000 chez l'homme et
de 5,000,000 chez la femme, il y a *polycythémie*, et au-dessous
de 4,500,000 chez l'homme et de 4,000,000 chez la femme, il
y a *oligocythémie*. »

Le phénomène de l'*empilement* des globules paraît être de
nulle valeur au point de vue pathologique.

Il y a plus de confiance à avoir dans le fait de la *décoloration* des globules, qui s'observe très-manifestement chez les
chlorotiques.

Enfin on a observé des *changements de volume*, mais sans
pouvoir en préciser les conditions d'origine. M. Delafond a vu
dans l'*anémie* et l'*hydrémie* des moutons, des globules de
0,003 à 0,004 de millimètre, tomber à 0,001.

Là ne se borne pas l'utilité du microscope : il sert encore
à faire reconnaître le sang mêlé à quelques liquides, tels que
le liquide de l'ascite, de la péritonite, de la pleurésie, le mucus de la pneumonie, etc.

Globules blancs. Le sang contient des globules pâles, sphéri-
ques, granulés, plus volumineux que les globules rouges.
M. A. Donné a le premier cité des cas où ils sont extrêmement
abondants dans le sang; il pensait qu'ils indiquaient le mélange du pus avec le sang, car ces globules ne diffèrent pas
de ceux du pus. Cette première indication fut oubliée.

En 1845, M. Bennett, à Edimbourg, et M. R. Virchow, à Wurzbourg, firent connaître, chacun isolément, l'un un cas où les globules blancs en excès accompagnaient une hypertrophie du foie, l'autre un autre cas où il y avait une hypertrophie de la rate. Dès lors était découverte une affection nouvelle, la *leucémie* (Virchow), ou *leucocythémie* (Bennett). Voici les résultats importants à connaître sur ce sujet au point de vue de la micrographie.

Dans le champ du microscope, on compte en général de 5 à 20 globules blancs, et leur rapport avec les globules rouges est de 1 à 357 ou 355 (Moleschott). Pendant les règles et chez les enfants, le chiffre des globules blancs est moindre. Or, dans la leucémie, on constate la diminution des globules rouges et l'augmentation des globules blancs. La proportion des blancs aux rouges peut atteindre le chiffre énorme de 2 à 3 et même de 1 à 2 (Michel). Outre les globules, on trouve des noyaux et des globulins. On a trouvé des cellules munies de noyaux noirs (*mélanémie* de Virchow). Enfin le sang contient des cristaux losangiques, jaunâtres, de matière colorante du sang (Charcot, Ch. Robin), et une plus grande proportion de matière grasse (Blache).

Autres matières contenues accidentellement dans le sang. A l'aide du microscope, on a constaté que le *sang laiteux* doit cette qualité physique à une *augmentation des globules blancs du sang*, à des *gouttelettes de graisse* en suspension dans le sérum, à des *granulations moléculaires* très-fines, *albumineuses* ou *fibrineuses*.

On a prétendu y découvrir de l'*urée* (*urémie*); mais on sait combien ce fait a été contesté dans ces derniers temps.

On dit avoir constaté la présence de *globules d'air* dans les capillaires du poumon, à la suite de l'*entrée de l'air dans les veines* (Michel).

Lait. Le microscope a contribué autant que la chimie à faire connaître la constitution et les altérations de ce liquide.

A l'origine, lorsque le lait est clair et porte le nom de *colostrum*, il contient uniquement des globules muqueux, analogues aux globules blancs du sang. Quand il a pris une teinte blanche, on reconnaît qu'il la doit à des globules butyreux en suspension, comme dans une émulsion. Si l'on ne peut pas juger avec le microscope la richesse du lait en matière grasse, au moins peut-on y déceler la présence de substances qui l'altèrent, comme le pus, ainsi que cela a été constaté par M. A. Donné (1).

Sperme. On constate la présence et les qualités de ce liquide par l'existence des zoospermes, dans les cas suivants : . dans le produit direct, lorsqu'on veut s'assurer qu'il est fécondant ; dans l'urine, pour savoir s'il existe des pertes séminales ; dans le liquide de l'hydrocèle (Gosselin).

Enfin, en médecine légale, l'examen microscopique des taches spermatiques ou prétendues telles est de la plus haute importance.

Urine. L'urine contient différents principes en dissolution ; quelques-uns sont susceptibles de se précipiter soit dans l'urine excrétée, soit dans l'intérieur de la vessie, soit dans l'intérieur des reins. Ce sont ces produits précipités, connus sous le nom de *dépôts,* que le microscope seul est appelé à faire connaître ; les substances qui restent en dissolution appartiennent à la chimie.

Les *dépôts* sont variables suivant l'état d'*acidité* ou d'*alcalinité* de l'urine, circonstance principale pour le clinicien ; car il y a des substances qu'il est certain de ne trouver que dans une seule espèce, et jamais dans l'autre.

Voici l'indication des nombreuses variétés de dépôts que le microscope peut faire reconnaître dans l'urine ; nous en empruntons la classification à l'ouvrage de Golding Bird (2).

1re *Classe.* Dépôts composés essentiellement de substances formées, directement ou indirectement, par la métamorphose des tissus ou des éléments organiques de l'alimentation, susceptibles d'affecter une forme cristalline : *acide urique et*

(1) *Cours de microscopie : Anatomie microscopique et physiologie des fluides de l'économie.* Paris, 1844.

(2) *De l'urine et des dépôts urinaires,* trad. par le Dr O'Rorke, Paris, 1861, p, 146.

urates, oxyde urique, oxalate de chaux, oxalurate de chaux, cystine.

2e *Classe.* Dépôts composés, de substances pour la plus grande partie d'origine inorganique, renfermant le : *phosphate de chaux, phosphate acide de chaux, phosphate-ammoniaco-magnésien, carbonate de chaux, phosphate neutre de soude, phosphate acide de soude, acide silicique, chlorure de sodium,* etc. — Parmi ces sels, ceux qui sont solubles s'obtiennent en cristaux sur des lamelles de verre.

3e *Classe.* Dépôts fortement colorés (noirs ou bleus), d'origine douteuse : *cyanourine, mélanourine, indigo, bleu de Prusse.*

4e *Classe.* Dépôts consistant en produits organiques non cristallins, renfermant :

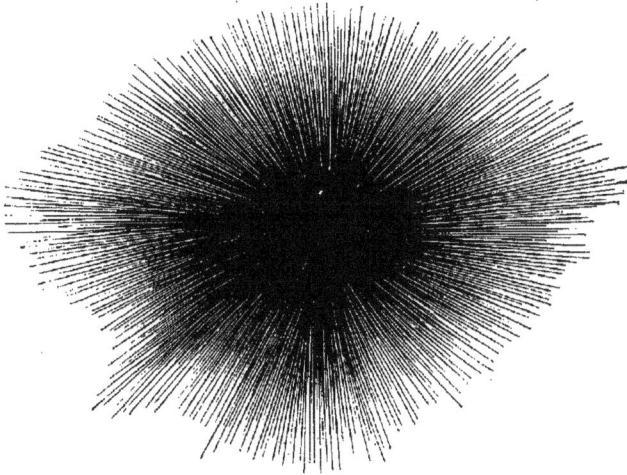

Fig. 11. — Urate d'ammoniaque, d'après Ch. Robin,
Chimie anatomique.

A. *Organisés :* sang, pus, mucus, globules organiques, épithélium, exsudations rénales, spermatozoaires, corps confervoïdes, vibrions.

B. *Non organisés* : *lait, matière grasse, stéarolithes.*

Nous dirons quelques mots d'un certain nombre de ces produits.

a. Dans la *première classe* nous distinguerons :

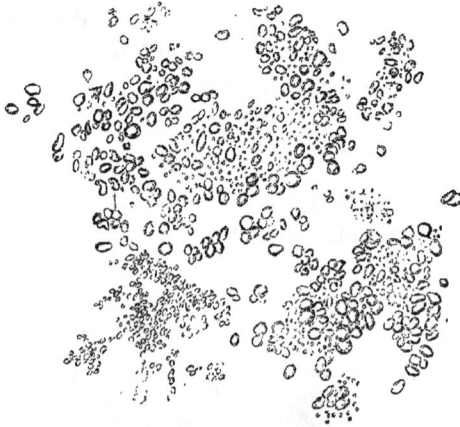

Fig. 12. — Urate de soude.

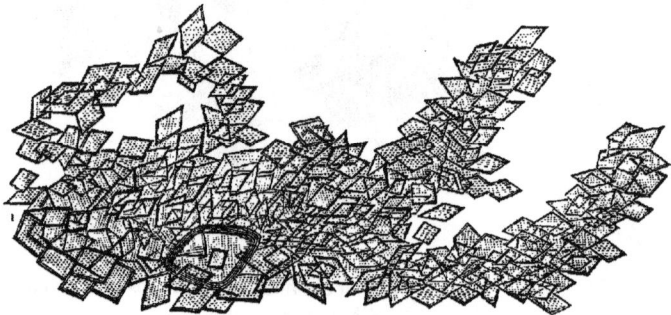

Fig. 13. — Acide urique, d'après Ch. Robin, *Chimie anatomique.*

Acide urique et urates. Lorsqu'une urine acide devient *jumenteuse,* c'est-à-dire se trouble par le refroidissement (*sé-*

diment briqueté), elle contient de *l'urate acide d'ammoniaque* (*fig.* 11) ou de *l'urate de soude* (*fig.* 12).

L'urine qui dépose de petits cristaux rouges, brillants (*gravelle rouge*), contient de *l'acide urique* (*fig.* 13). Quelques gouttes d'acide nitrique précipitent des cristaux plus gros et

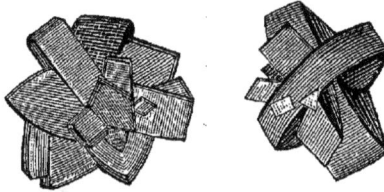

Fig. 14. — Acide urique.

groupés (*fig.* 14). On obtient d'autres formes de cristaux par des procédés artificiels.

L'acide urique est la base du plus grand nombre des calculs urinaires. M. le docteur Raoul Leroy, d'Etiolles (1), rap-

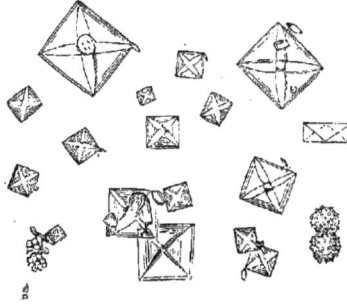

Fig. 15. — Oxalate de chaux.

porte que sur 252 grosses pierres, calculs et échantillons de pierres qui composent sa collection et celle de son père, 156 sont composés en totalité ou en partie d'acide urique ; et sur

(1) *Traité pratique de la gravelle et des calculs urinaires.* Paris, 1863, 1re partie, p. 23-24.

238 cas de gravelle et de pierre, 201 présentent le même acide.

Oxalate de chaux. Facile à reconnaître à la forme octaédrique de ses cristaux, qui ont l'aspect de la figure 15.

b. Dans la *deuxième classe* on doit remarquer :

Phosphate ammoniaco-magnésien. Ne se trouve que dans les urines alcalines; reconnaissable quand il est neutre, à sa forme de prisme triangulaire, à terminaisons variées; les arêtes souvent remplacées par des facettes (*fig.* 16).

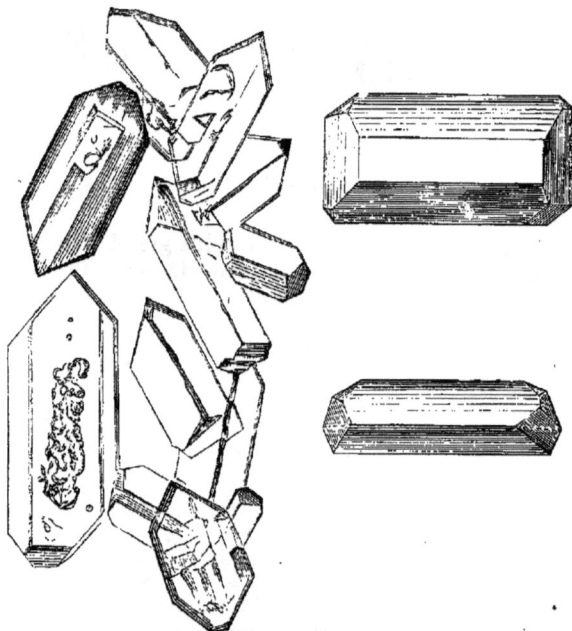

Fig. 16. — Phosphate ammoniaco-magnésien neutre.

En ajoutant de l'ammoniaque dans le fond sédimenteux de l'urine, on produit le phosphate bibasique qui présente la forme de feuille de fougère (*fig.* 17).

Le *phosphate de chaux* est une poudre amorphe, mêlée à la précédente.

Le *chlorure de sodium* cristallise en cubes ou en trémies.

Nous n'avons pas parlé, dans les classes précédentes, des corps qui sont obtenus par les procédés chimiques, et que l'on fait cristalliser pour les examiner au microscope, comme le phosphate de soude.

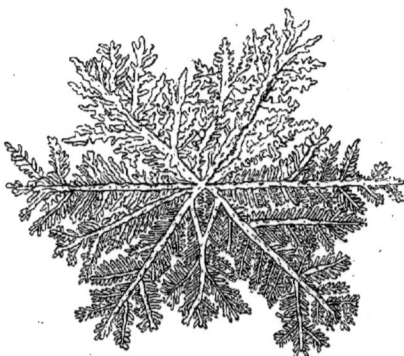

Fig. 17. — Phosphate ammoniaco-magnésien bibasique.

c. Les dépôts de la *troisième classe* présentent peu d'intérêt.

d. Parmi ceux de la *quatrième,* nous citerons :

Les exsudations rénales, composées de *tubuli* du rein, de *globules de sang* et de *concrétions* fibrineuses, quelquefois de *cylindres purulents* et *graisseux ;*

La singulière affection décrite par M. le professeur Rayer, sous le nom de *trichiasis* des voies urinaires et de *pilimiction* (1);

Les *produits confervoïdes* qui sont des corps vésiculaires voisins des genres *torula* et *penicillium.*

§ II. — Liquides pathologiques.

Nous ne pouvons que donner l'énumération des principales applications de la microscopie à l'étude de ces liquides.

(1) *Recherches sur le trichiasis des voies urinaires et sur la pilimiction.* — (*Comptes rendus et Mém. de la Soc. de biol.,* t. II, 1850, 2ᵉ partie, *Mémoires,* p. 167.)

A l'aide du microscope on a étudié :

La sérosité inflammatoire, fibrineuse, premier point de départ des concrétions plastiques ou blastèmes ; on y a vu les globules ronds d'inflammation (Gluge), la matière hyaline, finement granulée, non organisée, la substance fibroïde, les cellules fibro-plastiques, et graduellement tous les accroissements qui aboutissent à la formation des fausses membranes ;

La transformation et la désorganisation du sang épanché dans un foyer d'inflammation ;

Le pus ;

Les sérosités d'hydropisies (ascite, hydrothorax, hydrocèle, etc.) ;

Les liquides des kystes ovariques ;

Les liquides des kystes accidentels ou des kystes synoviaux, qui varient depuis la sérosité simple jusqu'à la matière gélatiniforme.

Le liquide des cellules closes de la thyroïde et celui des kystes séreux qui se forment dans cette glande.

Art. II. — Examen des corps solides.

Nous indiquons ce sujet seulement pour mémoire. L'examen des corps solides, comme les fausses membranes, les produits plastiques d'inflammation, les tumeurs, exige des recherches d'une nature toute particulière, et cette étude se confond avec celle de l'*histologie;* nous ne pouvons, en conséquence, que renvoyer le lecteur aux ouvrages qui traitent de cette partie si importante aujourd'hui de la science médicale.

Art. III. — Corps étrangers.

A. *Corps étrangers organisés.* Le microscope décèle souvent la nature de certains corps ou débris expulsés des voies digestives, de la cavité d'un abcès, d'une partie quelconque du corps.

Un abcès existe à la région hépatique, et il en sort des fragments de membrane blancs ou grisâtres ; le microscope y fait découvrir des *crochets* cornés, d'une configuration toute particulière : il est impossible de méconnaître la présence d'*échinocoques* : en conséquence, l'abcès doit être attribué à un *kyste hydatique* du foie. Dans une amputation de la cuisse, pratiquée par P. Boyer, à l'Hôtel-Dieu, on trouva le canal médullaire de l'os dilaté et rempli de membranes blanches, plissées : le microscope montra dans ces membranes des crochets; le malade avait eu un kyste hydatique du fémur.

Le microscope est indispensable pour faire reconnaître qu'un tænia a été expulsé avec sa tête; pour faire distinguer les ascarides vermiculaires ; pour faire constater la présence des filaires dans le sang, des trichines dans les muscles, des trichocéphales dans le cœcum, des cysticerques dans le tissu cellulaire, dans l'œil (de Græfe), dans le cerveau.

Il fait constater l'existence des œufs arrivés à *maturité* dans le corps des ascarides lombricoïdes (Davaine) (1), et la présence de ces mêmes œufs dans les matières intestinales.

Il n'est pas moins utile pour montrer que certains corps, pris pour des vers, sont de la matière amorphe. On reconnaît ainsi que certains produits vermiformes expulsés avec l'urine, ne sont que des caillots de sang.

On a trouvé des larves dans les matières intestinales. M. H. Roger (2) a fait connaître un cas de ce genre à la Société de biologie, et M. le docteur Davaine s'est assuré qu'il s'agissait de larves d'une espèce de mouches, assez rares pour éloigner l'idée de toute supercherie. C'est également par le même procédé d'exploration qu'on peut assister aux transformations et métamorphoses des entozoaires.

C'est à l'aide du microscope qu'on a déterminé la nature cryptogamique de certaines maladies, telles que le favus, l'herpès tonsurant, l'herpès circiné, le pityriasis, le muguet, etc.

Nous avons eu l'occasion de réaliser à l'aide du microscope la détermination d'une maladie absolument inconnue en

---

(1) *Traité des Entozoaires et des maladies vermineuses, etc.* Paris, 1860. — *Sur le diagnostic de la présence des vers dans l'intestin par l'inspection microscopique des matières expulsées* (*Comptes rendus de la Soc. de biol.*, 2e série, 1857, t. IV, p. 188).

(2) *Comptes rendus des Séances et Mémoires de la Société de biologie*, t. III, 1851, p. 88 et 112.

France. En 1858, un homme de soixante et quelques années, entra à l'hôpital Saint-Louis, pour se faire traiter d'une maladie de la peau. Il avait le corps littéralement couvert de croûtes épaisses, jaunâtres, terreuses, semblables à celles de l'*impétigo* ou du *rupia*. Il éprouvait un prurit intolérable : il avait de la fièvre, un délire vague; il succomba au bout de quelques jours dans un état adynamique. La matière des croûtes était exclusivement composée de *cadavres d'acarus scabiei* desséchés et fortement réduits de volume : de nombreux *acarus vivants* circulaient dans ces croûtes. M. le professeur Ch. Robin vérifia l'exactitude de notre observation. M. Cazenave fit remarquer que le corps du malade était couvert d'*ulcères* et de *plaques hypertrophiques d'éléphantiasis*, ensemble de circonstances qui caractérisent la maladie connue en Suède sous le nom de Spedalskhed (1).

B. *Corps étrangers inanimés*. On comprend facilement l'utilité du microscope dans les cas de ce genre. Si des crachats sont teintés de noir, on peut y reconnaître la présence de poussière de charbon que le malade aura inspirée à son insu. Certaines colorations de la peau sont produites par des matières pulvérulentes, adhérentes à la substance grasse sécrétée habituellement par cette membrane.

Art. IV. — Constatation de diverses fraudes.

Nous avons observé, à l'hôpital Saint-Louis, dans le service de M. Cazenave, dirigé à cette époque par M. le docteur Marrotte, une jeune fille de dix-huit ans, qui présentait, tous les quinze jours, sur diverses parties du corps et principalement aux jambes, des bulles ayant la plus grande ressemblance avec celles du pemphigus. Un jour, sur l'épiderme soulevé, nous trouvâmes des corpuscules d'un vert noirâtre qui, soumis au microscope, présentèrent les reflets verts, métalliques des élytres de la cantharide.

Les avis sont encore partagés aujourd'hui sur le fait singu-

---

(1) *Traité de la spedalskhed ou éléphantiasis des Grecs*, par Danielssen et Boeck. Paris, 1848, in-8, et atlas in-fol.

lier désigné par M. Leroy, de Méricourt (1), sous le nom de *chromidrose*. Nous ne voudrions pas affirmer qu'il s'agisse d'une tromperie de malades; nous en appelons aux recherches microscopiques pour jeter du jour sur la question.

Des malades, ou pour mieux dire, des personnes à imagination astucieuse et déréglée peuvent présenter au médecin des corps de diverse nature comme produits d'excrétion, du sable pour de la gravelle par exemple. Le microscope sera, dans ce cas, d'un grand secours pour démêler la vérité et pour faire éprouver au trompeur la confusion qu'il espérait causer au médecin.

Parmi les fraudes, une des plus communes consiste à présenter des insectes, des œufs ou des larves, comme provenant des diverses voies de l'économie.

CHAPITRE IV

DES PROCÉDÉS CHIMIQUES D'EXPLORATION.

Ces procédés ne s'appliquent pas, en général, d'une manière directe aux organes et aux tissus ; on les met presque toujours en usage sur des liquides excrétés, sur des gaz ou enfin sur des produits solides ou des portions de tissus extirpés ou extraits du corps après la mort. Cependant, à l'égard des corps solides, c'est une *analyse chimique* que l'on pratique plutôt qu'une exploration clinique ; aussi nous n'en parlerons pas.

L'exploration chimique a un double but : l'examen des liquides naturels de l'économie, la recherche de substances étrangères, introduites dans l'organisme ; ce sera le point de départ de notre division.

ART. I. — EXAMEN DES LIQUIDES NATURELS DE L'ÉCONOMIE.

Liquides du tube digestif. Dans la cavité buccale on n'examine guère que la salive pour en constater l'acidité ou

_____

(1) *Archives générales de médecine*, Paris, 1857, 5e série, tome X, p. 430 et suiv.

l'alcalinité, à l'aide du papier de tournesol. — Les liquides de l'estomac ne fournissent l'occasion d'aucun examen de chimie clinique ; cependant ils ont été, dans ces derniers temps, soumis à l'analyse proprement dite, pour la recherche de l'*urée* dans les cas dits d'*urémie*. Il est bien entendu que ces liquides peuvent être analysés par des chimistes dans les cas d'*empoisonnement*. Mais cette recherche ne rentre plus dans l'examen clinique proprement dit.

Rien à l'égard de l'intestin.

La bile est fréquemment recherchée dans divers liquides. Le médecin a à sa disposition l'acide nitrique : quelques gouttes de cet acide versées dans le liquide suspect de matière biliaire, donnent une teinte vert foncé qui, au bout de vingt-quatre heures, a passé au brun-hyacinthe.

Produits des voies respiratoires. On a recherché dans l'air expiré le *sous-carbonate d'ammoniaque*, produit de la destruction de l'*urée*, dans l'*urémie*. On place au-devant de la bouche du malade une baguette mouillée d'acide chlorhydrique, et lorsque l'air expiré vient la frapper, on voit se former des vapeurs blanches ; ces vapeurs résulteraient de la formation de chlorhydrate d'ammoniaque. Cette expérience, qui est très-précise au fond, est fort attaquable dans l'interprétation qu'on lui donne, car le carbonate d'ammoniaque peut provenir de la cavité buccale, par suite de l'altération des liquides qui y sont contenus.

Quant aux matières expectorées, elles ne sont l'objet d'aucune analyse clinique.

Urine. C'est surtout à l'occasion de ce liquide que les médecins se livrent à un certain nombre d'expériences de chimie, faciles à réaliser en clinique.

Densité. D'abord, pour s'assurer de la quantité proportionnelle d'eau et de sels, on prend la densité de l'urine, à l'aide d'une espèce particulière d'aréomètre que l'on nomme *densimètre à urines*, fondé sur le principe centésimal, et dont l'échelle s'étend de 1,000 à 1,040 ; il doit être bien gradué, mais de petit volume, car on n'a souvent à sa disposition qu'une très-faible quantité de liquide. La densité normale de l'urine varie de 1,011 à 1,018. Dans l'albuminurie, elle diminue à cause de l'abaissement du chiffre de l'urée et tombe à 1,006 ou 1,010; dans la polyurie avec polydipsie, nous l'avons vue à 1,001. Elle augmente dans l'albuminurie des éclamptiques, lorsque l'urine est peu abondante; nous l'avons vue alors monter à 1,040. Il en est de même dans la glycosurie, où elle s'élève en moyenne à 1,030.

Dosage de l'urée. — Le procédé de Liebig est celui qui paraît réunir les meilleures conditions d'exactitude. Nous l'avons répété à notre hôpital, et nous engageons les médecins à le mettre en usage, car la préparation des réactifs est extrêmement facile. Nous indiquerons d'abord les *réactifs*, puis la *manière de procéder*.

1° *Réactifs.* On met en usage l'*azotate de bioxyde de mercure*, l'*eau* et le *nitrate de baryte*, le *carbonate de soude* et accessoirement l'*urée pure*.

a. Le *nitrate de mercure* est employé sous forme de liqueur titrée. Ce réactif est en réalité le seul qui serve au dosage de l'urée. On peut le préparer directement avec l'azotate de bioxyde de mercure, en faisant une solution qui contienne $0^{gr}.0052$ d'oxyde métallique pour un centimètre cube d'eau. Mais ce mode de préparation est infidèle et le médecin pourra préparer lui-même un réactif plus sûr, en procédant comme il suit :

On pèse 100 grammes de mercure pur; on le fait dissoudre à chaud dans une suffisante quantité d'acide nitrique pur et on réduit en consistance sirupeuse. On ajoute alors à la solution de l'eau distillée pour obtenir un volume total de 1 400 centimètres cubes. 100 centimètres cubes de cette solution contiennent $7^{gr}.14$ de mercure métallique. Telle est ou telle doit être au moins la liqueur titrée mercurique.

Cependant, pour être assuré du titre exact de cette liqueur, on doit en vérifier la richesse de la manière suivante : 4 grammes d'urée pure seront dissous dans une quantité d'eau suffisante pour former un volume de 200 centimètres cubes.

10 centimètres cubes de cette *solution normale d'urée* sont neutralisés par 20 centimètres cubes de liqueur titrée mercu-

rique. L'urée est entrée en combinaison sous la forme d'uro-nitrate mercurique. Si l'on ajoute un excès de liqueur titrée, le sel de mercure qui demeure libre peut manifester sa réaction habituelle avec le carbonate de soude, en donnant un préci-pité jaune, tandis que si l'urée n'a pas été complétement neutralisée, l'uronitrate de mercure ne donne avec le carbo-nate de soude qu'un précipité blanc. Comme on le voit, le carbonate de soude sert à indiquer la limite de l'addition du sel mercurique à l'urée, et l'on voit, en employant ce réactif, s'il faut plus ou moins de 20 centimètres cubes de liqueur mercurique pour neutraliser l'urée.

Il est bien entendu que toutes ces opérations réclament l'usage de burettes graduées, semblables à celles qu'on emploie dans l'alcalimétrie, la chlorométrie, etc. (1).

Ajoutons quelques mots sur l'emploi du carbonate de soude. Pendant l'essai et lorsqu'on croit être arrivé aux limites de la saturation de l'urée, on prend de temps à autre une goutte de la liqueur en expérience, et avec une baguette de verre on la transporte dans un verre de montre contenant une solution de carbonate de soude. Tant qu'on n'obtient qu'un précipité blanc, la réaction est incomplète ; elle est achevée, lorsque la coloration devient jaune. On lit alors sur la burette graduée la quantité de sel mercurique employée.

b. — Nous n'avons pas besoin de revenir sur la *solution normale d'urée*, dont nous avons parlé précédemment.

c. — L'*eau de baryte* s'emploie sous forme de solution con-centrée à froid.

d. — Il en est de même pour l'*azotate de baryte*.

e. — De même aussi pour le *carbonate de soude*.

Les instruments consistent en deux burettes graduées en cen-timètres cubes d'eau distillée, quelques verres à expérience, agitateurs, entonnoirs, filtres.

2° *Manière de procéder.* Faire un mélange de 1 volume nitrate de baryte et 2 volumes eau de baryte.

Prendre 20 centimètres cubes de l'urine à examiner et y

---

(1) Pour l'exposition de ces opérations, on consultera avec fruit le *Traité d'a-nalyse chimique par la méthode des volumes*, de M. Poggiale, Paris. 1838, avec figures.

ajouter 10 centimètres cubes du mélange précédent ; on obtient un précipité formé de carbonate, de sulfate et de phosphate de baryte. Cette opération, comme on le voit, a pour but de débarrasser l'urine de la majeure partie des sels qu'elle contient ; on filtre.

Le liquide ainsi traité se compose de deux tiers d'urine et d'un tiers de liquide additionnel : ainsi, bien que sa masse soit de 30 centimètres cubes, elle ne représente que 20 centimètres cubes d'urine. C'est alors qu'on ajoute, à l'aide de la burette graduée, la liqueur titrée mercurique. Il se forme d'abord un précipité blanc, qui ne tarde pas à se redissoudre à mesure que l'on ajoute du sel de mercure. L'opération est terminée lorsque la liqueur essayée avec le carbonate de soude donne un précipité jaune.

S'il a fallu pour neutraliser l'urée 40 centimètres cubes de sel mercurique, l'urée se trouve dans l'urine expérimentée dans la proportion de $\frac{2}{100}$, c'est-à-dire dans la proportion de la liqueur normale d'urée que nous avons fait connaître.

Si l'urine est albumineuse, il faut, avant toute recherche, la débarrasser de l'albumine par la chaleur ou par quelques gouttes d'acide nitrique.

Maintenant, par un calcul très-facile à réaliser, on reconnaîtra que l'urine contient une quantité d'urée moindre ou plus grande.

Nous employons habituellement ce procédé, et nous en avons été constamment satisfait.

Un autre procédé, celui de la congélation a été appliquée au *dosage approximatif de l'urée.* Dans une éprouvette graduée, longue et étroite, on introduit un volume déterminé d'urine. L'éprouvette est placée dans un mélange réfrigérant (glace et sel marin ou chlorure de calcium, ou nitrate de calcium). La congélation s'opère dans la partie supérieure du liquide seulement, et la partie congelée se compose d'eau presque pure. En effet, les sels et autres matériaux de l'urine n'ont point été emprisonnés dans la glace, mais se sont condensés dans la partie inférieure du liquide, laquelle a résisté à la congélation, précisément à cause de sa richesse saline. On voit alors l'urée précipitée, sous forme de cristaux, à la partie inférieure de l'éprouvette, et, d'après sa hauteur relativement à la quantité totale du liquide, on juge approximativement de sa proportion dans le liquide urinaire.

D'autres procédés de dosage de l'urée sont fondés sur la décomposition de ce produit et sur le volume de gaz azote pur qu'il peut donner (Leconte). Mais ces procédés, peu exacts d'ailleurs, ne peuvent être exécutés que dans un laboratoire.

Acide urique, urates. Lorsqu'on a besoin de connaître la richesse de l'urine en acide urique et en urates, on a plutôt recours au microscope qu'aux réactifs chimiques. On fait évaporer l'urine à moitié, et l'on recueille le précipité cristallin qui se forme par le refroidissement ; le microscope y fait reconnaître de l'acide urique et des urates de soude et d'ammoniaque ; par l'abondance du précipité on juge de la richesse urique du liquide examiné.

Mais c'est surtout à l'égard des produits anormaux que peut contenir l'urine que le médecin a intérêt à employer des réactifs chimiques.

Albumine. Divers motifs engagent le médecin à rechercher si l'urine contient de l'albumine, mais il peut y être conduit par le seul fait de la diminution de densité de ce liquide et par sa décoloration.

L'emploi de la *chaleur* est un des meilleurs moyens de déceler l'albumine ; comme cette substance se coagule vers 80° c., on voit, un peu avant l'ébullition, se former dans le liquide d'abord un nuage, puis une opacité blanche, graduellement croissante. Par le refroidissement, la masse blanche se dispose en flocons isolés, opalins. Au microscope ces flocons présentent des plaques amorphes, d'aspect *granité.* Cependant la chaleur expose à quelques erreurs : si l'urine contient une abondante quantité de sels de chaux, elle peut les précipiter. Il faut donc faire concourir avec la chaleur un ou plusieurs autres réactifs.

L'alcool, le tannin, le bichlorure de mercure, précipitent

l'albumine; mais ces agents coagulent le mucus et précipitent des sels, ce qui peut induire en erreur. L'acide nitrique n'a pas ces inconvénients : il ne coagule pas le mucus et ne précipite aucun sel, et, s'il y a de l'albumine, il la coagule seulé. Cependant faisons remarquer qu'une variété d'albumine, l'*albuminose*, se redissout dans un excès d'acide. D'un autre côté, l'acide nitrique cause quelquefois un trouble dans les urines, en précipitant l'acide urique des urates en excès.

Ainsi, quoique la chaleur et l'acide nitrique soient d'excellents réactifs, on ne saurait entièrement se fier à l'un d'eux exclusivement, il convient d'en faire concourir l'emploi.

Glycose. On trouve du sucre dans la proportion de 2 à 11 pour 1 000, dans la grossesse (Blot); il existe en moindre proportion à l'état normal, principalement après les repas et l'ingestion des matières féculentes (Cl. Bernard, Tüchen, Lecoq). On l'a rencontré dans certaines maladies des poumons, mais surtout dans quelques affections cérébrales d'origine traumatique. On le fait apparaître par la piqûre du quatrième ventricule (Cl. Bernard). Mais il existe particulièrement une maladie (le *diabète sucré*) où le sucre se trouve en permanence et en abondance (30 à 200 pour 1,000) dans le liquide urinaire.

Un grand nombre de réactifs peuvent être employés pour déceler le sucre. Quand cette matière est en grande quantité tous les réactifs sont également bons; mais quand la proportion est faible, on doit mettre en usage des agents très-sensibles, car les petites quantités de glycose sont facilement *masquées* par les diverses substances en dissolution dans l'urine.

Si l'on fait bouillir dans un tube un peu d'urine sucrée, additionnée d'un lait de *chaux*, on obtient une coloration brune, produite par la transformation du sucre en *caramel*. Le même résultat peut être obtenu avec la *potasse caustique*. Le *sous-nitrate de bismuth* est réduit par la glycose et donne une coloration noire. Le *bichromate de potasse* qui est rouge, passe au vert, également par un phénomène de réduction. Les liqueurs de Frommherz, de Barreswil et autres, qui ont pour base le *tartrate cupro-potassique*, sont, par la même action, ramenées à un état inférieur d'oxydation, et l'on voit apparaître une couleur brun-cannelle due au protoxyde de cuivre mis en liberté. On avait cru remarquer que les *urines glycosiques* décoloraient la teinture d'iode plus rapidement et plus complétement que les urines ordinaires (Trousseau et Dumont-Pallier) ; l'expérience n'a pas confirmé les premières observations.

Mais pour les quantités minimes de sucre aussi bien que pour leur dosage exact, il est nécessaire d'avoir recours aux recherches de *polarisation.*

Trois appareils sont construits sur ce principe : le *polarimètre* de Biot, le *saccharimètre* de M. Soleil et le *diabétomètre* de M. Robiquet. Tous trois font constater la déviation à gauche du rayon polarisé, et, par des formules faciles à mettre en équation, on arrive avec une grande précision à déterminer la proportion de sucre que contient une urine.

Art. II. — Recherche chimique des substances étrangères introduites dans l'économie.

Jusqu'à présent on n'a pu rechercher ces substances que dans les liquides qui leur servent de véhicule d'élimination ; ces liquides sont la salive et l'urine. Un seul corps, le chlorate de potasse, a été recherché dans la salive, mais comme le procédé d'analyse est le même que pour l'urine, nous en parlerons seulement à propos de celle-ci.

Substances étrangères éliminées par l'urine. On a recherché dans l'urine toutes les substances qui ont été ingérées dans l'estomac ; on en a décelé quelques-unes à l'aide de procédés que nous allons exposer succinctement.

a. Sulfate de quinine. M. le professeur Bouchardat a fait voir qu'on peut déceler ce sel avec la solution d'iodure de potassium ioduré ; on obtient un précipité brun-marron floconneux.

b. Iodure de potassium. (Procédé de l'auteur.) On délaye de l'amidon dans de l'eau et on acidule légèrement à l'acide nitrique. Ce mélange introduit dans l'urine prend une teinte bleue plus ou moins intense, suivant la quantité d'iodure de potassium. Nous avons, à l'aide de ce réactif, pu constater qu'*une* seule dose d'iodure n'est éliminée qu'en trois ou quatre jours.

c. Chlorate de potasse. La propriété oxydante du chlorate permet de comprendre qu'il doit décolorer l'indigo. On fait une solution de sulfate d'indigo et on l'ajoute goutte à goutte dans une quantité déterminée d'urine; la solution se décolore tant qu'il y a du chlorate; quand celui-ci est complétement détruit, le liquide se colore. D'après le nombre de gouttes employées, on juge comparativement, pour des quantités semblables, de la richesse en chlorate.

On a vainement essayé de retrouver dans l'urine, le fer, le mercure, etc.

DEUXIÈME PARTIE

SIGNES ANAMNESTIQUES OU COMMÉMORATIFS
DES MALADIES.

CONSIDÉRATIONS GÉNÉRALES.

Le diagnostic ne peut pas être toujours établi uniquement à l'aide des *signes actuels* ou *présents* des maladies, c'est-à-dire à l'aide des *symptômes*. Il est nécessaire de faire intervenir les renseignements fournis par l'âge et le sexe des malades, par les circonstances d'hérédité, de climat, par la marche de la maladie et l'influence du traitement, etc., en un mot, il faut, pour compléter l'*opération intellectuelle* du diagnostic, puiser à une nouvelle source et consulter des faits qui ne sont plus de l'ordre des symptômes. Ainsi le diagnostic se base tour à tour sur les faits actuels ou symptômes, et sur les faits antécédents, que l'on nomme aussi *signes commémoratifs* ou *anamnestiques*. (*Considér. générales sur le Diagnostic*, p. 5).

On pourrait croire, au premier abord, que les renseignements de ce dernier ordre ne sont ou ne doivent être consultés que rarement, et dans des cas exceptionnels. Il est vrai qu'on n'y attache, en apparence, qu'une assez faible importance, et qu'il en est peu question dans l'interrogatoire que l'on fait subir au malade. Mais cependant le médecin les recueille presque à son insu, lorsqu'il examine l'état extérieur du patient, et lorsqu'il l'interroge, comme pour la forme, sur son âge, sa profession, ses habitudes, sa santé antérieure et celle de ses parents ; sur la durée et la marche de sa maladie, et sur les effets du traitement qu'il a subi antérieurement, etc. Tous ces faits, réunis et groupés par une opération intellectuelle

obscure, et dont on a à peine la conscience, établissent dans
l'esprit du médecin, et presque d'une manière latente, un
certain nombre de présomptions, un *commencement de preuves*,
si nous osons ainsi dire, qui ont forcément de l'influence sur la
manière dont on interprétera les symptômes proprement dits.

Cette enquête, en quelque sorte tacite et irréfléchie, est tellement réelle qu'elle concentre toute l'attention de l'esprit sur
un petit nombre de faits à l'exclusion de tous les autres. En-
trez dans un hôpital d'enfants, et à l'instant même vous pense-
rez aux convulsions, aux méningites, aux accidents de la dentition, aux pneumonies lobulaires et broncho-pneumonies,
aux fièvres éruptives, en un mot à toute la *Pathologie de l'enfance*. Mais vous ne songerez ni aux maladies cancéreuses, ni
aux affections du cœur ou des reins, ni à la goutte, ni au rhumatisme, parce que vous savez que l'on n'observe les cas de
ce genre, en grand nombre, que dans les hôpitaux d'*adultes*
et de *vieillards*.

L'esprit est si vivement influencé par les considérations de
cet ordre, qu'il peut en résulter des erreurs plus ou moins sérieuses. Ainsi, par exemple, tout phénomène de *suffocation*,
chez un enfant, éveille l'idée de *croup*, tandis qu'on ne songera pas même à cette maladie s'il s'agit d'un *adulte* ou d'un
vieillard ; on pensera alors à une affection syphilitique, tuberculeuse, cancéreuse du larynx, ou à une compression de
la trachée par un anévrysme aortique ; et cependant l'adulte
ou le vieillard peut être réellement atteint de croup, et non
l'enfant. Ainsi encore, des *convulsions* chez un *adulte* feront
redouter une affection cérébrale ou bien l'hystérie, l'éclampsie,
une intoxication quelconque ; chez l'*enfant*, avant de songer à
une affection du cerveau, on pensera à une maladie du tube
digestif ou des voies respiratoires, ou à une fièvre éruptive. Dans
un *pays paludéen*, toutes les maladies aiguës et chroniques, depuis la *pneumonie* et la *suette*, jusqu'aux *hydropisies* seront taxées
de *fièvres intermittentes larvées*, et traitées en conséquence,
bien qu'en réalité ces affections puissent avoir une origine toute
différente. Les médecins de marine s'opiniâtrent à voir dans
la *colique sèche des Antilles*, ou *colique végétale*, une espèce
morbide distincte de la colique de plomb, dont cependant elle

présente, *sans exception, tous les caractères,* parce qu'on l'observe dans des *stations géographiques particulières* ; mais on
n'a pas encore établi l'absence d'influences saturnines ; et d'ailleurs les influences climatologiques de quelques régions in-
tertropicales ne peuvent-elles pas donner plus d'activité aux
influences plombiques dont *tous les navires* emportent la
source dans leurs ustensiles et leur peinture ?

Tout malade qui a pris de l'eau de Vichy est soupçonné de
dyspepsie, de goutte ou de gravelle ; tout individu qui a pris du
mercure ou de l'iodure de potassium est inculpé de syphilis.

Comme on le voit, le médecin consulte, souvent d'une manière involontaire, les circonstances commémoratives ; il ne
peut pas et il ne pourrait pas se défendre de les prendre en
considération ; et il les fait, à son insu, entrer en ligne de
compte dans le diagnostic qu'il va porter. Ce fait est démons-
tratif, car il prouve l'invincible nécessité de chercher, en dehors des faits actuellement évidents et palpables, des éléments
de diagnostic.

Il serait sans doute intéressant d'étudier, au point de vue
du diagnostic, tout ce qui a trait aux signes commémoratifs ;
mais deux raisons s'opposent à ce que nous donnions tous les
développements nécessaires à un pareil sujet. En premier lieu,
l'étude de ces signes est entièrement du ressort de la *Pathologie générale* : or, comme nous l'avons déjà dit, nous ne voulons pas introduire dans notre travail un travail d'une autre
nature, un livre dans un autre livre. Et, d'un autre côté, l'a-
nalyse intime de ces signes, bien qu'indispensable, n'a ni la
même *urgence* ni la même *nécessité d'à-propos* que celle des
signes actuels. En effet, dans la clinique, ce qu'il est indispensable, urgent d'examiner, ce sont les faits présents, actuels,
les symptômes ; il ne faut en oublier aucun, au moment même
où on examine, car ils sont variables, fugitifs ; au bout de quelques heures ils peuvent avoir disparu pour ne plus revenir,
et il sera désormais impossible de savoir s'ils ont existé. Aussi
est-il de toute nécessité que, dans un livre sur le diagnostic,
on étudie spécialement ces signes, en indiquant les circonstances où ils existent, les cas où il faut les rechercher ; cette
exploration ne souffre ni retard ni délai. Mais il n'en est plus

de même des signes commémoratifs : on peut aujourd'hui oublier d'en rechercher un, parce que demain il sera encore
temps de s'en informer ; ce signe, quel qu'il soit, comme, par
exemple, l'existence d'une maladie antérieure, n'aura pas
disparu à la façon d'un symptôme. En conséquence, comme il
n'est pas d'une nécessité immédiate, le traité de diagnostic
n'est pas tenu de l'enregistrer avec autant de rigueur que les
symptômes.

Que l'on réfléchisse d'ailleurs à la marche de l'esprit dans
l'opération intellectuelle du diagnostic, et l'on jugera mieux
encore du peu d'utilité qu'il y aurait à donner de longs développements aux signes commémoratifs. On constate d'abord
les symptômes ; on commence à les grouper, à les réunir pendant que l'on est au lit du malade ; à peine s'est-on éloigné,
que l'on cesse de pouvoir en recueillir les divers caractères ;
la réflexion ne peut en rien retrancher, y rien ajouter. C'est
surtout alors que l'intelligence se recueille et met en œuvre
les matériaux récoltés, et particulièrement les signes commémoratifs ; ceux-là peuvent être interprétés, commentés ;
et, s'il est nécessaire de leur attribuer une grande importance,
c'est à un *traité de Pathologie générale*, et non à un *traité
clinique de Diagnostic*, que l'on aura recours.

C'est pour ce double motif que nous ne voulons pas donner
une trop grande étendue à l'étude des signes anamnestiques.

Les *signes anamnestiques* ou *commémoratifs* se puisent à des
sources nombreuses, puisque toute circonstance, de quelque
nature qu'elle soit, capable de fournir un indice sur l'origine,
la nature et l'espèce de la maladie, est un *signe diagnostique.*
Cependant les plus importants se tirent des causes, de la marche des maladies, et des influences thérapeutiques.

Comme il est fort indifférent de consulter tel signe commémoratif avant tel autre, et que, d'ailleurs, une classification
empruntée à la *Pathologie générale* n'aurait aucune espèce
de valeur dans un livre du genre de celui-ci, nous ne mettrons
en usage aucune espèce de classification. — Nous nous occuperons successivement des sujets suivants : *âge, sexe, tempérament, constitution, hérédité, professions et habitudes, causes*

*occasionnelles et déterminantes, maladies antérieures, marche
des maladies, influence du traitement,* en les considérant comme
des éléments de diagnostic.

I. — DE L'AGE, CONSIDÉRÉ COMME ÉLÉMENT DE DIAGNOSTIC.

Les différents âges ont des aptitudes morbides différentes, et
sont des causes prédisposantes puissantes, ou des *opportunités*
à la maladie, comme dit l'école de Montpellier.

Nous ne croyons pas que l'on connaisse encore parfaitement les conditions organiques et dynamiques qui président
au développement des maladies de chaque âge. Néanmoins
voici celles que l'on connaît le mieux.

Au point de vue matériel, l'*enfant* est un être dont les tissus
sont mous, peu résistants, infiltrés de liquides, et que l'on a à
juste raison comparés à un *tissu muqueux* ou à une *éponge organique, pleine de fluides blancs.* Chez l'enfant, la charpente
osseuse et musculaire est fort peu prononcée, mais le tissu
cellulaire domime. Le système nerveux est très-développé. Les
fonctions respiratoires, circulatoires et digestives s'exercent
avec une grande puissance. Les sécrétions et les absorptions
sont fort actives. Enfin, la peau et les muqueuses sont très-
impressionnables.

Au point de vue dynamique, les fonctions nerveuses pri-
ment toutes les autres; les divers modes de sensibilité s'éveillent facilement et font naître des réactions si énergiques que
la maladie peut en naître sans qu'il y ait trace de lésion appréciable. Enfin, il ne faut pas oublier que l'enfant est en
voie d'*évolution,* et que les causes morbides agiront surtout sur
les fonctions qui président avec le plus d'activité au développement.

Chez le *vieillard,* la destruction commence pendant la vie;
elle s'opère dans l'intimité des tissus, par une absorption lente,
qui raréfie les organes et en diminue la densité et la résistance. Cette évolution rétrograde, décomposante, a été ingé-
nieusement désignée par Canstatt, sous le nom d'*involution.*

La circulation se ralentit et se *rétrécit* chez le vieillard, surtout dans la partie artérielle; les artères se laissent envahir

par l'ossification et perdent leur élasticité ; les capillaires sont moins perméables au sang ; et, par opposition, les veines prennent une suractivité fonctionnelle, comme si elles emportaient, chaque jour, quelque peu des éléments composants du corps. Les os et les muscles s'atrophient, la graisse disparaît. La peau s'amincit et se parchemine ; elle se couvre d'une espèce de desquamation épidermique, pénétrée d'une matière colorante jaune, et à laquelle se fixent quelques corps étrangers ; il en résulte des *scories* qui diminuent la puissance et l'étendue des fonctions cutanées.

Les fonctions cérébrales s'engourdissent ; l'indifférence pour les objets extérieurs et pour l'humanité s'établit et crée un étroit égoïsme, qui rend la vieillesse presque haïssable. Aussi n'attendez dans la vieillesse aucune de ces maladies mentales qui dérivent de l'exaltation des facultés affectives ; ces facultés n'existent plus.

D'un autre côté, la laxité des tissus permet les engorgements passifs et les dépôts de toutes sortes de matières organiques.

On doit remarquer surtout chez eux la suppression de la puissance génitale ; et les Allemands se sont demandé si cette fonction, ne s'exerçant plus pour la création d'êtres extérieurs et indépendants, ne se *retournait* pas contre l'individu lui-même, et ne devenait pas ainsi l'origine des lésions organiques. La puissance plastique et génératrice ne cesserait que dans son mode d'expression, et non dans son but : nulle à l'extérieur, elle deviendrait intérieure !

Enfin, une dernière remarque et une dernière comparaison entre les vieillards et les enfants, plus tranchée peut-être que toutes les autres : chez les enfants, il y a *synergie, consensus* de tous les organes ; les sympathies s'éveillent avec une extrême facilité. La moindre lésion produit une fièvre intense et des troubles nerveux ; souvent les enfants succombent à ces accidents sympathiques, tandis que la lésion a déjà disparu ; aussi les enfants n'ont que de rares et légères lésions anatomiques. Les vieillards sont si peu impressionnables dans leur ensemble, les fonctions se sont tellement isolées, qu'on voit souvent les lésions les plus graves ne pas provoquer de fièvre, ne pas déterminer leurs symptômes habituels, et rester *latentes*. On voit des vieillards mourir subitement et présenter des pneumonies suppurées, dont rien n'accusait l'existence. Par cette raison, on comprend que les lésions anatomiques peuvent prendre un grand développement et se *multiplier* chez les vieillards, comme elles ne le feraient pas chez l'enfant.

Il est inutile de tracer maintenant le tableau des conditions anatomiques et dynamiques de l'adulte; elles tiennent le milieu entre celles des âges précédents. Mais le double fait qui caractérise surtout cet âge, c'est : la puissance génératrice dans tout son développement, et la puissance intellectuelle, qui est une porte toute nouvelle ouverte aux influences morbides.

Nous n'avons pas besoin d'insister pour faire comprendre comment ces conditions matérielles et fonctionnelles deviennent causes prédisposantes aux maladies. Si nous en avons parlé, c'est que, en clinique, il ne faut jamais les perdre de vue, parce qu'elles servent puissamment au diagnostic.

Voici maintenant comment on devra procéder, et comment, lorsqu'on voudra tenir compte de l'âge, on devra utiliser les matériaux fournis par les symptômes.

De quelques groupes de symptômes. — Valeur diagnostique, selon les âges.

Fièvre et affections fébriles. L'existence de la fièvre, chez un jeune enfant, ne peut fournir aucun renseignement utile; cet état tient à tant de causes, depuis la plus légère jusqu'à la plus grave, qu'il faut simplement le considérer comme un indice de maladie, mais nullement comme un signe de quelque valeur; la simple piqûre d'une épingle, des coliques, la diarrhée, l'éruption d'une dent, des vers en sont aussi bien la cause qu'une pneumonie ou une méningite. Il faudra, pour établir le diagnostic, avoir recours à d'autres symptômes.

Dans la deuxième enfance, la fièvre peut être une simple

fièvre de croissance, ou une fièvre éphémère; mais elle doit principalement éveiller l'idée de méningite, de pneumonie, et surtout de fièvre éruptive.

Chez les jeunes gens et chez les adultes, la fièvre peut encore, quoique moins souvent, annoncer une fièvre éruptive. A cet âge on craindra surtout une fièvre typhoïde. Mais cette dernière probabilité écartée, la fièvre prend une signification bien plus marquée et bien plus précise que dans les cas précédents. En effet, dans cette période de la vie, plus forte et plus résistante, et où les sympathies n'ont plus la même énergie et la même délicatesse que chez les enfants, la fièvre ne s'allume pas pour de légers motifs; elle a presque toujours pour base et pour *substratum,* une *lésion* matérielle appréciable; en un mot, elle est presque toujours symptomatique. C'est alors qu'il convient de penser aux pneumonies, pleurésies, entérites, à la méningite, à l'érysipèle, à un phlegmon, à un rhumatisme, etc. Enfin, si la fièvre se développe ou persiste dans la convalescence d'une maladie, craignez encore l'existence d'une inflammation localisée et mal définie par ses symptômes. C'est ainsi que la fièvre, dans la convalescence d'un rhumatisme articulaire aigu, témoigne de quelque lésion persistante vers les séreuses du cœur, la plèvre, etc. Nous ne parlons pas ici des fièvres intermittentes, parce que c'est d'une manière accidentelle qu'elles sont plus communes chez l'adulte qu'à tout autre âge.

L'état fébrile s'établit difficilement chez le vieillard; mais il a une signification plus nette encore et plus accusée que chez l'adulte : il ne faut plus penser à une maladie essentielle; c'est à une lésion organique qu'on a affaire. Seulement l'attention se portera tout naturellement vers les affections particulièrement propres à cet âge : les pleurésies et les pneumonies *latentes,* les maladies cérébrales, les affections de la vessie et de la prostate, les néphrites, les suppurations profondes, les lésions organiques à leur dernière période, les érysipèles et les affections gangréneuses.

Mais la fièvre peut revêtir *différentes formes;* et, selon l'âge encore, les présomptions varieront. La *fièvre ataxique* indiquera, chez l'enfant, une méningite; chez l'adulte, une

pneumonie du sommet, une fièvre typhoïde, une fièvre puerpérale, un typhus, ou toute autre affection pestilentielle; chez
le vieillard enfin, une espèce particulière de ramollissement
du cerveau (*forme ataxique*, Durand-Fardel). — La fièvre
adynamique n'est pas commune chez les enfants; chez l'adulte,
elle signifie : fièvre typhoïde, inflammation phlegmoneuse
ou parenchymateuse, maladie pestilentielle ou intoxication,
phlébite, diathèse purulente, fièvre puerpérale, etc.; chez
le vieillard : érysipèle, pneumonie, maladie de l'appareil
urinaire.

État chloro-anémique, cachectique; fièvre hectique. Émaciation; *facies* amaigri, ridé; traits tirés et amincis; téguments pâles ou jaunes, bouffissure de la face et œdème des
jambes; essoufflement, palpitations de cœur; pouls faible,
veines effacées; souffle carotidien; faiblesse musculaire; plis
à la peau, diarrhée, vomissements, fièvre continue ou avec
exacerbation le soir.

Chez l'enfant, ces caractères annoncent : syphilis congé-
niale, diathèse tuberculeuse, nourriture insuffisante, suite de
fièvres éruptives. Chez l'adulte : maladies antérieures graves,
chlorose, pleurésie, phthisie, diabète, fièvres intermittentes,
dysenterie, maladie de Bright. Chez le vieillard : affections
organiques.

État asphyxique. Jusqu'à l'âge de dix ans environ : croup,
corps étrangers dans les voies respiratoires, phthisie granuleuse, tuberculisation des ganglions bronchiques, cyanose
par persistance du trou de Botal. Chez les jeunes gens : phthisie aiguë. Chez l'adulte : maladie syphilitique du larynx,
phthisie, maladies du cœur, asthme héréditaire, bronchite
capillaire. Chez les vieillards : maladies du cœur, emphysème pulmonaire, bronchite chronique simulant la phthisie
(Laënnec).

Éruptions cutanées. Chez l'enfant : toutes les fièvres
éruptives, et, de plus, l'intertrigo, l'érythème, l'urticaire, le
lichen, le strophulus, les feux de dents, l'ecthyma, le pem-

phigus. Chez l'adulte : toutes les maladies de la peau, et notamment les affections syphilitiques. Dans la vieillesse : le lichen et le prurigo, l'eczéma chronique, le psoriasis.

Accidents cérébraux. Les enfants n'ont pas de *délire de l'intelligence,* mais du *délire des muscles,* c'est-à-dire des *convulsions.* Or, les convulsions n'ont nullement la même valeur, aux divers âges de la vie. Chez les très-jeunes enfants, elles peuvent reconnaître pour causes, la méningite, les hémorrhagies méningées liées à la dentition (de 1 à 2 ans, *voy.* p. 217); mais elles sont bien plus souvent le résultat sympathique de troubles du tube digestif, comme : la dentition elle-même, les indigestions, la présence de vers dans l'intestin, et beaucoup d'autres causes aussi légères, quelquefois étrangères aux voies digestives. Ces convulsions ont une telle gravité que souvent la mort en est la conséquence ; et cependant, elles ne reconnaissent pour origine aucune lésion matérielle appréciable des centres nerveux.

Chez les jeunes gens les convulsions sont souvent le résultat d'une épilepsie commençante, de la chorée réelle ou simulée, de la présence de tumeurs tuberculeuses dans les centres nerveux, etc.

Les adultes, dont les sympathies cérébrales sont moins marquées, n'ont qu'un petit nombre d'accidents convulsifs; ce sont, chez les hommes : les convulsions de l'épilepsie; chez les femmes, celles de l'hystérie et de l'éclampsie. Mais, ici, il faut ajouter quelques autres formes d'affections convulsives, auxquelles l'âge adulte est plus particulièrement soumis, en raison des habitudes, des professions et des conditions au milieu desquelles il se trouve placé; nous voulons parler du tétanos, de la rage, de l'ergotisme, des convulsions saturnines et urémiques.

Les *affections délirantes* sont propres aux adultes et aux vieillards. Chez les hommes, on remarque surtout le *delirium tremens,* ou délire alcoolique, l'encéphalopathie saturnine délirante, le délire symptomatique de la fièvre typhoïde et d'un grand nombre de phlegmasies; chez les femmes, la manie puerpérale, le délire hystérique. Chez les vieillards, le délire se lie à presque tous les cas de fièvre adynamique ou ataxique, liés eux-mêmes aux affections des poumons et des organes urinaires.

Accidents pulmonaires. Il existe souvent un ensemble de symptômes qui indiquent, d'une manière évidente, une affection des voies respiratoires, et dont aucun cependant n'est caractéristique; tels sont : la dyspnée, la fréquence de la respiration, la toux, la douleur de côté, l'expectoration, les crachats sanguinolents, et quelquefois des phénomènes plus ou moins sérieux d'asphyxie.

Dans ces cas, la considération de l'âge, sans établir un diagnostic précis, fixera l'attention sur tel ou tel groupe d'affections, établira des présomptions en faveur de telle ou telle espèce morbide, et fera, par conséquent, une élimination essentiellement utile.

Dans la première et la deuxième enfance, les affections dominantes sont surtout : la laryngite simple, le croup et la laryngite striduleuse, les bronchites de diverses espèces, les broncho-pneumonies, la pneumonie catarrhale, la pneumonie lobulaire peut-être ! la tuberculisation des ganglions bronchiques. On n'oubliera pas les corps étrangers introduits accidentellement dans les voies respiratoires.

Chez l'adulte, on soupçonnera surtout les laryngites chroniques simples, les laryngites syphilitique, tuberculeuse, cancéreuse, l'angine de poitrine, les pleurésies, les pneumonies franches, la phthisie, l'apoplexie pulmonaire, la gangrène du poumon. Et, dans le cours des maladies aiguës, comme la fièvre typhoïde, on pensera à l'engouement sanguin, connu sous le nom de pneumonie hypostatique.

Les mêmes accidents, observés chez un vieillard, donneront lieu de penser à l'emphysème, à la dilatation des bronches, au catarrhe, ou bien à des affections étrangères agissant sur la trachée et les bronches, comme un anévrysme de l'aorte.

Accidents cardiaques. L'enfance peut offrir des exemples de presque toutes les maladies des centres circulatoires; mais la fréquence de ces affections est peu considérable chez eux, et l'on ne doit se décider que par des signes très-évidents, à en poser le diagnostic ; la seule qu'il soit permis de reconnaître, plutôt par l'âge que par les symptômes, est la persistance du trou de Botal.

Chez le vieillard, on soupçonnera les anévrysmes aortiques et les ossifications des orifices du cœur ; et, chez l'adulte, les affections inflammatoires du cœur et toutes les conséquences qui peuvent en dériver.

Accidents abdominaux. Nous ne souscrivons nullement à cette ancienne sentence qui attribue aux enfants les maladies de la tête, aux adultes les affections de la poitrine, aux vieillards les maladies abdominales. A chaque âge, on observe plusieurs affections de chacune de ces trois cavités. Ainsi les enfants ont aussi bien des maladies abdominales que les adultes et les vieillards. Mais il est bien certain que chaque âge a ses espèces, ou du moins ses formes de prédilection.

Rien n'est plus tranché pour les maladies abdominales. Chaque âge a, pour ainsi dire, sa liste particulière.

Les enfants ont toutes les espèces de stomatites, excepté la stomatite mercurielle ; la gangrène de la bouche, le ramollissement de la muqueuse de l'estomac, diverses espèces d'entérite, le carreau ou tuberculisation des ganglions mésentériques, la dysenterie ; très-peu d'affections du foie et de la rate. Enfin, à l'exception des calculs vésicaux, les affections des voies urinaires sont à peu près inconnues dans l'enfance.

C'est surtout chez les jeunes gens et les adultes qu'on observe la stomatite mercurielle, le spasme de l'œsophage, la gastralgie, les entérites inflammatoire, tuberculeuse, typhoïde ; la dysenterie aiguë et chronique, les perforations intestinales ; la péritonite aiguë simple, tuberculeuse, ou par perforation ; c'est chez eux aussi, en raison des conditions hygiéniques auxquelles leur âge les expose, qu'on observe les engorgements du foie ou de la rate, consécutifs aux fièvres paludéennes ; et enfin la cirrhose.

A l'âge de retour appartiennent à peu près exclusivement : les nombreuses variétés de dyspepsie, l'ulcère simple chronique et le cancer de l'estomac, le cancer de l'intestin, les coliques hépatiques ; les affections mal définies du foie, qui se

rattachent à la disposition hémorrhoïdaire ; les diverses espèces d'ascites et d'hydropisies des organes abdominaux.

Dans la vieillesse confirmée on remarque surtout : les indigestions, qui dérivent d'une mastication et d'une insalivation incomplètes ; puis les diarrhées, sans lésion matérielle
appréciable ; et souvent la lientérie, ou évacuation de matières alimentaires à peine digérées. A cette époque de l'existence, l'estomac est, tout à la fois, fort actif et très-peu sensible : les repas peuvent, sans danger, être fréquents et
abondants, et les aliments les plus indigestes et les plus
excitants sont bien supportés ; il semble que toute l'activité vitale se soit concentrée dans ce viscère. Peut-être faut-il
attribuer à cette cause le nombre peu considérable des affections abdominales chez les vieillards.

Affections arthritiques. Depuis le remarquable travail de
M. le docteur Beylard (1), représentant des opinions de M. le
professeur Trousseau, il règne une véritable incertitude sur
la distinction du rachitisme et de l'ostéomalacie. Mais il serait
injuste de récuser les travaux de médecins aussi compétents
que M. le docteur Bouvier (2) ; et il faut, au moins, connaître
les opinions des uns et des autres.

Selon M. Beylard, rachitisme et ostéomalacie sont tout un.
M. Trousseau a, tout récemment, confirmé cette doctrine,
qui est sienne (3). Cependant, selon M. Bouvier, ce sont des
affections différentes : la première, propre à l'enfance ; la seconde, particulière à l'adulte. A notre point de vue, cette
dernière manière de voir nous suffit ; et, sans rien préjuger
au fond, nous nommerons *rachitisme* toute déformation du
système osseux dans l'enfance, et *ostéomalacie* toute déformation analogue chez l'adulte. Comme on le voit, sans chercher
à résoudre la question de principe, nous devons faire remarquer que c'est à la *circonstance d'âge* que l'on doit la distinc-

---

(1) *Du Rachitisme, de la friabilité des os et de l'ostéomalacie.* Thèse,
Paris, 1852.

(2) *Leçons cliniques sur les maladies chroniques de l'appareil locomoteur,*
Paris, 1858.

(3) *Clinique médicale de l'Hôtel-Dieu de Paris,* 2e édit. Paris, 1864, tome II

tion d'accidents qui ont, d'ailleurs, quelque ressemblance.

Mais il y a quelques faits mieux établis : le gonflement des os dans leur longueur (os du métacarpe et du métatarse), les tumeurs blanches des articulations sont, dans l'enfance, presque certainement de nature scrofuleuse; tandis que, dans l'âge adulte et dans la vieillesse, on doit les rapporter à une cause rhumatismale, goutteuse ou syphilitique.

Les indications que nous venons de donner sont longues, mais cependant elles sont fort incomplètes. Nous avons voulu montrer seulement *comment il convient de procéder,* et dans *quel esprit* on doit diriger ses recherches, lorsque l'on veut appuyer son diagnostic sur des renseignements *commémoratifs* ou *anamnestiques.*

II. — DU SEXE, CONSIDÉRÉ COMME ÉLÉMENT DE DIAGNOSTIC.

La pathologie de l'homme et celle de la femme présentent certainement des différences radicales à certains égards; et ce serait plus qu'une naïveté d'indiquer celles qui résultent tout naturellement de la dissemblance de certains organes. Mais il peut être utile cependant de montrer qu'à d'autres égards, la *physiologie pathologique* diffère dans les deux sexes.

Il est incontestable que, l'appareil génital excepté, les maladies de tous les organes dans les deux sexes sont entièrement semblables; que les fièvres, les maladies pestilentielles, les intoxications les atteignent également l'un et l'autre. Mais il est bien certain aussi, que chaque sexe a un mode de *fonctionnement* particulier, une manière propre de réagir, une façon spéciale de répondre aux causes morbides. Et de là résultent des différences notables dans l'expression et dans la forme des maladies. Ajoutons aussi que les habitudes, les professions différentes de l'homme et de la femme, exposant les deux sexes à des influences morbides distinctes, doivent faire naître dans l'expression pathologique des différences, sinon de nature, du moins de fréquence.

Nous n'indiquerons qu'un petit nombre de circonstances où la considération du sexe doit faire porter un jugement diffé-

rent sur la valeur diagnostique de tel ou tel symptôme, de tel
ou tel groupe d'accidents morbides. Il faudrait un volume
pour traiter ce sujet complétement; or, notre intention,
comme nous l'avons déjà dit, n'est que d'indiquer la manière de procéder dans l'appréciation des signes commémoratifs.

L'état fébrile ne résulte, chez l'homme, que de causes
puissantes, et, en général, de causes physiques, comme les
fatigues, les excès de tout genre, les influences de climat, de
saison, d'épidémie, de localité. Chez la femme, au contraire,
la fièvre s'allume souvent par suite d'influences purement
morales, en raison de la prépondérance et de la toute-puis-
sance d'action du système nerveux.

De telle sorte que l'état de pyrexie, chez un homme, ne
donne pas lieu à soupçonner autre chose que les causes que
nous venons d'énumérer. Mais s'il s'agit d'une femme, lorsque
vous aurez parcouru vainement la liste de toutes ces causes,
il vous restera encore à faire la part des influences morales ;
et, en effet, lorsque vous croirez avoir trouvé quelque cause
physique et bien manifeste, vous ne serez pas peu surpris de
découvrir, à votre grande confusion, les effets évidents du
système nerveux. Une émotion, une contrariété, la colère,
une simple douleur de névralgie, une attaque de nerfs donnent naissance à la fièvre aussi bien qu'une inflammation ou
une lésion traumatique.

Ainsi, chez la femme, la fièvre est moins significative que
chez l'homme, parce qu'elle résulte chez elle d'un plus grand
nombre de causes.

Accidents nerveux. Si on les considère chez la femme, on
les rapportera bien plus ordinairement que chez l'homme à
une névrose; ou pour mieux dire, on ne se décidera qu'avec
la plus grande difficulté, dans ce sexe, à rattacher ces accidents à une cause matérielle, à une lésion organique. Et, de
là, ainsi que nous l'avons dit dans nos considérations générales, il peut résulter des erreurs de diagnostic, fâcheuses
pour l'application thérapeutique. Que l'on voie par exemple,

chez une femme, une légère hémiplégie, puis une attaque convulsive simple ou épileptiforme, on pensera de suite à l'hystérie, tandis que, chez un homme, on redouterait une tumeur intracrânienne ; et cependant ces phénomènes peuvent très-bien, chez la première, être aussi le résultat d'une tumeur. Nous avons, dans notre première partie, cité un remarquable exemple de ce genre d'erreur. (*Voy.* pages 47 et 128.) Il est bien rare que, même prévenu, l'on parvienne à l'éviter. Mais, après tout, pour quelques erreurs, il ne faudrait pas négliger de prendre en considération la différence des sexes, qui est d'une si haute importance pour le diagnostic.

Des *attaques convulsives,* chez la femme, n'inspirent que peu de frayeur ; car elles résultent, dans l'immense majorité des cas, de simples émotions morales, du tempérament nerveux, ou bien de l'hystérie, de la chorée, etc. Chez l'homme, des accidents semblables donneront des craintes bien plus sérieuses, car elles feront porter un jugement tout différent sur la nature de la maladie. En effet, on pensera à l'épilepsie simple, à l'épilepsie saturnine, au ramollissement du cerveau, à une tumeur, etc.

Les attaques convulsives, accompagnées d'anasarque et d'albuminurie, seront encore interprétées différemment chez l'homme et chez la femme ; dans le premier cas, il s'agit, à n'en pas douter, d'une maladie de Bright, nécessairement mortelle (*urémie*); chez la femme, dans l'état de grossesse bien entendu, ce n'est le plus ordinairement qu'une *éclampsie,* grave sans doute, mais très-souvent guérissable.

Des considérations analogues s'appliquent au *délire.*

Mais c'est surtout dans les *paralysies* que les différences sexuelles sont tranchées. Une hémiplégie, une paraplégie, chez une jeune femme, éveilleront très-ordinairement l'idée de névrose, facilement guérissable. Chez l'homme ce sera une lésion grave des centres nerveux, presque toujours incurable, ou suivie d'infirmités. La paralysie de la vessie est encore un résultat fréquent de névrose chez la femme ; et, chez l'homme, elle fera soupçonner une affection des reins, de la vessie, de la prostate, de l'urètre, etc.

Nous ne poursuivrons pas plus loin cette comparaison. Cependant nous ferons observer que les différences sont beaucoup moins tranchées pour les **accidents thoraciques, cardiaques, abdominaux.**

Mais il est un fait que nous ne devons pas oublier de mentionner, c'est la *simulation*.

Le caractère de la femme est enclin à la dissimulation et à la fraude, soit par une disposition naturelle, soit par l'effet de l'éducation. De sorte que tout médecin attentif se tient sur ses gardes et se défie toujours de quelque supercherie, quand il s'agit d'examiner une femme malade. C'est surtout dans les services d'hôpitaux que l'on a de fréquents exemples de *simulation* ou de *dissimulation* de maladie.

Nous avons vu, dans les hôpitaux, bien des maladies simulées, comme dans les cas suivants : une femme buvait le sang des saignées faites aux malades, et elle le vomissait ensuite, pour faire croire à une *hématémèse;* une autre avait, tous les quinze jours, quelques bulles de *pemphigus* : c'était l'effet de l'application d'un peu de poudre de cantharides; une autre remettait tous les matins au médecin un flacon d'urine de la nuit : c'était un peu de liquide puisé dans son pot de tisane!

Ainsi donc, par ce fait même que l'on a affaire à une femme, le diagnostic doit être entouré de plus de précautions, et le jugement définitif suspendu plus longtemps que quand il s'agit d'un homme.

III. — DE LA CONSTITUTION ET DU TEMPÉRAMENT, CONSIDÉRÉS COMME ÉLÉMENTS DE DIAGNOSTIC.

Il nous a toujours semblé que l'on tire peu de parti de l'examen de la *constitution* et du *tempérament*, pour le diagnostic des maladies; ces deux manières d'être fournissent bien plus de lumières au pronostic et à la thérapeutique.

Il n'existe que trois *constitutions* : *faible, moyenne* et *forte.* Or, rien ne prouve que l'une d'elles expose plus particulièrement aux influences morbides; les constitutions fortes ne sont pas plus exposées aux maladies inflammatoires que les faibles;

et celles-ci ne sont pas plus que les fortes affectées par les lésions organiques. Les seules différences que les constitutions .
impriment aux maladies sont des différences de forme, d'intensité et de gravité. Le diagnostic ne peut donc tirer de cette
source aucun renseignement.

On a dit que le *tempérament* lymphatique expose aux scrofules, à la phthisie ; le tempérament pléthorique et sanguin,
aux maladies inflammatoires ; le tempérament bilieux, aux
affections gastriques et bilieuses, aux hémorrhoïdes ; le tempérament nerveux, aux maladies nerveuses, telles que l'hystérie, l'hypochondrie, la gastralgie, les névralgies, l'asthme,
etc. Tout cela est sans intérêt pour le diagnostic, car les apparences extérieures de tous ces groupes d'affections sont toujours assez tranchées, pour qu'il soit inutile de chercher des
renseignements accessoires dans la constitution et le tempérament.

On a établi encore qu'il y a des constitutions morbides, telles
que : les constitutions goutteuse, rhumatismale, hémorrhoïdaire, scrofuleuse. Celles-ci ont une utilité plus réelle, mais
par une raison fort simple ; c'est qu'elles sont déjà des manifestations de la maladie dont elles empruntent la dénomination.

Ainsi, un enfant présente des chairs molles et flasques, de
la pâleur de la peau ; le tissu cellulaire est abondant et infiltré de graisse et de sérosité : la face est large et carrée, les
angles des mâchoires sont saillants ; le nez est relevé, large à
la racine ; les pommettes sont saillantes ; la lèvre supérieure est
épaisse, etc. ; on dit que cet enfant a une *constitution scrofuleuse.* S'il lui survient un abcès aigu ou chronique, cet abcès
est dit *scrofuleux,* non d'après ses caractères, mais d'après ceux
de la constitution.

Dans un cas pareil, il semble que la considération de la constitution ait été utile, comme renseignement commémoratif,
pour établir le diagnostic. Il n'en est rien cependant, car ces
prétendus signes de constitution scrofuleuse sont déjà les premiers symptômes de la scrofule elle-même.

Nous ne nions pas, qu'on le croie bien, l'influence de la
constitution et du tempérament sur la production, et surtout

sur la forme et la gravité des maladies ; mais nous ne croyons pas que l'on puisse en tirer des renseignements fort utiles pour le diagnostic.

IV. — DE L'HÉRÉDITÉ, CONSIDÉRÉE COMME ÉLÉMENT DE DIAGNOSTIC.

Les influences héréditaires s'exercent dans de larges proportions dans l'ordre pathologique, et le diagnostic y trouve d'utiles renseignements. Malheureusement la question a été étudiée presque exclusivement au point de vue physiologique (1); tandis que, sous le point de vue pathologique, ce sont constamment les mêmes faits qui sont reproduits par les auteurs.

Il y a plusieurs points à considérer dans l'hérédité : 1° elle dérive de l'un des parents ou des deux ; 2° elle s'exerce par des parents sains, mais placés dans des conditions particulières, et qui, par suite, donnent naissance à des enfants malades ; 3° elle reproduit, chez les enfants ou les adultes, des maladies identiques à celles des parents ; 4° enfin, elle produit des maladies transformées.

Tout à côté de l'hérédité morbide, nous indiquerons cette singulière hérédité de constitution, en vertu de laquelle l'aptitude ou la résistance morbides sont semblables dans plusieurs générations consécutives, bien qu'il n'y ait aucune hérédité de maladie à proprement parler. Ainsi nous connaissons une famille où la première pneumonie est mortelle. Tout le monde sait que pendant trois générations la famille des Fodéré a été réfractaire à la variole. Mais ici il faut ajouter que ces aptitudes ou ces résistances ne se perpétuent pas indéfiniment ; elles tendent à disparaître, pour replacer l'individu dans les conditions communes.

Avant d'étudier la valeur diagnostique de l'hérédité, nous avons à présenter une considération importante, et dont il est rarement parlé dans les traités de pathologie générale.

Les maladies aiguës, et spécialement celles qui proviennent

---

(1) Prosper Lucas, *Traité philos. et physiol. de l'hérédité*, etc. Paris, 1847-1850, 2 vol. in-8. — Consulter aussi *Note sur l'hérédité*, par M. Littré, dans *Manuel de physiologie*, de Muller, t. II, p. 799, 2° édit. Paris, 1851.

des causes extérieures, soit communes (froid, chaleur, climats, saisons), soit spéciales ou spécifiques (variole, rougeole, etc.), ne sont pas propres à l'individu ; elles n'ont pas en lui leur racine, leur raison d'être ; elles l'atteignent, il est vrai, mais d'une manière transitoire ; elles peuvent modifier sa constitution, et la preuve c'est que quelques-unes créent une immunité particulière ; mais une fois épuisées, l'individu n'en est plus malade, et il n'en conserve pas de levain transmissible. Mais, par opposition, les maladies chroniques et organiques trouvent leur origine dans l'individu ; elles dépendent de la constitution intime de ses tissus et de sa manière de fonctionner ; enfin, elles ne viennent pas de causes extérieures. Aussi, a-t-on pu résumer ce fait dans cet aphorisme plein de sens et de profondeur : *Les maladies aiguës sont les maladies de l'espèce ; les maladies chroniques sont celles de l'individu.*

Or, on comprend que si les maladies chroniques ont leur origine dans la constitution individuelle, dans la composition intime de toute sa substance, ce seront les seules qui se transmettront le plus facilement par l'hérédité ; car le père donnera à ses enfants une constitution semblable à la sienne et apte aux mêmes actes morbides. Aussi, en réalité, les maladies chroniques sont-elles, à peu près, les seules franchement héréditaires.

Nous ne donnerons maintenant que par quelques exemples un rapide aperçu des maladies de ce genre.

Les **fièvres** ne sont pas héréditaires ; et, en effet, on ne les voit pas se transmettre, bien que quelques-unes modifient la constitution au point de produire une immunité pour le reste de la vie. Le seul exemple contraire se voit dans la variole, qu'un enfant nouveau-né peut présenter, lorsque sa mère en est atteinte ou lorsqu'elle a été soumise seulement à l'infection varioleuse.

Les **phlegmasies** ne présentent pas davantage le caractère héréditaire.

Mais, en général, ainsi que nous l'avons dit, ce caractère

est très-manifeste dans un grand nombre de **maladies chro-niques**. Ici se présentent les variétés que nous avons indi-quées au commencement de cet article.

1° Nous laissons aux physiologistes le soin d'apprécier le rôle qui revient au père ou à la mère dans la transmission des maladies, et nous n'en parlerons que dans un seul cas spécial.

2° Tous les médecins ont reconnu que les personnes affai-blies par les privations, la misère, des maladies antérieures, par une cachexie syphilitique, paludéenne, chlorotique, etc., engendrent des enfants scrofuleux. Aussi avait-on cru pouvoir dire que la scrofule est, par voie héréditaire, l'*aboutissant* de *toutes les cachexies* et de *toutes les diathèses*. Cela n'est pas exact : la scrofule n'est pas une *diathèse transformée*; c'est une maladie spontanée chez un enfant né faible.

Dans ce cas, la scrofule n'est pas un *héritage direct*; c'est un dérivé, un effet presque nécessaire d'une faiblesse héréditaire de constitution ; ce n'est pas un résultat primitif, c'est un résultat détourné, et de seconde main, pour ainsi dire.

Ce que nous disons de la scrofule, nous pourrions aussi le dire de beaucoup d'autres affections, comme le tubercule, le rachitisme, l'ostéomalacie, l'état invétéré de chloro-ané-mie, etc.

Dans les cas de ce genre, le diagnostic s'éclaire jusqu'à un certain point de la connaissance soit des maladies, soit surtout de l'état de débilité évidente des parents.

Nous voudrions pouvoir accepter les idées ingénieuses de Lugol (1) sur l'origine de la scrofule, dans quelques circon-tances. Mais ces opinions ont été fortement combattues par M. le docteur Bazin (2). Selon Lugol, la disproportion d'âge entre les parents, la faiblesse de l'un d'eux, le grand nombre de couches, seraient souvent le point de départ des affections scrofuleuses, bien que ni l'un ni l'autre des parents n'en pré-sentât de trace manifeste.

3° Il y a des maladies qui se reproduisent *en nature*, c'est-à-dire identiques à celles des parents. La syphilis se reproduit

(1) *Recherches sur les scrofules*. Paris, 1844, in 8.
(2) *Leçons sur les scrofules*. Paris, 1857, in-8.

sous forme d'accidents secondaires et tertiaires, semblables à
ceux du père ou de la mère; le cancer se reproduit comme
cancer, le tubercule comme tubercule, le rachitisme comme
rachitisme, etc.; il en est souvent de même de la goutté, du
rhumatisme, du diabète, etc.

On comprend toute l'utilité que tire le diagnostic de renseignements de cette nature.

Il serait hors de notre sujet de faire remarquer que cette hérédité de maladies semblables n'est pas toujours congénitale;
ainsi un individu né de parents cancéreux n'est affecté lui-
même de cancer que vers l'âge de retour, c'est-à-dire à quarante-cinq ou cinquante ans. Mais d'autres fois le début est
plus prompt : un enfant né de parents syphilitiques est syphilitique à la naissance ou au bout de deux ou trois mois.

Faut-il admettre que l'hérédité *ravive* le virus syphilitique,
et que les accidents secondaires du nouveau-né redeviennent
contagieux, tandis que ceux du père ne le sont pas? faut-il
croire aussi que l'enfant syphilitique soit une cause d'intoxication pour sa mère? Ces opinions neuves et hardies de
M. Diday (1) n'ont pas encore reçu la confirmation de l'expérience. Nous les avons signalées parce que l'on comprend combien il serait important pour le diagnostic et l'étiologie de la
maladie, d'être fixé à cet égard.

4° Il est enfin un dernier point de la plus haute importance
et qui domine toute la pathologie : nous voulons parler des
maladies que l'hérédité *transforme*. Si les questions que soulève ce sujet étaient résolues, il ne resterait plus aucun doute
sur les *liens de parenté* qui unissent certaines maladies; la notion des *entités pathologiques* et celle des *groupes morbides* seraient acquises à la science.

En restant dans le domaine des faits, voici ce que l'on voit
d'une manière évidente :

Parmi les descendants des *scrofuleux*, les uns sont scrofuleux, les autres sont polysarciques, les autres idiots ou fous,
les autres impuissants ; chez les femmes, on observe la tendance à l'avortement. Or, tous ces derniers ne sont pas scro-

(1) Diday, *Exposition des nouvelles doctrines sur la syphilis.* Paris, 1858,
in-18.

fuleux, et il semble que la scrofule ait dévié pour se transformer en maladies différentes. Enfin il n'est douteux pour personne que certaines maladies cutanées, l'impétigo, certains eczémas sont quelquefois l'unique expression de la scrofule héréditaire.

Comment peut-on prouver que ces accidents sont d'origine scrofuleuse ? C'est que les individus qui en sont atteints engendrent des enfants scrofuleux, et qui reviennent au type primitif. Dans la *race diathésique,* les apparences morbides peuvent être variables ; la maladie est au fond la même.

Plusieurs raisons portent aussi à penser que certains lupus, réfractaires à tout traitement, sont d'origine *syphilitique* par hérédité.

La *goutte articulaire,* la *gravelle,* certaines *dyspepsies,* plusieurs *affections du cœur,* des *viscères* et de la *peau,* sont certainement de la même origine chez un même malade ; et le mot de *goutte* comprend tous ces éléments. Or, il arrive souvent qu'un goutteux a des enfants atteints seulement de *gravelle.* Qu'est-ce que la gravelle, dans ce cas, sinon la goutte transformée par hérédité ? Et ce qui le démontre, c'est que ce malade simplement atteint de gravelle aura des enfants affectés de goutte articulaire.

Donc, en présence de certaines maladies du cœur, de certaines affections cutanées, de certaines maladies des voies urinaires, les renseignements sur l'hérédité éclaireront le diagnostic.

M. Noël Guéneau de Mussy (1), s'appuyant sur des considérations analogues, a montré qu'il existe un lien de parenté évident entre le *rhumatisme,* certaines angines, certains eczémas chroniques et peut-être la disposition variqueuse.

On a vu un certain nombre d'exemples de *phthisies pulmonaires* devenir, à la seconde génération, des affections diabétiques, et, à la troisième, reprendre leur première forme.

Sans vouloir citer des exemples analogues pour d'autres maladies, qu'il nous suffise d'avoir fixé l'attention sur ce sujet si digne d'intérêt.

(1) *Traité de l'angine glanduleuse.* Paris, 1857.

V. — DES PROFESSIONS ET DES HABITUDES, CONSIDÉRÉES COMME
ÉLÉMENTS DE DIAGNOSTIC.

Dans un très-grand nombre de cas, la connaissance des habitudes et de la profession des malades ne saurait éclairer
le diagnostic, par la raison que ni l'une ni les autres n'ont eu
d'influence sur le développement de la maladie. Mais quelquefois le contraire a lieu.

Les professions exercent leur influence de diverses manières : tantôt c'est par les actions particulières, gênantes et pénibles que le corps doit exercer ; tantôt c'est par les influences
météorologiques auxquelles elles exposent (froid, chaleur, sécheresse, humidité, absence de lumière) ; tantôt enfin par
l'action spéciale ou spécifique des matériaux mis en œuvre
(poussières, mercure, plomb, dépouilles provenant d'animaux
charbonneux, acides, alcalis, gaz délétères), etc. (1).

Les habitudes agissent de la même manière, car elles placent les individus dans des conditions analogues à celles des
professions. Ainsi, l'homme de cabinet, placé constamment au
repos, comme le tailleur, les couturières, sera comme eux affecté de dyspepsie et d'hémorrhoïdes. Les individus adonnés
aux exercices violents de la chasse seront, comme les forge-
rons, les maçons, les manouvriers, exposés aux refroidissements, et par conséquent, aux rhumatismes, aux phlegmasies, etc.

Il nous paraît inutile d'insister sur la valeur si évidente de
ces commémoratifs.

VI. — DES CAUSES OCCASIONNELLES ET DÉTERMINANTES, CONSIDÉRÉES
COMME ÉLÉMENTS DE DIAGNOSTIC.

L'influence des circonstances météorologiques, des pays,
des climats, des constitutions médicales et épidémiques, a
été étudiée avec tant de soin, depuis quelques années, par

(1) Consulter A. Tardieu, *Mémoire sur les modifications que détermine dans
certaines parties du corps l'exercice des diverses professions.* (*Ann. d'hyg.*,
1849, t. XLII, p. 388 ; t. XLIII, p. 131.)

MM. Michel Lévy (1), Boudin (2), Bouchut (3), Dutroulau (4), Jacquot (5), Magnus Huss (6), etc., qu'il serait peut-être dangereux de parler après ces auteurs, mieux informés que nous.

Néanmoins il nous reste encore à glaner dans ce champ, trop peu exploré au point de vue du diagnostic.

Climats. Depuis un certain nombre d'années, les études des médecins militaires et des médecins de marine tendent à établir un fait d'une haute importance : celui de la circonscription de certaines maladies dans des limites géographiques bien déterminées.

Dans l'état actuel de la science, le nombre des faits et leur imposante autorité ont établi quelques-uns de ces résultats comme incontestables. Nous n'aurons pas la prétention de les exposer tous, mais nous citerons les plus frappants.

Il nous semble qu'on doit les diviser en deux groupes, selon qu'ils se rapportent à de petites localités ou à de grandes étendues géographiques.

1° *Maladies propres aux petites localités.* Dans les grandes villes, en France, on soupçonnera la *fièvre typhoïde* chez les individus jeunes, récemment arrivés de la campagne, lorsque ces individus accuseront un mouvement fébrile, de la céphalalgie et quelques dérangements intestinaux. Par opposition, la fièvre typhoïde est presque inconnue dans les campagnes, et elle ne s'y montre que sous forme de petites épidémies passagères. La *suette*, maladie rare actuellement, se développe par intervalles dans des localités presque toujours bien déterminées ; ainsi en Picardie, dans quelques points du département de l'Oise (7) et dans le Périgord (8). Les *fièvres in-*

---

(1) *Traité d'hygiène*, 4e édit. Paris, 1862, 2 vol. in-8.

(2) *Traité de géographie et de statistique médicales.* Paris, 1857.

(3) *Éléments de pathologie générale.* Paris, 1857.

(4) *Topographie médicale des climats intertropicaux.* (*Annales d'hygiène*, t. X, 1858.) — *Traité des maladies des Européens dans les pays chauds.* Paris, 1861.

(5) *De l'origine miasmatique des fièvres endémo-épidémiques.* Paris, 1855-1858.

(6) *Du typhus et de la fièvre typhoïde.* Gothembourg, 1855.

(7) Rayer, *Histoire de l'épidémie de suette miliaire qui a régné dans le département de l'Oise.* Paris, 1822.

(8) Parrot, *Histoire de l'épidémie de suette miliaire qui a régné dans la*

termittentes sont propres aux localités marécageuses, etc.

Et ces conditions pathologiques sont si marquées, qu'elles dominent tout le règne médical de ces localités. Aussi a-t-on pu dire qu'un médecin élevé à l'école de Paris, et destiné à exercer en Bretagne ou dans le midi de la France, doit refaire en quelque sorte toute son éducation médicale, du moins au point de vue des conditions pathologiques du pays où il va observer.

Ajoutons quelques autres exemples : le *goître* et le *crétinisme* sont propres au Valais et à toutes les localités où des conditions géologiques et topographiques analogues se rencontrent (1). Le *bothriocéphale* s'observe dans le Tyrol et la plus grande partie de la Suisse ; et à Genève, il est de proverbe que tout habitant *a, a eu,* ou *aura* cette espèce de ver solitaire. La *pellagre* ne s'observe que dans certaines localités de l'Espagne, de l'Italie et du midi de la France.

2° *Maladies propres à des localités étendues.* Le *typhus fever* s'observe, à l'état endémique, en Irlande, dans certaines parties de l'Amérique, en Suède et dans le nord de l'Allemagne ; il n'a jamais dépassé certaines limites bien tranchées. Et là encore, les conditions locales ont une telle influence, que la maladie diffère dans ces différents pays. Ainsi, en Suède (2), cette maladie présente une forme particulière, le *typhus abdominal,* qui tiendrait le milieu entre le typhus et la fièvre typhoïde, ce que l'on n'observe ni en Irlande ni en Amérique.

La *fièvre jaune* et la *peste* peuvent bien, par suite de circonstances particulières, franchir les limites géographiques de leur développement, mais, en général, elles ont des foyers fixes de production. La *peste* naît en Orient, au Caire, à Alexandrie, à Smyrne, à Constantinople, peut-être à Tunis et au Maroc (3) ; jamais elle ne s'est développée primitivement en Algérie.

Dordogne. (Mém. de l'Académie de médecine, t. X, p. 386. — Foucart, *De la suette miliaire, de sa nature et de son traitement.* Paris, 1854.

(1) Boudin, *Traité de géographie médicale.* Paris, 1857, t. II, p. 405.

(2) Magnus Huss, *Du typhus et de la fièvre typhoïde.* Gothembourg, 1855.

(3) Prus, *Rapport sur la peste et les quarantaines.* (*Bull. de l'Acad. de méd.,* t. XII, p. 141.)

La *fièvre jaune* prend naissance dans le golfe du Mexique ; ailleurs elle est inconnue.

Les *fièvres intermittentes* ne reconnaissent pour cause unique qu'un miasme paludéen, et par conséquent on ne les observe que dans les contrées paludéennes. Cependant on en a vu là où il n'existe pas de marais ; et, de là, est née l'opinion que les circonstances de température, de saisons, etc., pouvaient peut-être leur donner naissance. Cette opinion a été victorieusement réfutée par F. Jacquot (1), qui a montré que la fièvre intermittente se développe non-seulement dans les lieux où existe le *marais type*, mais encore dans ceux où l'infiltration des eaux dans le sol et la décomposition des végétaux produisent des effluves paludéens, même en l'absence de tout marais.

Saisons. Le médecin qui a bien étudié les conditions atmosphériques du pays où il observe, sait prévoir le genre des affections qui vont survenir, suivant les modifications saisonnières ; son diagnostic se ressent, par conséquent, de la valeur de ce commémoratif. Il sait que le changement de saison est comme un changement de climat.

Mais il faut savoir surtout, comme l'ont dit tous les épidémiologues, que les caractères des maladies régnantes dans une saison dépendent, non pas de la saison actuelle, mais de la saison précédente ; ce qui est facile à comprendre, car les maladies épidémiques ne se produisent pas instantanément, mais elles dépendent de causes dont l'action est lente et prolongée.

Un autre fait d'une haute importance, c'est qu'il est absolument impossible de conclure d'une localité à l'autre, même lorsque ces localités ne sont pas éloignées. Ainsi les médecins du commencement de ce siècle ont commis, à notre avis, une erreur, en transportant au climat de la France les observations de Sydenham sur les constitutions épidémiques de Londres, et celles de Stoll sur les constitutions médicales de Vienne.

Lorsque la constitution médicale d'un pays, *observée sur*

(1) *Des fièvres endémo-épidémiques.* Paris, 1855-58.

place, aura été établie, le diagnostic en tirera de grandes lumières, mais *sur place* seulement.

Constitutions médicales. Il peut régner dans une localité une influence morbide particulière, qui persiste plus ou moins longtemps et subsiste malgré les influences saisonnières intercurrentes. Cette influence donne lieu alors soit à des maladies d'un caractère particulier, soit surtout à une apparence semblable de toutes les maladies les plus diverses. Ainsi, on verra pendant des années toutes les maladies revêtir le caractère catarrhal, bilieux, etc., ou se compliquer d'angines, de douleurs rhumatoïdes. C'est là ce qu'on appelle une constitution médicale.

Ces constitutions sont révélées et par leurs symptômes et par les effets du traitement. Au point de vue du diagnostic, il est donc important de prendre en considération la constitution médicale régnante.

Après avoir passé en revue ces causes morbides, si importantes à cause de leur généralité, il nous semble inutile de faire remarquer combien la connaissance des causes particulières et individuelles est nécessaire pour établir le diagnostic.

VII. — DES MALADIES ANTÉRIEURES, DE LA MARCHE DES MALADIES, DE L'INFLUENCE DU TRAITEMENT, CONSIDÉRÉS COMME ÉLÉMENTS DE DIAGNOSTIC.

La connexité de ces trois éléments de diagnostic nous oblige à les réunir dans un même chapitre.

Il y a d'abord des cas où la connaissance des maladies antérieures doit faire repousser l'idée de telle ou telle maladie. Ainsi, par exemple, un malade, présente tous les prodromes de la variole ; mais il a été variolé ou vacciné, on doit repousser l'idée de variole, même en temps d'épidémie, et l'événement donne presque toujours raison à l'observateur.

La même observation est applicable à toutes les maladies qui ne récidivent pas : telles sont la fièvre typhoïde, la fièvre jaune, la syphilis, etc.

Puis, au contraire, il faut considérer les cas où la récidive est d'autant plus facile que des attaques antérieures ont eu lieu plus souvent. Cette remarque s'applique aux fièvres intermittentes, aux affections saturnines, aux rhumatismes, pleurésies, pneumonies, blennorrhagies, etc.

Maintenant il y a des maladies ou des affections qui sont presque connues, presque fatalement déterminées par la connaissance des accidents antérieurs. Ainsi, une éruption douteuse, avec un commémoratif de chancre induré, est très-probablement syphilitique. Des accidents douteux de tubercules prennent une signification évidente, s'il y a eu antérieurement des hémoptysies, des pleurésies. Lorsqu'on voit une tumeur chronique du périoste ou d'un os, une arthrite chronique, on a soin de s'informer si le malade a eu, dans son enfance, des gourmes, des affections des yeux ; on recherche s'il porte au cou des cicatrices irrégulières, enfoncées ; car tous ces renseignements indiquent la diathèse scrofuleuse.

En consultant les effets du traitement soit antérieurement, soit actuellement, on a encore de précieux renseignements diagnostiques, ce que les thérapeutistes nomment la *pierre de touche* d'une maladie.

Une névralgie, une épistaxis, guéries par le sulfate de quinine, seront des fièvres intermittentes larvées. Une éruption douteuse, enlevée par l'iodure de potassium, sera scrofuleuse ou syphilitique. Des palpitations guéries par le fer et le quinquina, décéleront un état de chlorose ou de chloro-anémie, etc.

Et d'un autre côté, en mettant à part les questions de spécificité, il est certain que les médecins reconnaissent les variations des constitutions médicales par les changements qu'ils sont obligés d'imprimer à leur thérapeutique.

Comme on le voit, nous avons essayé, dans cette *deuxième partie*, de montrer l'utilité des signes commémoratifs dans le diagnostic des maladies.

Nous avons exposé les motifs qui nous engageaient à ne pas entrer dans de trop grands développements. Peut-être même notre concision a-t-elle pu former un tableau plus net et plus frappant des documents dont il convient de faire usage.

FIN.

TABLE DES MATIÈRES

LIVRE PREMIER

MALADIES DE LA TÊTE ET DU SYSTÈME NERVEUX.

LIVRE DEUXIÈME

MALADIES DE LA POITRINE.

LIVRE TROISIÈME

MALADIES DE L'ABDOMEN.

LIVRE QUATRIÈME

DE QUELQUES PROCÉDÉS PHYSIQUES ET CHIMIQUES D'EXPLORATION
CLINIQUE.

DEUXIÈME PARTIE

SIGNES ANAMNESTIQUES OU COMMÉMORATIFS DES MALADIES.

FIN DE LA TABLE DES MATIÈRES.

TABLE ALPHABÉTIQUE

DES MATIÈRES.

F

I

FIN DE LA TABLE ALPHABÉTIQUE.

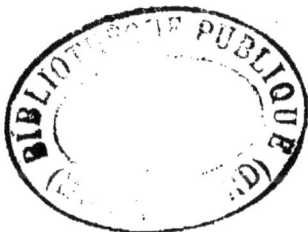

www.ingramcontent.com/pod-product-compliance
Lightning Source LLC
Chambersburg PA
CBHW031438210326
41599CB00016B/2039